# 精神疾病管理与康复

主编 张春艳 陈 辉 刘 帅 王 淼
邵 刚 陈锦成 范永光

黑龙江科学技术出版社
HEILONGJIANG SCIENCE AND TECHNOLOGY PRESS

图书在版编目(CIP)数据

精神疾病管理与康复 / 张春艳等主编. -- 哈尔滨：
黑龙江科学技术出版社，2024.7. -- ISBN 978-7-5719
-2471-3

Ⅰ. R749

中国国家版本馆CIP数据核字第2024SL3573号

# 精神疾病管理与康复
## JINGSHEN JIBING GUANLI YU KANGFU

| | | |
|---|---|---|
| 主　　编 | 张春艳　陈　辉　刘　帅　王　淼　邵　刚　陈锦成　范永光 | |
| 责任编辑 | 曹以利 | |
| 封面设计 | 宗　宁 | |
| 出　　版 | 黑龙江科学技术出版社 | |
| | 地址：哈尔滨市南岗区公安街70-2号　邮编：150007 | |
| | 电话：（0451）53642106　传真：（0451）53642143 | |
| | 网址：www.lkcbs.cn | |
| 发　　行 | 全国新华书店 | |
| 印　　刷 | 黑龙江龙江传媒有限责任公司 | |
| 开　　本 | 787 mm×1092 mm　1/16 | |
| 印　　张 | 23 | |
| 字　　数 | 579千字 | |
| 版　　次 | 2024年7月第1版 | |
| 印　　次 | 2024年7月第1次印刷 | |
| 书　　号 | ISBN 978-7-5719-2471-3 | |
| 定　　价 | 198.00元 | |

# 编委会

　　精神疾病又称精神障碍，是指在各种生物学、心理学及社会环境因素影响下，大脑功能失调，导致认知、情感、意志和行为等精神活动出现不同程度障碍为临床表现的疾病。这些精神症状与行为异常不仅会给个体带来痛苦，使其社会功能受损，如生活自理能力，人际交往能力，工作、学习或操持家务能力，以及遵守社会行为规范能力的损害等；还加重了其家庭和社会的负担。在我国，精神疾病所致的疾病负担已居首位，超过了肿瘤、心脑血管病等所致的疾病负担。因此，精神疾病已成为严重危害人类健康的疾病。

　　精神疾病的治疗方式多种多样，需要根据患者的情况和病情选择合适的治疗方法，这要求精神科医务工作者不断提高自己的专业水平，随时了解最新的治疗方式和技术，以便更好地为患者服务。为此，我们特组织了一批长期从事精神科临床工作的专家，他们结合自身经验编写了这本《精神疾病管理与康复》。

　　本书从临床角度出发，将近年来的精神病学研究成果与临床实际工作相联系，较为详细地介绍了精神分裂症、双相情感障碍、抑郁障碍和强迫障碍等各类常见精神疾病，涉及疾病的概念、病因、发病机制、诊断和治疗等，内容注重科学性、实用性、合理性及可操作性，力求达到启发读者临床思维、开阔医学视野、提高诊疗水平的目的。本书内容翔实，条理清晰，重点突出，适合精神科及相关科室的临床医务人员阅读使用，也可作为医学院校学生学习精神疾病诊疗知识的参考用书。

　　由于精神疾病诊疗涉及的专业知识面广，编者编撰风格不一，加之编写时间仓促，书中难免存在疏漏之处，祈盼读者不吝指教，以期再版时完善。

《精神疾病管理与康复》编委会

2024 年 3 月

# CONTENTS
# 目 录

# 第一章

# 绪　论

## 第一节　精神疾病与精神病学

　　精神疾病是指在各种生物学、心理学以及社会环境因素影响下,大脑功能失调或紊乱,导致认知、情感、意志和行为等精神活动出现不同程度障碍的一组疾病。在现代精神病学的研究与发展过程中,有些学者提出应以精神障碍一词来取代精神疾病的概念。所谓精神障碍,是指一系列轻重不一的精神症状与行为异常。这些症状在大多数情况下会给个体带来痛苦,使其社会功能受损,如生活自理能力,人际交往能力,工作、学习或操持家务能力,以及遵守社会行为规范能力的损害等。在临床实践中,常使用精神疾病这一概念。

　　精神病学是研究各种精神疾病的病因、发病机制、临床表现、疾病的发生发展规律、治疗、预防及康复的一门临床医学。随着医学科学的发展,精神病学的研究范畴日渐扩大,专业的划分更加深入和专业化,目前精神病学有临床精神病学(包括普通成人精神病学、儿童精神病学、老年精神病学)、司法精神病学、联络-会诊精神病学、精神病流行病学、社会精神病学、职业精神病学、跨文化精神病学等。自20世纪70年代以来,国际和国内广泛采用精神卫生这一概念,其含义较传统的精神病学更广泛,它不仅包括研究各类精神疾病(或精神障碍)的病因、发病机制、临床表现、治疗与预防,同时还包括研究与探讨心理社会因素对人体健康和疾病的作用与影响,以减少和预防各种心理和行为问题的发生等内容。由此可见,精神卫生(又称心理卫生)的定义有狭义和广义之分。狭义精神卫生是指研究精神疾病的预防、医疗和康复。广义精神卫生是指不仅研究精神疾病的发生发展规律及其防治,还要探讨保障和促进人群的心理健康,提高个体承受应激和适应社会的能力,以减少心理行为的发生。

(陈　辉)

## 第二节　精神病学发展简史

　　精神病学是古老医学的一个组成部分,其发展速度与水平受各个不同历史阶段的学科水平、意识形态、哲学观点的影响和制约。因此,作为医学的一个科目,精神病学的发展落后于其他科目。世界精神病学的发展史可分为四个阶段,即远古阶段、中世纪阶段、近代史阶段和现代史阶段。

## 一、远古阶段

远古阶段的精神病学的发展,体现在古代朴素的唯物主义观点对精神病的认识。在古希腊医学中,著名医学家希波克拉底,被称为精神病学之父。他首先认识到精神病是脑活动被破坏的结果,他认为脑是思维活动的器官,提出了精神病的体液病理学说。他认为人体存在 4 种基本体液,即血液、黏液、黄胆汁和黑胆汁,四种体液的正常混合则能保持人体的健康,如果其中的某一种过多或过少,或它们之间的相互关系失常,人就会生病。这些推测由于缺乏自然科学的依据,在后一时期朴素唯物主义让位于唯心主义神学。

## 二、中世纪阶段

从公元 476 年至 17 世纪的漫长历史阶段中,中世纪的西欧医学为神学和宗教所垄断,精神患者被视为魔鬼附体,以拷打、烙烧、长针刺穿舌头等惨无人道的手段对待,称其为"驱鬼",宣称是惩罚其肉体,拯救其灵魂。精神患者受到了残酷的迫害与摧残。甚至连对此类恶行持批评态度的学者也被视为危险分子而遭杀害。此历史阶段,精神病学的发展停滞不前,甚至倒退。

## 三、近代史阶段

17 世纪以后,工业革命兴起,科学快速进步,医学也逐渐摆脱了中世纪宗教神学的束缚,精神病学的发展发生了质的飞跃,精神病不再与魔鬼有关,而被看作是一种需要治疗的疾病。此时期最具代表性的是法国精神病学家比奈(1754－1826),他是法国第一位被任命的"疯人院"院长,他对精神病院进行了历史性的改革,将"疯人院"变为真正意义的医院,解除了患者的铁链和枷锁,使医师有可能观察研究精神疾病的症状及病情变化,使当时的法国精神病学有了显著发展。

## 四、现代史阶段

自 19 世纪中叶至 20 世纪 40 年代,自然科学包括基础医学如生理学、解剖学和病理学的发展,以及大量临床资料的积累,推动了精神病学的发展。最突出的进展是德国 Griesinger 在 1845 年提出的"精神病是脑病变所致"的观点。尔后,在 19 世纪末至 20 世纪初期,德国学者克雷丕林以临床观察为基础,提出了精神疾病分类原则。他认为精神疾病是可根据其客观的生物学规律进行分类的,每一类精神疾病均有其独特的病因、特征性的精神症状和体征,典型的病程和病理解剖改变,以及与疾病相关的预后和转归。据此理论,克雷丕林首次将早发性痴呆(精神分裂症)视为独立疾病单元。他首先提出躁狂症和抑郁症是临床表现相反的同一疾病的不同表现,将其命名为躁狂抑郁性精神病。

20 世纪初至 40 年代,许多精神病学家对精神病的病因、发病机制分别从大脑解剖学、生理学和心理学等不同角度进行了大量的研究和探讨,形成了精神病学中的各种学派。如布鲁勒提出以精神分裂症取代克雷丕林的精神分裂症的命名,提出精神分裂症的 4A 症状,即联想障碍、矛盾观念、情感淡漠、内向性。又如弗洛伊德的精神分析学说;阿道夫•迈尔精神生物学说以及巴甫洛夫的条件反射学说等,都对精神病学的发展作出了卓越的贡献。

20世纪50年代以后,随着社会经济和科学的发展,促进了当代精神病学的飞速发展。几十年来,神经生理学、神经生化学、精神药理学、神经免疫学的飞速发展,分子生物学、电生理学、脑影像学、心理测查等新技术在精神疾病诊断和治疗以及科学研究中的广泛应用,使人类对精神疾病本质的认识发生了根本性的变化。如今,人们不仅能深入分子水平去探索精神疾病的病因和发病机制,而且还十分重视心理、社会因素对精神疾病和各种心理和行为问题的致病作用。以生物、心理和社会的整体观念,结合现代高水平的基础医学理论和高科技技术去研究疾病本质是当代"生物-心理-社会"医学模式的理论核心。

我国精神病学的发展较迟,新中国成立前精神病学的基础十分薄弱,新中国成立后我国精神病学进入了一个新的历史时期,我们经历了从相对落后到全方位与世界现代精神病学发展前沿接轨的发展历程。尤其是自20世纪末以来,我国精神病学在临床诊疗水平及服务能力、学科建设、人才培养、生物精神病学研究、精神疾病的流行病学研究、社区精神卫生服务、涉及精神卫生领域的法制建设、国际学术交流与合作等方面发展迅速,取得了可喜的成果。

(陈　辉)

# 第三节　精神病学与其他学科的关系

## 一、精神病学与其他临床学科的关系

在现代医学中,精神病学与其他临床学科的关系十分密切。大脑作为中枢神经系统的高级部分,对来自体内外环境的各种刺激发挥着协调、筛选和整合的主导作用。大脑的功能活动与其他生理系统的功能活动彼此联系、相互制约、共组平衡,以维系人体功能的正常运转。临床上,各种躯体疾病如心血管疾病、各脏器疾病、内分泌功能紊乱、营养代谢性疾病均会影响脑功能而出现精神症状,即所谓躯体疾病所致的精神障碍。反之,脑功能紊乱同样会产生一系列内脏自主神经功能、代谢功能和内分泌功能失调,如抑郁症患者在发病期间会出现月经紊乱、食欲下降、体重减轻、乏力、便秘、失眠及植物功能紊乱等躯体症状;惊恐发作的患者常因心慌气短而首次在内科就诊。特别是神经系统疾病与精神疾病常互为因果,同一疾病过程中既可有神经系统的症状和体征,又可有精神症状,两者并存。可见,精神病学与其他临床学科特别是神经病学的关系何等密切。

## 二、精神病学与医学心理学的关系

医学心理学研究心理因素在人体健康和在疾病发生发展过程中所起的作用。在传统医疗活动中,人们常常只看到服务对象的生理、病理活动及生物性的一面,而忽视了其心理活动和社会性的一面。而医学心理学强调整体医学模式,即生物-心理-社会医学模式,其主要任务是研究心理因素在各类疾病发生、发展和变化中的作用,研究心理因素对身体各器官生理功能影响及在康复中的地位。临床心理学探讨了心理因素特别是情绪因素在疾病发生中的作用,可提高对神经症、某些心因性和器质性精神病的认识。临床心理学的各种心理测验,通过对患者进行检查,可为临床诊断提供辅助性依据。心理治疗方法和技术适用于许多精神疾病的治疗,显著提高了单纯药物治疗的效果,从而对精神疾病的治疗与预防起到了积极的推动作用。

### 三、精神病学与行为医学的关系

行为医学是行为科学与医学相结合而发展起来的一门新兴的医学学科,是将与健康和疾病有关的行为科学技术和生物医学技术整合起来应用于疾病的诊断、治疗、预防和康复的边缘学科。行为医学所整合的内容包括人类学、社会学、流行病学、心理学、临床医学、预防医学、健康教育学、精神医学、神经生物学等学科的知识。

行为医学关注的重点是与人类健康和疾病有关的、外显的行为,研究对象首先是人。研究问题行为,主要是临床医疗过程中的各种行为问题,确定这些行为问题的原因、性质、程度等,研究改变问题行为的方法、措施,通过治疗手段来去除患者的问题行为,帮助患者培养健康行为,矫正问题行为,改变不合理的生活方式和不良习惯,促进疾病的痊愈和身体康复。

行为医学与自然科学、社会科学、行为科学三大科学体系交叉,它是以研究人类心理行为与健康、疾病的关系为目的,依赖上述三大科学体系,顺应生物-心理-社会医学模式发展的一门交叉而又相对独立的学科。

### 四、精神病学与基础医学的关系

绝大多数精神疾病的病因和发病机制至今尚未明了,围绕着精神疾病病因学问题,近 30 年来,世界范围内开展了众多的基础科学研究,如分子生物学、神经内分泌学、分子遗传学、神经生化学、精神药理学以及心理学的理论及相关的新技术,如影像技术、放射免疫技术、微量测定与微观技术等都纷纷应用于精神病的研究中,积累了大量与精神疾病病因及发病机制有关的研究资料,为最终揭示精神疾病病因及推动精神病学的发展奠定了广泛而深入的自然科学基础。

### 五、精神病学与社会学的关系

人类的思想、风俗习惯、行为举止以及人际交往等,都具有一定的社会根源和相关联的文化背景。这些因素均可影响到精神疾病的发生、发展和转归。因此,社会学知识有助于理解和认识这些因素在精神疾病的发生和转归中所起的作用,有助于人们从生物-心理-社会医学模式研究和探讨精神疾病的发生原因、治疗和预防干预措施。

(陈　辉)

# 第四节　精神疾病防治现状与发展趋势

### 一、精神疾病患病现状

随着社会发展,与人们身心健康息息相关的疾病谱随之变迁。世界卫生组织(world health organization,WHO)在 1990 年的《全球疾病负担》中报道,传染性疾病等生物因素所造成的疾病负担(burden of disease,BD)已明显下降,非传染性疾病所致的疾病负担正逐渐上升。而后者中尤以精神疾病给人类社会带来的疾病负担为重,在中低收入国家占其总疾病负担的 10.5%,高收入国家则达 23.5％,2003 年卫计委(现卫健委)宣布在我国约占总疾病负担的 20％。在高收入国家和我国,精神疾病所致的疾病负担已居首位,超过了肿瘤、心脑血管病等所致的疾病负担。因此,精神疾病已成为严重危害人类健康的疾病。

精神疾病的种类很多,国际疾病分类第 10 版把其分为 10 大类 100 余种精神疾病。现今本领域存在的主要问题在以下几个方面:首先是一些常见精神疾病的患病率呈升高趋势,1993 年我国 19 种精神疾病(神经症除外)的时点患病率(11.18‰)和终生患病率(13.47‰)均高于 1982 年(分别为 9.11‰和11.30‰)。其次为一些常见精神疾病的病程迁延,易反复发作而预后差,如单纯药物治疗精神分裂症患者的 1 年复发率为 40％～75％,1 年再住院率达 39％～56％,其预后中精神残疾率为 59.5％。第 1 次、第 2 次和第 3 次发作的抑郁症患者,其复发率分别为 50％、70％和 90％,其预后与焦虑障碍、酒/药依赖所致精神障碍和冲动控制障碍等精神障碍患者类似,预后中约 50％有中重度残疾。第三为人群中精神疾病的知晓率、识别率、就诊率和治疗率皆较低,2002 年全国 10 个卫生监控点知晓率调查,67％的调查对象缺乏精神卫生知识,约 90％的抑郁症患者不知自己患病而未及时就医。最后尤为重要的是,精神疾病患者常严重影响社会安宁,在我国的自杀相关人群中,抑郁症患者占 50％～70％;从 1980 年至 2005 年,北京地区精神分裂症患者肇事肇祸约 246 起,已成为社区较大的安全隐患之一。

## 二、精神疾病预防及临床诊疗现状

国内外在精神分裂症和抑郁症的一级预防(病因预防)和二级预防方面主要集中在精神分裂症和抑郁症病因学假说的探索过程和早期诊断方法的研究上,目前尚无一致性结论。精神分裂症和抑郁症的三级预防(预防复发和康复)是目前研究的重点。国内大部分省、市普遍地建立了初级精神卫生社区三级防治网络,但是社区精神卫生服务网络就其形式和内容而言,主要是针对精神分裂症,对抑郁症及其他心理障碍的社区服务尚需进一步完善和加强。

精神疾病临床诊断采用《中国精神障碍分类方案与诊断标准(第 3 版)》与国际通用的精神疾病诊断标准接轨。在治疗方面现今主要以药物治疗为主,通过国际合作交流,陆续引进了一些非药物治疗方法,如将心理治疗、电痉挛治疗、重复经颅磁刺激、迷走神经刺激等治疗方法应用到精神分裂症和抑郁症的治疗中,提高精神分裂症和抑郁症的治疗率。在疾病的急性期、巩固期和维持等不同阶段给予相应的生物心理社会干预治疗方法,即采用全病程治疗的方法,提高患者的疗效和减少疾病复发。

## 三、现阶段精神疾病防治的主要需求

以精神分裂症和抑郁症为例,疾病的预防和诊治需求如下。

### (一)预防需求

1.一级预防需求

由于精神分裂症和抑郁症的病因和发病机制不清,开展一级预防工作全世界皆在探索过程中。因此,需要开展两类疾病神经发育假说等病因学方面的基础研究。

2.二级预防需求

有研究提示 67％调查对象缺乏精神卫生知识,90％左右的抑郁症患者未及时就医。约 40％抑郁症患者第一次看病去的是综合医院,而综合医院医务人员精神卫生知识平均正确率只有 58.33％,对抑郁症的识别率不足 20％。精神分裂症患者就诊率仅为 30％,住院治疗者不足 1％;

抑郁症治疗比例仅为 10%。因此,在精神分裂症和抑郁症的二级预防上,提高其知晓率、就诊率、识别率和治疗率,是今后的重点探讨方向。

3.三级预防(预防复发和康复服务)需求

目前精神分裂症和抑郁症的康复工作多集中在精神分裂症的初级康复上,尚未开展有效的抑郁症社区康复工作。如何预防两类疾病复发和再住院、防治和康复精神残疾以及防止两类疾病所致不良社会事件发生的研究是今后防治的重点。故需要开发和引进国外先进的精神分裂症和抑郁症的康复技术,建立适合于中国特色的精神分裂症和抑郁症社区康复模式。

**(二)临床诊治需求**

由于在精神科疾病诊断主要是依赖于临床表现和病程特点的现象学描述,缺乏客观的评估指标和综合评估体系,致使大量已经具备生物学和心理学改变的患者因尚未满足症状标准而不能得到及时诊断。而精神科临床治疗往往是凭医师的个人经验,医师之间、地区之间在治疗方案上往往差异很大,缺乏对不同精神疾病、不同治疗阶段标准化综合治疗的可操作性模式和适用于精神专科、综合医院及社区等各类医疗机构的标准化干预模式的研究。如何提高专科和非专科医院精神疾病的诊断率和规范性治疗率是将来精神疾病临床诊疗中的研究重点,也是降低精神疾病复发率的技术基础。因此需要开展精神疾病客观诊断方法、规范化诊断程序以及新治疗技术的研究;建立不同疾病、不同治疗阶段、不同医疗机构早期诊断和标准化综合干预模式的研究。

**(三)国外精神疾病的控制可借鉴的经验、模式**

国外欧美发达国家、中国香港和台湾地区等对精神分裂症的预防控制模式,目前主要是以社区为基础,急性期给予短期住院治疗的精神疾病防治康复工作,即急性期给予短期住院治疗,一般不超过 14 天;经过急性期治疗后,通过转介机制,将患者转介到日间医院、中途宿舍或社区等机构给予继续治疗和康复训练。在社区主要由社区精神康复队伍(由精神科医师、社康护士、心理咨询师、职业康复师和社会工作者组成)对患者提供治疗和康复服务,根据患者的病情变化随时转介回医院或康复机构,精神疾病的治疗和康复形成了以社区康复服务为主,精神专科医院提供诊断治疗工作的精神病防治网络,为精神疾病患者提供综合性、便利性、连续性和协调性的治疗康复服务模式,有效地预防了精神分裂症的复发和再住院,降低了精神残疾的发生,促进了精神分裂症患者早日回归社会。

国外针对高危人群开展干预性研究,可以使抑郁症的发病率下降,减少精神障碍的发生。如美国亚利桑那州开展的离婚者子女精神障碍预防项目,结果提示 6 年后随访干预组的精神障碍患病率(11.0%)明显低于对照组(23.5%)。

国外在精神分裂症和抑郁症的治疗中除了给予单纯的药物治疗之外,还开展了非药物治疗方法以及社会-心理治疗相结合的方法,可以有效地提高疗效,减少复发的可能。如有学者的研究表明在接受同等心境稳定剂治疗的前提下,接受 50 次家庭治疗的患者与只接受 2 次常规家庭教育的患者相比,抑郁症状的缓解更明显,缓解期也更长。

## 四、精神疾病的发展趋势

英国 Nottingham 地区 1978—1980 年和 1992—1994 年两个队列研究中的精神分裂症发病率,从 0.249‰略微提高到 0.287‰,经过十余年的变迁,精神分裂症的发病情况基本趋于稳定。美国分别于 20 世纪 80 年代和 90 年代开展的两项调查显示抑郁症的患病率较 10 年前数倍上升。

　　根据国内的研究也证实精神分裂症的患病水平并未随着时间的推移发生巨大变化,然而抑郁症的患病情况具有增高的趋势。最近 10 年地方区域性精神疾病流行病学调查显示精神分裂症总患病率为 4.84‰~7.56‰,与 1982 年(5.69‰)和 1993 年(6.55‰)两次全国性的精神疾病流行病学调查结果相似;而心境障碍(抑郁症、双相障碍)的患病率为 1.38‰~8.6‰,其患病率高于 1993 年调查结果(0.68‰)。北京市三次精神疾病流行病学结果显示精神分裂症患病情况基本趋于稳定,1982 年、1991 年和 1993 年精神分裂症的终生患病率分别为 5.71‰、7.17‰和 5.91‰。而 2003 年北京市抑郁症流行病学调查显示抑郁症的时点患病率为 3.31%,终生患病率为 6.87%,明显高于全国 1982 年和 1993 年两次流行病学调查结果。随着社会变革和人们工作生活压力增大,抑郁症患病率和发病率可能进一步增加。

　　此外,国内外调查显示儿童行为问题、酒与药物滥用、海洛因等毒品成瘾等相关的精神障碍及自杀发生率呈上升趋势,老年精神障碍患者在人群中的比例逐年增高,大、中学生心理卫生问题的发生率也有上升趋势。

　　精神疾病防治技术的发展趋势主要集中在精神分裂症和抑郁症的研究。目前由于精神分裂症和抑郁症的病因未明,其一级预防即病因预防,全世界尚在继续探索之中,一级预防不仅限于针对疾病危险因素的健康宣教,而且国内外陆续从不同的发病机制假说开展相应的病因学研究。二级预防即"三早预防",今后的研究重点将主要集中在精神分裂症和抑郁症相关知识的科普宣传和高危人群的研究,通过开展早期预警机制、早期诊断方法的研究,以对精神患者做到早发现、早诊断和早治疗。

　　精神分裂症和抑郁症的诊断仍以症状学描述性诊断为主,实验室和影像学等诊断检查中尚无客观异常指标发现,今后本病的诊断标准将在症状学诊断、病理学诊断和病因学诊断方面进一步研究。

　　近十多年来,精神科在治疗上的发展突飞猛进。主要体现在以下方面:精神药物的开发从不良反应较重的传统抗精神病药物向疗效好、不良反应少、依从性高和改善认知功能等方面的新型抗精神病药物研究发展;治疗手段从过去的单纯药物治疗发展到以生物-心理-社会综合干预的治疗模式;精神科的临床治疗从长期住院向缩短患者住院疗程,促进早日回归社会方向发展。

　　在精神分裂症、抑郁症的康复方面,进一步探索出高效的精神康复技术,改善和恢复其认知功能和社会功能损害,降低精神分裂症和抑郁症的复发率、再住院率和病残率,提高其生活质量而早日回归社会。

(陈　辉)

# 第二章

# 精神疾病的常见症状

## 第一节 情感障碍

在日常生活中情感和情绪常常互相通用,情感和情绪都是指个体对现实环境和客观事物所产生的内心体验和所采取的态度。从广义上讲两者相互包容,但狭义上讲两者有些不同。在心理学中,将主要与机体生理活动相联系的,伴有明显的自主神经反应的、初级的内心体验称为情绪,如由外伤引起的痛苦体验,精彩表演产生的愉快享受。把与社会-心理活动相联系的高级的内心体验称为情感,如友谊感、审美感、爱感、道德感等。情绪持续时间较短,其稳定性带有情境性。情感既有情境性,又有稳固性和长期性。

心境指影响个体内心体验和行为的持久的情绪状态。在精神科临床中,患者的情绪障碍和情感障碍常常同时出现,很难细分。因此,临床上情绪和情感经常互相兼用。

情感障碍通常表现三种形式,即情感性质的障碍、情感诱发的障碍和情感协调性的障碍。

### 一、情感性质的障碍

情感性质的障碍指患者的精神活动中占据明显优势地位的病理性情绪状态,其强度和持续时间与现实环境刺激不相适应。比如特别的兴奋,或者特别的恐惧。情感性质的改变临床表现为情感高涨、情绪低落、焦虑、恐惧。正常人在一定的处境下也可以表现这些情感反应,因此只有在情感反应不能依其处境及心境背景来解释时方可作为精神症状处理。

#### (一)情绪高涨

情绪高涨指患者情绪异常高涨,心境特别愉快。表现喜悦、语音高亢、动作明显增多、自我感觉良好、扬扬得意、盛气凌人,常常伴有明显的夸大色彩。常见于躁狂发作、分裂情感性精神障碍、脑器质性精神障碍。表现不易理解的、自得其乐的情绪高涨状态称为欣快,多见于脑器质性精神障碍或醉酒状态。

#### (二)情绪低落

情绪低落指患者情绪异常低落,心境抑郁。表现忧愁、语音低落、动作明显减少、自我感觉不良,常常自责自卑,严重者有明显的罪恶感,甚至可出现自伤和自杀念头或行为。情绪低落时常常伴有某些生理功能的改变,如食欲减退或缺乏、睡眠早醒、性功能下降、闭经等。常见于抑郁发作,也见于其他精神障碍或躯体疾病时的抑郁状态。

### (三)焦虑

病态焦虑指缺乏相应的客观因素下,出现内心极度不安的期待状态、伴有大祸临头的恐惧感。表现惶惶不安、坐立不定、精神紧张。常常伴有心悸、气急、出汗、四肢发冷、震颤等自主神经功能失调的表现和运动性坐立不安。严重者可以表现为惊恐发作。焦虑伴有严重的运动性不安,如搓手蹬脚时称为激越状态。常见于焦虑障碍,也见于其他各种精神障碍。焦虑是日常生活中常见的现象。正常人在预期不利的情况、执行无把握的任务时均可出现相应的焦虑表现。

### (四)恐惧

恐惧指面临具体不利的,或危险的处境时出现的焦虑反应。轻者表现提心吊胆,重者极度害怕、狂奔呼喊,精神极度紧张。同时伴有明显的自主神经系统症状,如心跳加快、气急、呼吸困难、出汗、四肢发抖,甚至大小便失禁。恐惧常常导致抵抗和逃避。常见于各种恐惧症(恐怖症),也见于幻觉、错觉、妄想状态。

## 二、情感诱发的障碍

情感诱发障碍指情感的始动(启动)功能失调。临床表现为情感不稳定、情感淡漠、易激惹性、病理性激情、情感麻木。

### (一)易激惹性

易激惹性指患者情绪/情感极易诱发,轻微刺激即可引起强烈的情绪/情感反应,或暴怒发作。常见于疲劳状态、人格障碍、神经症、轻躁狂、偏执性精神障碍、脑器质性精神障碍和躯体疾病伴发的精神障碍。

### (二)情感不稳定

情感不稳定指患者的情感稳定性差,容易变动起伏,喜、怒、哀、乐极易变化;常常从一个极端波动到另一个极端,一会儿兴奋,一会儿伤感,且不一定有外界诱因。常见于脑器质性精神障碍、癫痫性精神病、酒精中毒、人格障碍。与外界环境有关的轻度的情感不稳定可以是一种性格表现,表现为极易伤感多愁,动辄呜咽哭泣,称为情感脆弱,多见于分离性障碍、神经衰弱、抑郁症。

### (三)情感淡漠

情感淡漠指患者对客观事物和自身情况漠不关心,缺乏应有的内心体验和情感反应,处于无情感状态。常见于精神分裂症。如果患者对客观刺激的情感反应虽然存在,但反应速度明显迟缓、强度明显减低,称为情感迟钝。常见于精神分裂症、躯体疾病伴发的精神障碍、痴呆。

### (四)病理性激情

病理性激情指患者骤然发生的、强烈而短暂的情感爆发状态。常常伴有冲动和破坏行为,事后不能完全回忆。见于脑器质性精神障碍、躯体疾病伴发的精神障碍、癫痫、酒精中毒、急性应激障碍、智能发育不全伴发的精神障碍、精神分裂症等。

### (五)情感麻木

情感麻木指患者因十分强烈的精神刺激所引起的短暂而深度的情感抑制状态。患者当时虽处于极度悲痛或惊恐的境遇中,但缺乏相应的情感体验和表情反应,常见于急性应激障碍、分离性障碍。

### (六)强制性哭笑

强制性哭笑指患者突如其来的、不能控制的强哭或强笑现象,既无外因,也无相应的内心体验。这种症状常见于脑器质性精神障碍。

### 三、情感协调性的障碍

情感协调性的障碍指患者的内心体验和环境刺激及其面部表情互不协调,或者内心体验自相矛盾。临床表现为情感倒错、情感幼稚、情感矛盾。

#### (一)情感倒错

情感倒错指患者的情感反应与环境刺激不相一致,或者面部表情与其内心体验不相符合。如遇到愉快的事情表现悲痛,痛哭流涕,多见于精神分裂症。

#### (二)情感幼稚

情感幼稚指患者的情感反应退化到童年时代的水平,容易受直觉和本能活动的影响,缺乏节制。面部表情幼稚,喜忧易形于色,不能很好地适应环境变化,极易受周围环境的影响而波动。多见于分离性障碍、痴呆。

#### (三)情感矛盾

情感矛盾指患者在同一时间内体验到两种完全相反的情感,但患者并不感到这两种情感的互相矛盾和对立,没有苦恼或不安;患者常将相互矛盾的情感体验同时显露出来,使别人不可理解。常见于精神分裂症。

(张春艳)

# 第二节 感 知 障 碍

感知包括感觉和知觉两个部分。感觉是大脑对直接作用于感觉器官的客观事物的个别属性的反映,如光、声、色、气味、冷、热、软硬等,通过感觉器官在人脑中的直接反映。视觉、听觉、味觉、嗅觉、触觉、平衡觉、运动觉等都是不同类型的感觉,分别反映事物的个别属性。

知觉是客观事物的各种属性在人脑中经过综合,并借助于过去的经验所形成的一种完整的印象。知觉在感觉的综合基础上产生。比如吃苹果时,得到苹果的颜色、脆、甜、香各个属性是感觉,而将各个属性整合后得出一个具体品牌的苹果是知觉。通常我们对事物的感受都是综合性。

在精神科临床实践中,常常将感觉和知觉统称为感知觉,当感知出现症状时,称为感知障碍。感知障碍包括感觉障碍和知觉障碍两个部分。感觉障碍多见于神经系统疾病,知觉障碍常见于精神疾病。

### 一、感觉障碍

常见的感觉障碍有感觉过敏、感觉迟钝、内感不适和感觉质变四种。

#### (一)感觉过敏

感觉过敏又称感觉增强,由感觉阈值降低或强烈的情绪因素所致。临床表现为患者对一般强度的刺激反应特别强烈、难于忍受,比如不能忍受电话铃声、关门声、冷水、阳光等。感觉过敏多见于丘脑或周围神经病变,在精神科常见于焦虑障碍、躯体形式及相关障碍等。

**(二)感觉迟钝**

感觉迟钝又称感觉抑制,由感觉阈值升高或强烈的情绪抑制所致。临床表现为患者对强烈的刺激不能感知或感觉轻微,比如针刺没有疼痛感。感觉迟钝多见于神经系统疾病、谵妄或其他类型的意识障碍,在精神科见于精神分裂症、抑郁症等。

**(三)内感不适**

内感不适由感觉异常所致。临床表现为患者诉说体内有异常的不适感,比如喉部阻塞感、腹部气流上涌、内脏扭转或牵拉疼痛等。内感不适多见于躯体形式及相关障碍、分离性障碍、焦虑障碍等。

**(四)感觉质变**

感觉质变由物质中毒所致。临床表现感觉性质的改变,比如"红视症""绿视症"等。感觉质变常见于药物或毒物中毒。

## 二、知觉障碍

常见的知觉障碍有错觉、幻觉和感知综合障碍3种。

**(一)错觉**

错觉是对客观事物的一种错误感知。比如将草绳看成蛇。错觉可发生在以下4种情况。①感觉条件差使感觉刺激的水平降低时,如光线暗淡时将挂着衣服的衣架错认为是一个人站在墙边。②疲劳状态下感知清晰度下降时,如听见响声,以为有人叫自己。③意识障碍使意识水平下降时,如谵妄时将输液皮管当成蛇。④情绪因素处于某种强烈的心境状态时,如恐惧、紧张、期待时将陌生人看成熟悉的人。

错觉可以在正常人中出现,如上述光线暗淡、情绪紧张或处于期待状态时出现错觉,但条件改善或解释后,错觉很快被意识到,并能及时纠正。病理性错觉常常因意识障碍或其他精神障碍产生,患者常常坚信不疑,并伴有相应的情绪和行为反应,不容易及时纠正。病理性错觉多见于谵妄和躯体疾病,也见于精神分裂症。如果患者通过想象,将感知的简单形象增添许多细节变成生动复杂的知觉形象,称为幻想性错觉,多见于感染中毒性精神障碍、分离性障碍或精神分裂症。

**(二)幻觉**

幻觉是一种缺乏外界相应的客观刺激作用于感觉器官时所出现的知觉体验。具有感知觉的四个特性:生动性、存在于客观空间、不从属于自己和不随主观意愿改变。如没有人和患者讲话的时候,患者听见有人同自己讲话的声音。引起幻觉的原因有:中枢神经系统病变或功能损害、情绪影响、暗示、周围感觉器官病变、感觉剥夺。

幻觉是一种常见的精神症状。幻觉可以在意识完全清晰时发生,也可以在不同程度的意识障碍时发生。虽然健康人有时也会出现幻觉,但主要发生在觉醒和睡眠的过渡状态,通常是短暂的、单纯的,如听到铃声或一个人的名字,没有诊断意义。亲人病故强烈思念时也会听见已故亲人的讲话声,也没有诊断意义。

作为精神病症状的幻觉,可以发生在各种重性精神障碍中如精神分裂症、情感性障碍和脑器质性疾病。幻觉症状本身没有特征性疾病的诊断意义。但视幻觉多见于脑器质性精神障碍,听幻觉、味幻觉、嗅幻觉、本体幻觉多见于精神分裂症等。

**1.按感觉器官分类**

有听幻觉、视幻觉、味幻觉和嗅幻觉、触幻觉和本体幻觉,幻觉种类繁多,具体划分如下。

（1）听幻觉：这是最常见的一种幻觉。患者可以听见各种声音，如言语、噪声、音乐等。如幻觉内容为言语交谈，称为言语性听幻觉。言语性听幻觉可以是几个单词、一段话、几个句子。如果言语内容是评论患者的言行，称为评论性听幻觉。如果言语内容为命令患者做某事，称为命令性听幻觉。言语性听幻觉，尤其评论性听幻觉、命令性听幻觉多见于精神分裂症。幻听内容有时十分清晰，有时非常模糊。临床上多数患者的行为和情绪受听幻觉影响，由于幻听内容多数对患者不利，患者的情绪多为低落、不愉快，或与幻听对话，或自言自语，严重者有冲动或危险行为，造成不良后果。

（2）视幻觉：比听幻觉少见，常与其他幻觉一起出现。视幻觉可以是简单的闪光，也可以是复杂的图像，如人体画像。视幻觉中的图像较正常大的为物体显大性幻觉，又称巨型幻视；较正常小的为物体显小性幻觉，又称小人国幻视。视幻觉多见于脑器质性精神障碍，如谵妄、中毒、癫痫等，也可见于功能性精神障碍，如精神分裂症等。

（3）味幻觉和嗅幻觉：比较少见。通常是患者可以辨认的特殊气味和味道，如花香、臭味等。多数嗅幻觉或味幻觉是患者以前接触过的，令人不愉快的气味或味道。味幻觉和嗅幻觉常同时出现，常见于颞叶癫痫、精神分裂症等。

（4）触幻觉：又称皮肤黏膜幻觉，此幻觉也较少见。患者感到皮肤或黏膜表面或生殖器官有接触、针刺、虫爬、通电等异常感觉。多见于周围神经炎、中毒、精神分裂症等。患者有性器官的接触感觉，称为性幻觉，见于精神分裂症、分离性障碍等。

（5）本体幻觉：又称体感幻觉，临床上较少见。本体幻觉包括内脏幻觉、运动幻觉和前庭幻觉3种。内脏幻觉指内脏产生异常感觉，如患者感到内脏被捏、拉、膨胀感、虫爬、刀割等体验。常与疑病妄想、虚无妄想相关，见于精神分裂症、抑郁症等。运动幻觉指患者处于静止状态时自觉身体某个部分在动，如患者感到唇舌在运动，称为言语运动性幻觉。患者感到肢体、躯干在运动，称为精神运动性幻觉，多见于精神分裂症。患者感到失去平衡，处在斜面或旋转的地面上而紧紧抓住扶手不放，称为前庭性幻觉，见于精神分裂症、脑干器质性疾病。

2.按结构性质分类

分为完全幻觉和不完全幻觉，具体如下。

（1）完全幻觉：又称真性幻觉。患者的幻觉体验来源于外部客观世界，具有与知觉体验相同的鲜明性、生动性和不随意性。比如患者听见外面有人在议论自己。临床上多数幻觉属于完全幻觉。

（2）不完全幻觉：又称类幻觉。此类幻觉除了有感知成分外，还有表象和思维的内容。常见的不完全幻觉有4种：①伪幻觉，又称假性幻觉、表象幻觉，其特点是幻觉出现在患者的主观空间，如患者听到肚子里有个人在说话，伪幻觉多见于精神分裂症。②思维化声和读心症，患者感到心里想什么，就听到什么。如果听到的声音为别人的声音，称为读心症；如果听到的声音为患者自己的声音称为思维化声。这两种幻觉见于精神分裂症。③思维显影，患者在思考的同时，能够看见所想的内容，性质与思维化声相同。④精神性幻觉，患者感到自己的大脑不通过感官就能看到文字，听到声音。幻觉的内容不属于患者自己，也不能随主观意志转移。精神性幻觉见于精神分裂症。

3.按产生条件分类

分为功能性幻觉、反射性幻觉、域外幻觉、心因性幻觉和催眠相幻觉5种。

（1）功能性幻觉：指患者的幻觉与现实刺激伴随出现的幻觉。如患者听见流水的声音，就听见别人在议论自己。客观刺激和幻觉同时为患者感受,这种现象多见于精神分裂症和应激相关障碍。

(2)反射性幻觉:指患者的某一感觉器官感受到现实的刺激时,他(她)的另一个感觉器官产生幻觉。如患者看见有人在前面几米远的地方,就听见别人在议论自己。反射性幻觉多见于精神分裂症。

(3)域外幻觉:指患者具有超出感觉器官之外的幻觉。如患者双眼朝前看时能够看见站在后面的人。这种现象见于精神分裂症、催眠状态和脑器质性精神障碍。

(4)心因性幻觉:指幻觉内容与心理因素密切相关,在强烈心理应激因素影响下产生的幻觉。如患者想起已故的亲人时就听见已故亲人的说话声等。常见于应激相关障碍、分离性障碍等。

(5)催眠相幻觉:指发生在催眠时相的幻觉。幻觉发生在将睡未睡时称为入睡前幻觉;幻觉发生在将醒未醒时称为醒前幻觉。催眠性幻觉一般没有病理性意义。

### 三、感知综合障碍

感知综合障碍指患者对客观事物能够正确认识,但是对部分属性如大小比例、形状结构、空间距离、物体的动静等产生错误的知觉体验。常见的有以下几类。

**(一)时间知觉综合障碍**

时间知觉综合障碍指患者对时间体验的判断出现障碍。比如患者感到时间"飞快",或者感到时间"凝固"的感觉。这种症状多见于颞叶癫痫和精神分裂症等。

**(二)空间知觉综合障碍**

空间知觉综合障碍指患者对事物空间距离或事物大小的判断出现障碍。比如患者看见物体的形象比其实体大或者小,或者将近距离物体看得距离很远。这种症状多见于癫痫和精神分裂症等。

**(三)运动知觉综合障碍**

运动知觉综合障碍指患者觉得运动的物体静止不动,或者静止不动的物体在运动。比如患者感到面前的房屋在往后退,坐着的凳子在移动。这种症状多见于癫痫和精神分裂症等。

**(四)体形知觉综合障碍**

体形知觉综合障碍又称体象感知综合障碍,指患者觉得自己的体形改变。比如患者感到自己的脸变长、变大,鼻子变宽等。这种症状见于器质性精神障碍、癫痫和精神分裂症等。

（张春艳）

# 第三节　思维障碍

思维是人脑对客观事物的间接和概括的反映,是精神活动的重要特征,是认识过程的高级阶段。思维在感觉和知觉的基础上产生,并借助语言和文字来表达。思维包括分析、综合、抽象、概括、判断、推理等过程,通过观念与观念或概念与概念的联系,即通过联想和逻辑的过程来实现的。

从发展心理学看,人类的思维是从直觉的形象思维,逐步发展到抽象的逻辑思维。这个发展过程随着人类的发展而发展,通过大脑的结构和功能的日益完善,通过不断学习和社会实践来完成的。正常人的思维活动特征是有目的性、连贯性和逻辑性:①目的性,指思维围绕一定的目的有意识地进行;②连贯性,指思维过程中的概念与概念之间前后衔接,互相联系;③逻辑性,指思维过程的连贯性是合乎逻辑的。

思维障碍是精神障碍重要的精神症状,主要包括思维形式障碍、思维过程障碍、思维内容障碍和思维属性障碍4个部分。

## 一、思维形式障碍

思维形式障碍指思维的联想障碍。常见的思维形式障碍如下。

### (一)思维散漫

思维散漫指联想范围松散,缺乏固定的指向和目的,即患者的思维缺乏目的性、连贯性和逻辑性。如患者讲了一段话后,其每句话的语法结构完整,但整篇谈话没有中心观念,缺乏观念之间应有的联系,使听者不得要领,不知道患者想要说明什么问题。严重者表现联想完全没有逻辑性,甚至是语词的堆积,不能组成完整的句子,称为思维破裂。比如,医师问患者姓名,患者回答:"我是一个兵。我要扫地。医师,我这件衣服好吗?……"思维散漫主要见于精神分裂症、智能障碍等。

### (二)思维贫乏

思维贫乏指思维数量的减少,概念缺乏。患者常感到脑子一片空白,想不出问题。临床表现患者回答问题时言语内容简单、空洞,自觉脑中空虚。如医师询问患者今后有什么打算?患者回答:"没有。"医师问患者家属探望时谈些什么?患者回答:"没什么。"医师问患者对住院治疗有什么看法?患者回答:"没什么看法。"思维贫乏多见于精神分裂症、脑器质性精神障碍。

### (三)病理性象征性思维

病理性象征性思维指用无关的、不被大家所理解的具体概念来代表抽象概念,不经患者解释,别人无法理解。如患者不穿衣服在大街上走,医师问其原因,患者回答:"表示光明磊落。"病理性象征性思维常见于精神分裂症,也见于躁狂发作。

### (四)语词新作

语词新作指患者自创新词、新字、图形、符号等,代替已被大家公认的概念。如患者指"尖"为心,称:解剖鸡的心脏,是上面小,下面大,所以"尖"应该读"心"。语词新作常见于精神分裂症。

### (五)持续言动

持续言动指回答问题时患者持续重复第一次答案,尽管提问者已经开始提下面的问题。如医师问患者今年多大年龄,患者回答"60岁"(回答正确);医师又问其住址在哪里,患者仍回答"60岁"。持续言语主要见于脑器质性精神障碍,如痴呆,也见于其他精神障碍。

## 二、思维过程障碍

思维过程障碍又称思流障碍,指思维的联想过快、过慢或中断。常见的有以下几种。

### (一)思维奔逸

思维奔逸指思维的联想速度过度加快和思维量的增加。患者表现思维和谈话都非常快,一个概念接着另一个概念。患者讲话时,语量增多,语速变快。思维奔逸时常常伴有随境转移,音联意联。如医师问患者姓名,患者回答:"鄙人姓张,弓长张,名字吗加上两个×。今年28岁,生日3月3日,三月三,桃花开,本人是属猴的……"病情严重时患者有思维压力感,患者感到思维大量涌现,临床表现患者讲话时滔滔不绝,不易打断。思维奔逸是躁狂发作的典型症状,主要见于双相障碍。

### (二)思维迟缓

思维迟缓指思维的联想过度缓慢,与思维奔逸正相反。患者表现为讲话速度缓慢,应答迟钝。回答一个简单的问题需要花上很长的时间。思维迟缓者常常伴有动作和行为的迟缓或抑制、情绪的低落。思维迟缓是抑郁发作的典型症状,主要见于抑郁障碍。

### (三)思维阻隔

思维阻隔指思维突然中断。患者表现为谈话时话题突然中断,联想突然受到抑制,片刻后以新的话题内容出现,但患者对此不能解释。如医师问患者为什么住院的?患者回答:"我昨天来医院的。"停顿片刻,患者问:"人为什么要理发?我可以看书吗?"思维阻隔主要见于精神分裂症。

### (四)赘述

赘述指患者在叙述一件事时加入许多不必要的细节,无法简明扼要讲清问题。如医师问患者通过什么交通工具来医院的?患者回答:"我乘49路公交车,从终点站,经人民广场,到淮海路,车上有两个人为一点小事争吵,别人劝了还吵,后来一个人先下去了总算不吵了。我是乘到肿瘤医院下车走过来的。"赘述主要见于癫痫,也见于痴呆早期,或其他精神障碍。

## 三、思维内容障碍

思维内容障碍指妄想。妄想是一种病理信念,其内容与事实不符,与患者的文化水平及社会背景也不符合,但患者仍坚信不疑,难于用摆事实、讲道理的方法加以纠正。妄想属于精神病性症状,是重性精神障碍患者最常见的症状之一。

妄想是个别的心理现象。集体的信念有时尽管不合理,也不能归于病态,如宗教迷信。妄想的定义中虽然有"坚信不疑",但在妄想的开始形成阶段,或妄想消失阶段,患者对妄想可以动摇。有些患者尽管对妄想坚信不疑,但其行为常常不受妄想影响,如患者一边坚信自己是伟大人物的亲戚,一边却安心地生活在医院中。有时,妄想的内容虽然符合事实,但患者的推论并不是通过客观事实和逻辑推理得来的,如患者坚信配偶有外遇,"因为天在下雨,老天也为我感动"。妄想不能根据其内容是否"合乎常情"来定,因为现实生活是复杂的,对检查者来讲不可想象的事并不等于不会发生,关键在于患者的病态信念是如何得出的。

### (一)鉴别

需要与妄想鉴别的心理活动。

1.偏见

正常人的成见和偏见是由人们的思想方法不正确或认识水平的限制造成的。

2.迷信观念

迷信观念是与当时当地的社会文化背景相联系的。

3.幻想

幻想时的内容可能离奇,但人们能够与现实区分,并不坚信不疑。

**4.超价观念**

超价观念是一种带有强烈情感色彩的先入之见,并在较长时间内占优势地位,使当事人以此来解释一切现象。不过,当情感稳定或客观环境改变时,超价观念即可消失。

**(二)分类**

**1.按起源**

妄想按起源可以分为原发性妄想和继发性妄想。

(1)原发性妄想是一种无法以患者当前的环境和以往的心境解释的,不是来源于其他异常精神活动的病理信念。原发性妄想是精神分裂症的特征性症状。原发性妄想常在下列妄想体验的基础上形成。①妄想心境:患者突然产生一种情绪,感到周围发生了某些与自己有关的情况,导致原发性妄想形成。②妄想表象:患者突然产生一种记忆表象,接着对之赋予一种妄想意义。③突发性妄想观念:妄想的形成既无前因,又无后果,没有推理,也无法理解。④妄想知觉:患者对正常知觉体验赋予妄想性意义。

原发性妄想的共同特征是对某一心理现象(如情绪、记忆表象、知觉)赋予难以理解的特殊的妄想性意义。原发性妄想体验仅见于妄想形成的开始之时。

(2)继发性妄想常与下列情况相关:①情感障碍,如抑郁发作时情绪低落产生的自罪妄想或躁狂发作情绪高涨时产生的夸大妄想等;②知觉障碍,如听幻觉基础上产生的被害妄想;③意识障碍,如意识模糊与错觉有关的后遗性妄想;④智能障碍,如轻度精神发育迟滞、脑器质性精神障碍、老年性痴呆等因推理、判断、记忆缺损所产生的继发性妄想;⑤强烈的精神刺激,如等待审判、亲人的突然死亡所致的心因性妄想。

**2.按内容**

妄想按其内容划分为以下几类。

(1)被害妄想:这是最常见的妄想。患者感到正在被人迫害、监视、跟踪、窃听、诽谤、诬陷、毒害等。被害妄想常见于各种精神病状态,伴有幻觉的被害妄想多见于精神分裂症。

(2)关系妄想:关系妄想较常见。患者感到周围的一事一物均与自己有关,或具有某种特殊意义。前者称为牵连观念,后者称为特殊意义观念。如患者认为报刊、电视中的内容都与自己有关,有些是明着讲自己,有些是暗示自己。关系妄想多见于精神分裂症,也见于其他各类精神病障碍。

(3)夸大妄想:患者认为自己是重要人物、出身名门,有特殊才能,有巨大财富等。如患者坚信自己是某个领袖人物的亲戚,家中有许多的钱财等。夸大妄想常见于躁狂发作,也见于精神分裂症、脑器质性精神障碍。

(4)自罪妄想:自罪妄想又名罪恶妄想。患者将过去的缺点错误无限上纲,看成是很大的罪行,对不起家人,不可饶恕,不配正常地生活下去。如同朋友吃一餐便饭,认为自己是受贿,应该判刑,罪有应得。患者常可伴有自杀或自伤行为,或者主动去公安局自首。自罪妄想多见于抑郁发作,也可见于精神分裂症。

(5)虚无妄想:虚无妄想又名否定妄想。患者认为客观存在的物质已不复存在,一切都是虚假的。如患者感到自己的胃肠已消失,因而不必吃饭,也没有饥饿感。虚无妄想多见于抑郁发作,也见于精神分裂症、老年期精神障碍。

(6)疑病妄想:患者深信自己患了某种严重疾病,如癌症、艾滋病等。一系列详细检查和反复的医学验证都不能纠正患者的病态信念,常伴有反复就医的行为和焦虑不安的情绪。疑病妄想常见于抑郁发作,尤其中老年患者,也见于精神分裂症。

(7)嫉妒妄想:患者捕风捉影地认为自己的配偶另有新欢,坚信配偶对自己不忠,常跟踪、逼问配偶,以求证实;甚至对配偶或第三者采取攻击行为。嫉妒妄想常见于精神分裂症、偏执性精神障碍等。嫉妒妄想男性多于女性,夫妇双方条件相差大者、更年期患者容易发生。

(8)钟情妄想:患者认为自己被异性看中、所爱,因而眷恋、追逐对方。患者钟情的对象常常是名人如影星、歌星等。钟情妄想可以是突发的,也可以在一次见面之后产生。如在一次演唱会上向明星献过花,其实对方根本不认识他(她),也没有任何意思,但患者坚信不疑。钟情妄想多见于精神分裂症。

(9)影响妄想(或称被控制感):患者觉得自己的一言一行都受到外界某种力量的控制,如电波、仪器、光等,因而不能自主,常伴有与妄想内容相应的行为。如患者感到自己的行为受到情报部门的控制,情报部门在自己的大脑中安装了特殊仪器,然后操纵他的一举一动,连讲话的声音和内容也是借患者的大脑和喉咙。影响妄想是诊断精神分裂症的重要症状之一。

(10)被偷窃妄想:患者认为自己家中所收藏的东西被人偷窃了。这类妄想多见于老年期精神障碍或更年期偏执状态。

(11)内心被揭露感:又称被洞悉感、读心症。患者认为自己所想的事虽然没有讲出来,但确信已经被所有人知道了,所有人都在议论自己,搞得满城风雨。如患者称:"我想什么,别人马上就有反应。我想吃饭,别人就用筷子敲碗。"内心被揭露感见于精神分裂症。

(12)其他常见的妄想:有非血统妄想、宗教妄想、着魔妄想等。妄想根据结构的严密性,即妄想的推理系统化程度分为系统妄想和非系统妄想。妄想结构的严密性或系统性,取决于患者人格的完整性。通常中年人的人格比青年人稳定。因此,中年患者的妄想常常比青年患者来得系统,常常需要经过调查研究,方能明确患者的现象是否属于妄想。尤其偏执性精神病患者的人格比精神分裂症妄想型患者的人格更加完整,妄想更加系统化,临床判断也就更难。妄想可使患者采取种种行为,如攻击、自伤、反复就诊等。妄想是否付诸行动,取决于患者的人格是否完整,取决于患者对妄想内容的评估。

## 四、思维属性障碍

思维属性障碍又名思维占有障碍,指患者感到头脑中的思维不受自己控制,或者体验到思维不属于自己,受外界控制。常见的有以下几种。

### (一)思维插入

思维插入指患者认为自己大脑中的某些想法不属于自己,而是外界有人通过某种技术放入自己的大脑,自己在被别人利用。比如患者告诉医师:"气功师傅用气把师傅的思维放入自己的大脑,来控制自己。我现在的思维一部分是自己的,还有一部分是师傅的。"思维插入常见于精神分裂症。

### (二)思维抽去/思维被窃

思维抽去/思维被窃指患者认为自己的思维没有了,被外界偷走了;并常常有思维中断现象。比如患者称:"特殊部门用一种高科技手段把我脑子中的思想都抽取了,脑子不舒服,想不出问题。他们在考验我,拿我做试验。"思维被窃常见于精神分裂症。

### (三)思维播散

思维播散指患者觉得自己的思维即使不讲出来别人也会知道,好似新闻被广播,人人皆知,称为思维广播或思维播散。如患者在回答医师问题时称："你们不要装了,其实你们都已经知道,还要故意问我。我的想法还没讲出来就已经通过电视、广播全世界都知道了,你还不知道？至于用什么方法从我脑子中发出去的,我也不知道。"思维播散常见于精神分裂症。

### (四)强迫观念

强迫观念指一种反复出现的思维,表现为一种想法、冲动等,尽管患者明知不对、不必要、不合理,但很难克服和摆脱。抵抗是强迫观念的特征,也是与妄想鉴别的要点。通常强迫思维的内容是不愉快的、痛苦的。患者认为这些想法是没有意义的,甚至是不可告人的。强迫思维主要见于强迫症,也见于抑郁症、精神分裂症。常见的强迫思维如下。

**1.强迫思维**

强迫思维指患者重复、持续地出现一些想法,如怕接触细菌、病毒,怕染上某种疾病或把疾病传给别人;或反复出现某些淫秽或亵渎神灵的想法。

**2.强迫性穷思竭虑**

强迫性穷思竭虑指患者不停地思考,明知不必要,却一遍又一遍地想。如为什么月亮会发光？先有鸡还是先有蛋？

**3.强迫怀疑**

强迫怀疑指患者对已做的事不停地怀疑或担忧,如门是否已关,电闸是否已切断。

**4.强迫冲动/强迫意向**

强迫冲动/强迫意向指患者反复出现某种冲动的欲望,虽然从不表现具体行动,但使患者感到非常紧张害怕。如攻击别人、采取危险行动或社会不容许的违法行为等。不管冲动欲望如何,患者都认识到这是不合理的,并且不想采取行动。这是与妄想鉴别的重点。

**5.强迫回忆**

强迫回忆指患者对往事、经历反复回忆,明知没有实际意义,但无法摆脱,不断回忆。如不断回忆电视中的情景,一遍又一遍地重复回想。

**6.强迫性对立思维**

强迫性对立思维指患者摆脱不了与自己的认识相对立的想法的纠缠,而感到非常痛苦。比如听见"和平""友好",马上出现"战争""敌人"相反的词语。

(王万军)

# 第四节 记忆障碍

记忆是贮藏在脑内的信息或经历的再现,包括识记、保存、回忆、再认4个过程。①识记是记忆过程的开始,是事物通过感知在大脑中留下痕迹的过程。识记好坏取决于意识水平和注意是否集中,精神疲乏、缺乏兴趣、注意力不集中、意识障碍时可以影响识记。②保存是把识记了的事物贮存脑内,使信息储存免于消失。保存发生障碍时患者不能建立新的记忆,遗忘范围与日俱增,常见于器质性疾病。③回忆是在必需的时候将保存在脑内的痕迹重现出来。如果识记和保存过程都是正常的,那么回忆过程一般很少会发生障碍。④再认指验证复现的映象是否正确的过程,即原刺激物再现时能认识它是过去已感知过的事物。回忆困难的事物可以被再认。部分或完全失去回忆和再认能力,称为遗忘。

记忆障碍分遗忘和记忆错误两大类。

## 一、遗忘

遗忘指患者部分或完全不能再现以往的经历。临床上分为心因性遗忘和器质性遗忘两类。

### (一)心因性遗忘

心因性遗忘又名界限性遗忘,指同以往经历的某一特定时期/阶段有关的记忆丧失。通常这一阶段/时期发生的事件是不愉快的,或与强烈的恐惧、愤怒、羞辱情景有关,具有高度选择性。多见于分离性障碍。

### (二)器质性遗忘

器质性遗忘是指由于脑部疾病引起的记忆缺失。通常近事遗忘比远事遗忘重。造成器质性遗忘的原因可以是意识障碍造成识记过程困难,也可以是不能形成持久的痕迹加以保存,或者记忆回路受损,或者三个过程都受到损害。临床常见的器质性遗忘有逆行性遗忘、顺行性遗忘、近事遗忘和远事遗忘以及遗忘综合征。

**1.逆行性遗忘**

逆行性遗忘指患者不能回忆脑损伤以前一段时间的经历。多见于脑外伤、脑震荡、记性意识障碍。遗忘持续的时间长短同脑损伤的严重程度呈正相关。

**2.顺行性遗忘**

顺行性遗忘指患者对发病以后一段时间内发生的事情不能回忆。遗忘是因疾病而不能形成持久的痕迹所致。常见于急性器质性脑病,如高热谵妄、癫痫性蒙眬、醉酒、脑外伤、脑炎、蛛网膜下腔出血等。

**3.近事遗忘和远事遗忘**

对新近发生的事情不能回忆再现称为近事遗忘。对过去发生的事情不能回忆再现称为远事遗忘。正常的规律近事较易回忆,远事则不易回忆。脑器质性疾病所引起的记忆遗忘,常常是近事遗忘甚于远事遗忘。

**4.遗忘综合征**

遗忘综合征又名柯萨可夫综合征,包括定向障碍、虚构和近事遗忘三大特点。下丘脑,尤其是乳头体附近的病变产生此综合征。常见于慢性弥漫性脑病患者,如老年性痴呆、麻痹性痴呆、慢性酒精中毒性精神障碍、脑外伤、脑肿瘤等。

## 二、记忆错误

记忆错误指由于再现歪曲而引起的记忆障碍。常见的记忆错误有错构、虚构、似曾相识或旧事如新感、妄想性记忆/妄想性追溯和记忆增强。

### (一)错构

错构指对过去曾经历的事件在发生地点、时间、情节上出现错误回忆,尤其时间上容易发生,但患者仍坚信不疑。多见于脑部器质性疾病、抑郁症等。

### (二)虚构

虚构指患者对自己记忆的缺失部分,以虚构一套事情来填补,其内容常很生动、多变,并带有荒诞的色彩,常瞬间即忘。这是器质性脑部疾病的特征之一,与病理性谎言不同,后者没有记忆缺陷。多见于脑部器质性疾病。

### (三)似曾相识或旧事如新感

似曾相识指患者感受从未经历过的事物或进入一个陌生的环境时,有一种早先曾经经历过的熟悉感。旧事如新感指感受早已熟悉的事物或环境时,有一种初次见面的陌生感。这些都是回忆和再认的障碍,常见于癫痫。也见于正常人,但正常人很快会纠正自己的错误。

### (四)妄想性回忆

妄想性回忆指患者将过去(产生妄想以前)的经历与当前的妄想内联系起来,剔除了回忆中与妄想内容相抵触的部分,夸大了回忆中与妄想内容可以联系的部分。常见于有妄想的患者,如被害妄想的患者回忆起自己在孩子时期就受到某人的迫害,其实他的妄想是最近才发生的。自罪妄想的患者认为过去经历是错误的、有罪的等。妄想性回忆与错构、虚构不同,在不涉及妄想内容时,患者没有明显的记忆障碍。

### (五)记忆增强

记忆增强指病态的记忆增强,患者对过去很远的、极为琐碎的事情都能回忆出来,常常包括许多细节。如小时候上学时老师怎样批评自己,当时的语调,具体的每句话,同学们的具体反应等。多见于躁狂症、强迫症、偏执性精神病等。

(任　毅)

# 第五节　智能障碍

智能又名智力,指人们认识客观事物并运用知识解决实际问题的能力。这种能力是在实践中发展的,是先天素质、后天实践(社会实践和接受教育)共同作用所产生的。

智能不是一个简单的心理过程,它涉及感知、记忆、思维等一系列的认知过程,并通过上述心理过程表现出来。根据这些表现的能力不同,可将智力分为:①抽象智能,指理解和运用概念、符号的能力;②机械智能,指理解、创造和运用机械的能力;③社会智能,指人们在相互关系和社会实践中采取恰当行为的适应能力。

临床上常常根据个体解决实际问题的能力,运用词汇、数字、符号、图形和非语言性材料的构成概念能力,来测定一个人的智能水平。目前,应用智力测验来评估个体的智能水平。智力测验的前提是认为同一年龄的群体其智能的得分基本上呈正态分布。临床常用的智力测验是Wechsler智力测验,有成人(16 岁以上)、儿童(6.5~16 岁)和幼儿(3 岁 10 个月~6 岁 10 个月)3 个量表。智力测验所得的结果用数字表示,称为智商(IQ)。

正常人群的智商呈正态曲线分布,大多数人的智商值在 90~110 之间,智商高于 130 属于高智能,智商低于 70 属于低智能。在估计智能时应该将被测试者目前的学习成绩、工作记录、职业训练及其以前的情况加以比较,从而判断其有无智能受损。

正常智能的基础是健全的大脑和合适的学习、实践。因此,智能障碍由脑部疾病和缺乏学习、实践引起。学习和实践,不但包括环境和老师,也包括学习和实践的时期,比如在幼儿时期错过了学习语言的机会,长大后就很难学会说话。

引起智能障碍的原因较多,通常在脑发育完成前产生的智能障碍称为精神发育不全或精神发育迟滞。脑发育完成以后因为疾病造成的智能障碍称为痴呆。

(任　毅)

# 第六节　注意障碍

注意指精神活动在一段时间内集中指向某一事物的过程。此时,人们对所注意的事物的感知最为清晰,而周围其他事物相对不清晰。注意分为主动注意/随意注意和被动注意/不随意注意。主动注意是有意地去注意某一事物,而被动注意是无意地注意到周围的事物。如上课时同学听老师讲课是主动注意,走廊上的声音是被动注意。前者是有目的的,需要作出自觉的努力;后者是无目的,不需要自觉努力。通常讲的注意是主动注意。

注意障碍指精神活动在一段时间内过度或不能集中指向某一事物的过程。常见的注意障碍有注意增强、减退、随境转移、范围缩小和注意迟钝。

## 一、注意增强

注意增强指患者特别容易为某种事物所吸引或特别注意某些活动。比如妄想患者对周围环境的变动特别注意。常见于有妄想的患者、躁狂发作、疑病症。

## 二、注意减退

注意减退又称注意涣散,指主动注意减退,注意不易集中,或不能持久。多见于神经症、精神分裂症、儿童多动症、疲劳过度。

## 三、随境转移

随境转移指被动注意/不随意注意明显增强。表现为患者的注意极易为外界的事物所吸引,且注意的对象经常变换。其主要见于躁狂发作,是躁狂症的主要症状之一。

## 四、注意范围缩小/狭窄

注意范围缩小/狭窄指患者的注意集中于某一事物时,就不能再去注意其他的事物。即主动注意范围缩小,被动注意减弱,患者表现十分迟钝。正常人对事物缺乏兴趣或疲劳时也会出现注意范围缩小。常见于有智能障碍、意识障碍的患者。

## 五、注意迟钝

注意迟钝指患者的主动注意和被动注意均减弱。外界的刺激不易引起患者的注意。常见于衰竭状态和严重脑器质性疾病的患者。

(孙　岩)

# 第七节 意 志 障 碍

意志是人们自觉地确定目的并支配其行动以实现预定目标的心理过程。意志与情绪密切相关,互相渗透。当人们认识到前途或未来时,就会向着既定目标采取自觉的积极的行动。反之,就会消极行动。

意志障碍的临床表现有意志增强、减弱、缺乏、矛盾和易受暗示。

## 一、意志增强

意志增强指病态的自信和固执的行动。常见于偏执性精神障碍、精神分裂症等。如有被害妄想的患者反复上访,向有关部门申述和要求安全保障等。

## 二、意志减弱

意志减弱指病态的缺乏主动性和进取性,缺乏克服困难的决心和力量。如不想做事,没有积极性等。常见于精神分裂症、抑郁症、药物成瘾等。

## 三、意志缺乏

意志缺乏指患者的意志要求显著减退或消失。患者的生活处于被动状态,处处需要别人的督促和管理,常常伴有情感淡漠和思维贫乏。常见于精神分裂症和痴呆。

## 四、矛盾意向

矛盾意向指对同一事物,同时出现两种完全相反的意向和情感,但患者并不感到不妥。如遇到朋友时,一面想哭,一面又想笑。常见于精神分裂症,这是诊断精神分裂症的重要症状之一。

## 五、易受暗示性

易受暗示性指患者缺乏主观意向,其思想和行为常常受别人的言行影响,受别人的暗示支配,自己不加分析思考,盲目服从。如别人讲这种药不能吃,容易产生某种不良反应,患者听后马上出现这些不良反应。别人讲这种药好,患者服用后当场见效。常见于分离性障碍、催眠状态,也见于暗示性强的人。

(孙 岩)

# 第八节 意 识 障 碍

意识在临床医学中指患者对周围环境及自身能否正确认识和反应的能力。它涉及觉醒水平、注意、感知、思维、情感、记忆、定向、行为等心理活动/精神功能,是人们智慧活动、随意动作和意志行为的基础。

意识障碍指意识清晰度下降和意识范围改变。它是脑功能抑制所致。不同程度的脑功能抑制造成不同程度的意识障碍。意识障碍时许多精神活动都受到影响,表现为感觉阈值升高,感知清晰度下降、不完全,甚至完全不能感知;主动注意减退,注意力集中困难;思维能力下降,难于形成新的概念,思维联想松散或缓慢,内容含糊,抽象思维和有目的思维困难;情感反应迟钝、茫然;记忆减退,常有遗忘;行为和动作迟缓,缺乏目的性和连贯性;定向障碍,表现为时间、地点、人物的定向错误,通常时间定向最早受累,其次地点定向,最后人物定向受损。定向障碍是临床上判断患者有无意识障碍的重要标志。

临床上常见的意识障碍有嗜睡、昏睡、昏迷、意识混浊、谵妄、梦样状态和蒙眬状态。

## 一、嗜睡

嗜睡指患者的意识水平下降,如不予刺激,患者昏昏入睡,但呼叫或推醒后能够简单应答,停止刺激患者又进入睡眠。此时,患者的吞咽、瞳孔、角膜反射存在。

## 二、昏睡

昏睡指患者的意识水平更低,对周围环境及自我意识均丧失,但强烈刺激下患者可以有简单或轻度反应。此时角膜反射减弱,吞咽反射和对光反射存在。

## 三、昏迷

昏迷指患者的意识完全丧失,对外界的刺激没有反应,随意运动消失。此时,吞咽、角膜、咳嗽、括约肌、腱反射,甚至对光反射均消失。

## 四、意识混浊

意识混浊指患者的意识清晰度受损,表现似醒非醒,缺乏主动,强烈刺激能引起反应,但患者的反应迟钝,回答问题简单,语音低而慢,有时间、地点、人物的定向障碍。此时,吞咽、对光、角膜反应尚存在。

## 五、谵妄

谵妄指患者除了意识水平下降外,还有记忆障碍和时间、地点定向障碍,常常伴有幻觉、错觉、情绪和行为的障碍。此时,患者的意识水平有明显的波动,症状呈昼轻夜重,伴有明显的错觉和幻觉,多数为视幻觉和视错觉,偶见触幻觉和听幻觉。幻觉和错觉的内容多为恐怖性的,形象生动逼真,如可怕的昆虫、猛兽、毒蛇等,常常伴随紧张不安、恐惧等情绪反应。思维活动困难,思维不连贯,理解困难,对环境的曲解和错误判断可以形成短暂的妄想,内容常为迫害性的。行为缺乏目的性,可在幻觉和妄想的支配下出现逃避行为、自伤行为和伤人行为。睡眠节律紊乱,白天昏昏欲睡,晚上兴奋不宁,将梦境与现实混淆。自我和周围定向障碍。意识恢复后常常部分或全部遗忘。谵妄常由感染、中毒、躯体疾病所致急性脑病综合征引起。

## 六、梦样状态

梦样状态指患者表现像做梦一样,完全沉湎于幻觉、妄想之中,对外界环境毫不在意,但外表好像清醒。对其幻觉内容过后并不完全遗忘。迷茫状态、困惑状态和梦吃状态都可纳入意识梦样改变的范围。睡眠剥夺或过度疲劳均可以引起梦样状态,精神分裂症、某些药物如致幻剂也可引起梦样状态。

### 七、蒙眬状态

蒙眬状态指患者的意识活动范围缩小,但其意识水平仅有轻度降低。患者对一定范围内的各种刺激能够感知和认识,并能作出相应反应,但对其他事物感知困难。具体表现为患者集中注意于某些内心体验,可有相对正常的感知觉和协调连贯的行为。但对范围外的事物都不能正确感知和判断,仔细检查可以发现定向障碍,片段的幻觉、错觉、妄想及相应的行为。常为突然发生、突然修正,持续时间为数分钟至数天,好转后常不能回忆。蒙眬状态可有多种原因,其中器质性原因有癫痫、脑外伤、脑血管疾病、中毒等;心因性蒙眬常见于分离性障碍和心因性精神障碍。

（邵　刚）

# 第九节　自我意识障碍

自我意识,或称自我体验,指个体对自身精神状况和躯体状况的认识。这一概念与心理学中弗洛伊德学派的"自我"不同。每个人都意识到自己的存在,并与客观环境相独立的单一的个体。自己的精神活动完全由自己控制,并为自己所认识。过去的我和现在的我是相互联系的同一个体。常见的自我意识障碍有:人格解体、双重人格、自我界限障碍和自知力缺乏。

### 一、人格解体

人格解体指患者感到自身已有特殊的改变,甚至已不存在了。有的患者感到世界正在变得不真实,或不复存在,则称为现实解体或非现实感。有些患者感到自己丧失了与他人的情感共鸣,不能产生正常的情绪或感受。多见于抑郁症,也见于精神分裂症和神经症。

### 二、双重人格

双重人格指患者在不同的时间体验到两种完全不同的心理活动,有着两种截然不同的精神生活,是自我单一性的障碍。除了自我以外,患者感到还有另一个"我"存在。或者患者认为自己已经变成了另一个人。常见于分离性障碍、精神分裂症。

### 三、自我界限障碍

自我界限障碍指患者不能将自我与周围世界区别开来,因而感到精神活动不再属于自己所有,自己的思维即使不说出来,他人也会知道,称为思维被洞悉感或思维播散;自己的思维、情感、意志、冲动和行为不是自己的,而是由他人或某种仪器所操纵或强加控制,称为被控制感。这些都是精神分裂症的特征性症状。偶见于癫痫及其他精神障碍。

## 四、自知力缺乏

自知力缺乏又称内省力缺乏,指患者对自己疾病的判断和认识的能力的缺乏。患者能正确认识自己的精神病理现象称为"有自知力",患者不能认识自己的精神病理现象是病态称为"无自知力",介于两者之间为"有部分自知力"。判断有无自知力有 4 条标准:①患者是否意识到别人认为他/她有异常的现象;②患者是否自己认识到这些现象是异常的;③患者是否认识到这些异常现象是自己的精神障碍所致;④患者是否意识到这些异常现象需要治疗。通常患者对自己的精神病理现象不能作出正确的估计,不能意识到疾病前后精神活动的改变,不能认识自己的病态行为与正常人的区别。因而常常否认有病,抗拒治疗。多数精神障碍患者的自知力不完全,神经症患者的自知力多数完全。自知力不但是诊断精神障碍的重要指标,而且也是判断患者能否配合治疗和疗效的标准之一。

(邵　刚)

# 第十节　动作及行为障碍

动作指简单的随意和不随意的运动,如点头、弯腰。行为则指为达到一定目的而进行的复杂随意运动,它是一系列动作的有机组合。一定的行为反映一定的思想、动机和目的。但这两个词常被合用或互为通用。精神障碍患者由于认知、情感和意志等活动的障碍,常导致动作和行为的异常,称为动作行为障碍,又称精神运动性障碍。

动作行为障碍分为精神运动性兴奋、精神运动性抑制、本能行为异常和其他特殊症状 4 类。

## 一、精神运动性兴奋

精神运动性兴奋指患者的动作和行为增加,分协调性兴奋和不协调性兴奋。

### (一)协调性兴奋

协调性兴奋指患者的动作和行为的增加与其思维、情感活动是一致的,与其思维和情感活动的量的增加相协调的,是有目的的、可以理解的,身体各部分的动作与整个精神活动是协调的。例如,情绪激动时的兴奋、轻躁狂时的兴奋、焦虑时的坐立不安都是典型的协调性兴奋。

### (二)不协调性兴奋

不协调性兴奋指患者的动作和行为的增加与其思维、情感是不一致的。表现为动作单调杂乱、无动机、无目的,令人难以理解。患者的动作行为与其整个精神活动不相协调,与外界环境也不相协调。如精神分裂症紧张型的紧张性兴奋,青春型的愚蠢行为和装怪相、做鬼脸等。意识障碍时也可出现不协调性兴奋如谵妄状态。

## 二、精神运动性抑制

精神运动性抑制指患者的整个精神活动的抑制,表现为动作、行为的明显减少。常见以下各类。

## （一）木僵

木僵指患者的动作和行为明显减少或抑制，并常常保持一种固定姿势。严重的木僵称为僵住，患者不言、不语、不动、不食，面部表情固定刻板，保持一个固定姿势，僵住不动，大小便潴留，对刺激缺乏反应。如不治疗，可维持很长一段时间。轻度木僵称为亚木僵，表现问之不答、唤之不动、表情呆滞，但在无人时能自动进食，自动解大小便。木僵常见于精神分裂症，也见于抑郁症、急性应激障碍及脑器质性精神障碍。

木僵常见于精神分裂症，称为紧张性木僵。抑郁症发作严重时也可出现木僵，但一般程度较轻，如与患者讲述不愉快的事，可以引起患者表情的变化（如流泪等），称为抑郁性木僵。突然的严重的精神刺激可引起心因性木僵，一般维持时间很短，事后对木僵时的情况不能回忆。脑部疾病，尤其第三脑室及丘脑部位的病变也可产生木僵状态，称为器质性木僵。

## （二）蜡样屈曲

蜡样屈曲指患者静卧或呆立不动，但身体各部位却可以任人随意摆布，即使把他（她）摆成一个很不舒服的位置，患者也可以维持很长的时间。由于患者的临床表现像塑料蜡人一样，故称为蜡样屈曲。此时，患者的意识清楚，事后能够回忆。当患者躺在床上把他（她）的枕头抽去，患者仍可悬空维持，称为空气枕头。蜡样屈曲是一种被动服从，常见于精神分裂症。

## （三）缄默症

缄默症指患者缄默不语，不回答问题，有时以手示意。见于精神分裂症和分离性障碍。

## （四）违拗症

违拗症指患者对于要求他做的动作不但没有反应，反而表现抗拒。如医师要患者躺下，患者却站立不躺。患者做出与对方要求完全相反的动作称为主动性违拗；拒绝别人的要求，不去执行称为被动性违拗。有些患者甚至连口水也不咽下去，大小便也不解，称为生理性违拗。违拗常见于精神分裂症，常在木僵的基础上出现。

# 三、其他特殊症状

## （一）刻板言动

刻板言动指患者不断地、无目的地重复某些简单的言语或动作，可以自发产生，也可以因提示而引起。如反复的摇头、解纽扣等。常见于精神分裂症。

## （二）持续言动

持续言动指患者对一个有目的而且已完成的言语或动作进行无意义的重复。持续言语经常与持续动作同出现。如医师问患者几岁了？回答："33岁。"（回答正确）。医师又问他做什么工作？还是回答："33岁。"需要反复多次后，患者才正确回答具体的工作。持续言动多见于脑器质性精神障碍。

## （三）模仿言动

模仿言动指患者对别人的言语和动作进行毫无意义的模仿。比如医师问患者姓名，患者也重复："叫什么名字？"常见于器质性精神障碍，也见于精神分裂症。

## （四）作态

作态又称装相，指患者用一种不常用的表情、姿势或动作来表达某一有目的的行为。如患者做出古怪的、愚蠢的、幼稚的动作、姿势、步态与表情。以某种特殊的姿势来握手、写特殊的字等。患者用词特殊、表情夸张、行为与所处环境不相称，称为扮鬼脸、做怪相等。常见于精神分裂症和器质性精神障碍。

#### (五)强迫动作

强迫动作指患者明知不必要,却难于克制而去重复地做某个动作,如果不去重复患者就会产生严重的焦虑不安。常见的强迫动作有强迫性洗手、强迫性检查门锁、强迫性记数等。强迫动作常常由强迫思维引起,常见于强迫性神经症(强迫症),也见于精神分裂症、抑郁症。

#### (六)冲动行为

冲动行为指患者突然产生的,通常引起不良后果的行为。常见于人格障碍、精神分裂症等。

## 四、本能行为异常

本能行为分为保存生命的本能行为和保存种族延续的本能行为两大类,具体表现为安全、饮食、睡眠、性需要等。常见的异常的本能行为有以下几类。

#### (一)自杀

自杀指保存生命本能的障碍。常见的自杀原因有:受到外界强大的压力;因为一时的感情冲动;为了达到某种目的,弄假成真;各种精神疾病,以抑郁症最为常见。自杀的形式多种多样,与当时的条件有关,常见的有跳楼、投河、自缢、服毒、自刎、开枪等。自伤也属于本能行为障碍,指没有死亡动机或没有造成死亡后果的自我伤害的行为,多见于精神发育迟滞、分离性障碍、精神分裂症。

#### (二)饮食障碍

饮食障碍指维持生命所需物质摄入行为的障碍。常见以下 4 种形式。

**1.食欲减退**

食欲减退在精神疾病中抑郁症抑郁发作引起的食欲减退最常见,其次为神经性厌食。许多躯体疾病也可以产生食欲减退的症状。

**2.食欲亢进**

在精神科指经常的暴饮暴食。多见于精神发育迟滞或精神分裂症,也见于躁狂症躁狂发作、分离性障碍等。

**3.拒食**

拒食指精神疾病患者因猜疑怕中毒、幻觉、妄想、意识模糊及木僵等症状基础上出现的拒绝进食的行为。

**4.异食症**

异食症指嗜食普通人不吃或不常吃的东西,如泥沙、石灰等。钩虫病患者因体内缺铁也可以出现异食症。痴呆患者因丧失判断力而乱吃东西不属于异食症。

#### (三)睡眠障碍

睡眠障碍指睡眠觉醒周期性变化的障碍。常见的睡眠障碍有以下几种。

**1.失眠症**

失眠症表现为入睡困难、多梦、易醒、早醒等。失眠是最常见的临床症状之一,可由多种原因引起,多数是神经症的表现。有些患者虽然已经睡着过,但却没有睡过的感觉,并出现严重的焦虑,称为主观性失眠。

**2.嗜睡**

嗜睡常由衰弱引起。有些患者表现不可抗拒的进入睡眠状态,但持续时间短暂、易叫醒,称为发作性睡病。

3.睡行症

睡行症又称梦游症,指患者在夜间睡过一阵后起床活动,行为呆板,意识恍惚,问之不答或者含糊回答。活动一阵后患者又回床上睡,次日不能回忆。该病多见于儿童和癔症患者。

**(四)性功能障碍**

由多种原因引起,分为器质性性功能障碍和功能性性功能障碍。性器官或脊髓疾病常引起器质性性功能障碍。功能性性功能障碍则由心理因素、人格障碍、神经症、躁狂症、抑郁症、各种精神病等引起。常见的性功能障碍为性欲亢进、性欲减退、性欲倒错等。阳痿、早泄归在性欲减退。恋物、露阴、施虐与受虐等都属于性欲倒错。

(邵　刚)

# 第三章

# 神经认知障碍

## 第一节 概　　述

为了更清晰地理解神经认知障碍的定义,必须了解什么是认知、认知的形成过程以及认知的主要物质基础——大脑,要确保大脑各个功能区的正常运转,体温、血压、血氧、渗透压、电解质、酸碱平衡以及能量供应等系统内环境的稳定相当重要。因此,广义地说,任何能够导致大脑结构和/或功能异常的中枢神经系统内、外部疾病都可能诱发神经认知障碍。神经认知障碍的病因可分为三大类:原发于大脑的器质性疾病(如阿尔茨海默病)、同时累及大脑的系统性疾病(如甲状腺功能低下、贫血、肝肾功能不全)、影响认知功能外在表现形式的精神心理性疾病。

### 一、神经认知障碍的分型、诊断标准和诊断流程

严格意义上说,神经认知障碍并不是一种疾病,而是一组包含了各种形式、各种程度、各种病因、各个阶段的认知障碍症状谱群。出于临床和科研的需要,将其进一步细分不仅有助于精准的临床治疗、预后评估和全程个体化管理,还有助于开展更深入的科学研究。由于分型的出发点不同,一种亚型常同时符合多个分型标准,因此,经常出现同一亚型被同时划归为多种类型的现象,初学者不必为此困惑,但需要在实践中不断培养自己的辩证思维能力和专业技巧。

有4个基本常识在诊断前必须掌握:①不同类型的神经认知障碍存在着不同的发生和发展模式(图3-1);②神经认知障碍的临床分期与病理分期并不一定存在天然的对应关系,脱节现象普遍存在,有时还相当严重;③除外某些高遗传性的亚型(如亨廷顿病、遗传性额颞叶痴呆等),对大多数神经认知障碍而言,现有的医学技术尚未发展到早期精准预测和诊断的水平,因此只有在患者出现临床症状之后才有可能进行分型诊断;④神经认知障碍的临床期,按照症状的轻重可分为轻度(神经)认知障碍(mild cognitive impairment,MCI)阶段和痴呆阶段。两个阶段因为病理和临床的展示程度和人们对它们的理解程度不同而存在不同的诊断标准和分型标准。

认知障碍的发生和发展模式可以是渐进式的从 A 到 B 再逐渐演变到 D(如 AD 等);也可以是跳跃式或阶梯式的,从 A 或者 B 直接跨入 C 或者 D(如血管性痴呆、外伤性痴呆、脑炎或中毒性痴呆等),但逆转现象也不罕见

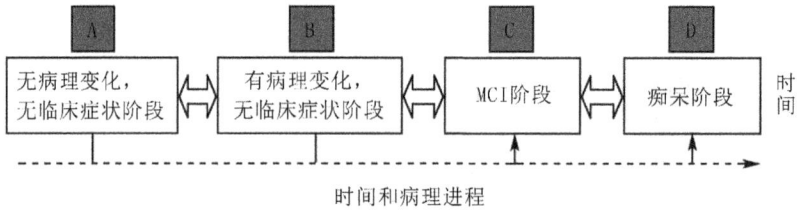

图 3-1 神经认知障碍的发生与发展模式

### (一)轻度认知障碍(MCI)的分型、诊断标准和诊断流程

**1.MCI 的分型**

如前所述,由于导致 MCI 的原发疾病的病理生理尚未"发育成熟",其相应的认知障碍症状常只是部分表达,部分仍处在相对正常的范围,为此,MCI 分型也相对简单。主要有症状分型法和病因分型法两种(表 3-1)。症状分型法看似简单,但由于现今临床常用的神经心理评估工具多数是设计为痴呆的诊断和鉴别诊断,很容易出现假阴性结果,因此并不适用于 MCI 的诊断和分型诊断,为此,已经开发出了敏感度和特异度更高的工具,如蒙特利尔认知评估量表(MoCA)、词语学习测试、Wechsler 成人记忆量表、中国医学科学院心理所成人记忆量表、Rey 听觉词语学习测验、California 词语学习测验等。

表 3-1 MCI 常见分型

|  | 症状分型法 | 病因分型法 |
|---|---|---|
| 分型依据 | 根据认知障碍所累及的领域是否突出体现在记忆功能 | 根据临床证据推断的可能病因 |
| 亚型 | 遗忘型和非遗忘型 | 阿尔兹海默病、脑小血管病、路易体病、额颞叶变性、脑外伤及其他 |

**2.MCI 的诊断标准**

由于尚缺乏统一的认识,国际上对于 MCI 的诊断标准不仅繁多,而且宽严不一。不少研究者还自订了一些标准,而国内尚无一致认可的标准。迄今为止,较为常用的标准有两个:国际 MCI 工作组标准和欧洲 AD 联合会 MCI 工作组标准。两者大同小异,均包括以下 3 点:①有客观的认知功能绝对或相对的减退,证据包括患者的主诉或知情者的报告以及客观的神经心理学检查;②认知功能的下降尚未影响到患者的日常基本能力,仅在复杂的工具性日常能力方面出现轻微障碍;③尚未达到痴呆的诊断标准。

**3.MCI 的诊断流程**

按照图 3-2 所示的流程进行。

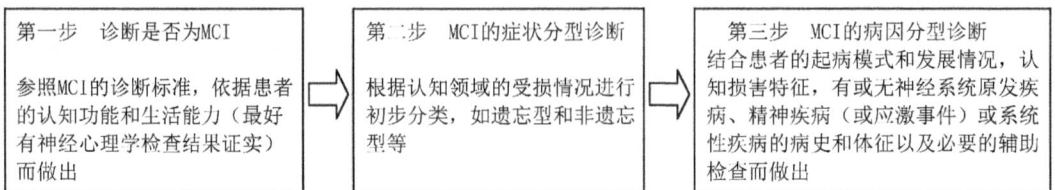

图 3-2 MCI 诊断流程示意图

遗忘型 MCI 的诊断标准由于遗忘型 MCI(amnestic MCI,aMCI)与阿尔茨海默病（Alzheimer's disease,AD)型痴呆难逃干系,经常被视为其前期,因此,也成为了近年来临床和科研的重点,达成的共识也较多,并形成了以下较为统一的诊断标准。

(1)记忆障碍是基本和主要的主诉。

(2)有记忆减退的客观检查证据(记忆下降程度低于年龄和文化匹配对照的 1.5 个标准差以上)。

(3)一般认知功能正常。

(4)日常生活能力保留。

(5)没有足够的认知障碍诊断为痴呆。

需要注意的是,以上标准只是 MCI 的一般性诊断标准,实际操作过程中还常加入其他一些较为客观的指标,在筛查及评定量表中我们常选用临床痴呆评定量表(clinical dementia rating,CDR),它包括记忆、定向力、判断力与解决问题的能力、工作和社会交往能力、家庭生活和个人业余爱好、独立生活自理能力6 项功能,其评定结果从 0～3 分表示认知障碍损伤程度从无到重度损害的不同等级,若评分 0.5 分考虑 MCI,若评分＞0.5 分,考虑痴呆。简易精神状态检查表(mini-mental state examination,MMSE)及蒙特利尔认知评估量表(Montreal cognitive assessment;MoCA)可用于 MCI 与 AD 的筛查及鉴别诊断。相比 MMSE,MoCA 具有以下优点:①覆盖认知领域更广,除保留了 MMSE 中语言、记忆项目外,还增加了较多反映视空间、执行能力的检测项目;②MoCA 检测 MCI 敏感性更高(92.4%),显著优于 MMSE(24.2%)。所以,MoCA 更适合用于 MCI 的检测。其他评估方法还有韦氏智力量表、韦氏记忆量表等。目前,在 MMSE、MoCA、长谷川痴呆量表等的基础上,结合我国的文化特点设计的早老(痴呆)干预系统,适用于 MCI 的智能评估与筛查,如图 3-3 所示,测听指令。要求测试者当听到"请指出信号",指出相关的图片。

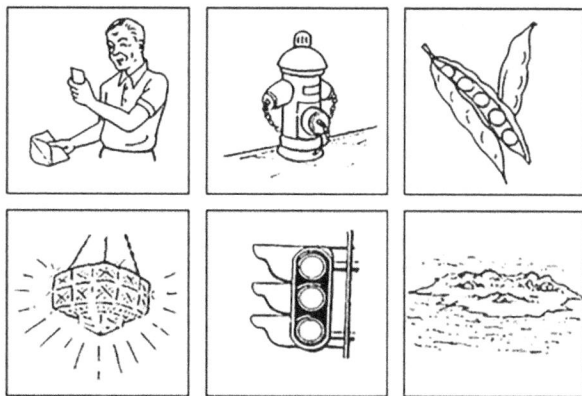

图 3-3 早老(痴呆)干预系统

4.MCI 诊断的注意事项和实战技巧

(1)由于大多数 MCI 的起病较为隐匿,认知症状和原发疾病的病理生理尚未充分展开,临床上也缺乏足够的干预证据和手段,同时还需要与抑郁、焦虑、健忘等干扰因素和生理因素相鉴别,分型工作往往需要更多的耐心和细心。

(2)病史的采集至关重要,不仅可以为 MCI 的诊断提供依据,还可为分型诊断和病因诊断提供参考。采集的内容必须包括:①认知障碍的起病时间、起病形式、具体表现、进展方式、诊治经过及转归;②认知障碍是否对日常生活有影响,是否伴有精神和行为症状,以及与认知障碍发生的先后顺序;③认知障碍可能的诱发因素或事件;④是否伴随有躯体的异常或其他系统疾病的症状和体征;⑤既往史中是否存在有可能导致认知障碍的疾病,如脑血管病、脑外伤、脑炎、癫痫、长期腹泻或营养不良、甲状腺功能障碍、肝肾功能不全、输血史、冶游史、酗酒、CO 中毒、药物滥用等,同时还要注意询问患者儿时的智力及发育情况(除外精神发育迟滞)。在遇及难以确诊的复杂案例时,既要听取患者的描述,又要参考知情者的反映;既要纵向比较患者发病前后的认知水平,又要与患者同龄人的认知水平进行横向对照。

(3)详细的体格检查往往能为 MCI 的病因诊断提供线索。不同病因的 MCI 伴随的神经系统体征不同。AD 和额颞叶变性导致的 MCI,早期可以不存在任何躯体性症状和体征。帕金森病、进行性核上性麻痹、路易体病导致的 MCI,早期即可出现或多或少的锥体外系体征。而系统性疾病、中毒性疾病、脑血管疾病以及代谢性疾病所导致的 MCI 也能从内科和神经系统体格检查中找到一些指向原发病的相应体征。

(4)实验室生化检查和神经影像学检查有助于病因的分型诊断。由于不同的医疗机构实验室技术和设备不同,如果仅出于临床目的,并不推荐所有 MCI 患者首选诸如基因筛查、脑脊液和血液中特殊生物学标志物测定、功能磁共振(fMRI)、PET、SPECT 等复杂且价格昂贵的检查,但体液生化检查、头颅 CT 或 MRI 扫描仍属必需。根据患者的症状、体征、症状分型和初步的实验室检查结果以及经济条件,循序渐进的检查方式更符合中国的国情和医疗制度。

(5)必须加以注意的是,单纯一次病史询问、体格检查、神经心理学检查和实验室检查就能给出确诊的现象并不多见。因此,在实际临床诊治过程中切忌过分自信,任何仓促草率的结论都无助于患者的精准防治,定期随访和动态观察才是最佳方式。

**(二)痴呆的分型、诊断标准和诊断流程**

1.痴呆的分型

较之 MCI 阶段,痴呆患者无论是在内在的病理上,还是在外观的表现上都已经开始明朗化,也更容易达成认识上的共识,因此痴呆的分型更为复杂和明细。主要的分型依据是痴呆的发生年龄、进展速度、严重程度、治疗效果、遗传性、脑损害的性质和部位以及原发病的种类。由于分型的目的和依据更加多元化,同一个痴呆患者同时被划归为多个亚型的现象也更为多见。

以神经认知障碍疾病谱群中最为常见的 AD 性痴呆为例。同样一名 AD 患者,按表 3-2 所述的分型法可分别和/或同时将其划分为老年前期/老年期、轻/中/重度、皮质性、不可逆性、原发性、临床前期/临床期、遗传性/散发性、肯定/很可能/可能的痴呆。需要注意的是,痴呆的分型诊断还具有强烈的时效性;随着患者症状的变化、证据的增多、病情的明朗以及观念的更新,患者的分型也需要与时俱进地加以调整。因此,初学者在进行分型诊断时需要在唯物辩证法的框架内培养科学的、辩证的思维逻辑,避免落入"非此即彼""非真即假"的逻辑陷阱,既要积极为患者进行分型,又不能一成不变地看待做出的分型。

2.痴呆的诊断标准

广义的痴呆是指一组包含了遗传性和非遗传性各种病因,且涉及多种病理机制,临床表现多样化的认知障碍综合征。而狭义的痴呆并不包括先天遗传性,特指后天获得性的认知障碍。目前,国际上有两个主要的疾病分类系统,即世界卫生组织的《国际疾病分类》第 10 版(ICD-10)和美国精神病学会的《精神疾病诊断与统计手册》第 5 版(DSM-Ⅴ)。两个系统关于痴呆的诊断标准均要求以下 4 点:①记忆力减退;②其他认知领域能力的减退;③认知能力的减退足以影响患者的社会功能;④排除意识障碍、谵妄等导致的上述症状。

表 3-2 临床常用的痴呆分型法

| | 起病年龄 | 程度 | 病变部位 | 治疗效果 | 病因 | 病程 | 遗传性 | 诊断可靠性 |
|---|---|---|---|---|---|---|---|---|
| 亚型分类 | 老年前期和老年期 | 轻度、中度、重度 | 皮质性、皮质下性、皮质和皮质下混合性、其他部位性 | 可逆/可治性和不可逆/不可治性 | 原发于神经系统的疾病、发生于神经系统以外,但同时累及神经系统的疾病、其他脏器和精神心理性的疾病 | 无症状的临床前期、无痴呆的临床期和临床痴呆期 | 遗传性和散发性 | 肯定的、很可能的、可能的 |
| 主要用途 | 流行病学和医学经济学研究 | 诊断和评估以及生活照料的决策 | 快速把握诊断方向 | 为治疗和综合管理提供决策依据 | 精神诊治和科研 | 早期诊断和干预的临床研究 | 疾病管理和基础研究 | 临床随访和最终确诊 |

**3.痴呆的诊断流程**

一个完整的痴呆诊断还应该至少包括一个病因分型诊断和一个严重程度的诊断。具体可按照图 3-4 所示的流程进行操作。

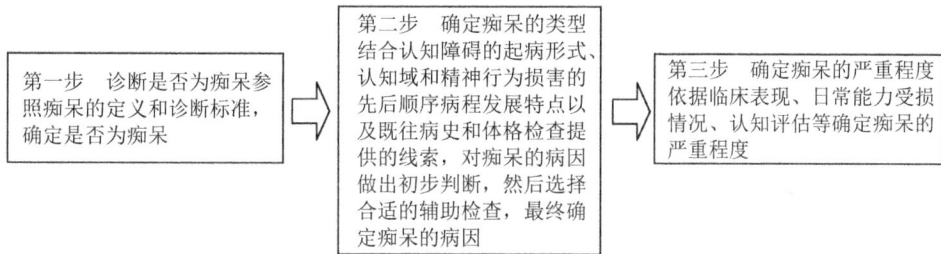

图 3-4 痴呆诊断流程示意图

其中第二步的病因诊断最为困难,需要采集足够多的临床和辅助检查资料才能做出。由于许多导致痴呆的病因存在病理机制、症状学、神经影像学的重叠,而且缺乏"一锤定音"的实验室生物学标志物,早期往往较难分辨,经常需要长期的随访甚至生前病理学检查才能确定。但临床上还是可以根据认知症状是符合皮质性特还是皮质下特征、是否存在多发性脑缺血发作性特征、有无运动障碍症状和体征、有无明显的情感障碍、有无脑积水等线索进行粗略的病因学诊断(图 3-5)。一些常见的致痴呆疾病呈现出特色鲜明和风格迥异的发展模式也可为病因学诊断提供一定的线索(图 3-6)。

**4.痴呆诊断的注意事项和实战技巧**

总体上与 MCI 相似,但由于痴呆患者存在有更为严重、更加丰富的认知功能障碍症状,在病史采集、体格检查、神经心理学评估、日常能力评估等诸多方面与 MCI 存在较大的差异。

(1)由于患者本人存在明显的认知功能障碍,在病史的采集过程中应更加重视获取知情者所提供的信息,尤其是起病时间、起病与进展方式、各种症状出现的先后顺序、对患者的日常社会功能和生活自理能力所造成的影响、是否伴有精神行为和人格的改变以及可能导致痴呆的既病史。

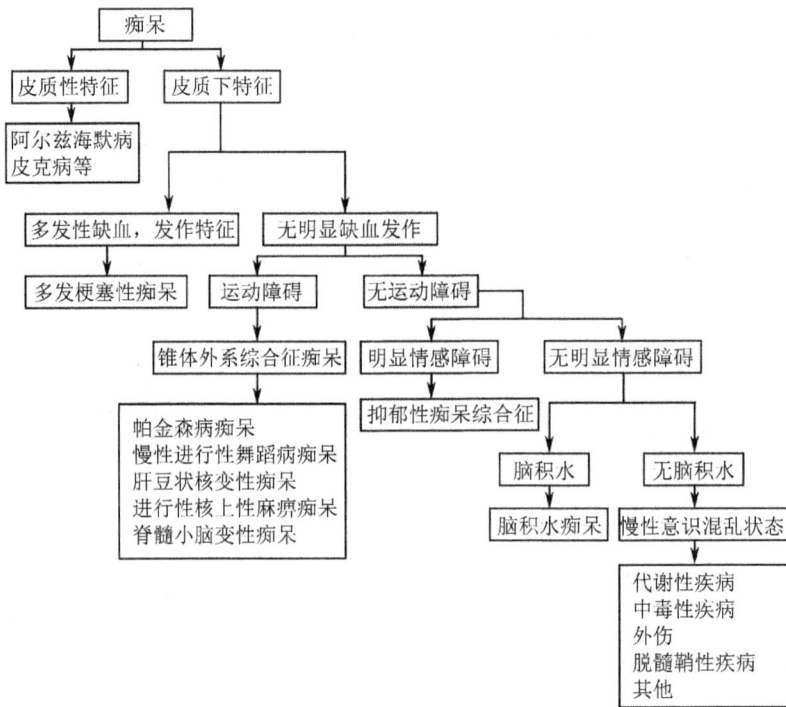

图 3-5　痴呆的病因学鉴别诊断流程

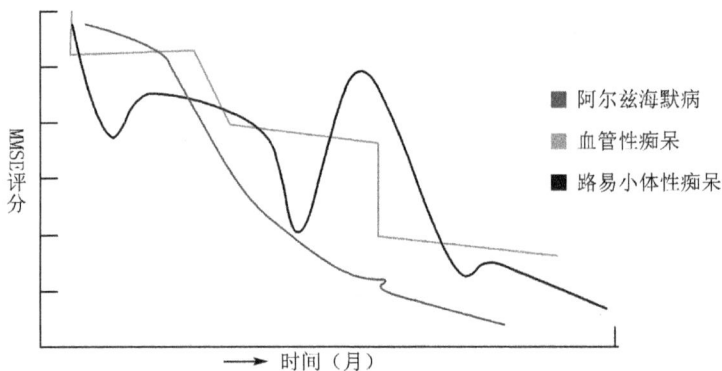

图 3-6　几种常见亚型痴呆的发展模式示意图

（2）神经心理学评估应更加全面。认知评估不仅要包括总体认知功能评估，还要完成记忆力、执行功能、语言、运用、视空间和结构能力等各认知域的功能评估，同时还要进行精神行为、日常生活能力以及伴随疾病的评估。

（3）不同认知域功能测试工具的选择。总体认知功能评估方面，除 MCI 章节中提到的MMSE、MoCA 外，包括注意、启动与保持、概念形成、结构、记忆 5 个因子在内的 Mattis 痴呆评估量表（Mattis dementia ratingscale, DRS）对额叶和额叶-皮质下功能障碍敏感，适用于帕金森病痴呆、路易体痴呆、额颞叶痴呆、小血管性痴呆等额叶、皮质下痴呆的诊断、评定和随访。覆盖记忆力、定向力、语言、实践能力、注意力等12个条目的阿尔茨海默病评估量表认知部分（Alzheimer's disease assessment scale-cog；ADAS-cog）可评定 AD 认知症状的严重程度及治疗变化，常用于轻中度 AD 的疗效评估。血管性痴呆评估量表(Vascular dementia assessment scale-cog, VaDAS-cog)是在 ADAS-cog 基础上建立的一种量表,由于 ADAS-cog 偏重记忆和语言,非语言项目和执行功能项目少,不能够敏感地反映出血管性痴呆的认知变化,故在其基础上增加了数字删除、数字符号测验和走迷宫等执行功能测试。临床上,记忆评估主要集中于情景记忆。对情景记忆的检查主要通过学习和延迟回忆测验,如 Rey 听觉词语学习测验、California 词语学习测验、WHO-UCLA 词语学习测验、韦氏记忆量表逻辑记忆分测验等,检查内容包括瞬时回忆、短时延迟回忆、长时延迟回忆、长时延迟再认等,不同指标联合能够反映记忆的编码、储存和提取 3 个基本过程,揭示记忆障碍的特征,为鉴别诊断提供帮助。执行能力测试主要包括词意流畅性分类测试(动物)、数字符号测验、语音流畅性测验(字母)、数字广度(倒背)和连线测验等。常用的失语检查方法包括波士顿命名测验、词语流畅性测验,以及更为详细的 Token 测验、北京医科大学第一医院汉语失语成套测验(aphasia battery of Chinese,ABC)和北京医院汉语失语症检查法等也在国内失语症的临床和研究中广泛应用。运用功能的检查方法主要是让患者完成或模仿一些动作,或者使用一些道具来完成诸如 ADAS-cog 中的口头指令、韦氏智力量表的积木分测验、ABC 测验中的听指令等。视空间结构技能测验包括 2 大类:图形的临摹或自画和三维图案的拼接。临摹主要反映视空间能力,而自画和三维图案拼接还需要很多其他认知成分的参与,如对测验的理解、计划性、视觉记忆和图形重建、运动和操作能力、数字记忆、排列能力、抽象思维能力、抗干扰能力、注意力的集中和持久等,这些测验在一定程度上也能够反应执行功能。常用的测验包括:临摹交叉五边形或立方体、钟表测验、Rey-Osterreith 复杂图形测验、韦氏成人智力量表中的积木测试等。

## 二、神经认知障碍的康复原则和康复策略

无论何种类型的 MCI 或痴呆,无论病因是什么,一旦出现神经认知障碍症状,都表示其脑功能损害到了一个相当严重的程度,都需要尽早干预,否则即便是可逆性痴呆,其认知功能也可能因为干预太迟,难以逆转。因此,为了保证患者最大的获益,减轻家庭和社会的负担,诊治神经认知障碍最重要的原则是:早期发现和早期干预。

康复治疗是痴呆治疗的重要一环,若实施得当,不仅有助于延缓痴呆进程,还可大大减少并发症,提高患者的生存质量。康复治疗的实施必须建立在药物治疗的基础之上,并遵循早期、全程、全面、综合、个体化康复原则。

早期原则是指神经认知障碍一旦确诊,应尽早地进入康复程序。全程原则是指康复治疗要贯穿疾病的整个病程。全面与综合原则是指要全面兼顾患者各个认知域功能障碍以及精神行为、心理、躯体功能等症状,并借助多种不同作用机制的治疗手段对患者实施综合康复。个体化原则是指应充分考虑患者的年龄、性别、性格、文化素质、经济条件、康复诉求、社会和生活背景等因素,因地制宜、因人施才,为每一名患者度身定做最为恰当的康复计划。总体来说,包括以下几个方面。

### (一)物理治疗

主要针对偏瘫、吞咽障碍、平衡障碍、肌肉萎缩、关节僵硬、心肺功能不全、骨质疏松等患者,可以通过关节松动、功能性电刺激、肢体气压泵、减重步行、平衡功能训练、步态训练、功率自行车等手段,改善患者的躯体症状,缓解肌肉萎缩,提升心肺功能,防治并发症。

## （二）作业治疗

作业治疗分为室内和室外作业两种。前者主要包括编织、刺绣、雕塑、油漆、缝纫、做花、糊纸盒、糊纸袋、做家具、做儿童玩具、家务等。后者包括种植花草、树木、蔬菜，饲养家禽，田间劳动等。作业治疗适合于轻中度神经认知障碍患者，同时还需要根据患者的性别、年龄、爱好、职业、体力、志趣、文化水平等具体情况，确定具体的、符合病情需要的活动项目。

## （三）日常生活能力（ADL）训练

主要针对生活自理能力有困难的患者，训练的内容包括个人卫生动作和入浴动作、进食动作、更衣动作、移动动作、排泄动作、器具使用、步行动作等。对于存在肢体运动功能障碍的患者还应配合各种矫形器和特殊的辅助工具，协助患者最大限度地发挥潜能，达到生活自理或减少对他人的依赖。

## （四）认知功能训练

需要根据患者认知域受损情况，并结合其生活经历和现状度身定做，训练内容主要包括注意力、定向力、记忆力、计算力、语言、执行功能与解决问题、生活常识等方面。训练方法不应简单、枯燥、重复，例如：在训练患者的注意力时，可以穿插从两幅相似的图找不同之处、读短文听故事回答问题、连续数数字、从一系列数字或字母标出指定的符号、从电话号码本中找出所需要的号码、看电视回答问题等。对于计算能力尚好的患者应鼓励自己理财。在进行记忆力训练时，可采用复述一串随机动物或植物名称、搭积木、集体观看情景剧或讲述各自的生活经历等手段。在进行执行力训练时，可以嘱患者从报纸中找出所需信息、从冰箱中找到需要的食物、从书架中找到需要的书、将生活物品进行分类和归纳、出门购物、做力所能及的家务。

总之，神经认知障碍的康复治疗必须在早期、全面、全程、综合、个体化的原则下，根据患者的认知状况、生活习性、个人爱好等实际情况，尽可能将训练科目融于日常生活之中，实施者要有足够的耐心，并量力而行，及时鼓励进步，纠正错误，并确保实施过程中的各种安全。

（邵　刚）

# 第二节　阿尔兹海默病所致神经认知障碍

AD是导致老年期神经认知功能障碍最常见的病因，随着人口基数的增大和老龄化的步伐加快，全球AD患者正在以每3秒新增1例，每20年翻一番的速度快速递增，并已经构成日益严重的社会和经济负担。世界AD年度报告（2015）预测，仅美国2018年用于痴呆控制的费用将高达2万亿美元，相当于位列全球经济排行榜第十八位国家的全年GDP。

## 一、概述

自1907年德国医师Alois Alzheimer在一次演讲中首先描述该病以来，医学和社会对AD的认识和定位发生了一系列重大而深刻的变化：从一度被认为的少见病到今天的常见病，从过去的单纯神经变性疾病到当今的异质性疾病，从曾经的不可控性疾病到现在的可防治性疾病。唯一没有改变的就是它的确切病因和发病机制至今未明，因此，百余年来AD一直是困扰人类的重大医学难题之一。关于AD，目前比较明确的有以下几点。

(1)除极少数确定为基因突变所致的家族遗传性AD外,绝大多数患者属于病因不明的散发性,可能与高龄、女性、头部外伤、低教育水平、甲状腺疾病、抑郁、脑卒中、高血压、糖尿病、吸烟、缺乏体育锻炼等因素有关。

(2)AD是一种老年期高发病。60岁及以上人群的AD发病率约为4.0%,随后每增龄5岁,发病率翻一番,80岁以上人群可达30%左右,但在90岁以后则不再上升。采用统一的诊断标准和调查程序的流行病学调查发现,不同人种、国籍、地域之间的AD发病率缺乏显著性差异,女性略高于男性。

(3)AD患者的大脑皮质呈现弥漫性的萎缩,伴有沟回增宽和脑室扩大(图3-7)。镜下可见以下病理变化:①细胞外的以淀粉样蛋白沉积为核心的老年斑;②神经元细胞内的神经纤维缠结;③胆碱能神经元大量减少;④脑血管壁的淀粉样变(图3-8)。而且,上述病理改变常先于神经认知障碍症状15～20年出现。

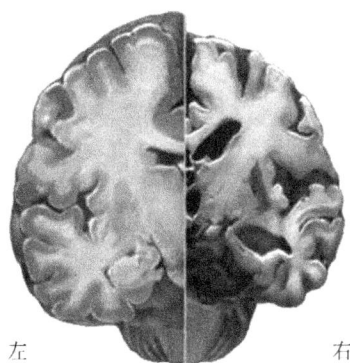

**图 3-7　正常大脑与 AD 患者大脑的对比**
相比左侧的正常大脑,右侧的 AD 患者大脑明显变小变轻,
皮质弥漫性萎缩,脑的沟回增宽、加深,脑室也明显扩大

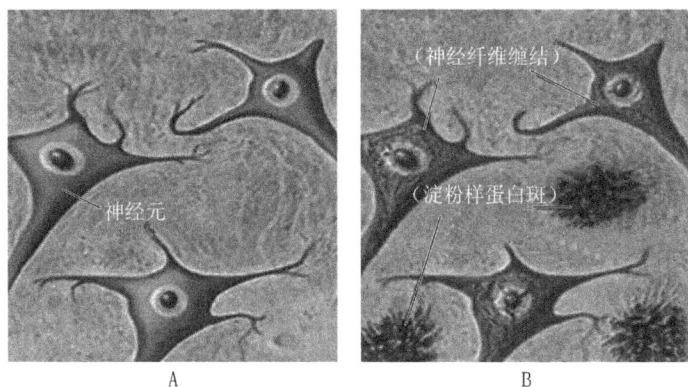

**图 3-8　病理特征**
A.正常;B.阿尔兹海默病

(4)AD最突出的临床症状是全面且持续恶化的认知能力下降,伴有日常生活能力进行性下降和各种精神行为症状,直到晚期才出现运动障碍病。

(5)AD的确切病理机制尚未明确,迄今为止,已有数十种假说试图诠释其发病机制,现今主要有以下4种:①淀粉样蛋白级联假说(即所谓的Aβ瀑布学说);②Tau蛋白异常磷酸化假说;

③慢性炎症机制假说;④血管机制假说。但没有一种假说能全面解读 AD 患者所有的临床和病理现象。目前公认的观点是:AD 是一种多病因、多重机制作用下的异质性疾病。

## 二、临床表现

### (一)起病方式

通常隐袭起病,缓慢进展,患者和家属往往无法清晰回忆具体的发病时间。部分患者也可因突发其他躯体疾病如骨折、近期接受手术或者经历重大生活负性事件而可迅速明朗化。由于中晚期 AD 患者的脑内病理改变已经广泛累积和播散,治疗效果往往欠佳,因而早期识别、早期诊断和早期干预对于 AD 患者的预后十分重要。

### (二)发展模式

从认知功能受累的区域来看,AD 临床呈现一个由点到面的全面发展模式:早期主要累及近事记忆力,远期记忆力、人格和日常生活能力尚可基本完整保留,一旦进入中晚期,患者的近远事记忆力、定向力、视空间能力、计算力、语言、逻辑推理能力、新知识学习能力等各认知域功能均受到波及,并同时或先后出现诸如人格改变、幻觉、抑郁、妄想、躁狂、幼稚行为、敌意攻击、身份辨识错误等痴呆相关的精神和行为症状(behavioral psychological symptoms of dementia,BPSD),患者的生活自理能力也随着减退,晚期更由于运动障碍的出现而完全丧失。从自然病程来看,AD 呈现一种不可逆性的平稳下滑趋势,这与血管性痴呆、路易体性痴呆的发展趋势截然不同(图 3-6)。

淀粉样蛋白沉积为核心的老年斑和神经元内的神经纤维缠结是 AD 镜下两大显著病理特征。

## 三、诊断

AD 的诊断遵照痴呆的诊断流程(图 3-4)即先诊断是否为痴呆,然后才根据临床特征和相关检查做出 AD 的诊断。现今常用的诊断标准主要有两个:1994 年制订的美国《精神疾病诊断与统计手册》修订第Ⅳ版(DSM-Ⅳ-R)标准和 1984 年制订的美国神经病学、语言障碍和卒中-老年性痴呆及相关疾病学会工作组(NINCDS-ADRDA)标准,两个标准之间的异同见表 3-3。

表 3-3　两种临床常用的 AD 诊断标准比较

| | DSM-Ⅳ-R标准(1994 年版) | NINCDS-ADRDA 标准(1984 年版) |
|---|---|---|
| 共同点 | (1)首先必须符合痴呆的诊断标准;<br>(2)痴呆的发生和发展符合 AD 特征;<br>(3)排除其他原因所致的痴呆;<br>(4)均没有明确的诊断用生物学标志物;<br>(5)生前确诊均必须通过脑活检 | 隐袭起病、缓慢进行性恶化 |
| 区别 | (1)痴呆的诊断不要求必须得到神经心理学检查的证实;<br>(2)强调认知功能障碍必须包含记忆受损;<br>(3)日常生活受损是诊断的必需条件;<br>(4)诊断的可靠性无分级 | (1)要求痴呆的诊断必须得到神经心理学检查的证实;<br>(2)不强调记忆受损是认知障碍的必选项;<br>(3)日常生活受损仅为支持性诊断证据;<br>(4)诊断的可靠性分为很可能的 AD、可能的 AD 和确诊的 AD |
| 敏感度和特异度 | 暂无权威数据 | 敏感度为 83%～98%;区别 AD 与正常老人的特异度为 65%,区别 AD 与其他类型痴呆的特异度仅为 0.23% |

随着近年来生物学标志物领域取得进展,2007 年,NINCDS-ADRDA 对 1984 年版的标准做了第一次修订(研究用版),新增了 4 个客观性支持性辅助诊断指标和可作为生前确诊的遗传学基因检测指标,从而大大提高了诊断的敏感性、特异性和早期诊断的可能性。由于新增的实验室生物学标记物检测设备和技术均尚未广泛普及,目前该套标准仍主要用于科研目的。

早期识别与干预对于 AD 患者的生存质量和预后至关重要。根据 2015 年发布的《世界 AD 报告》,全球 AD 患者的识别率仅为 0.3‰,国内的情况可能更不乐观。早期识别并不需要高超的临床技巧,提高民众的疾病知晓率、临床医师耐心细致的观察是关键。快速识别以下九大早期征兆有助于提高 AD 的早期识别率,征兆个数越多的患者,越应该尽早进入医疗程序。

(1)记忆障碍的早期征兆:做事经常丢三落四;经常忘记熟悉的人的名字;想说的话到了嘴边却忘词了;因为不记得物品放在哪里而四处寻找,或因为不记得应该摆放在哪里而到处摆放。

(2)家务障碍的早期征兆:简单重复地做一件事,或突然忘记自己为什么要做手头上在做的事,下一步要做什么等。

(3)定时和定向力障碍的早期征兆:经常对自己当时所处的时间和位置犯迷糊,需要找人或者通过其他方式去确认。

(4)人格和情绪障碍的早期征兆:以前很注意穿着和举止,现在变得邋遢猥琐了;以前性格慷慨大方,现在变得小气吝啬了;以前户外活动较多,现在不愿意出门;以前会经常关心国家大事或者热衷于家庭生活,现在变得冷漠了;经常出现没有明确原因的沮丧、烦恼、恐惧或者烦躁。

(5)问题解决能力障碍的早期征兆:在处理以前能轻松完成的事务时出现困难或漏洞百出,在处理一些新鲜知识或突发事件时变得茫然或手足无措。

(6)言语障碍的早期征兆:语言变得空洞、乏味,甚至重复;话题的延伸和拓展有困难。

(7)视空间障碍的早期征兆:失去空间立体感,对熟悉的环境产生陌生感。

(8)判断能力障碍的早期征象:较前缺乏主见,人云亦云,容易轻信谣言、上当受骗。

(9)社交障碍的早期征兆:对于与他人打交道缺乏原有的兴趣,不愿意参加以前一直都喜欢的群体活动。

## 四、治疗

AD 患者最突出的临床症状是全面的、进行性恶化的神经认知功能障碍,同时还伴有各种 BPSD 症状。一旦确诊,应尽早接受药物和非药物治疗。治疗的原则是早期诊断、早期干预、以药物治疗为主、综合康复治疗为辅、分阶段全程管理。

### (一)药物治疗

药物治疗是 AD 治疗的基石,主要针对患者的认知障碍和 BPSD 症状。可能改善患者认知障碍的药物有胆碱酯酶抑制剂(如多奈哌齐、卡巴拉汀、加兰他敏、石杉碱甲等)、兴奋性氨基酸受体拮抗剂(如美金刚)、脑代谢赋活剂(如奥拉西坦、茴拉西坦等)、抗氧化剂(如维生素 E、雌激素等)以及部分中药(如银杏叶提取物等)等。控制 BPSD 症状的药物有抗精神病药物、抗抑郁/焦虑的药物以及镇静催眠类药物等。

### (二)康复治疗

综合康复是非药物治疗的主要选项。由于早中期患者可以没有运动障碍症状,康复应在药物治疗的基础上,充分调动患者残余的认知能力和主观能动性,加强对照料者的教育与支持,改善患者的生活自理能力。进入中晚期后,患者的运动障碍症状和 BPSD 症状逐渐明显,康复的重点应放在防止各种意外的发生(如跌倒、走失、误吸等),减少并发症(如四肢僵硬、肌肉萎缩、关节挛缩、压缩性骨折、褥疮、吸入性肺炎等),以改善生存质量为目标。本书有对应的康复方案针对每项认知功能的下降,在此不重复叙述。

(邵　刚)

# 第三节　血管性痴呆所致神经认知障碍

血管性痴呆是导致中老年人神经认知障碍的第二大病因。随着人口老化的加速、生活方式的改变、各种慢性代谢性疾病的低龄化和普及化,血管性痴呆患者也势必增多。临床上,此型痴呆所致的神经认知障碍与 AD 性神经认知障碍经常共存,且相互促进,但两者的诊治原则和康复策略还是存在一定的差异。

## 一、概述

血管性痴呆(vascular dementia,VaD)是老年期痴呆的第二大类型,仅次于 AD。现今的 VaD 概念也经历过一段漫长的演变过程,从最初的小动脉硬化性痴呆,到大面积脑梗死后痴呆、多发梗死性痴呆、广泛的 VaD 概念,期间也使用过十余种不同的学术名称和多个版本的诊断标准,直到 2006 年才由美国国立神经疾病和卒中研究院-加拿大卒中网络(National Institute of Neurological Disordersand Stroke-Canadian Stroke Network,NINDS-CSN)统一命名为血管性认知功能障碍(vascular cognitive impairment,VCI),并制订了统一的诊断标准。目前的 VCI 是一个极其广泛的临床、病理和神经心理学概念,被定义为由血管因素(直接)导致或伴随血管因素的认知功能障碍。根据这一定义,VCI 不仅涵盖了各种程度、各种类型的认知功能损害,还包括各种卒中事件、各种非卒中性脑血管病、循环障碍、血管性危险因素以及缺乏临床症状的单纯神经影像学或神经病理学改变(图 3-9)。

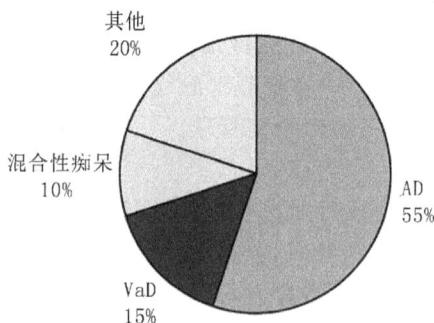

图 3-9　老年期痴呆的疾病构成示意图

## 二、临床表现

VaD 只是 VCI 概念中最严重的形式。无论是在临床上还是在病理上,VaD 都与 AD 存在较大的差异。病理上,VaD 患者脑内的病理改变主要集中在皮层下,且具有更多血管病变的特征,如严重的颅内外动脉硬化、大面积或多部位或关键部位的梗死灶、缺血水肿带、局灶性非特异性炎症、含铁血黄素液化灶、瘢痕增生区、神经纤维脱髓鞘等。临床上,VaD 常具备以下 7 个特征:①血管因素明显,且与神经认知障碍症状存在显著的时间上和因果上的关联;②认知损害虽然也涉及各个领域,但在损害的程度上呈现出明显的斑片状不均衡的发展模式;③记忆障碍可以不突出,甚至不是早期症状,经常与语言障碍、视空间障碍等其他领域的认知障碍在时间上呈现出非同步发展的模式;④相比其他认知领域的障碍,患者的执行能力受损往往更严重;⑤疾病的自然演变规律呈现阶梯状恶化的模式;⑥更早、更频繁地出现 BPSD 症状;⑦病史和体格检查经常存在神经系统定位症状和体征(如早期步态异常、假性延髓性麻痹、尿失禁、帕金森病样表现、病理征等),神经影像学检查可见大面积梗死灶(图 3-10A)或关键部位梗死灶(图 3-10B、C)、多发性腔隙性梗死灶(图 3-10C、D)、脑室旁白质病变(图 3-10D)等。

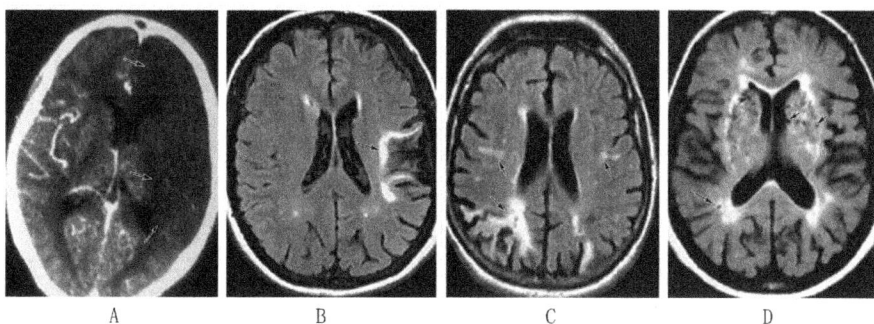

**图 3-10 几种常见的 VaD 神经影像学图像**
A.左侧大脑半球大面积梗死;B.左侧角回梗死;C.右侧
分水岭后区梗死并双侧放射冠区腔隙性脑梗死;D.基底
节区多发性腔隙性梗死和脑室旁白质病变

根据临床病理演变过程,为便于早期诊断和早期防治,VCI 和 VaD 还被划分为以下 3 个阶段:①高危阶段:无认知损害,但出现了 VCI 的危险因素;②症状前阶段:由临床和神经影像学确认脑血管事件已经发生,但尚无认知损害的症状;③症状阶段:已经出现足以影响患者日常生活的神经认知功能障碍症状。

## 三、诊断与鉴别诊断

常用的 VaD 诊断标准有 4 个:DSM-Ⅳ标准、ICD-10 标准、美国加利福尼亚阿尔茨海默病诊断和治疗中心(ADDTC)标准、美国神经病学-语言障碍和卒中-老年性痴呆和相关疾病学会(NINDS-AIREN)标准,都包括以下 3 个方面的基本要求:①首先符合痴呆的标准;②有脑血管病变的证据;③痴呆和脑血管病之间有因果关系。它们之间主要的差异主要在于对证据的要求不同:DSM-Ⅳ标准要求神经系统症状、体征和包括神经影像学在内的实验室检查结果均强烈提示脑血管病;而 ICD-10 标准强调认知损害的"斑片状"特征,尽管也要求相应的神经系统病史、体征或检查结果提示脑血管病,但神经影像学证据并非必须;ADDTC 标准对脑梗死次数和证据要求严格(2 次或以上,且神经影像学证据要有小脑以外的至少一处梗死灶),如果只有 1 次,那么此次梗死和痴呆之间必须要有明确的时间关系。NINDS-AIREN 标准虽不强调脑梗死,但要求有与脑血管病相一致的神经系统体征和影像学证据,同时还要求痴呆发生在梗死后 3 个月内和/或认知功能突然恶化或阶梯式进展。

临床上经常需要鉴别痴呆是属于 AD 还是 VaD,或者是两者兼有的混合型。较简易的方法是进行 Hachinski 缺血评分(表 3-4),满分为 18 分。如评分结果>7 分则 vaD 可能性大,<4 分则 AD 的可能性大,4~7 分之间则混合型痴呆可能性大。

表 3-4 Hachinski 缺血评分表

| 临床表现 | 评分 |
| --- | --- |
| 突发急性起病 | 2 |
| 阶梯式恶化 | 1 |
| 波动式病程 | 2 |
| 夜间意识模糊 | 1 |
| 人格相对保持完整 | 1 |
| 抑郁 | 1 |
| 躯体不适叙述 | 1 |
| 情感失禁 | 1 |
| 高血压病史 | 1 |
| 卒中病史 | 2 |
| 动脉硬化 | 1 |
| 局灶神经症状 | 2 |
| 局灶神经体征 | 2 |

## 四、治疗

### (一)治疗原则

由于 VaD 所致的神经认知障碍具有明显的血管特性,无论是在血管危险因素上,还是在病因和发病机制方面都有较为成熟的药物和非药物干预手段,如能及时地从源头上层层防控,部分患者的疾病进程可以被中止,甚至被逆转。因此,从治疗效果的角度来看,VaD 一直被划分为可治性或可逆性痴呆。

早期诊断和早期干预是有效防治 VaD 的关键。一方面对于存在较多血管危险因素(如肥胖、吸烟、少运动、高血压、糖尿病、高脂血症等)和血管病变(如动脉粥样硬化、动脉炎、颅内外动脉狭窄、脑动脉瘤、脑血管畸形等)的患者应密切关注其认知功能状况,并根据相关疾病的防治指南实施包括饮食和生活方式的调整、药物治疗、血管外科手术和血管内介入治疗等手段在内的综合干预;另一方面,对于已经诊断为 VaD 的患者,也要全面筛查血管危险因素、病因,推测其可能的发病机制,并及时有效地实施干预。必须强调的是,所有的干预均必须建立在纠正不健康的饮食习惯和生活方式的基础之上,同时还需要保持积极乐观的情绪,坚持定期随访。

### (二)药物治疗

分为两部分:①主要针对血管病变的药物;②主要针对神经认知障碍的药物。前者主要用于控制导致血管病变的危险因素、病因和发病机制。例如反复缺血性卒中导致 VaD,抗血小板药物、降压药物和他汀类药物是防治再发的"三大基石",而自身免疫异常性脉管炎所致的 VaD,则应该合理选用激素和/或免疫抑制剂等有效控制包括脑血管在内的非特异性血管炎症反应。后者除可用于控制 AD 性神经认知障碍和 BPSD 症状的药物外,还包括改善脑循环的高选择性的 $Ca^{2+}$ 阻滞剂(如尼莫地平等)、麦角碱类等。

**(三)康复治疗**

总体上与 AD 大致相同。但由于两类神经认知障碍的临床特点和发展模式上存在细小的差异,同时由于 VaD 患者早期就可能伴有程度不一的言语、吞咽、感觉、运动、平衡、二便障碍,在制订康复计划时应兼顾认知和躯体障碍。在实施康复治疗过程,考虑到 VaD 的常见病因(如各种类型的卒中、脑动脉硬化、颅内外动脉狭窄等)普遍具有引发急慢性脑缺血、缺氧的病理机制,有助于提高心肺功能的肢体功能性训练、作业治疗、平衡训练以及高压氧治疗对 VaD 患者可能起到标本兼治的功效。

(李学欣)

# 第四节 其他类型痴呆所致神经认知障碍

本节主要介绍较为少见的其他类型痴呆所致的神经认知障碍,这些痴呆类型尽管并不占痴呆疾病谱群的多数,但部分致痴呆的原发疾病(如帕金森病、脑肿瘤等)并不少见,早期症状难与前述几种常见的痴呆类型相鉴别,并时有共病现象发生,但又因病因和发病机制的不同而各有特色。

## 一、概述

其他类型痴呆所致的神经认知障碍主要是指符合痴呆诊断标准,在病因学上属于原发于神经系统的疾病、发生于神经系统以外但同时累及神经系统的疾病,同时在痴呆分型构成比中属于相对少见的神经认知障碍。临床较为常见的是路易体痴呆、额颞叶痴呆、帕金森病性痴呆、亨廷顿病、物质/药物依赖性痴呆、人类免疫缺陷病毒(HIV)感染性痴呆、朊病毒病性痴呆等。这些类型的痴呆在发病率、病因、发病机制、治疗与康复策略和临床转归等方面与前述的 AD、VaD 都不尽相同,但就其原发病(病因)而言,并不少见,只不过它们所致的神经认知障碍并不都会发展到痴呆的地步。因此,了解它们的临床特点、诊断标准对于早期甄别、早期防治十分重要。

## 二、临床表现

多数情况下在疾病发展的高峰期,不同病因的痴呆所致的神经认知障碍都具有各自鲜明的临床特点,但在疾病的早期,又存在许多的共性,这就为临床的早期诊治制造了许多难题。下面简要介绍几种临床上较为常见的其他类型痴呆的临床特点和诊断标准。

**(一)路易体痴呆**

路易体痴呆(dementia of Lewy body,DLB)是一种在临床和病理上都介于帕金森病性痴呆和 AD 性痴呆之间的特殊痴呆类型。在普通老年人群中的发病率大约是 0.1%~0.5%,占所有痴呆案例的 20%~35%,男女患病比例约为 1.5∶1。值得注意的是,该型痴呆患者同样也是隐匿起病并逐渐进展,但在进展性的认知损害(复杂的注意力和执行功能的早期改变,而不是学习与记忆)背景下,还有以下特色鲜明的临床特点:①反复的、复杂的、"真实"而生动的视幻觉或其他感觉形式的幻觉、抑郁和妄想;②早期同时出现的快速动眼期的睡眠行为障碍症状;③通常在认知症状发生 1 年后才出现的自发性帕金森综合征症状(如肢体震颤、肌肉僵硬、随意动作减少等),见表 3-5,图 3-11,图 3-12。这些症状波动的模式与谵妄相似,但又找不到导致谵妄的潜在病因。而症状学上的多样化和戏剧性变化也使得单次的临床观察很难做出恰当的诊断,因此该型痴呆经常被误诊或漏诊。

表 3-5 路易体痴呆的临床表现

| 分类 | 表现形式 |
| --- | --- |
| 核心表现 | 波动性认知功能障碍 |
| | 反复发作的视幻觉 |
| | 自发性帕金森样症状 |
| 提示性表现 | 快眼动期(REM)睡眠障碍 |
| | 对神经安定药异常敏感 |
| | PET/单电子发射计算机体层摄影(SPECT)示纹状体多巴胺能转运蛋白摄取减少 |
| 支持性表现 | 反复跌倒和晕厥 |
| | 短暂性意识丧失 |
| | 严重自主神经功能障碍 |
| | 其他形式的幻觉、妄想、抑郁 |
| | 神经影像学显示额叶内侧结构相对保留 |
| | 功能神经影像枕叶视皮质功能减低 |
| | $^{133}$I-间碘苄胍($^{133}$I-MIBG)标记的心肌显像摄入减低 |
| | 脑电图(EEG)慢波明显伴额叶短暂性尖波 |

| 临床发现 | 评分 |
| --- | --- |
| 突发急性起病 | 2 |
| 阶梯式恶化 | 1 |
| 波动式病程 | 2 |
| 夜间意识模糊 | 1 |
| 人格相对保持完整 | 1 |
| 抑郁 | 1 |
| 躯体不适叙述 | 1 |
| 情感失禁 | 1 |
| 高血压病史 | 1 |
| 卒中病史 | 2 |
| 动脉硬化 | 1 |
| 局灶神经症状 | 2 |
| 局灶神经体征 | 2 |

| 评分 | 诊断 |
| --- | --- |
| >7分 | 血管性痴呆 |
| 4~7分 | 边界,混合性痴呆 |
| <4分 | 变性病性痴呆(Alzheimer等) |

图 3-11 路易体痴呆的病理表现

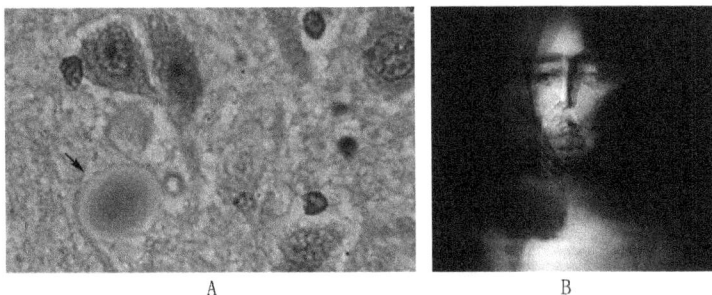

**图 3-12　路易体痴呆的幻觉特点**

A.患者大脑皮质和脑干内神经元胞质内的路易小体(箭头所指);B.幻觉特点:鲜明而生动,多为令人不安,甚至恐怖的幻觉。患者对幻觉所见深信不疑,并伴有与幻觉内容相匹配的表情、动作和情绪反应

### (二)额颞叶痴呆

通常发生于50～59岁,约40％的患者具有家族史,10％表现为常染色体显性遗传。人群发病率估计为0.02‰～0.05‰,约占所有痴呆病例的5％。尽管疾病发展模式也属于逐渐进展式,但与 AD 相比,患者的生存期更短且衰退得更快,平均生存期在症状出现后6～11年和诊断后3～4年。几种 CT 或 MRI 能够显示的独特的脑萎缩模式和神经病理特征造就了几个不同的临床综合征,分别特征性地表现为进展性的行为及人格改变和/或语言变异。其中,行为和人格的改变突出表现在不同程度的情感淡漠或脱抑制,患者的社交行为、社交风格、宗教和政治信仰都可能发生难以理喻且不恰当的变化,行为上也缺乏计划性和组织性,注意力、判断力和执行能力都存在困难,但学习和记忆方面却保持相对的完整,此类患者在 CT 和 MRI 上主要表现为前额叶(特别是内侧额叶)和前颞叶萎缩;语言变异则通常表现为逐渐起病的原发性进展性失语,患者可表现为语法错乱、单词理解障碍;或说话费力、断断续续、自言自语、韵律失真等。此类患者的CT 和 MRI 常显示左后侧额岛、左后侧外侧裂或顶叶的萎缩。

### (三)帕金森病性痴呆

帕金森病(Parkinson disease,PD)是一种以运动障碍为主要临床症状,同时伴有认知、情感等非运动症状的中枢神经系统变性疾病。从症状分类来看,神经认知障碍症状属于非运动症状,经常出现在疾病早期,但绝大多数在疾病的晚期才达到痴呆的水平。临床上经常可见 PD 与AD、脑血管病、脑血管病所致的 VaD 共存现象。多个病理性特征的相互交错和叠加影响不仅加重了 PD 患者运动、情感、认知等领域的功能障碍(图 3-13),也加大了诊治和康复的难度。该型痴呆最大的临床特征是认知衰退发生在 PD 之后,且必须是渐进式发展的。临床可能的 PD 性痴呆的诊断必须符合以下两个条件:①有一个先前早已确诊的 PD 背景;②没有证据表明有其他疾病促成患者当前的认知衰退的前提下,才能做出。两者缺一,只能诊断为可疑的 PD 性痴呆。

### (四)亨廷顿病神经认知障碍

亨廷顿病神经认知障碍是亨廷顿病(Huntington disease,HD)的临床终点,由于该病的病理机制已被明确为第4号染色体编码三核苷酸 CAG 的重复扩增所致,也被划归为遗传性最强的痴呆亚型。它的全球患病率为0.027‰,北美、欧洲、澳大利亚的发病率是亚洲的12倍左右。HD诊断的平均年龄约为40岁,但年龄跨度可以很大。运动障碍(运动迟缓、舞蹈病)和进展性认知损害是 HD 的两大核心临床特征。HD 的认知损害突出表现为以下两个特点:①早期出现问题处理速度、组织和计划能力等执行力的改变,而记忆和学习能力相对保持完整。②认知与相关行为的改变往往先于典型的运动障碍出现;靶基因检测是决定 HD 诊断的最重要依据,神经影像学显示的基底神经节(尤其是尾状核、豆状核)的体积缩小只能作为辅助诊断证据。

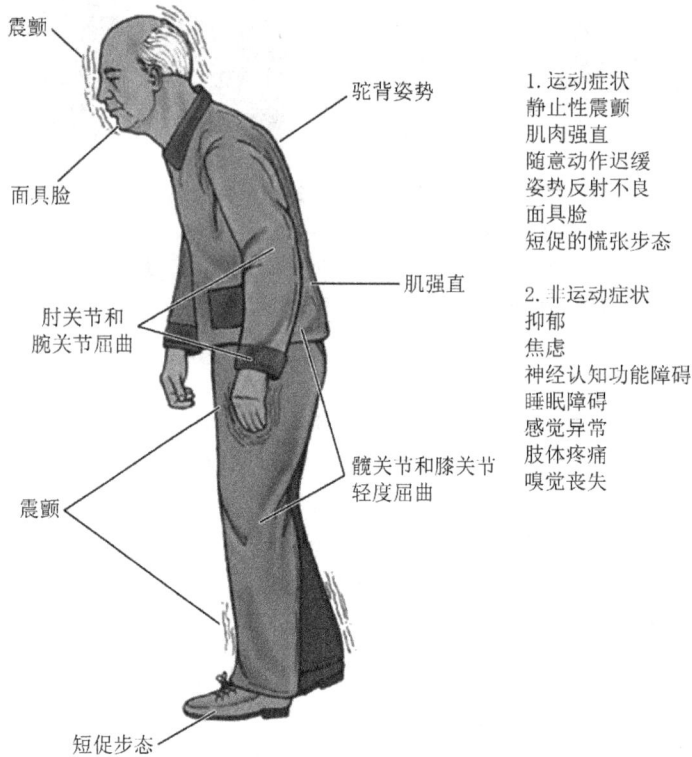

**图 3-13　帕金森病的两大主要临床症状**

### (五)物质/药物依赖性痴呆

物质/药物依赖性痴呆特指因长期的物质/药物依赖而导致的,持续时间超出该物质/药物中毒和急性戒断的通常病程的重度神经认知障碍(痴呆)。因此它的诊断必须符合以下 5 个标准:①符合痴呆的诊断标准;②认知损害不仅仅发生在谵妄时,持续时间超出该物质/药物中毒与急性戒断的通常病程;③所涉及的物质或药物在使用时间段和使用范围内能够产生认知的损害;④认知缺损的时间与物质/药物的使用和守戒的时间相符合;⑤患者的神经认知障碍症状不能归因于其他躯体疾病,也不能用其他精神疾病来更好地解释。尽管物质/药物依赖的发病率数据能够得到,但由其所致的神经认知障碍的患病率是未知的,但从逻辑上推断更容易出现在年龄偏大、长期使用物质/药物、有其他风险因素如营养缺乏的个体。不同的物质或药物依赖可导致不同的神经认知障碍症状。例如,相比其他认知域,长期使用镇静、催眠或抗焦虑药物的患者更容易出现记忆力方面的严重障碍,而长期酗酒所导致的认知障碍模式往往是同时累及患者的执行力、学习和记忆力,与慢性酒精中毒密切相关的柯萨可夫综合征,临床特点就是患者出现显著性的遗忘(新知识学习的严重困难伴随着快速的遗忘和虚构)。

### (六)人类免疫缺陷病毒

(HIV)感染性痴呆临床上,HIV 感染突出表现为严重的免疫缺陷并经常导致机会性感染和肿瘤。有 1/3～1/2 的 HIV 感染个体可发展为皮质下模式的神经认知障碍,但只有不到 5% 的个体达到痴呆的诊断标准。临床上,HIV 感染性痴呆的突出表现为显著的执行力减退,信息处理速度减慢,患者在处理需要注意力高度集中的任务时存在困难,记忆力相对保存,语言障碍不常见。此类痴呆的诊断首先必须同时符合 HIV 感染和痴呆的诊断标准,同时患者的痴呆症状不能用非 HIV 感染(包括 HIV 感染所引起的继发性脑病或脑膜脑炎)、其他躯体和精神疾病来更好地解释。

### (七)朊病毒性痴呆

朊病毒是一类新型的不含核酸的蛋白感染因子,又称朊病毒蛋白(Prion protein,PrP),可引起人和动物的大脑出现亚急性海绵状脑病(图 3-14)。由朊病毒所致的痴呆是目前唯一一种具有明确传染性的痴呆类型,尽管患病率极低,但生存期极短(通常只有数月),且缺乏一个从轻度到重度的演变过程。最突出的大脑病理特征是亚急性海绵状脑病,尽管已开发出一些生物学诊断标志物,如脑脊液中的 14-3-3 蛋白和 MRI 上显示的皮质下和皮质区多处高密度信号等,但最终的确诊仍需要通过活检或尸检。临床上以进行性痴呆、小脑性共济失调、泛发性肌阵挛及特异性脑电图异常为特点,主要由克-雅病(Creutzfeldt-Jakob disease,CJD)、疯牛病、库鲁病、格斯特曼综合征和致死性失眠症等疾病构成。

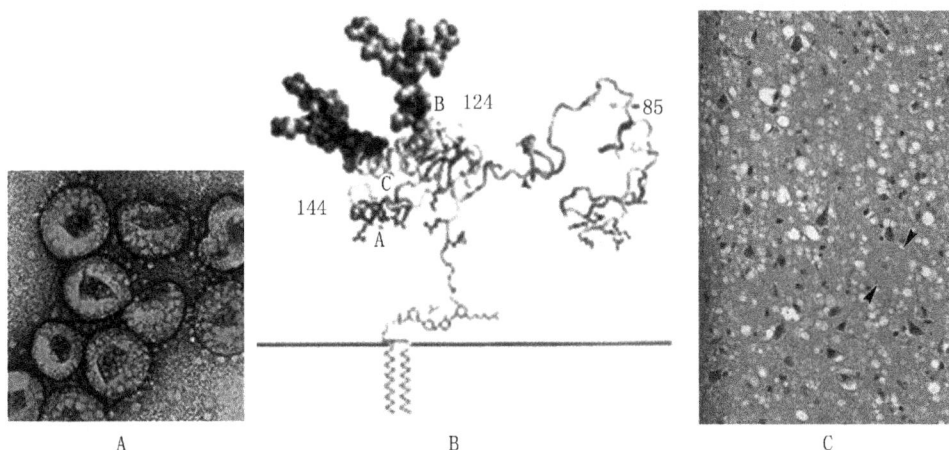

**图 3-14　朊病毒病所致的亚急性海绵状脑病**
A.病毒外观;B.病毒蛋白的三级结构;C.尸检脑组织切片镜下所见

## 三、诊断与鉴别诊断

上述各型痴呆的临床诊断参照本章第一节中介绍的痴呆诊断通用流程,即首先必须符合痴呆的诊断标准,然后根据各型痴呆的临床特点、神经影像学、实验室检查结果等信息做出病因分型诊断,最后还需要通过排除法论证患者的痴呆症状不能归因于其他躯体和精神疾病。由于此节介绍的多数痴呆类型缺乏"一锤定音"的生物学诊断标志物,除外罕见的朊病毒性痴呆,许多类型痴呆的早期症状并不典型,而且临床经常出现的共病现象也使得患者的痴呆症状谱群和发展模式扑朔迷离,加大了诊断和鉴别诊断的困难。因此,为了减少误诊和漏诊,详细的病史询问、体格检查和动态的神经影像学和其他实验室诊断标志物的检查尤为重要。部分痴呆类型还可以采取诊断性治疗措施,例如:路易体痴呆患者常对神经安定类药物特别敏感,而额颞叶痴呆对胆碱酯酶抑制剂无效等。考虑到国内的脑活检率和尸检率都极低,绝大多数类型痴呆患者的生前和死后确诊难度极大,因此,在实际临床工作中,极可能紧扣相关疾病的诊断标准,做出可能/很可能的某型痴呆的诊断。

### 四、治疗原则与康复策略

#### (一)治疗原则

由于病因、发病机制和临床特点各不相同,分为药物治疗和非药物治疗两大类。药物治疗还可进一步分为针对病因和发病机制的药物治疗和改善痴呆相关症状的药物治疗。在药物的选择上,尽可能遵循循证医学证据,选择最佳药物治疗组合。例如,胆碱酯酶抑制剂和美金刚在治疗帕金森病性痴呆、路易体性痴呆方面有较多的支持性循证医学证据,但在治疗额颞叶痴呆方面的证据几乎都是无效甚至负面的证据。非药物治疗除外常规的饮食干预、心理治疗、康复治疗和并发症治疗等,一些类型的痴呆,如帕金森病性痴呆还可选择立体定向损毁术、脑深部电刺激植入、神经干细胞移植术、重复经颅磁刺激等外科和非外科手段。

#### (二)康复治疗

根据不同的病因、发病机制和临床特点选择最佳的康复手段。康复措施主要分为三大类:①针对原发病的康复治疗,如帕金森病的步态与平衡训练等;②针对痴呆症状的康复治疗;③针对痴呆其他相关症状(如 BPSD 症状等)的康复治疗(参照 AD 性痴呆的康复治疗),以及改善日常生活能力,减少或预防并发症的康复治疗。

(李学欣)

# 第五节 脑外伤所致神经认知障碍

尽管坚实的颅骨像一个天然的头盔保护着我们的大脑,大脑仍然容易受到各种外伤,而且随着物质生活的不断丰富、交通的便利、工业生产的大型化和集约化,各种户外和外事活动也随之大幅增加,同时伴随着地理和社会的不稳定,各种脑外伤呈逐年增加的趋势。在 50 岁以下的人群中,脑外伤是常见的致死和致残原因,也是 35 岁以下男性死亡的第二位原因,大约一半的严重脑外伤患者不能存活,即使存活也存在各种后遗症,其中以神经认知障碍最为突出。

### 一、概述

脑外伤是指各种外力直接或间接作用于脑组织所造成的短暂性/可逆性或永久性/不可逆性伤害。即使外力没有穿透颅骨,颅骨保持完整,如突然的头部加速或减速运动,也可与猛烈撞击头部一样造成脑组织的冲击伤和对冲伤。同时,严重的脑外伤还会牵拉、扭曲或撕裂颅内的神经、血管及其他组织,破坏神经通路或引发出血、水肿、颅内高压以及一系列诸如慢性炎症、细胞凋亡、瘢痕增生等次生性病理损伤。损伤轻者常出现短暂的意识障碍,严重者可直接导致昏迷甚至死亡。几乎所有的幸存者都存在创伤后遗忘,并残留有程度不一、症状各异的神经系统症状、体征和功能障碍,具体取决于外伤所致脑组织损害的部位、严重程度、持续时间和救治效果。神经认知障碍是幸存者中最为常见的后遗症之一。

脑外伤所致的神经认知障碍可单独出现,但更常见的是与躯体、心理和精神行为障碍同时或先后出现。可以在外伤后立即出现;也可随着损伤的病理演变而相继出现,甚至延迟很长时间之后才出现;可以某些固定的症状和模式短暂出现,也可呈持续叠加、恶化的方式出现。因此,在诊治与康复过程中需要根据损伤的性质、严重程度和症状的变化定期评估、及时调整方案。

## 二、临床表现

如前所述,脑外伤既可产生即时的和直接的脑组织损伤,也可引发延迟的和次生的损伤,同时还可能对患者的精神心理产生负面影响,这些都使得脑外伤患者的神经认知障碍症状在一个时间、程度、种类、表达形式、治疗反应的五维空间里跌宕起伏且错综复杂。多数情况下,脑外伤所致的神经认知障碍与脑外伤程度密切相关,但两者之间并不存在天然的对应。患者的年龄、外伤前的脑功能状况、是否得到及时有效的救治等也是影响神经认知障碍严重程度的关键因素。因此,即使是同样性质、部位、程度的脑外伤,发生在不同患者身上,神经认知障碍症状也可能千差万别,甚至是天壤之别。脑外伤所致的神经认知障碍有以下5个特点。

(1)认知症状的出现与脑外伤的发生存在时间上的密切关系。多数症状出现在脑外伤意识障碍恢复后或脑组织损伤最严重的时候,部分症状可出现在外伤后数月、数年,甚至数十年。

(2)多数只累及部分认知域的"斑片状"损害,与AD全面性的认知损害模式形成鲜明的对比。

(3)认知症状多与受损脑组织的功能定位相关。如发生在额叶皮层的脑外伤常出现运动性失语、注意力和记忆力减退等认知症状,并常伴有明显的BPSD症状如表情淡漠、人格障碍、情绪波动、易激惹、性欲异常等。

(4)常伴随有神经定位症状和体征,如嗅觉障碍、视野缺损、偏瘫、癫痫、感觉异常、眩晕/头晕、平衡障碍、锥体束征等。

(5)常有明确的神经影像学证据,如CT扫描下的低密度水肿区和高密度点片状出血或血肿等。

## 三、诊断

国内尚未制订专门的诊断标准,通常采用DSM-Ⅴ的诊断标准。

(1)符合痴呆或MCI的诊断标准。

(2)有创伤性脑损伤的证据,即对大脑的撞击或者其他机制,颅内大脑的快速移动或移位,并存在下列1项或更多:①意识丧失;②创伤后遗忘;③定向障碍和意识错乱;④神经系统体征(例如,神经影像学证明的脑损伤,新发的惊厥发作、已患的惊厥显著加重,视野缺损,嗅觉障碍,偏瘫等)。

(3)脑外伤发生后或意识恢复后立即出现神经认知障碍,以及在急性脑损伤后持续存在。

支持诊断的有关特征:由脑外伤所致的中度或轻度神经认知障碍,可伴有情感障碍(如易激惹、易受挫、紧张和焦虑、情感不稳定);人格改变(如脱抑制、情感淡漠、多疑、攻击性);躯体障碍(如头痛、疲劳、睡眠障碍、眩晕或头晕、耳鸣或对声、光敏感、嗅觉障碍、对精神活性药物的耐受性降低等);严重的脑外伤患者常伴有神经系统症状和体征(如惊厥、视觉障碍、颅神经缺损),脑组织损伤和颅骨矫形的神经影像学证据。

## 四、治疗

### (一)治疗原则

由于脑外伤所致的神经认知障碍具有明显的意外性创伤色彩,患者认知症状的多寡和严重程度常建立在创伤前的基础认知水平之上。同时,除外损伤的部位、严重程度等损伤本身因素,患者的年龄、原有的脑部疾病、脑外伤的救治过程和治疗效果等因素也左右其预后和病程。因此,在治疗上要充分考虑上述因素,以最大程度上恢复患者的社会功能和生活自理能力为目标,实施药物和非药物治疗。

### (二)药物治疗

与 AD 治疗性药物大致相同,除此之外还应包括具有循证医学证据的针对脑组织损伤病理机制的药物,如促进神经修复的药物和脑保护剂(神经生长因子、单唾液酸四己糖神经节苷脂钠、甲钴胺、依达拉奉、胞磷胆碱及非甾体抗炎药、血管活性药物等)、针对中枢神经系统其他症状的药物(如抗癫痫药物、抗惊厥药物、控制 BPSD 症状的药物等)。

### (三)非药物治疗

除下述的认知康复治疗外,对于有创伤后应激障碍、严重情感和心理障碍的患者,还需进行心理辅导和回归社会前的适应性训练。

### (四)康复治疗

因为脑外伤所致的神经认知障碍多种多样,个体差异很大,所以康复计划需因人而异。一般来说,脑外伤后的躯体障碍大多在 1 年内稳定,但认知、行为和心理方面的问题往往持续很长时间,而且一旦存在,患者会因抗拒、抵制、消极心理,或因注意力、记忆力差影响康复治疗的效果,因此必须优先处理。认知康复必须与躯体康复同时进行,两者相辅相成。由于认知康复的长期性,因此应尽可能避免单调和枯燥的训练方法,在国外已广泛应用计算机进行情景互动,但在我国还尚未普及。必须教会患者和家属一些能长期在家进行训练的实用方法。

(蒋钦梅)

# 第四章

# 精神活性物质所致精神障碍

## 第一节　酒精使用所致障碍

　　饮酒是一种颇为悠久而普遍的生活习惯和社会风俗,如今却越来越成为世界各国重要的公共卫生问题。2001 年对国内 5 个城市饮酒的流行病学调查结果表明,普通人群(15 岁及以上)的男女及总饮酒率分别为 74.93%、38.8% 和 59.0%。男性饮酒量为女性的 13.4 倍,男性、女性和总的酒精依赖时点患病率分别为 6.6%、0.2% 和 3.8%。发达国家饮酒量在 20 世纪 80 年代达到高峰,之后的酒消耗量相对稳定或略有下降。与发达国家相比,尽管我国的人均饮酒量、酒相关问题发生率相对较低,但与此趋势相反,我国酒消费量及与之相关的疾病却明显增加,应引起高度重视。

### 一、概述

#### (一)相关概念

1.物质使用所致障碍

　　在《国际疾病分类第十一次修订本》(ICD-11)中,物质使用所致障碍指由于使用精神活性物质而导致各种精神障碍的统称,包括有害使用方式、依赖、中毒、戒断、精神病性障碍、情绪障碍等。

2.依赖综合征

　　依赖综合征是一组认知、行为和生理症状群,个体尽管明白使用精神活性物质会带来明显问题,但还在继续使用,自我用药的结果导致耐受性增加、戒断症状和强迫性觅药行为。成瘾的概念与依赖类似,在本章中互用。依赖可分为躯体依赖(也称生理依赖)和精神依赖(也称心理依赖)。躯体依赖指反复用药所导致的一种躯体适应状态,以致需要药物持续存在于体内才能维持其正常功能,若中断或突然减少剂量就会产生戒断综合征,躯体依赖常随耐受性的形成而产生。精神依赖指对药物使用的强烈渴求导致行为失控,为获得用药后的特殊快感,呈现强迫性觅药行为。

3.戒断综合征

　　戒断综合征指停止使用药物或减少使用剂量或使用拮抗剂占据受体后所出现的特殊的、令人痛苦的心理和生理症状群。

4.耐受性

耐受性指反复使用精神活性物质后,使用者必须增加剂量方能获得既往效果,或使用原来剂量达不到既往效果。

5.有害使用方式

在 ICD-10 中称之为有害使用,指持续(每天或几乎每天)物质使用方式,对自身的身体或精神健康造成损害,或导致对他人健康造成损害的行为。与有害使用方式类似概念的是 DSM-Ⅳ 中的滥用,滥用是一种适应不良的行为方式,导致个体在工作学业、家务、法律、躯体等方面出现有临床意义的损害,如不能完成工作、学业或者家务等。

在 ICD-11 中,还有一个新的类别,即单次有害使用,即单次物质使用导致各种损害,目的是在不能诊断物质依赖或物质有害使用时,加强对偶尔物质使用造成健康损伤的识别。

6.酒精使用所致障碍

酒精使用所致障碍是以饮酒的模式和后果为特征。酒精又称乙醇,为无色透明液体,有特殊气味,易挥发,易溶于水。酒精饮料种类繁多,酒精浓度通常在 1.5%～60.0% 之间。酒精主要是一种中枢神经系统抑制剂。饮酒后酒精与人体相互作用,人体对酒精进行了代谢,酒精也对人体产生了广泛的生理效应。一般来说,血液内酒精浓度或饮酒量的不同,酒精抑制的程度和范围也不同。酒精首先抑制大脑皮质,使皮质下神经核团脱抑制,出现精神运动性兴奋症状,如情绪释放,身体出现松弛感等;随着饮酒量增多和时间推移,抑制扩展至皮质下神经核团,出现精神运动性抑制症状,如感觉迟钝,对周围事物反应性降低,判断记忆受损,动作不稳,自控力下降等;饮酒量过大时,抑制作用可累及延髓,损害延髓呼吸中枢和心血管中枢,出现昏迷、呼吸衰竭甚至死亡。大多数人饮酒后的表现遵循先兴奋后抑制的规律,也有少数人饮酒后即出现抑制状态。

除了能够产生酒精中毒外,酒精还具有产生依赖性的特性,导致一些人产生酒精依赖,当减少或停止饮酒时,会出现酒精戒断。与大多数其他物质不同,酒精从体内消除速度是恒定的,因此酒精的清除遵循线性过程而不是对数过程。酒精对身体的大多数器官和系统都有广泛的危害(如肝硬化、胃肠道癌症、胰腺炎)。酒精中毒期间的行为对他人造成的伤害是公认的,并包含在有害使用酒精的定义中(即有害使用酒精的事件和有害使用酒精的模式)。一些由酒精引起的精神障碍(如酒精诱发的精神病障碍)和与酒精有关的神经认知障碍(如因饮酒导致的痴呆)已得到确认。

**(二)流行病学**

酒精是最常使用的精神活性物质之一,在欧美国家终身饮酒率为 80%。饮酒常起于青少年,根据筛选问卷,如筛查物质滥用问卷的筛选结果,20% 的饮酒者可能是问题饮酒者。但是,绝大多数饮酒者并没有出现饮酒的相关问题。根据社区的流行病学调查结果,5.4%～7.4% 的人群可以诊断为酒精滥用或酒精依赖。

近年来,我国酒的生产与消费均呈现稳步增长的趋势。我国最早的精神障碍患病率的调查报告于 20 世纪 80 年代初期完成,对中国 12 个地区 12 000 个家庭,年满 15 岁的 38 136 人进行流行病学调查分析,仅 6 人符合 ICD-9 酒精依赖诊断标准。在 2001 年由 WHO 资助的中国 5 个地区调查表明,在 15 岁以上的人中,年饮酒量折合成酒精为 4.5 L。WHO 年酒精消耗量数据表明,在 1970 年为 1.03 L,在 1996 年上升至 5.17 L。就年酒精消耗量而言,中国还是低于许多工业化国家,例如,2001 年欧洲人均年酒精消耗量为 8.6 L。

在我国,目前还没有酒精所致危害的系统研究。据 WHO 保守估计,在中国 1990 年由酒精所致的死亡人数达到 114 000 人,损失 211.8 万生命年,经"残疾矫正"后损失 485.4 万生命年。据世界卫生组织 2014 年报道估计,在中国男性中酒精使用障碍患病率为 9.3%,女性为 0.2%,依赖率分别为男性 4.5%和女性 0.1%。与其他国家的情形相似,中国过度饮酒不仅导致健康相关的损害,如胃肠道溃疡、肝损害、神经和精神障碍、心血管疾病等,且还导致大量的社会伤害,如交通事故、犯罪、虐待儿童、家庭暴力及工作相关的伤害等。可以预计,饮酒相关问题将会很快成为我国重要的公共卫生问题之一。

## 二、病因与发病机制

饮酒相关问题是指由于饮酒所导致的不良后果可以是有害的行为问题(如急性酒精中毒、酒后驾车等),可以是躯体健康问题(如肝硬化、酒精性末梢神经炎),也可以是精神心理问题(如酒精依赖、酒精性人格障碍)。饮酒相关问题不仅发生在长期慢性饮酒后,还可发生在大量饮酒之后(如意外事故、暴力行为等)。本节主要把重点放在临床常见的饮酒相关问题上,如酒精依赖、酒精滥用等。

### (一)家族或个体易感性因素

**1.遗传**

酒精依赖有家族聚集性,酒精依赖的遗传度,男性为 51%～65%,女性为 48%～73%。最强有力的饮酒问题预测指标是一级亲属有酒精依赖者。同卵双生子酒精中毒的共病率明显高于异卵双生子;寄养子研究也发现,双亲为酒精中毒的儿子被寄养在非酒精中毒的寄养父母家中,仍然有较高的酒精中毒的发生率,说明遗传的重要性。

与酒精依赖或大量饮酒相关的染色体区域主要有 4 号、9 号染色体长臂,前者与乙醇脱氢酶(alcohol dehydrogenase,ADH)基因族位置接近。另外,1 号染色体短臂也获得较多的支持。其他与酒精依赖或酒精使用障碍相关的区域包括 5 号、6 号、7 号、11 号染色体及 16 号染色体短臂。

在易感基因方面,研究发现 ADH 和乙醛脱氢酶(acetaldehyde dehydrogenase,ALDH)对酒精代谢和依赖倾向影响很大。人类有 10 余种 ALDH 亚型,该基因位于染色体 12q24 区域,其多态性 Glu487Lys 可导致催化作用的缺失。

其他可能影响酒精代谢的基因还包括 γ-氨基丁酸 A 受体基因、μ-阿片受体基因、5-HT 转运体基因和神经肽 γ 受体基因等。

**2.神经生化**

酒瘾者的血小板 5-HT 水平较低,脑脊液 5-HT 代谢产物 5-HT 酸水平也较低,特别是具有冲动与暴力行为的酒精中毒患者。有学者将这种现象当作酒精中毒的生化指标。

**3.神经生理**

研究发现,酒精依赖者的事件相关电位 P300 波幅降低,且酒精依赖者的年轻后代也有类似现象。P300 被认为是注意、记忆过程的神经生理指标,其波幅随年龄及成熟程度而增加。但是,P300 异常特异性较低,其他精神障碍中也可以出现。

### (二)社会文化因素

饮酒问题的严重性在不同的社会和文化环境中有所不同,主要的影响因素有价值观、社会习俗、社会角色、经济发展、饮食习惯、社会应激等。国内外研究发现,以下社会因素与饮酒相关问题关系较大;男性、受教育程度较低、婚姻破裂、重体力劳动、社会对醉酒者的容忍度、收入低者（发达国家）等。

我国是世界上最早掌握酿酒技术的国家之一,中国是以酒文化而著称的国家,饮酒往往是日常生活的一部分,尤其在节日、婚丧嫁娶或生日聚会等场合。有些地区,常以酒祭奠天地、神灵或祖先。虽然许多有关酒的习俗依然存在,但饮酒行为还是发生了显著变化。当今社会竞争激烈,在许多场合中饮酒能缓解紧张,有助于社会交往。进而,酒也成了维系人际关系的纽带。随着经济的发展,我国居民购买力增加,制酒工业突飞猛进,如前所述,人均饮酒量大增,可以肯定,我国饮酒相关问题将会进一步增加。

### (三)心理因素

一般认为,酒精依赖者没有共同的病前人格特点。但临床上还是可以见到,酒精依赖者往往比较外向、冲动、寻求刺激。根据行为理论,条件性刺激(线索)、正性条件刺激(如增加快感)、负性条件刺激(如减少焦虑、抑郁、应激刺激、戒断症状等)形成条件反射,产生正性强化作用和负性强化作用。另外,个体的"期待"也起着重要作用,酒精滥用者往往过分强调酒精所产生的快感,而对不良后果视而不见。

许多研究发现,饮酒相关问题往往与精神障碍同时存在于同一患者身上(共病),因而导致"鸡生蛋,还是蛋生鸡"的争论。有学者认为,因为事先存在的精神障碍,患者为了缓解精神障碍所出现的焦虑、抑郁、强迫、恐惧等,大量饮酒,久而久之,形成了酒精依赖;更多的学者认为,长期大量饮酒,本身可以导致各种精神病理现象,如焦虑、抑郁等。显然这2种可能均在临床上见到。

## 三、临床表现

### (一)急性酒精中毒

急性酒精中毒指短时间摄入大量酒精后出现的中枢神经系统功能紊乱状态。初期表现为脱抑制兴奋症状,如兴奋话多、言行轻佻,随后出现共济失调、语言不清,甚至嗜睡、昏迷等。严重者损害脏器功能,导致呼吸循环衰竭,进而危及生命。急性酒精中毒又分为普通醉酒和异常醉酒,异常醉酒包括复杂性醉酒和病理性醉酒。

1.普通醉酒

有大量饮酒史,醉酒的严重程度与血液酒精浓度关系密切,主要表现为冲动性行为、易激惹、判断力及社交功能受损,并有诸如口齿不清、共济失调、步态不稳、眼球震颤、面色发红、呕吐等表现。如果中毒较深,可致呼吸、心跳抑制,甚至有生命危险。

2.异常醉酒

(1)复杂性醉酒:有肝脏疾病或脑器质性疾病的个体对酒的耐受性下降,少量饮酒后即可出现意识障碍、攻击伤人、焦虑紧张等症状。

(2)病理性醉酒:属于异常醉酒,发生率较低。特异性体质的个体对酒精过敏,一次少量饮酒即可出现类似于复杂性醉酒的表现。发生突然,持续数十分钟至数小时,对发作过程不能回忆或有片段回忆。

### (二)酒精依赖

酒精依赖是指当饮酒的时间和量达到一定程度后,患者无法控制自己的饮酒行为,并出现如下一系列特征性症状。

(1)对饮酒渴求,强迫饮酒,无法控制。

（2）固定的饮酒模式，有晨饮、发作性狂饮（每间隔一段时间就狂饮一次至酩酊大醉）、定时饮酒。

（3）饮酒高于一切活动，不顾事业、家庭和社交活动。

（4）耐受性增加和出现戒断症状。

**（三）酒精戒断**

酒精戒断一般在停饮或减少饮酒量数小时后出现，症状包括自主神经功能紊乱、癫痫发作、意识障碍和精神病症状。

**1.单纯性戒断**

长期大量饮酒后停止或减少饮酒量，一般在停饮数小时后，出现手、舌、眼睑震颤，恶心、焦虑、心悸、出汗、血压升高、失眠等一系列自主神经功能紊乱症状，停饮后48～72小时达到高峰，之后逐渐减轻，4～5天后基本消失。

**2.重度戒断**

重度戒断包括以下状态。

（1）癫痫发作：突然停饮后6～48小时内发生，通常为癫痫大发作，可反复发作。

（2）震颤谵妄：通常在停饮48小时后出现，72～96小时达高峰，是最严重和威胁生命的酒精戒断形式，表现为粗大震颤、发热、意识障碍、幻觉妄想和激越，幻视多为恐怖性场面。可以发展为高热和呼吸循环衰竭，甚至死亡。治疗效果较差可能转为慢性谵妄、Korsakoff综合征等。

**（四）酒精所致其他精神障碍**

**1.酒精性幻觉症**

酒精依赖者突然停饮后（一般在48小时后）出现器质性幻觉，表现为生动、持续性的视听幻觉。

**2.酒精性妄想症**

酒精性妄想症主要表现为在意识清晰的情况下的妄想状态，特别是嫉妒妄想。

**3.Wernicke脑病**

Wernicke脑病是酒精依赖常见的一种代谢性脑病。一般是在酒精依赖的基础上，连续数天大量空腹饮酒，引起维生素$B_1$缺乏所致。典型临床表现为三组特征性症状，即眼肌麻痹、意识障碍和共济失调。大量补充维生素$B_1$可使眼球的症状很快消失，但记忆障碍的恢复较为困难，部分患者转为Korsakoff综合征，表现为严重的近记忆障碍、遗忘、错构及虚构、定向力障碍等。

**4.酒精性痴呆**

酒精性痴呆指在长期、大量饮酒后出现的持续性智力减退，表现为短期、长期记忆障碍，抽象思维及理解判断障碍，人格改变，部分患者有皮质功能受损表现，如失语、失认、失用等。酒精性痴呆一般不可逆。

**5.酒精性人格改变**

患者只对饮酒有兴趣，变得以自我为中心，不关心他人、责任心下降、说谎等。

**（五）酒精所致躯体损害**

饮酒导致越来越多的疾病与死亡。据WHO统计，饮酒与60余种疾病、伤害相关。但饮酒与饮酒问题关系复杂，不仅是长期大量饮酒，而且不正确的饮酒方式同样导致饮酒问题。研究表明，饮酒与发生躯体疾病（如癌症、糖尿病、消化道疾病、血管疾病等）、精神神经疾病（如抑郁、癫痫等）及伤害（如交通事故、自杀、攻击行为等）关系密切，所导致的疾病负担也比较大。

酒精对身体的作用分为急性作用及慢性作用。急性作用主要表现为急性胃、食管出血等。慢性作用指长年累月大量饮酒,超过肝的代谢能力,引起各脏器的损害,表现在脑、神经系统、肌肉、心脏、肝、胰、消化道等。酒精所引起的内脏并发症有明显的个体差异,对不同的人来讲,所致的脏器损害不平衡,如有人以肝损害为主,另有人以胰损害为主,还有人以周围神经系统损害为主。

1.消化道疾病

食管病变可由酒精的直接化学作用引起,如食管炎。醉酒后大量呕吐,可使食管与胃的黏膜破裂,引起上消化道出血。有学者报道,大量饮酒与食管癌的发生有一定的关系,特别是长期大量饮用高度酒。过度饮酒后 6～12 个小时,可出现急性胃炎及急性胃溃疡,表现为胸口部疼痛、恶心、呕吐,甚至呕血等。病情严重时需要住院手术治疗。长期饮酒可致慢性胃炎,表现为消化不良、食欲不佳、贫血等。

2.肝病

近 20 年来,我国的酒精消耗量大大增加,与之相应的与饮酒有关的肝病发病率也大大增加。大量饮酒与肝病的关系十分密切,这是因为 90％以上所饮的酒精是在肝内代谢的。发生肝硬化的平均年龄为 49 岁,初期常无症状,所以大多数肝硬化患者是在不知不觉的情况下发生的,等到出现症状时已到晚期。

3.胰腺炎

近年来,随着我国饮食结构的改变及饮酒量的增加,胰腺炎的发生频度也有所增加。酒精性胰腺炎多在大量饮酒后 8～10 年发生,临床表现与一般的胰腺炎的临床表现无明显差异,典型的症状为饮酒后剑突下和左季肋部强烈疼痛,向背部放射,前屈位疼痛减轻,常伴有恶心、呕吐、便秘。体征上可见腹部膨胀、肠胀气、麻痹性肠梗阻,有明显的压痛、反跳痛。重度患者可有休克、肾功能不全等。在胰腺炎的早期,实验室检查可发现有血尿的淀粉酶增加、白细胞增加等。必要时应做腹部 X 线摄影、CT 检查和其他实验室检查以确定诊断。

4.心血管疾病

(1)冠心病:饮酒可诱发冠状动脉痉挛,饮酒后诱发心绞痛、心肌梗死并不少见。因此,冠心病患者应该戒酒,以减少心脏病的发作。

(2)心功能不全和心肌肥大:长期大量饮酒可引起酒精性心肌炎,表现为左心室扩大、心肌肥大,主要症状为呼吸困难、水肿等心功能不全症状。20％～30％的慢性酒精中毒患者有这种问题。

(3)心律失常、突然死亡:健康人在大量饮酒后可出现一过性的期外收缩的心律失常症状。大量饮酒者在饮酒后猝死例子并不少见,其原因可能与饮酒后诱发心律失常有一定的关系。

5.神经系统疾病

长期大量饮酒者,由于饮食结构发生变化,食欲缺乏,不能摄入足够量的维生素、蛋白质、矿物质等必需物质;且还常伴有肝功能不良、慢性胃炎等躯体疾病,营养的摄取也有一定的问题,故酒精依赖者身体状况较差,贫血、低营养者并不少见。长期的低营养状态势必影响神经系统的功能及结构。

(1)酒精性记忆障碍:酒精依赖者神经系统的特有症状之一是记忆障碍,特别是不能记住最近发生的事情,学习新知识十分困难。

(2)酒精性周围神经病变:也是由于 B 族维生素的缺乏所致,临床表现为左右对称性四肢无力、感觉麻木、针刺样或烧灼样的感觉。检查时腱反射减弱,浅感觉降低,闭目难立,手足出汗过多,严重时走路时鞋子、袜子掉了也不知晓。由于神经系统营养、躯体抵抗力很差,一旦四肢出现外伤,久久不能愈合,偶有因此而截肢。

## 四、临床评估与诊断

### (一)临床评估

**1.病史询问**

此类障碍的病史询问内容主要包括饮酒史、饮酒方式、每天饮酒量、戒酒史、戒断症状史、躯体疾病、精神障碍史、药物滥用史等。

**2.体格检查**

详细、完整的体格检查、神经系统查体及精神检查有助于酒精使用所致障碍的临床评估。此类患者的典型外部特征包括结膜、鼻子面颊皮肤毛细血管增生,皮肤由于营养不良较薄,有戒断症状患者会有震颤等。

**3.辅助检查**

酒精使用所致障碍患者的辅助检查包括全血细胞分析、血生化、甲状腺功能、维生素 $B_{12}$、叶酸、头颅 MRI、脑电图、心电图、胸片及腹部彩超等。γ-谷氨酰转肽酶在诊断酒精性肝病中具有重要意义。

**4.心理测量**

1982 年 WHO 组织了一个多国协作研究,旨在发展一个能在人群中早期筛查出危险饮酒和有害饮酒的量表,即"酒精使用障碍筛查量表"(alcohol use disorder identification test,AUDIT),目前在世界上广泛应用。该量表共 10 题,前 8 道题为五级评分,后 2 道题为三级评分,条目包括饮酒量、饮酒频度、酒精依赖项目和遗忘等。划界分为 8 分,该筛选量表灵敏度为 95%,特异度为 85%。此外还可以使用临床酒精戒断量表监测戒断症状严重性等。

### (二)诊断要点

酒精使用所致障碍的诊断要点包括对酒精使用有强烈的渴求,控制使用的能力受损,对使用的重视程度高于其他活动,出现耐受性增加和戒断症状。

### (三)鉴别诊断

酒精使用所致障碍的鉴别诊断应考虑到低血糖、低氧血症、肝性脑病、混合性酒精与药物过量等情况,需获得充分的病史、详细查体及辅助检查予以鉴别。部分患者使用酒精后出现幻觉妄想等症状应与精神分裂症、偏执性精神病、偏执性人格加以鉴别,主要鉴别要点为前者有酒精依赖史,症状发生在戒酒后,病程短暂,预后较好。另外,还应关注是否共病其他精神障碍、多药滥用、躯体疾病等问题。

## 五、治疗

治疗的第一步是建立良好的医患关系,患者往往是带着无奈来到诊室,首先要仔细询问病史,倾听患者的痛苦,尽量用开放的问题询问病史,这样可以在患者讲述病史时,自己就把自己的问题给理清楚了。

让酒精使用所致障碍者接受治疗的第一个障碍是患者的"否认"。患者总是把自己的问题淡化或根本不承认自己有问题。在这种情况下,医师首先搞清否认的原因,倾听患者的解释。如果患者认识到他的问题,医师要表现出耐心、真诚帮助的态度,使患者消除戒备心理。可让患者记录每天的饮酒情况,包括饮酒量、次数、环境、饮酒时酒友、饮酒前的内心活动等,使医师有机会全面了解患者与饮酒有关问题,有的放矢帮助患者。

### (一)积极治疗原发病和并发症

临床上酒精使用所致障碍患者常合并患有精神障碍,最常见的是人格障碍、焦虑障碍、抑郁障碍、分裂症样症状等。精神障碍与酒精依赖的关系有 2 种,一种是精神问题是原发的,是导致大量饮酒的原因;另一种是酒精依赖为原发的,由于依赖导致了精神问题。但实际上,两者相互交叉、互为因果。因此,在治疗饮酒相关问题时千万不能忽视心理问题。躯体并发症特别是肝病、心脏问题多见,需要与内科医师合作,认真诊治。

### (二)加强营养

酒精依赖患者因生活不规律、大量饮酒抑制食欲,进食较差。酒精仅能提供能量,不含机体所需的蛋白质、维生素、矿物质、脂肪酸等物质,使患者的胃肠、肝功能损害,吸收障碍,故营养物质缺乏是严重酒精依赖者存在的问题。应加强营养,以提高机体的抵抗力。

### (三)药物治疗

1.急性酒精中毒的治疗

轻度无需特殊治疗,保持安静环境,注意保暖,多饮水等。严重者催吐、洗胃,生命体征的维持,加强代谢,注意水电解质紊乱等。可使用纳洛酮,一般用法为肌内注射每次 0.4~0.8 mg,甚至更高剂量;也可用 1.2~2.0 mg 溶解在 5% 的葡萄糖溶液中静脉滴注,可重复使用,直至患者清醒为止。

2.戒断症状的治疗

(1)治疗原则:一次性停止饮酒,苯二氮䓬类药物替代,大量 B 族维生素的使用,纠正水电解质紊乱。

(2)戒断症状的处理:戒断症状可以分为 3 期,基本的表现见表 4-1。

表 4-1　酒精戒断症状评分

| 症状 | 第一阶段(每项 1 分) | 第二阶段(每项 2 分) | 第三阶段(每项 3 分) |
|---|---|---|---|
| 戒酒时间 | 5~8 个小时 | 1~3 天 | 72~96 个小时 |
| 体温 | 37.2~37.7 ℃ | 37.7~39.1 ℃ | 39.1~40.5 ℃ |
| 脉搏 | 100~120 次/分 | 120~140 次/分 | >140 次/分,可能有节律不齐 |
| 呼吸 | 20~24 次/分 | 24~30 次/分 | >30 次/分 |
| 血压 | 不稳或升高 | 收缩压>21.3 kPa(160 mmHg),舒张压>13.3 kPa(100 mmHg) | 收缩压>24.0 kPa(180 mmHg),舒张压>16.0 kPa(120 mmHg)或收缩压<13.3 kPa(100 mmHg),舒张压<8.0 kPa(60 mmHg) |
| 焦虑、不安 | 轻度 | 中度 | 重度 |
| 震颤 | 轻度(可能不明显) | 明显 | 严重,整个身体震颤 |
| 出汗 | 轻度 | 明显 | 大汗淋漓 |
| 恶心、呕吐 | 轻度 | 中度 | 严重,甚至大便失禁 |
| 睡眠 | 较差,转醒 1~3 次 | 在半夜转醒 | 彻夜不眠 |

| 症状 | 第一阶段(每项1分) | 第二阶段(每项2分) | 第三阶段(每项3分) |
|---|---|---|---|
| 意识 | 不能连续减7,但定向好 | 在第二天出现定向障碍 | 定向障碍、不识亲人 |
| 幻觉 | 无 | 轻 | 明显 |
| 抽搐 | 无 | 持续时间不超过5分钟 | 反复发作 |

单纯戒断症状:由于酒精与苯二氮䓬类药物药理作用相似,在临床上常用此类药物来解除酒精的戒断症状。要足量,不需要缓慢加药,这样不仅可抑制戒断症状,而且还能预防震颤性谵妄、戒断性癫痫发作。地西泮剂量一般为每次 10 mg,每天 3~4 次,首次剂量可更大些,口服即可,没有必要加用抗精神病药。由于酒精依赖者的成瘾素质,用药时间不宜超过 5~7 天,以免发生对苯二氮䓬类药物的依赖。如果在戒断后期有焦虑、睡眠障碍,可试用抗抑郁药。表 4-2 为门诊戒酒的地西泮使用剂量与时间。

表 4-2　门诊戒酒的地西泮用药剂量与时间

| | 6:00 | 12:00 | 18:00 | 睡前 |
|---|---|---|---|---|
| 第一天 | | 7.5 mg | 7.5 mg | 7.5 mg |
| 第二天 | 5.0 mg | 5.0 mg | 5.0 mg | 5.0 mg |
| 第三天 | 5.0 mg | 2.5 mg | 2.5 mg | 5.0 mg |
| 第四天 | 2.5 mg | 2.5 mg | 0 | 5.0 mg |
| 第五天 | 0 | 2.5 mg | 0 | 2.5 mg |

对于住院患者,如无法耐受口服或戒断症状严重,可静脉给予地西泮,缓慢推注或静脉滴注,期间需注意观察患者意识、呼吸等生命体征变化,预防过度镇静、呼吸抑制等不良反应。其他苯二氮䓬类药物可以与地西泮进行等量换算。国际很多指南用临床酒精戒断量表指导用药剂量。老年人和有明显肝脏损害者,建议使用奥沙西泮或者劳拉西泮。

(3)震颤谵妄的处理:谵妄在断酒后 1~4 天出现,多在 72~96 个小时达到极期,需要注意的是其他脑问题、代谢问题、内分泌问题也可出现谵妄,应予以鉴别。发生谵妄者多有不安、兴奋,需要有安静的环境,光线不宜太强。如有明显的意识障碍、行为紊乱、恐怖性幻觉、错觉,需要有人看护,以免发生意外。由于患者大汗淋漓、震颤,可能有体温调节问题,应注意保温。同时,应注意预防各种感染,特别是肺部感染。具体处理方式如下。

大剂量苯二氮䓬类药物的使用,如地西泮可加至每天 100 mg,必要时可静脉滴注。推荐使用长效苯二氮䓬类药物。

支持性治疗,补液、纠正水电酸碱平衡紊乱、B 族维生素和复合维生素的补充、叶酸的补充、防治低血糖及预防感染。

抗精神病药辅助治疗,可选用氟哌啶醇肌内注射或第二代抗精神病药控制精神症状。

(4)酒精性幻觉、妄想症:大部分的戒断性幻觉、妄想症持续时间不长,用抗精神病性药物治疗有效。可选用第二代抗精神病药,如口服利培酮,剂量不宜太大。在幻觉、妄想被控制后可考虑逐渐减药,不需要长期维持用药。

(5)酒精性癫痫:可选用苯巴比妥类药物,注射使用。原有癫痫病史的患者,在戒断初期就应使用大剂量的苯二氮䓬类药物或戒酒前 4 天给予抗癫痫药,如丙戊酸钠(600 mg/d),预防癫痫发生。

**3.酒增敏药**

酒增敏药是指能够影响酒精代谢,增高体内酒精或其代谢物浓度的药物。此类药物以双硫仑(tetraethylthiuram disulfide,TETD)为代表。预先3～4天服用足够剂量的TETD,可使人在饮酒后15～20分钟出现显著的体征或症状,如面部发热、潮红、血管扩张,头、颈部感到强烈的搏动(出现搏动性头痛),呼吸困难、恶心、呕吐、出汗、口渴、低血压、直立性晕厥、极度的不适、软弱无力,严重者可出现精神错乱和休克。敏感者仅7 mL酒精即可引起症状,一旦出现反应,轻微者可持续30分钟,严重者可持续几小时,症状消失后精疲力竭,深睡几小时可恢复。研究发现此药对如下患者的效果较好,年龄偏大者;有强烈戒酒愿望者;一些发作性狂饮者。基于此,有些学者提出,双硫仑治疗应选择一些高度合作的个体,并应建立、健全监督体系,两者结合,方可收到良好效果。

TETD口服后胃肠吸收迅速而完全,由于脂溶性高,故排泄较慢,在服药1周后仍有约1/5残留在体内。TETD可在每天早上服用,最好在医疗监护下一次用量0.5 g。这种治疗对慢性酒精中毒者具有一定的效果,特别是合作的患者,推荐使用至少6个月。部分患者可出现面部皮疹、接触性皮炎、疲劳、震颤、头痛等不良反应,一般无须停药,可减药至0.25 g或更少。少数患者在应用TETD治疗中即使饮少量的酒也可出现严重不良反应,甚至有死亡的危险。因此,患有心血管疾病和年老体弱者应禁用或慎用。在应用期间,除必要的监护措施外,应特别警告患者不要在服药期间饮酒。

**4.抗酒渴求药**

(1)纳曲酮:动物实验表明,内源性阿片类物质在酒精依赖的强化作用中起一定作用,阿片受体阻滞药纳曲酮能减少实验动物饮酒量。Volpicelli等进行了纳曲酮巩固治疗戒酒的双盲研究。其方法是在完成急性期脱毒治疗后,开始门诊的康复随访,第一个月要求每天日间来医院1次,第二至三个月则改为每周1次随访,纳曲酮的剂量是5 mg/d。结果显示,研究组自评的渴求程度较对照组轻,总饮酒天数较少,研究组复发率是23%,而对照组的复发率是54%,差异有统计学意义。纳曲酮每天剂量为25～50 mg,建议与心理社会干预联合治疗。

(2)阿坎酸钙:该药在结构上与GABA相似,是GABA受体激动药,同时对NMDA受体具有抑制作用,因而具有一定的对抗酒渴求的作用。阿坎酸钙以原型从肾排泄,不良反应少。不到10%的患者在服药后主诉腹泻和腹部不适,但多轻微、短暂。不会加剧酒精所致的精神运动性损害。

阿坎酸钙肠溶片的口服推荐剂量是每次2片(666 mg),每天2～3次。患者戒酒后即可立即开始使用阿坎酸钙治疗,完成戒酒后应维持用药,如果患者重新饮酒也应维持用药。阿坎酸钙作为心理社会综合治疗的一部分。对于中度肾功能损伤患者推荐剂量为每次1片(333 mg),每天3次。重度肾功能损伤患者不能服用阿坎酸钙。

**5.Wernicke脑病和Korsakoff综合征的治疗**

Wernicke脑病和Korsakoff综合征的治疗关键是要在急性期使用大剂量维生素$B_1$以预防遗忘、痴呆的发生。目前对应用维生素$B_1$的最佳剂量、剂型、治疗时间或日用量仍无一致定论。目前推荐的治疗方案,是对那些怀疑为Wernicke脑病的患者,至少给予100 mg维生素$B_1$肌内连续注射5天。

6.酒精所致其他障碍的治疗

对症治疗。

7.预防酒精依赖复发的药物

(1)纳曲酮:阻断内源性阿片受体,减弱物质所致的欣快反应。治疗剂量为50～150 mg/d。

(2)托吡酯:阻断$Na^+$通道,增强GABA效应,治疗剂量为100～200 mg/d。

**(四)心理社会干预**

心理社会干预主要针对物质使用障碍的心理社会原因、依赖后的心理行为表现、复吸的原因及影响依赖者康复的心理社会因素进行干预。

1.治疗目标

治疗是一个较长期的过程,除了要关注患者的成瘾物质使用问题,还要关注整个个体各方面的生活改变。这些目标都需要通过心理社会干预来实现,治疗早期主要是帮助患者认识自己的问题,增加治疗动机,建立良好的治疗关系,降低阻抗,提高患者自信心与自我效能。治疗中后期主要是帮助患者提高各种心理技能,矫正其心理行为问题,预防复发,改善家庭关系,建立健康生活方式。

2.基本技术

心理社会干预常用基本技术包括目标设定、解决问题、时间管理、情绪管理、压力管理、预防复发等,多种心理社会干预方法都会用到这些基本技术。

(1)目标设定。治疗师与患者讨论其治疗目标,目标设定步骤包括列出目标清单、选择确定目标、清晰目标内容,长期目标需分解成数个短期目标,目标设定应遵循SMART原则,即具体(specific)、可测量(measurable)、可达成(achievable)、与成瘾治疗相关(relevant)、有完成时间节点(time based)。

(2)解决问题。患者因为生活中存在许多现实问题而继续使用精神活性物质,帮助患者解决这些问题有助于康复,解决问题主要步骤包括确定物质滥用的相关问题、列出可能的解决方法、选择可实行的方法、制定计划。

(3)时间管理。患者生活方式以使用精神活性物质为中心,有效时间管理是患者康复过程需要学习的基本技术,治疗师帮助患者制定远离精神活性物质使用风险的日常活动计划,即时间管理计划,计划尽量详细,如细化到每小时,与患者兴趣爱好及生活实际相结合,与患者讨论活动计划的执行情况,分析未能执行原因,逐渐帮助患者形成健康的生活方式。

(4)情绪管理。情绪问题是患者复饮的一个重要因素,情绪管理技术有助于预防复发,包括如何及时识别自己与他人愤怒、惊恐、悲伤等情绪,了解情绪对行为的影响,情绪失控导致复发的可能性,如何应对焦虑、抑郁、无聊、愤怒等消极情绪,如何保持良好情绪等。

(5)压力管理。患者在康复过程遭遇各种生活事件及内外在应激均可导致复吸,应帮助患者识别其生活中各种压力,了解压力与物质使用及复发的关系,学习应对策略及压力管理技术。

(6)预防复发。患者治疗后复发与多种生理、心理社会因素相关,应帮助患者了解及识别其复饮高危情境,学习如何应对其高危情境各种技术,包括应对心理渴求、物质相关线索等,如何远离不良同伴,改变复饮相关错误认知及自动反应等,以增加患者自我效能、降低复发目标,预防复发技术是最常用的心理行为干预技术。

3.心理社会干预基本方法

心理社会干预基本方法包括对个体心理行为及家庭社会环境两个方面的干预。

(1)心理行为干预主要是针对患者认知、情绪或行为等方面问题,包括动机强化治疗、认知行为治疗、行为治疗等;根据心理行为治疗形式可有个体治疗、小组治疗、家庭治疗等,这些治疗方法可单独或联合应用于不同的治疗形式与治疗场所中,动机强化治疗与预防复发是成瘾治疗的基本方法,应重点掌握。

动机强化治疗是以患者为中心,激发患者积极改变自己的内在潜能,尊重来访者自己的内在需求与选择,强调改变是患者自己的责任。动机强化治疗采用动机强化访谈的基本技术,基本原则为表达共情、呈现差距、避免争论、化解阻抗及支持自信,基本技术包括开放式问题、回映性倾听、引发关注点、支持肯定、总结等。动机强化治疗通过反馈、责任、建议、提供改变菜单、共情、增强自我效能感等步骤来帮助物质依赖者认识自己的问题,做出决定改变自己物质滥用行为的过程。以上步骤各单词的首个字母大写缩写在一起即称为 FRAMES 模式。①反馈(feedback):通过对患者药物滥用方式与相关问题进行评估,个体化反馈信息,让患者了解自己药物滥用问题的严重程度,思考自己的问题。②责任(responsibility):对于药物滥用问题如何处理,需尊重患者自己的选择,强调患者是改变的主体。③建议(advice):以非评判性方式为患者提供一些如何减少或者停止药物滥用危害的建议,增加患者对滥用危害的意识,并提供考虑行为改变的理由。④方案(menu):根据患者问题提供可供选择的改变策略,让患者选择最适合自己方案或方法,以加强患者自我控制感、责任感和激发改变动机。⑤共情(empathy):采用热情、尊重、理解的咨询方式,让患者感到舒适安全与受欢迎,促使患者坚持治疗,提高效果。⑥增强自我效能感(enhance self-efficacy):帮助患者建立自信与乐观情绪,鼓励改变,使其相信自己有能力改变药物滥用行为。

预防复发治疗是以认知行为治疗理论为基础,通过帮助患者识别复发的高危情景,学习应对复发高危情景的技巧,增加自我效能而预防复发。预防复发具有严格的治疗结构与模式,更多地运用讲授与训练方法,强调患者的参与性与反复实践,治疗者扮演更积极的指导者角色。预防复发可结合药物治疗开展,采用个体或者小组治疗的形式。其结构与疗程一般为3~6个月,每周1次。每次治疗包括复习上次技能练习、讨论碰到的问题、技能训练、下周计划等。每次治疗一般为60分钟,分3个阶段。开始20分钟主要了解过去1周内的主要状况。中间20分钟技能训练。最后20分钟布置下周技能练习、分析可能遇到的高危情境及应对计划。治疗的主要内容包括帮助患者如何应对真实或潜在的复发诱因,理解导致复发的各种心理过程等。预防复发可以帮助患者行为矫治,康复是一个螺旋式进步的过程,在康复过程中可能会有多次复发,但最终朝着完全戒断的目标前进。

正念防复发治疗。是结合正念冥想和认知行为治疗,主要目的是通过提高患者对触发因素、习惯性思维模式及自动反应的自我意识,培养患者接纳目前体验,帮助患者摆脱习惯性思维模式及自动行为反应,该疗法适合已经完成住院或者门诊治疗,具有治疗动机、维持治疗目标的患者。

家庭治疗。家庭治疗在患者治疗后便可开始,它涉及核心家庭成员、成瘾者的配偶(婚姻治疗)、同胞兄妹、所有家庭成员或主要社会支持人员。治疗内容包括指导家庭成员如何正确面对成瘾者及帮助患者康复,包括鼓励家庭支持患者保持操守,督促患者参加治疗及康复活动,支持患者适应社会生活,指导患者改善婚姻关系和人际关系等。

(2)社会干预:包括改变家庭社会环境,为患者的康复提供支持性环境,主要针对家庭、社区或文化等方面的问题,动员各种资源来影响与患者酒精成瘾相关的认知、行为及社会环境,帮助患者保持长期戒断,建立健康的家庭社会生活方式。社会干预主要包括社会管理、社会服务、社会支持、自助与互助组织等,是治疗酒精依赖的重要环节。需要强调的是,在治疗各阶段都需要结合心理社会干预,对不同程度的物质使用障碍及不同治疗阶段,可选择不同的心理社会干预方法,如治疗早期以动机强化治疗为主,而治疗中后期以认知行为治疗预防复发为主;回归社会后则以家庭社会干预为主,帮助患者建立健康生活方式、保持操守。

## 六、疾病管理

物质使用所致障碍是一种慢性、复发性、复杂性的脑部疾病,其发生发展与生物、心理、社会学因素有关。对物质使用障碍需采取预防为主、早期干预与治疗康复的三级防治模式。虽然成瘾知识相关教育与对成瘾性物质的态度与使用可能作用有限,但作为预防一部分,仍然起着重要的作用。治疗与康复是一个长期的过程,包括急性脱毒、预防复发、社会心理康复三个密切联系的阶段,需采取生物、心理和社会的综合干预模式,治疗不仅仅针对成瘾物质使用问题,应采取整体治疗理念,改变维持物质使用相关认知行为模式及家庭社会环境。

物质使用所致障碍治疗与康复中需要注意的内容包括以下几点。

(1)急性中毒和/或戒断症状:评估中毒或戒断症状严重程度,有利于进行有效的、有针对性的治疗与风险管控。

(2)躯体状况和并发症:评估躯体健康问题共病状况或并发症,协调其他相关科室处理躯体问题和并发症。

(3)情绪、行为或认知状况和并发症:评估和治疗共患的精神疾病或并发症,协调其他精神卫生机构处理精神疾病和并发症。

(4)治疗动机:评估目前治疗动机,准备改变的强度。如果还未准备全面恢复,采用动机增强策略治疗;如果准备全面康复,巩固和扩展患者的行动。

(5)复发相关危险因素:评估识别复发相关的内部、外部危险因素,以及既往药物戒断的经验、教训。如果仍处于改变的早期,工作的焦点应该集中于提高认识继续滥用或继续存在问题所带来后果,并作为动机增强策略的一部分。

(6)康复环境:评估患者对家庭和其他重要人员、住房、财务、职业、教育、法律、交通、托儿服务的个性化需求。识别所有领域内的积极支持资源。

此外,对治疗效果的评估也需要从精神活性物质使用、躯体及精神健康、家庭社会功能、法律问题等多维度进行,而不仅是采用复饮率高低来判定治疗效果。

(邵　刚)

# 第二节　尼古丁使用所致障碍

烟草致依赖的主要化学成分为尼古丁,尼古丁使用所致障碍是我国精神活性物质使用障碍中最常见的一种。据世界卫生组织统计,全球每年吸烟相关死亡人数为 600 万,其中吸烟者约500 万人,不吸烟但时常接触吸烟人群约 60 万人。烟草造成的死亡人数可占成人总死亡人数的1/10。尼古丁使用所致障碍作为一种常见的慢性疾病,多见于长期吸烟人群。吸烟是导致肺癌、慢性支气管炎、肺纤维化等众多疾病的危险元素之一。

## 一、概述

### (一)相关概念

尼古丁使用所致障碍是一种慢性且复发率很高的精神系统疾病,特点是无法克制对尼古丁的渴望,无法控制强迫连续使用尼古丁,并且已经产生较为严重的戒断症状,如成瘾后突然戒断,可出现唾液增加、头痛、易激惹、失眠血压下降等戒断症状。

### (二)流行病学

据 2018 年中国成人烟草调查统计,我国 15 岁及以上吸烟人数占全国总人数的 26.6%,其中,男性吸烟率高达 50.5%,女性吸烟率为 2.1%,农村吸烟率达 28.9%,城市吸烟率达 25.1%,吸烟率总体呈现下降趋势。公众逐渐认识到吸烟的危害,有 86.0% 的公众认为吸烟可引发各种重大疾病。另外,有高达 90.9% 的人对在公共场所进行全面禁烟给予支持态度。但是,我国成年吸烟人群戒烟意识较差,上述调查统计显示,我国戒烟率与前几年相比变动较小。我国 15 岁及以上人群戒烟率为 20.1%;每天吸烟人群的戒烟率占 15.6%。计划在未来半年内戒烟的吸烟人群占 16.1%,打算在 30 天内进行戒烟的人群仅有 5.6%。在过去近半年的吸烟人群中,曾经进行过戒烟的吸烟者达 19.8%。在众多戒烟者中有 38.7% 的人担心吸烟可能引发其他疾病,有 26.6% 戒烟者深受其害并对健康已有影响,有 14.9% 戒烟者戒烟因亲人反对吸烟,以上这些原因位于戒烟原因的前 3 位。如何成功戒烟将成为备受瞩目的问题。

烟草依赖者戒烟初期会出现嗜睡口渴、喉痒咳嗽、烦躁焦虑等症状,自行戒烟难以达到满意效果。烟草依赖者通常采取喝水戒烟法、模拟戒烟法、冥想戒烟法、零食戒烟法等自行戒烟方法。目前这些方法只能使较少的人成功戒烟,大多数人难以凭自制力抵制烟草的诱惑。

2017 年世界卫生组织发布的烟草简报显示,全世界每年有 700 多万人死于烟草使用,其中有 600 多万人属于直接烟草使用者,89 万人属于接触二手烟的非吸烟者。吸烟是导致全球早死和残疾的第二大危险因素。

## 二、病因与发病机制

### (一)尼古丁的药理作用

尼古丁是烟草中的依赖性成分。研究证明,尼古丁符合高依赖性物质的所有标准,依赖者通过改变吸烟量、频度、吸进呼吸道的深度等来维持体内尼古丁的水平。当依赖形成后突然戒断时,会出现唾液分泌增加、头痛、失眠、易激惹等戒断症状,使吸烟者难以摆脱尼古丁的控制。

尼古丁通过作用于脑的尼古丁乙酰胆碱受体(nicotinic acetylcholine receptors,nAChRs)发挥生理及行为作用。nAChRs 位于细胞膜上,可作为阳离子(如钠、钾、钙)的通道,尼古丁作用于 nAChRs,使阳离子内流,导致神经细胞的兴奋性增加。在外周,尼古丁受体分布在肌肉和自主神经末梢上。

尼古丁同样作用于中脑边缘系统,产生强化效应。尼古丁对全部自主神经节具有特殊作用,小剂量能兴奋肾上腺髓质,使之释放肾上腺素,并通过兴奋颈动脉体及主动脉化学感受器,反射性引起呼吸兴奋、血压升高,增加心血管负担。大剂量表现为神经节细胞先兴奋,而后迅速转为抑制。尼古丁对中枢神经系统的作用也同样是先兴奋后抑制。

### (二)社会文化因素

社会、家庭、同伴因素的影响及文化背景与本病的发生有密切联系。

**（三）心理因素**

吸食者的个性、烟草的心理强化作用与烟草的依赖相关。

## 三、临床表现

尼古丁使用（主要为吸烟方式）所致障碍主要表现为尼古丁有害性使用、依赖、过量中毒和戒断。

**（一）依赖**

尼古丁依赖是由反复或持续性使用尼古丁所致的难以控制的吸烟行为，常伴随主观上对吸烟的强烈渴望或渴求（心理依赖），也可出现躯体性依赖，包括对尼古丁耐受性增强、因减少或停止使用尼古丁出现戒断症状、或需反复使用尼古丁以减轻戒断症状。症状持续至少 12 个月，如果每天或几乎每天吸烟，满 1 个月即可诊断。

**（二）过量中毒**

尼古丁过量中毒主要表现为坐立不安、精神运动性激越、焦虑、冷汗、头痛、失眠、心悸、皮肤感觉麻木、恶心呕吐、腹部绞痛、意识混乱、内容怪异的梦、口唇烧灼感、唾液增多等，症状持续时间短且随着尼古丁从体内的清除而逐渐减轻，最常见于尚不耐受的新使用者，或见于那些大剂量使用的个体。

**（三）戒断**

尼古丁戒断是减少或停止吸烟后常出现以下主要临床表现：烦躁或抑郁心境、失眠、情绪易激惹、沮丧、愤怒、焦虑、注意集中的困难、坐立不安、心动过缓、食欲增加、体重增加，以及对香烟（或其他含尼古丁产品）的渴求，也可出现一些躯体症状，如咳嗽、口腔溃疡的增多。通常会在停止使用后的 2 小时内出现，24～48 小时达到顶峰，并在几天到几周内消退。一般出现 4 项（或更多）体征或症状即可做出诊断。

## 四、临床评估与诊断

**（一）临床评估**

1.病史询问

病史询问主要包括是否吸烟、开始吸烟年龄、年限、种类（如可燃香烟或电子烟）、每天吸烟量、戒烟史、戒断症状史、吸烟相关躯体疾病等。

2.评估工具

尼古丁使用所致障碍者可使用以下工具评估依赖、戒断与渴求。

（1）尼古丁依赖检验量表（fagerstrom test of nicotine dependence，FTND）：吸烟者可通过此表检验尼古丁依赖程度。分值所代表的依赖水平为 0～2 分，很低；3～4 分，低；5 分，中度；6～7 分，高；8～10 分，很高。FTND≥6 时，被认为是区分尼古丁高度依赖的标准。

（2）明尼苏达烟草戒断症状量表。

（3）渴求评估的视觉类比量表。

（4）吸烟渴求简短问卷。

**（二）诊断要点**

尼古丁使用所致障碍的诊断要点包括强烈的吸烟渴求，明知吸烟有害健康仍继续吸烟，想戒烟却戒不了，出现耐受性增加和戒断症状。呼吸中的一氧化氮和血液、唾液或尿液中的尼古丁及其代谢物可替宁可作为是否吸烟及吸烟程度的生物标志物。

### (三)鉴别诊断

与其他精神活性物质所致精神障碍的鉴别诊断:不论何种精神活性物质,通过药理作用,对心理均产生较强的影响,如改变情绪、心境、行为,甚至意识状态。成瘾性较强的精神活性物质如海洛因只要在足够的剂量和使用时间,多能产生躯体依赖和/或冲动性的用药渴求,在易感人群中,则更为突出,尿液物质检测可发现海洛因成分,而烟草所致精神障碍的患者明确有长期大量吸烟史,尿液物质检测可发现尼古丁成分。

## 五、治疗

### (一)治疗原则

尼古丁使用所致障碍的治疗方法多种多样,形式各异,在选择治疗方案时可根据吸烟者个体的心理特点和躯体依赖程度,采取不同手段。主要包括药物治疗和非药物治疗两方面。

### (二)药物治疗

目前,常用的治疗方法及我国国家药品监督管理局批准使用的一线戒烟药物如下。

**1.尼古丁替代疗法**

尼古丁替代疗法可使用的药物包括尼古丁透皮贴剂、尼古丁咀嚼胶、尼古丁舌下片(非处方药)。尼古丁替代疗法通过提供尼古丁减少吸烟的欲望或缓解戒断症状,可以将戒烟率提高1倍。使用尼古丁替代疗法制剂应不少于8周,建议12周。

**2.盐酸安非他酮缓释片**

盐酸安非他酮缓释片是一种具有多巴胺能和去甲肾上腺素能的抗抑郁药。在戒烟日之前1～2周开始治疗,前3天每天1次,每次150 mg;4～7天每天2次,每次150 mg;第八天至治疗12周结束每天1次或每天2次,每次150 mg。常见不良反应包括口干、失眠和头痛等。

**3.酒石酸伐尼克兰片**

酒石酸伐尼克兰片是一种选择性的尼古丁乙酰胆碱受体的部分激动剂。戒烟日之前1～2周开始治疗,前3天每天1次,每次0.5 mg;4～7天每天2次,每次0.5 mg;第八天至治疗12周结束每天2次,每次1 mg。常见不良反应包括失眠、味觉不灵、恶心、胃肠胀气以及便秘等。

### (三)非药物治疗

非药物治疗主要有5A干预、5R干预、ABC干预模式,以及筛查、简短干预和转诊治疗。

**1.5A干预**

5A干预的具体内容如下。

(1)询问(ask):向所有的吸烟者询问他们在过去的吸烟情况。

(2)建议(advise):对个人和团体提供恰当的建议,建议每个吸烟者尽早戒烟。

(3)评估(assess):评估这些吸烟者尝试戒烟的意愿。

(4)帮助(assist):通过提供咨询服务和/或使用药物来帮助这些吸烟者。

(5)安排(arrange):安排随访、复吸预防或重新戒烟。

**2.5R干预**

5R干预主要用于戒烟动机较低的吸烟者,以增强其戒烟动机。5R步骤包括以下5个方面。

(1)相关性(relevance):鼓励患者找出与需要戒烟个人相关问题。

(2)风险(risk):找出继续吸烟相关的危害与风险。

（3）奖励（reward）：要求患者找出戒烟的益处。

（4）阻碍（roadblock）：要求患者找出戒烟过程可能遇到的阻碍）。

（5）重复（repetition）：重复评估戒烟动机，如果没有动机，重复上述干预措施。

3.ABC 干预模式

ABC 干预模式包括询问（ask）并记录每个人的吸烟状况；提供简要建议（brief advice），以帮助每位吸烟者戒烟；强烈鼓励每位吸烟者使用戒烟支持（cessation support）并为他们提供帮助。为每位愿意接受戒烟支持的患者转诊至戒烟中心或提供戒烟支持。

4.简短干预和转诊治疗

简短干预和转诊治疗的主要步骤为自我报告工具和/或生物标志物筛查；通常 5～30 分钟，以患者为中心、以强化为基础的简短干预；根据患者准备程度，转诊至戒烟专科治疗。

**（四）心理治疗**

1.认知行为治疗

认知行为治疗的主要目的在于改变导致适应不良行为的认知方式；改变导致吸烟的行为方式；帮助患者应付急性或慢性渴求；促进患者社会技能、强化患者不吸烟行为。

2.群体治疗

群体治疗使患者有机会发现他们之间共同的问题、制订出切实可行的治疗方案；能促进他们相互理解，让他们学会如何正确表达自己的情感、意愿，使他们有机会共同交流戒烟成功的经验和失败的教训；也可以在治疗期间相互监督、相互支持，促进他们与医师保持接触，有助于预防复吸、促进康复。

3.家庭治疗

家庭治疗强调人际间、家庭成员间的不良关系是导致吸烟成瘾、治疗后复吸的主要原因。有效的家庭治疗技术能打破否认，打破对治疗的阻抗，促进家庭成员间的感情交流。

**（五）预防复吸**

预防复吸包括处理复吸相关的高风险情境，处理戒断症状，阻止"偶吸"行为转变为"复吸"行为，管理体重等。

随访可提高戒烟率。可采取面对面或使用电子邮件、短信、微信等方式进行随访。

## 六、疾病管理

尼古丁使用所致障碍的患者若能够早发现、早诊断和早治疗，综合使用有效的干预手段并积极治疗，多数情况预后较好，但具体缓解程度要视不同患者的具体情况而定。药物治疗的周期是 3 个月，出院后需要定期规律复诊，如果异常精神症状随时复诊。尼古丁使用所致障碍患者无须特殊饮食调理，戒烟期间可以吃一些糖果、瓜子等小零食来分散注意力，帮助戒烟，此外多吃一些蔬菜水果保持营养丰富、膳食均衡即可。

任何成瘾性疾病，复发往往不可避免，似乎患者在循环吸烟-戒烟-再复吸的循环中，但患者从貌似重蹈覆辙的循环中明白了导致复发的社会、心理原因，学到了如何应付这些问题，加上社会、心理的支持、干预，还是有不少患者从这些循环中返回到主流社会中，只要患者还有戒烟动机，家属永远不要放弃对这些患者的信心，要一直鼓励患者。

尼古丁使用所致障碍的预防关键是戒烟，吸烟是不良习惯，不仅对自己的健康有害，还会影响家人的健康，因此戒烟和避免吸烟是最重要的措施。父母要给孩子树立好的榜样，在家里尽量不要吸烟,避免孩子在较小年龄接触烟草;应认识并了解烟草的危害,减少对烟草的好奇心与依赖;应注意培养健全的人格,增强自制力,从而提升抵抗烟草的能力;家长应关注孩子的生活,遏止青少年去酒吧、网吧等场所,减少烟草的接触机会;已经吸烟者应主动戒烟或者寻求医师的帮助,避免发生尼古丁使用所致障碍。

(邵　　刚)

# 第三节　大麻使用所致障碍

大麻及衍生物指所有从大麻植物中获取的产品,包括开花顶端、大麻酯、大麻油、浓缩提取物等。多数国家规定持有、使用或售卖大麻制品为违法,但一些西方国家已将医用大麻合法化,乌拉圭、加拿大政府、美国部分州还通过了非医疗性使用大麻合法化。大麻是全世界滥用最广泛的毒品,长期吸食大麻可引起心肺功能损害、抑制雄性动物精子生成及"无动机综合征"、大麻性精神病如偏执狂等。

## 一、概述

### (一)相关概念

大麻的主要精神活性成分为大麻素,大约 100 种,其中 2 种成分研究较为广泛,即大麻二酚和四氢大麻酚,其中四氢大麻酚具有精神活性,而大麻二酚不具精神活性。大麻制品通常有 3 种形式:大麻烟(大麻植物干品)、大麻脂制品、大麻油,他们所含的四氢大麻酚含量依次升高,大麻烟中含量 0.5%～5.0%,大麻酯中可含 20%,而大麻油中含量可以高达 60%。

大麻滥用者常将大麻制品或大麻提取物以吸烟方式使用。大麻的精神效应是一个复杂的问题。低剂量使用可使患者出现精神或躯体的松弛感、欣快、警惕性增高、食欲增加;高剂量使用时,会出现偏执、焦虑或惊恐、非现实感和人格解体、幻觉(幻听或幻视)。大麻中毒时有两个特征性生理征兆:脉搏加快和结膜变红。血压可能降低,尤其在站立时,也可能见到肌无力、震颤、腱反射增加等。

大麻的戒断症状多数出现在戒断后的 2～3 天,持续时间长短不一。常见的症状表现为渴求、焦虑不安、失眠、食欲下降、疲倦、记忆力下降等;少数可出现震颤、胃肠功能紊乱、性欲改变、抑郁等。其中毒和戒断症状相对较轻,目前无特殊治疗手段。

### (二)流行病学

据联合国《2014 世界毒品报告》,2012 年全世界有 1.25 亿～2.27 亿人吸食大麻,占世界 15～64 岁总人口的 2.7%～4.9%。我国新疆地区也不乏滥用者。而据《2018 年世界毒品报告》,2016 年度全球有 1.92 亿人使用过大麻。

## 二、病因与发病机制

大麻通常被称为诱导性毒品,即吸食大麻后会增加接触其他毒品的机会,如海洛因、冰毒等。美国国家药物滥用研究所认为,其原因在于青少年大脑尚处于发育阶段,而大麻的使用在一定程度上对大脑奖赏通路造成影响,使大脑对其他毒品的作用更敏感。此外,吸食大麻者周围往往存在使用或者出售其他毒品的人员,使得青少年尝试其他毒品的机会增加。大麻合并酒精使用还可以导致大麻的主要化学成分四氢大麻酚浓度增加,从而导致主观感受增强。因此,临床上多见大麻滥用者同时合并酒精或者其他成瘾物质滥用。当大麻合并蛋糕、饼干等食物一起食用时还会导致大麻的吸收增加。

大麻是通过作用于受体而发挥其药理学作用的,目前已经克隆两种大麻受体,即 CB1 和 CB2,前者主要分布在中枢神经系统内,与快感、学习记忆、注意、感觉以及协调运动有关的脑区均发现丰富的 CB1 受体;后者主要位于外周的免疫组织内。CB1 主要位于轴突终末,直接抑制包括乙酰胆碱、去甲肾上腺素、多巴胺、5-羟色胺、谷氨酸以及氨酪酸等神经递质的释放。

## 三、临床表现

### (一)急性精神作用

吸食大麻后会感到欣快、时间和空间变形、正常体验变得强烈,有些人会出现性欲增强。初次使用可能不适。大剂量使用可出现幻觉、谵妄等。

### (二)致依赖作用

较其他成瘾物质而言,大麻的成瘾性相对较低。在经常使用大麻的人群中,约有 20% 达到依赖程度。多数成瘾者戒断后会表现焦虑、情绪低落等症状。

### (三)慢性精神作用

人格改变最为常见,长期使用大麻者表现呆板、迟钝、不修边幅,可有记忆力、计算力、判断力下降等认知损害。

### (四)躯体作用

大麻可扩张血管、提高心率、心血管疾病患者使用大麻可能出现严重不良反应。急性使用大麻可出现口干、结膜充血、眼压降低、手脚忽冷忽热、食欲增加等。长期使用大麻烟可致暴露部位癌变,上呼吸道和肺部是癌变的高发部位。

大麻使用的常见损害包括急性损害和慢性损害。

1.急性损害

(1)急性中毒:表现意识、认知、知觉、情绪或者行为障碍。

(2)惊恐发作:见于少数第一次使用者。

(3)增加车祸危险 1.3~2.0 倍。

(4)诱发年轻人的心脏病发作。

(5)影响胎儿发育。

2.慢性损害

(1)依赖(危险率:成人 1:10,青少年或者每天使用 3 次以及上者 1:6)。

(2)青少年期使用大麻,剂量依赖性增加成人发生精神病性障碍的概率。

(3)增加辍学、认知功能损害、非法使用其他毒品、抑郁、自杀企图、急慢性支气管损伤、心肌梗死、卒中、睾丸癌症的可能。

## 四、临床评估与诊断

### (一)临床评估

(1)建立良好的医患关系,多方面获得真实、重要的临床信息,保护隐私。

（2）进行系统全面的临床评估与分析,包括大麻使用史、使用模式、不良后果、治疗经过等。

（3）进行系统精神检查与体查,进行必要的辅助检查,确定主要临床问题。

（4）评估结果与临床问题进行系统分析,重点关注其症状特点及与大麻使用的关系,包括鉴别大麻使用所致障碍与其他精神障碍共病。

（5）对患者进行纵向评估与随访,确定最后诊断。

**（二）诊断要点**

大麻所致障碍包括急性中毒、有害使用、依赖综合征、戒断状态及精神病性障碍等,本节介绍依赖综合征和精神病性障碍。

1.依赖综合征

有长期(如>12个月)大麻使用史,对大麻使用有强烈的渴求、冲动,明知有害还继续使用,忽视正常快乐与兴趣,导致社会、心理、职业功能受损。

2.精神病性障碍

在使用大麻期间或之后立即出现的一类精神现象。其特点为生动的幻觉、妄想或牵连观念、精神运动性兴奋以及异常情感表现,但不存在严重的意识障碍。典型病例在 1 个月内至少部分缓解,而在 6 个月痊愈。

**（三）鉴别诊断**

部分患者使用大麻后表现为情感高涨、或出现幻觉、妄想等精神病症状,容易与躁狂发作、精神分裂症混淆,鉴别主要依靠药物滥用史、尿液毒品检测等。大麻使用者常共病于其他精神障碍,共病增加物质使用障碍与精神障碍诊断的复杂性,给临床工作带来更大的挑战。物质滥用筛查主要包括生物样本检测和量表筛查两个方面。

目前常用的尿液检测是胶体金免疫层析法,这是一种将胶体金颗粒与包括抗原、抗体在内的许多蛋白质标记形成免疫金复合物的技术。海洛因、苯丙胺、氯胺酮、大麻、可卡因试剂盒已经得到广泛应用。

在做出共病诊断前需尽可能多方面收集信息,确定精神障碍与物质使用的关系,在下述情况时应考虑共病的鉴别与诊断。

（1）患者所用成瘾物质时间、类型及用量不能解释患者的精神症状,或者二者无明显关系。

（2）患者在成瘾物质使用之前就存在精神障碍或戒断后很长时间(如超过1~6个月)后精神症状持续存在。

（3）患者在使用成瘾物质期间出现精神症状,但该成瘾物质类型几乎不会引起该类症状等。

# 五、治疗

**（一）药物治疗**

对于大麻滥用或者依赖,目前还没有公认的或经证实有效的药物。大麻过量中毒、戒断给予对症处理。对有焦虑、抑郁症状者,可给予选择性 5-羟色胺再摄取抑制剂等,若伴睡眠障碍可给予米氮平、曲唑酮等。

对有躁动激越者,可给予氟哌啶醇 5～10 mg 肌内注射。若有幻觉、妄想等精神病性症状,可给予奥氮平、喹硫平等,在幻觉、妄想消失后应逐渐停用抗精神病药。

**（二）心理治疗**

由于缺乏治疗药物,心理治疗显得尤其重要,包括认知行为治疗、动机强化治疗、列联管理等,详见本章第一节。

## 六、疾病管理

大麻使用所致障碍的疾病康复管理是一个长期的过程,需要患者、家属、社会共同参与,多种治疗方法和康复技术同时应用,以帮助患者达到身心的康复,摆脱对大麻的依赖。

### (一)建立良好的康复环境

根据慢性疾病的治疗原则,成瘾的治疗模式已经从阶段性医疗向持续性医疗转变。持续性医疗模式包括一系列的医疗和社会服务,包括住院治疗、门诊治疗、日间住院、中途宿舍和自助治疗等,以帮助患者建立良好的康复环境。

对于大麻使用所致障碍的患者,需要尽可能"干净"的康复环境,应断绝和其他吸毒人员的联系,远离既往使用物质的场所,消除获得大麻的渠道,当家人也在吸毒时,应同时进行戒毒治疗。

良好的康复环境还包括社会对于大麻使用障碍患者的支持和帮助,如减少歧视和病耻感,提供就业、生活帮助、加强媒体宣传和减少公众的误解等。

### (二)维持良好的医患关系

大麻使用障碍患者的康复过程中,需要克服生理和心理渴求,稳定的治疗动机是非常重要的支持性因素。在治疗初期患者进入治疗,本身就是治疗动机的体现。在治疗的维持阶段,由于对疾病认识不足、盲目自信等原因,治疗动机有可能逐渐减弱,从而增加复发的风险。良好的医患关系,是建立治疗动机的基础。不断强化治疗动机,鼓励、支持患者、家属主动参与治疗。在容忍失败的基础上,形成良好的医患同盟,给予希望是治疗成功的关键。

在治疗、康复过程中,复发往往不可避免,其常与自身、外部环境关系密切,与患者充分讨论,找出与复发相关的因素进行干预,能有效减少复发,促进社会功能。治疗者要克服自身的负性情绪、职业倦怠,永远给患者、家属希望,相信患者的康复潜力。

### (三)强化无缝连接的治疗理念

根据治疗阶段的不同,治疗方式有脱毒、社会心理康复、回归社会等;治疗场所分为社会、强制隔离、自愿戒毒;治疗内容包括成瘾治疗和共病精神障碍、传染性疾病的治疗等,这些治疗方式、场所、内容需要有机整合,需要多学科的参与,形成无缝连接的机制。

### (四)形成社区康复服务体系

大麻使用障碍患者需要社区提供切实有效的服务,帮助他们恢复社会功能,重返社会生活。国内开展了主要的几种社区管理形式,包括基层精神卫生专科、职业康复、随访服务、家庭看护和家庭教育等,同时以"社区为基础、量体裁衣式、尊重患者、整合服务、主动的个案管理等"为原则,更好地帮助患者保持长期戒断,建立健康的家庭社会生活方式。

### (五)鼓励、支持互助团体活动

大麻使用障碍患者一旦脱离了医疗环境的保护,面对压力和渴求,复发风险增加,而各种互助团体的支持能够弥补患者出院后康复的空白。互助团体可以随时给患者提供支持,是患者终生的康复基地,尤其在我国目前还缺乏其他康复措施的情况下,互助团体对患者的康复发挥重要的作用。

（张新风）

# 第四节　阿片类物质使用所致障碍

阿片类物质等非法药物的滥用和依赖(吸毒)在人类历史上历时已久,据统计,至 2003 年底,我国登记在册的吸毒人数已超过 100 万,以阿片类物质中的海洛因滥用为主。阿片类物质属中枢神经系统麻醉剂,除了具有医疗用途之外,也具有很强的依赖潜力。滥用阿片类物质能引起耐受性、精神依赖性和躯体依赖性,严重影响身心健康,损害家庭社会功能,阿片类物质是我国目前主要滥用的毒品。

## 一、概述

### (一)相关概念

阿片类物质指作用于阿片受体,产生相同作用的一类天然和人工合成的精神活性物质。阿片类物质包括天然类如鸦片、从阿片中提取的吗啡生物碱及其人工半合成或合成的衍生物。常见的阿片类物质有鸦片、吗啡、海洛因、美沙酮、丁丙诺啡、哌替啶和芬太尼等,均具有镇痛、镇静、改变心境(如欣快)、镇咳及呼吸抑制等药理、毒理作用。反复使用阿片类物质可出现耐受性、依赖综合征、戒断综合征等物质使用相关障碍。

### (二)流行病学

阿片类药物滥用是世界范围内的公共卫生和社会问题。1949 年,我国吸食阿片、海洛因的人数约 2 000 万人。20 世纪 50 年代,通过坚决有效的措施,在短短的 3 年时间内就荡涤了旧中国的阿片毒害。20 世纪 80 年代初,受全球药物滥用形势和"金三角"地区毒品渗透的影响,中国内地重新出现了毒品问题,毒品流行地区从西南、西北数省蔓延至全国,毒品消费从"传统毒品"鸦片、海洛因到"新型毒品"冰毒、摇头丸、"K 粉"。我国发布的《2017 年中国毒品形势报告》数据显示,截至 2017 年底,全国现有吸毒人员 234.5 万人(不含戒断 3 年未发现复吸人数、死亡人数和离境人数),其中滥用海洛因等阿片类毒品人员 98 万人,占 41.8％,滥用合成毒品人员 134 万名,占 57.1％。当前全球毒品问题仍处于急剧扩张期,一些国家和地区毒品问题持续泛滥,制造、贩卖、滥用毒品问题严重,毒品来源、吸毒人员、毒品种类不断增多,毒品问题已成为全球性的社会顽疾。在毒品问题全球化的大背景下,中国毒品形势依然复杂严峻,境外毒品渗透不断加剧,国内制毒问题日益突出,毒品泛滥问题持续蔓延,毒品社会危害更加严重。预计今后一个时期,受经济全球化和社会信息化加快发展的影响,国内毒品问题将在相当长一段时间内持续发展蔓延,禁毒工作面临着巨大压力和严峻挑战。

## 二、病因与发病机制

阿片类物质使用所致障碍是社会、心理和生物学等多种因素相互作用的结果。社会文化氛围、社会对使用药物的态度、同伴的影响、药物的价格、药物的可获得程度、法律等对人们开始尝试使用药物起重要作用;而个体对药物效应的主观体验及使用药物的模式与个性心理因素、个体的生物学基础的关系更为密切。

### (一)社会因素

阿片类药物可获得性决定了使用药物可能性大小。如中华人民共和国成立不久,政府采取了一系列的决策禁绝了鸦片,鸦片滥用问题在我国基本上销声匿迹了。20世纪80年代后,随着改革开放,国际贩毒组织利用云南与"金三角"比邻的地理环境,把大陆作为毒品流通中转站;毒品在我国的供应增加,吸毒问题也日益严重。不同的社会文化背景和社会环境对不同药物的使用有不同的看法和标准,如伊斯兰教民族酒依赖问题不严重,而法国、意大利的酒中毒发生率较高。家庭因素也影响药物滥用的产生和发展,父母离异、家庭成员药物依赖、父母教育缺乏、受虐待、过分放纵、家庭交流缺乏等是青少年药物滥用的危险因素;而良好的家庭环境、成功的父母监管、家庭关系和睦等可预防青少年药物滥用。此外,不良同伴的影响和社会压力也是青少年药物滥用的一个重要因素。

### (二)心理因素

开始使用药物存在许多心理因素,如好奇、追求刺激、情绪不良等。有研究提出存在成瘾素质,吸毒者多有明显的个性问题,如反社会性、情绪调节能力差、易冲动、缺乏有效防御机制和应付技能、追求新奇、即刻满足心理、易受挫折等。由于药物的特殊作用,对心理有强化作用,一方面,使用药物后的快感和社会性强化作用对精神活性物质使用起到增强作用(正性强化);另一方面,药物有缓解负性情绪的作用,加之药物成瘾后,由于戒断反应和其他不良后果的出现,需要不断使用药物应对不良情绪、戒断反应及其他不良反应(负性强化)。

### (三)生物学因素

阿片肽系统、多巴胺系统、去甲肾上腺系统、5-HT系统、免疫系统、内分泌系统等在阿片类药物的强化作用、耐受性、戒断症状的产生中起着重要的作用。不同个体对药物效应的体验、对药物的敏感性和耐受性大小、药物依赖发展的速度等存在较大的差异。个体的代谢速度不同,对药物耐受性不同,成瘾的易感性也不同,如乙醛脱氢酶缺乏的个体对酒耐受性较低,依赖可能性相对较小。大量遗传学研究证实遗传因素在药物依赖中起一定作用,酒依赖后代出现酒滥用者危险性增加,分子遗传学研究发现多巴胺受体和5-羟色胺受体基因多态性与酒依赖易感性有关,阿片受体和多巴胺受体基因多态性与阿片类药物依赖易感性有关。

药物滥用和药物依赖是上述多种因素相互作用的结果,药物的存在和药物的药理特性是药物依赖形成的必要条件;但是否产生依赖和依赖的特点与个体人格特征、生物易感性有关。而社会文化因素和心理因素在药物依赖中起着诱发或阻抑的作用。

## 三、临床表现

### (一)阿片类物质急性中毒

阿片类物质急性中毒是过量使用阿片类物质所致的一种临床急症,主要表现有反应迟钝、意识丧失、呼吸抑制,甚至死亡。典型临床表现为"三联征",即昏迷、针尖样瞳孔和呼吸2～4次/分。其他表现有皮肤湿冷、体温降低、发绀、肺水肿、心律减慢、休克、下颌松弛及舌后坠等。

### (二)阿片类物质戒断症状

1.阿片类物质戒断综合征症状

阿片类物质戒断综合征症状指停止或减少使用阿片类物质,或使用阿片受体拮抗剂后出现的一组特殊症状群。

2.阿片类物质急性戒断症状和体征

(1)症状:渴求感、恶心、呕吐、肌肉疼痛、骨关节痛、腹痛、不安、食欲差、疲乏、发冷、发热等。

(2)体征:流泪流涕、哈欠、喷嚏、瞳孔扩大、出汗、鸡皮征、血压升高、脉搏和呼吸加快、体温升高、震颤、腹泻、失眠、男性自发泄精、女性出现性兴奋等。

(3)精神障碍(如焦虑、抑郁和睡眠障碍等)。

阿片类戒断症状的严重程度和持续时间依所使用的阿片类物质种类、剂量、半衰期、停药方式和使用拮抗剂的不同而不同。短效类(如吗啡、海洛因)戒断症状一般在停药后 8～12 个小时出现,高峰期在 48～72 个小时,持续 7～10 天;长效类(如美沙酮)戒断症状出现在停药后 1～3 天,高峰期在 3～8 天,可持续数周。使用拮抗剂(如纳洛酮或纳曲酮)后戒断症状可即刻出现,持续数小时到 1 天。

3.稽延性戒断症状

部分阿片类物质使用障碍患者在急性戒断状态消退数月甚至数年后,仍可出现如睡眠障碍、疼痛、情绪障碍、消化道症状、渴求、全身乏力等症状,统称为"稽延性戒断综合征",是导致复发的主要原因之一。

### (三)躯体及社会功能损害

非治疗目的使用阿片类物质可导致使用者个体健康和社会功能等方面受到损害。

1.躯体损害

阿片类物质成分复杂,常掺有其他药物或杂质,可对躯体各系统(包括中枢神经系统、呼吸系统、消化系统、免疫及内分泌系统等重要生命器官)造成损害,此外,注射使用还可导致艾滋病、丙肝、乙肝等传染病的感染。

2.社会功能损害

阿片类物质使用所致的社会功能损害主要表现为不同程度的人际交往能力和工作能力的损害,依次表现为人际交往能力、职业或学习能力、家务能力及生活自理能力等的降低。

### (四)其他精神和行为障碍

阿片类物质使用所致的其他精神和行为障碍包括人格改变、抑郁、焦虑、睡眠及性功能障碍等,还可能出现精神病性障碍、记忆障碍和智能障碍。这些障碍有的可能与阿片类物质使用存在因果关系,有些可能相对独立,有些则可能是始动因素。临床上应注重分析阿片类物质使用与上述障碍之间的关系并加以鉴别诊断。

## 四、临床评估与诊断

### (一)临床评估

全面评估患者是做出正确诊断的基础和前提。评估内容主要包括病史、体格检查、精神检查,以及相关辅助检查。

1.病史采集

可通过询问患者、家属及知情人等获得病史信息,重点内容包括物质滥用史、精神症状史、既往史、个人史、高危行为、成瘾物质使用导致的功能损害、患者社会心理功能及康复相关等。病史采集需要一定的临床访谈技巧,综合运用精神科病史采集和成瘾疾病知识,并注意保护患者隐私,采用非歧视性和中性的态度。

**2.体格检查**

体格检查包括常规检查和与阿片类物质使用相关项目的检查(如营养状况、皮肤注射瘢痕等),并注意评估患者是否存在阿片类物质过量使用或者中毒的体征。

**3.精神检查**

通过沟通和观察,检查患者的一般精神状况、认知、情感和意志行为,旨在了解患者当前或过去有无精神问题存在、是单一症状或者是某种综合征,症状与使用阿片类物质之间的关系以及能否诊断为与精神疾病共病等。

**4.辅助检查**

辅助检查包括阿片类物质生物学检测、实验室检查和相关心理学量表评估等。

**(二)诊断要点**

参照 ICD-11 阿片类药物依赖诊断标准,在全面检查评估基础上,根据患者物质使用史及相关临床表现,结合体格检查与精神科检查,以及实验室检查等辅助检查的结果进行诊断。

**1.阿片类物质急性中毒**

(1)病史:可见以下五种情况。①单次大剂量使用阿片类物质;②完成脱毒治疗后机体对阿片类物质的耐受性下降,再次使用与之前相同剂量的阿片类物质导致中毒;③合并其他物质(多药使用)导致中毒;④因共患躯体疾病导致耐受性下降,在未明显增加使用剂量时中毒;⑤为迅速缓解戒断症状而补偿性超量使用。

(2)临床表现:阿片类物质急性中毒相应临床表现。

(3)体格检查:意识障碍迅速加重,呼吸抑制和瞳孔缩小(严重危及生命的过量中毒导致的呼吸抑制可致瞳孔散大),出现典型阿片类物质急性中毒"三联征"表现。

(4)辅助检查:血液、尿液吗啡(或其他阿片类物质)检测呈阳性反应。

(5)排除由其他原因如外伤、感染等所致的急性意识障碍。

**2.阿片类物质有害模式使用**

(1)病史:有海洛因等阿片类物质滥用史。

(2)临床表现:出现与使用阿片类物质相关的躯体、精神或行为等方面的损害,认知及情绪改变(欣快、抑郁和焦虑等)。

(3)体格检查:可见躯体各系统(包括中枢神经系统、呼吸系统、消化系统、免疫及内分泌系统等重要生命器官)损害体征,可见 HCV、HIV 感染等相关体征。

(4)精神检查:有认知及情绪改变(如抑郁、焦虑等)。

(5)社会功能损害:表现出明显的与使用阿片类物质有关的工作能力降低和学习成绩下降,家庭及婚姻关系紧张,以及导致法律等方面的负面结果。

**3.阿片类物质依赖综合征**

(1)药物滥用史:反复、强迫性、非医疗目的使用阿片类物质至少 12 个月。

(2)临床表现:①渴望使用阿片类物质;②耐受性增加;③试图减量或停用时出现戒断反应;④对阿片类物质使用行为失控,难以控制使用剂量、频率及使用时间;⑤花费大量时间获得或者使用阿片类物质,难以控制对阿片类物质的心理渴求。同时,可继发和伴有身体损害(如传染病)、精神障碍等。患者的家庭和社会功能受损,并常出现违法犯罪行为。

(3)体格检查:多有营养不良、浅表静脉注射疤痕、皮肤感染体征,以及合并其他躯体疾病的相应体征。减量或者停用时可出现阿片类戒断症状和体征。

(4)精神检查:意识清楚,接触一般较差,态度多冷漠,情绪敌对或不稳定。一般无幻觉、妄想等精神病性症状。日常作息时间昼夜颠倒,常常合并睡眠障碍。戒断症状发作时索药行为明显,高级意向活动降低,甚至夸大或伪装某种躯体不适。

(5)辅助检查:尿液吗啡检测阳性。实验室检查可有贫血、白细胞升高或下降、肝功能异常、病毒性肝炎、梅毒、HIV 阳性等。心电图检查可有异常,胸部影像学可发现肺部感染征象。抑郁或者焦虑量表可发现抑郁或焦虑症状。

4.阿片类物质戒断状态

(1)病史:有反复、长期和/或大剂量使用阿片类物质,停止或减少用量时出现急性戒断症状史。同时,男性还可有自发泄精,女性可出现性兴奋等。

(2)临床表现:出现与所使用阿片类物质的种类和剂量有关的戒断症状。

(3)体格检查:一般呈卷曲姿势。可有血压升高、脉搏加快、体温升高、皮肤出现"冷火鸡"样鸡皮疙瘩、瞳孔扩大、流泪、流涕、哈欠、喷嚏、震颤、腹泻、呕吐、失眠等表现。

(4)精神检查:意识清楚,不合作,甚至敌对。一般无幻觉、妄想等精神病性症状。焦虑,严重时行为冲动激越,索药行为突出。

(5)辅助检查:吗啡检测阳性。焦虑和抑郁量表评分较高,渴求指数较高。实验室检查可见贫血、电解质紊乱等。

**(三)鉴别诊断**

阿片类物质可使人的认知活动、情感,意志和行为发生改变,阿片类物质所致障碍者在使用药物、戒断或中毒时均可出现精神症状,而且阿片类物质合并其他物质所致障碍者比例很高,其他物质所致障碍也可导致精神障碍。另外,阿片类物质与其他精神疾病的共病率很高,因此阿片类物质所致障碍者出现精神障碍时,需要详细询问病史、全面的体格检查和精神状况检查及必要的辅助检查来进行鉴别诊断,排除其他器质性或功能性精神障碍。

1.与情感障碍的鉴别诊断

阿片类物质所致障碍者在使用药物、戒断和戒断后各时期均可出现抑郁、焦虑等情绪障碍,也可有情感高涨、夸大、欣快等体验。戒断后期多半出现情绪低落、自我评价下降、消极、兴趣减退等,阿片类物质所致障碍者倾向于隐瞒自己的药物滥用病史,需要详细了解病史进行鉴别诊断。

2.与谵妄的鉴别诊断

阿片类物质所致障碍者在戒断或者中毒时可出现谵妄状态,多发生于高剂量中毒合并使用其他精神科药物者;也可发生于中枢神经损伤或原有脑部疾病,如癫痫等,表现意识障碍、幻觉、行为紊乱、震颤、抽搐等,应注意与其他原因所致的谵妄鉴别。

3.与精神分裂症和其他精神障碍的鉴别诊断

阿片类物质所致障碍者可有幻觉、妄想等精神病性症状,而且可有生活懒散、孤僻、意志活动减退、情感淡漠、对毒品以外的事漠不关心等,临床表现与精神分裂症或其他精神障碍相似。应了解精神症状与药物滥用出现的时间和因果关系,有的患者可多种疾病同时存在。

4.与中毒的鉴别诊断

海洛因中毒时针尖样瞳孔表现可与其他药物中毒鉴别,但海洛因合并其他药物使用者中毒时症状不典型。应详细了解有无其他药物滥用,进行血液药物浓度及种类分析。

5.与人格障碍的鉴别诊断

海洛因滥用导致人格衰退,出现各种人格障碍;而且既往有人格障碍者药物依赖危险性高,需与原发人格障碍鉴别。

6.与其他物质所致障碍的鉴别诊断

阿片类物质所致障碍者合并使用其他精神活性物质比例较高,需详细询问病史,明确其他精神活性物质使用的种类和程度,有无多种药物滥用和依赖的情况。

## 五、治疗

### (一)治疗原则

阿片类物质使用相关障碍是一种慢性、高复发性的脑疾病,其发生发展是生物、心理及社会因素综合作用的结果。因此,对阿片类物质使用相关障碍患者的治疗应该由具备或接受过专业训练的临床医师、心理治疗师、职业治疗师、社会工作者等共同协作,采用包括生物、心理及社会干预在内的综合方法进行治疗。理想的治疗目标是通过科学有效的戒毒治疗,促进躯体和心理康复,为回归社会奠定基础。治疗是一个连续、循环和长期的过程,应遵循个体化和以目标为导向的原则和程序,直至患者全面康复。

常见的治疗方法分为药物治疗和非药物治疗。药物治疗包括阿片受体激动剂、部分激动剂、拮抗剂、精神药物和其他对症及支持药物治疗。非药物治疗常用的有简短干预、行为治疗、认知-行为治疗、动机强化治疗、社区强化治疗、人际关系治疗,以及针对青少年的多维度家庭治疗及多系统治疗等。有效治疗的基本要素包括治疗容易获得;治疗个体化;综合性治疗;疗程足够长;积极治疗共病(精神与躯体);重视脱毒治疗;持续监测与评估;确立正确的治疗理念,维持良好的医患关系与提高患者治疗动机。

### (二)急性中毒的治疗

1.一般治疗措施

(1)维持呼吸道通畅,如吸痰、清除口腔分泌物或异物,防止和处理舌后坠。

(2)确保有效供氧,如经鼻给氧、面罩正压给氧、气管插管或使用呼吸机。

(3)建立双路静脉给药通道,一路保证纳洛酮的维持使用,另一路用于进行呼吸、循环衰竭的救治。

(4)注意维持水、电解质和酸碱平衡,保持足够尿量,注意保暖。

(5)持续监护意识状态、生命体征、心肺功能,严重者应定期进行动脉血气和有关生化检查。

(6)对伴有低血压、心动过缓、非心源性肺水肿和颅内压升高患者,应及时对症处理,以防止病情加重。

(7)病情平稳后,还应持续注意观察患者意识状态、生命体征和心肺功能变化 24 小时以上,以防止发生意外。

2.拮抗剂的使用

尽早、及时、足量和足疗程使用阿片受体特异性拮抗剂是抢救阿片类物质急性中毒的关键所在。

(1)纳洛酮使用方法:无固定的剂量范围,主要依据阿片类滥用剂量及用药后的拮抗效果和个体中毒症状的缓解程度,结合生命体征改善情况确定。无意识障碍者可肌肉或静脉注射盐酸纳洛酮 0.4 mg(或 0.01 mg/kg),必要时 2~3 分钟重复 1 次。有意识障碍,但无明显呼吸抑制者,可先静脉注射盐酸纳洛酮 0.4~0.8 mg,若无反应,可间隔 2~3 分钟重复注射,直到意识恢复。意识障碍、呼吸抑制较重者,立即静脉注射盐酸纳洛酮 2 mg,若没有好转,再注射 2~4 mg,必要时重复,总量可达到 20 mg 或以上。

(2)纳洛酮使用注意:如经反复注射纳洛酮,总量超过 20 mg 无效时,应考虑诊断是否正确,或患者在急性中毒的同时还合并有缺氧、缺血性脑损伤,或合并其他药品或毒品中毒,如合并大剂量镇静催眠药中毒昏迷者纳洛酮无效。长效和强效阿片类药物(美沙酮、芬太尼)所致过量中毒,须用较大剂量的纳洛酮,并持续反复用药直到中毒症状完全缓解。如盐酸纳洛酮 2~4 mg 加入 1 000 mL 生理盐水静脉滴注维持 24 小时,或视情况每 2~3 小时重复肌内注射盐酸纳洛酮 0.4 mg。持续观察时间应不短于 24~48 小时,以防止一旦有效拮抗作用消失时,再度出现呼吸抑制。纳洛酮可能诱发戒断症状,部分患者可出现谵妄、躁动,特别是在大剂量使用纳洛酮后表现更为明显,应给予重视和加强护理。

**(三)戒断症状的治疗**

**1.急性戒断症状的脱毒治疗**

急性戒断症状的脱毒治疗分为同类药物替代治疗和非同类药物对症治疗,旨在有效控制戒断症状,平稳度过急性戒断期,为进一步的后续治疗奠定基础。

(1)替代递减治疗:主要包括美沙酮替代递减治疗和丁丙诺啡替代递减治疗。

1)美沙酮替代递减治疗:美沙酮属人工合成的阿片 $\mu$-受体纯激动剂,具有镇痛、镇静和呼吸抑制等作用,可有效控制阿片类戒断症状。美沙酮口服吸收良好,用药后 30 分钟可在血液中测到,达峰时间为 2~4 小时,峰浓度可维持 2~6 小时,单次用药可有效控制戒断症状 12~24 小时以上。美沙酮替代递减治疗的原则为"有效控制症状、逐天递减、先快后慢、只减不加、停药坚决"。

具体用药方法:①明确阿片类物质戒断程度诊断;②首次剂量为 20~40 mg/d(口服),4 小时后若症状控制不理想可酌情增加 5~10 mg,直至有效控制戒断症状及不出现过量表现(如嗜睡等)。除特殊情况外,脱毒治疗第一天总剂量原则上不超过 60 mg/d;③有效控制戒断症状后维持原剂量 1~2 天;④之后逐天递减前 1 天剂量的 20%,减至 5~10 mg/d 时,改为每 1~3 天减 1 mg,直至停药。递减速度和疗程可根据个体情况制定,通常可在 21 天内完成。美沙酮停药后 24~72 小时可出现轻度戒断症状,可使用中枢 $\alpha_2$-受体激动剂(如洛非西定)和中药戒毒药缓解。

2)丁丙诺啡(复方丁丙诺啡)替代递减治疗:丁丙诺啡是阿片 $\mu$-受体的部分激动剂,舌下及注射给药有效,脱毒治疗用其舌下含片。

该药用于阿片类物质戒断状态时具有以下特点:可理想控制戒断症状,作用具"顶限效应",用药安全;有效控制戒断症状作用时间可达 24 小时以上;递减停药过程中戒断症状较轻,停药容易。丁丙诺啡脱毒治疗过程包括诱导期与减量期两个阶段。如体内仍有外源性阿片类物质时可催促出戒断症状。诱导期首次给药时间一般于末次使用海洛因 12~24 小时以上,开始出现轻度戒断症状时。首次剂量为 4 mg,根据情况可在 2~4 小时后再增加 4 mg,随后 2~3 天可逐步增加剂量到 12~16 mg/d,稳定治疗至少 2 天后进入减量期。减量期可根据患者具体情况采取不同的递减方案。一般来说,慢速递减比快速递减戒断症状轻,因此只要患者无迫切要求,应尽量减缓递减速度。丁丙诺啡(复方丁丙诺啡)递减停药时间通常为 10~14 天,如从 8~16 mg/d 的稳定剂量,按照每 2~3 天减少 2 mg 的速度逐渐递减直至停药。

(2)非替代治疗:主要指使用可控制和缓解阿片类物质戒断症状药物的治疗,常用药物包括中枢 $\alpha_2$-受体激动剂(可乐定、洛非西定)和某些中药及成药等非阿片类药物。此类药物对缓解哈欠、流泪、出汗、呕吐、心慌、鸡皮征等症状有效,对焦虑不安、肌肉痛、骨痛效果略差,故临床上多用于轻中度阿片类物质使用相关障碍患者。非替代治疗的特点为用药时间短(一般不超过

10 天),用药剂量大(多用到极量),药物不良反应大,目前临床上已较少使用。

2.稽延性戒断症状的治疗

稽延性戒断症状的治疗主要为对症治疗,具体方法如下。

(1)睡眠和情绪障碍:对于失眠、焦虑、抑郁等症状可在医师指导下酌情使用小剂量镇静催眠及抗抑郁药,应避免大剂量苯二氮䓬类药物,以防止其产生依赖。

(2)全身乏力、四肢关节和肌肉疼痛:可对症治疗或使用具有缓解戒断症状的中成药。

**(四)药物维持治疗**

对于戒毒治疗后反复复发的阿片依赖个体,应进行社区药物维持治疗。主要方法包括美沙酮维持治疗、丁丙诺啡(复方丁丙诺啡)维持治疗。药物维持治疗并非是单纯服用替代药物,而是包括患者管理、医疗干预、心理/行为干预和社会支持等的综合干预方法。

药物维持治疗是针对阿片类物质使用相关障碍患者的有效治疗方法之一,在不同的国家/文化背景境下,均能达到以下效果:可以减少/消除阿片类物质的使用;可以减少 HIV/AIDS 的蔓延和传播;可以减少与阿片类物质使用相关的违法犯罪行为;可以逐步恢复阿片类物质使用相关障碍患者的社会和职业功能;可以降低阿片类物质使用相关障碍患者的死亡率。

1.美沙酮维持治疗

美沙酮维持治疗指使用合法药物美沙酮替代非法阿片类物质并长期维持的治疗方法,包括引入期和维持期。

(1)引入期:一般为 5～7 天,以有效控制戒断症状和调整美沙酮到适宜剂量(如达到耐受水平和降低渴求感)为主要目的。用药原则为"低剂量开始,小剂量增加"。确定首剂量应考虑的因素包括患者身体状况、对阿片类物质的耐受程度和共用的药物种类等。美沙酮的首次剂量为 20～40 mg,首日剂量一般不超过 40 mg;次日后若戒断症状不能控制可每天增加 5～10 mg,直到戒断症状完全控制,渴求感明显降低。

(2)维持期:开始于引入期完成后,在美沙酮剂量稳定的基础上,有计划地进行系统和综合性的康复治疗,帮助患者逐渐恢复个人、家庭、职业和社会功能。美沙酮维持治疗的推荐剂量通常为 60～120 mg/d,遵循个体化原则。维持期长短因人而异,至少应在 1 年以上,绝大部分患者通常需要长期甚至终生维持用药。

(3)注意事项:美沙酮维持治疗具有用药剂量大和用药时间长的特点,故临床上应注意以下几个方面。

禁忌证:包括支气管哮喘、支气管肺炎、活动期肝炎及癫痫等。

药物相互作用:美沙酮可与数百种药物产生相互作用。常见的如抗真菌药(氟康唑、酮康唑)、抗生素(红霉素、克拉霉素、利福平)等可增加美沙酮的血药浓度;抗病毒药(洛匹那韦、奈非那韦、奈韦拉平)等可降低美沙酮的血药浓度。

特殊情况:美沙酮代谢的个体差异极大,少数快速代谢型个体(如美沙酮 160 mg/d 仍不能有效控制戒断症状),应将一天剂量应分两次服用,以防止中毒风险增高和控制戒断症状不足 24 小时。对主动要求维持剂量在 40 mg/d 左右的患者,多会同时合并使用海洛因,以达到既不出现戒断症状,又可获得欣快感的状态,对此类患者应提高剂量至足剂量。

个体化用药与最佳剂量:美沙酮维持剂量的个体差异极大,须遵循个体化原则。最佳剂量的判断标准通常为能理想控制戒断症状,充分抑制渴求感;尿液非法阿片类物质检测阴性,治疗依从性良好;不影响患者正常生活和不出现过量反应。

漏服及其处理:美沙酮维持治疗是一个长期的过程,漏服现象难于避免,故须弄清原因,及时调整剂量。处理方法包括以下几点。①漏服1~2天,可维持原剂量;②连续漏服3天,美沙酮剂量低于30 mg/d者,维持原剂量,高于30 mg/d者,剂量减半,可快速递增剂量(10 mg/d),每2~3天评估患者1次,直至理想控制症状;③漏服4天以上则应重新引入,观察反应后可快速递增剂量,每2~3天评估患者1次,直至理想控制症状。

2.丁丙诺啡(复方丁丙诺啡)维持治疗

丁丙诺啡(复方丁丙诺啡)维持治疗通常分为诱导期、稳定期和维持期。

(1)诱导期:首次给药应在末次海洛因使用12小时后或末次使用美沙酮24~48小时后,即海洛因使用者《临床阿片类药物戒断量表(clinical opiate withdrawal scale,COWS)》评分在8~10分,美沙酮使用者COWS评分在12~14分。诱导原则是等待和观察,即无论患者使用海洛因还是美沙酮,均应在患者出现轻中度、可观察到的戒断症状时首次给药。推荐起始剂量为2~4 mg,观察1小时后依戒断症状控制情况可增加2~4 mg,第一天剂量一般不超过12 mg。诱导期开始后应尽快调整丁丙诺啡到合适剂量。一旦开始丁丙诺啡治疗,应持续给药,直到患者感觉舒适。

(2)稳定期:指患者已停止阿片类物质使用,渴求感降低,且没有明显不良反应的时期。该期应根据患者对丁丙诺啡的反应调整到最佳维持剂量。第一周末时的最佳剂量应为12~24 mg/d。

(3)维持期:指患者用药剂量稳定,生活正常,治疗依从性良好和各项功能恢复正常的时期。维持剂量强调个体化用药,应足以维持到下一个预定服药期(如果是24小时,则开出维持24小时的量;如果是48小时,则开出维持48小时的剂量)。丁丙诺啡维持治疗剂量范围在8~24 mg/d,最大不超过32 mg/d(国外),推荐日剂量为4~16 mg。可每天1次用药,也可间隔1~3天用药。

(4)注意事项:与美沙酮维持治疗相同,临床上应该注意的几个方面具体如下。

禁忌证:对丁丙诺啡或其复方过敏者;严重呼吸功能或肝功能损害者;孕期及哺乳期患者。

药物相互作用:丁丙诺啡与其他药物之间可能存在有严重的相互作用,特别在与苯二氮䓬类药物、其他镇静药、阿片类拮抗剂和阿片类激动剂等合用时必须慎重。

漏服及其处理:①隔天1次或每周3次服药方案的患者遗漏了某个"服药日",而在第二天(非服药日)前来服药,应提供更低剂量的丁丙诺啡以求顺利过渡,直到另一个服药日。②错过治疗不足1周的患者在经医师评估,并确定没有阿片类物质、酒精或苯二氮䓬类药物急性中毒迹象的,可以继续丁丙诺啡维持治疗。③连续错过1周以上治疗的患者应重新进行诱导。

其他注意事项:颅脑损伤及呼吸抑制患者、老弱患者慎用。丁丙诺啡久用可产生依赖性,戒断症状于停药3天后出现,可持续15天以上。丁丙诺啡过量反应类似吗啡,在给药后约3小时发生,程度比吗啡轻,并不随剂量增加而加重,但持续时间长,需大剂量纳洛酮(10 mg)才能逆转其呼吸抑制作用。

3.维持治疗药物的互换与停药

(1)美沙酮替换到丁丙诺啡(复方丁丙诺啡)的替换条件包括患者不能耐受美沙酮的不良反应;患者不能很好地适应美沙酮门诊的服药方式,希望延长服药间隔;患者希望将丁丙诺啡(复方丁丙诺啡)作为一种过渡性的脱毒药物。

替换方法为递减美沙酮剂量到30 mg/d以下;停止使用美沙酮24小时以上,患者出现轻中度戒断症状时;首剂量丁丙诺啡2 mg,观察2小时不出现戒断症状;重复给药至24小时,剂量达

8 mg;第一周末剂量达到 12~24 mg/d;调整剂量至最佳剂量并维持。

(2)丁丙诺啡替换到美沙酮的替换条件包括丁丙诺啡不能有效遏制患者使用海洛因,可能更适合接受高剂量美沙酮的治疗者;更易接受或者习惯于使用美沙酮的患者。

替换方法为停止使用丁丙诺啡(复方丁丙诺啡)24 小时以上,出现轻中度戒断症时;美沙酮首次剂量 20~40 mg,首日剂量一般不超过 40 mg;次日后若戒断症状不能控制可每天增加 5~10 mg,直到戒断症状完全控制,渴求感明显降低;调整剂量至最佳剂量并维持。

(3)递减停药。①美沙酮递减停药:逐天递减美沙酮剂量,1~10 mg/d,先快后慢,直至停药;递减以不出现明显戒断症状为原则,必要时可辅助中枢 $\alpha_2$ 受体激动剂(可乐定、洛非西定)等药物控制戒断症状;递减时间通常为 30 天左右。②丁丙诺啡(丁复方丙诺啡)递减停药:逐天递减,以不出现明显戒断症状为原则;递减时间通常为 2 周。

**(五)药物防复发治疗**

复发指完成脱毒治疗并停止使用阿片类物质一段时间后又重新回到既往寻找和反复使用阿片类物质的状态。与复发相关的因素主要有物质触发,即再次用药获得奖赏而触发;情景触发,即由既往使用物质形成的条件反射(看到同伴、用具、场所等)所触发;应激触发,即由负性或正性情绪改变触发。这些因素均可唤起患者对既往使用阿片类物质的记忆,诱发强烈的渴求感、觅药和用药行为,进而导致复发。药物防复发治疗的机制,一是通过阻断阿片类物质的正性强化作用,抑制患者因反复用药而复发;二是通过缓解应激反应和治疗相关精神障碍即共病,避免患者再次使用阿片类物质。

1.纳曲酮防复发治疗

纳曲酮具有可逆性阻断阿片类物质的作用,可防止机体对吗啡、海洛因和其他阿片类物质产生躯体依赖,本身无阿片样作用,无耐受性,停药后不产生戒断症状,无滥用潜在危险。

(1)适应证:适用于完成脱毒后的阿片类物质使用相关障碍患者康复期的辅助治疗,特别是用于防止或减少复发。使用纳曲酮前,患者必须具备以下条件。①停止使用阿片类物质(海洛因、鸦片、吗啡等)7~10 天以上,停止美沙酮 2 周以上;②尿阿片类物质(吗啡、美沙酮、丁丙诺啡等)检测结果呈阴性;③肝肾功能检查基本正常;④纳洛酮激发试验阴性;⑤具有较好的家庭/社会支持及监督环境。

(2)禁忌证:①正在接受阿片类镇痛药治疗的患者;②正在接受美沙酮或丁丙诺啡维持治疗的患者;③阿片类物质急性戒断期的患者;④纳洛酮催促试验失败或尿阿片类物质检测阳性患者;⑤纳曲酮过敏史患者;⑥急性肝炎或肝功衰竭患者。

(3)用药方法:盐酸纳曲酮片首剂量 25 mg,若无戒断症状出现则次日后每天给予 50 mg。也可采用逐渐增加剂量的诱导方案,即第一天 2.5~5.0 mg;第二天 5~15 mg;第三天15~30 mg;第四天 30~40 mg;第五天 40~50 mg。3~5 天完成诱导后转入维持剂量。维持期纳曲酮服药方法可分为每天服用 50 mg 和每周服用 350 mg(如周一 100 mg,周三 100 mg,周五 150 mg)法,用药时间长短依患者具体情况确定,原则上只要存在复发的可能,即可服用盐酸纳曲酮预防复发。建议服用盐酸纳曲酮时间至少半年以上。

(4)纳曲酮维持治疗的注意事项:①大剂量的阿片类物质可以反转纳曲酮的作用,同样存在阿片类物质过量的风险;②服用纳曲酮治疗患者镇痛可选用局部麻醉、苯二氮䓬类、非阿片类镇痛药和全身麻醉;③若使用阿片类药物镇痛时,其用量较通常剂量大很多,可能出现呼吸抑制;④纳曲酮及其代谢产物主要通过肾脏排除,肾功能损伤患者慎用。

**2.精神科药物对症治疗**

抑郁、焦虑、失眠、乏力、渴求等症状严重者可使用抗抑郁药物,如曲唑酮、米氮平、文拉法辛等。应避免长期大剂量使用苯二氮䓬类药物,以防止产生新的依赖。

**(六)心理社会干预**

心理、社会干预主要是针对影响阿片类物质使用相关障碍患者的心理、社会因素,包括对个体心理、行为及家庭、社会环境多个方面的干预,是治疗的重要环节。

**1.动机强化治疗**

动机强化治疗是采用相应的治疗策略,以强化患者做出改变自己物质使用障碍行为动机为目标的治疗方式,有助于提高治疗效果,可以单独使用或者与其他治疗联合使用。

**2.认知行为治疗**

认知行为治疗是通过识别和改变患者的不合理认知,来减少或消除不良的情绪或物质滥用等适应不良行为。主要包括预防复发、应对技能训练等,以有效预防复发。

**3.行为疗法**

行为疗法应用行为医学的理论(如经典条件反射、学习理论、强化作用、操作条件反射等),帮助患者消除或建立某种行为,从而达到治疗目的,包括使用行为强化治疗、线索暴露疗法、社区强化等,以提高治疗依从性,增加治疗效果。

**4.家庭治疗**

家庭治疗是指通过改善吸毒人员人际关系,特别是家庭成员间的关系,促进家庭成员间的感情交流,提高治疗支持程度。

**5.社会干预**

社会干预即政府或非政府组织在社会事务中的干预行为,通过动员社会资源来帮助物质使用障碍者适应社会,保持操守状态,是康复过程中的重要环节。

## 六、疾病管理

使用阿片类物质绝大多数都会导致依赖,极少数人短期内或在特殊的情况下可停留在偶尔使用而未形成依赖。一旦形成依赖,阿片类物质依赖者的生活模式变成以毒品为中心,其生活态度和价值观与主流社会严重背离,出现各种躯体并发症和精神问题,家庭社会功能严重受损,人格衰退,说谎、欺骗,从事违法犯罪行为。虽然其病程和预后受个体的特征、环境、使用毒品模式、毒品种类等因素的影响,但总的来说,阿片类物质依赖呈慢性复发性病程,预后不良。

阿片类物质使用所致障碍者治疗后复吸率很高,我国调查发现海洛因依赖者复吸率高达80%以上,大多数患者有多次戒毒治疗史。吸毒者因静脉注射毒品易感染艾滋病、肝炎等恶性传染病。吸毒者因毒品过量中毒或自杀的死亡率很高,因从事违法犯罪行为被监禁者比例较大。美国一项关于非法药物依赖者的 25 年随访研究显示,50%在吸毒-戒毒-吸毒中循环,一直持续或间断使用毒品,25%因违法犯罪进监狱,仅有 25%的患者完全摆脱了对毒品的依赖。

阿片类物质使用所致障碍者戒毒治疗后各种躯体、心理和家庭社会原因均可导致复吸。常见的复吸原因有心理依赖性、负性情绪、稽延性戒断症状、不正确的认知、戒断动机不强、躯体因素、家庭问题、应激事件、经济状态、不良群体影响、维持旧的生活方式等。而家庭社会支持好、有正当职业、生活规律、戒断动机强者、能有效应对各种应激、保持良好情绪状态者的复吸可能性相对较小。

(刘　帅)

# 第五节 兴奋剂使用所致障碍

兴奋性物质包括可卡因、苯丙胺及苯丙胺类物质。苯丙胺类物质有不同的剂型,粉状剂型可以鼻吸、注射或者溶解于饮料中使用;片剂的处方药一般口服;冰毒在容器中或铝箔上吸入使用,可以快速产生类似于注射的快感。在我国,可卡因的滥用情况远远不如西方国家,但苯丙胺类药物(amphetamine-type stimulants,ATS)在我国的滥用情况有明显增加的趋势。因此,本节主要讨论苯丙胺、甲基苯丙胺或甲卡西酮等苯丙胺类兴奋剂使用所致相关障碍。

## 一、概述

### (一)相关概念

苯丙胺类兴奋剂是指苯丙胺及其同类化合物。常见的包括苯丙胺、甲基苯丙胺(俗称冰毒)、3,4-亚甲二氧基甲基苯丙胺(俗称摇头丸)、甲卡西酮(浴盐、丧尸药)、麻黄碱、伪麻黄碱和哌甲酯等,其中最常被非法使用的有甲基苯丙胺和3,4-亚甲二氧基甲基苯丙胺等。苯丙胺类兴奋剂具有兴奋中枢神经系统的药理作用,可引起短暂精神异常,包括急性中毒、有害性使用、依赖和戒断综合征及各种精神障碍等。

根据苯丙胺类兴奋剂化学结构不同及药理、毒理学特性可分为以下4类。

(1)兴奋型苯丙胺类:代表药有甲基苯丙胺、哌甲酯、甲卡西酮等。

(2)致幻型苯丙胺类:代表药有二甲氧甲苯丙胺、溴基二甲氧苯丙胺和麦司卡林等。

(3)食欲型苯丙胺类:包括维洛沙秦、苯二甲吗啉,二乙胺苯丙酮等。

(4)混合型苯丙胺类:包括亚甲二氧基甲基苯丙胺和亚甲二氧基乙基苯丙胺。

### (二)流行病学

《2022年中国毒情形势报告》数据显示,截至2022年底,现有吸毒人员112.4万名,其中滥用冰毒者为58.8万名,占52.3%。2011年,联合国世界毒品报道显示,全球15~64岁人群中有3.3%~6.1%吸毒者(1.5亿~2.7亿),苯丙胺类兴奋剂(包括苯丙胺类物质、摇头丸等类似物)年度流行率为0.13%~1.30%,是次于大麻最流行的毒品。而《2023年世界毒品报告》数据显示,过去十年,吸毒者人数增加了23%,达到2.96亿,占全球15~64岁人口的5.8%。既往我国以海洛因为主要滥用物质,但近年来我国ATS滥用比例逐年增高,,我国非法使用ATS的问题也日益严重,临床上因ATS的滥用而导致各种生理心理及精神障碍者屡见报道。ATS滥用不仅给个人生理及心理带来极大痛苦,而且给家庭及社会带来沉重负担。

## 二、病因与发病机制

### (一)苯丙胺类物质的药理作用与病理基础

苯丙胺类兴奋剂与儿茶酚胺递质结构相似,其进入血液后迅速在体内分布并极易通过血-脑屏障进入脑组织。口服、静脉注射、烟吸均能进入脑内发挥强烈的中枢兴奋作用。以苯丙胺为代表的苯丙胺类兴奋剂具有相似的化学结构和药理作用,其毒性作用实际上是药理学作用的加剧。其主要药理、毒理学作用有以下几方面。

1.对中枢神经系统的影响

苯丙胺类兴奋剂具有强烈的中枢神经兴奋作用和致欣快作用。研究表明。它们大多主要作用于儿茶酚胺神经细胞的突触前膜,通过促进突触前膜内神经递质(如去甲肾上腺素、多巴胺和5-HT 等)的释放、阻止递质再摄取、抑制单胺氧化酶的活性而间接发挥药理或毒性作用。

(1)去甲肾上腺素受体系统:苯丙胺类兴奋剂的化学结构与儿茶酚胺类似,可促使去甲肾上腺素释放及抑制其再摄取,从而增加其作用强度和作用时间,造成中枢神经的兴奋作用。

(2)多巴胺受体系统:苯丙胺类兴奋剂可直接或间接作用于多巴胺系统,引起多巴胺释放、抑制多巴胺降解酶及促使神经细胞内的小泡释放神经递质,造成突触间隙内多巴胺浓度上升,使得多巴胺神经细胞的活性增强,从而产生兴奋、欣快、刻板行为、行为敏感及成瘾等表现。长期大剂量滥用时,由于堆积于神经末梢的多巴胺缺乏相应的转化酶,破坏多巴胺神经末梢,及神经细胞内的小泡神经递质耗竭,导致精神症状及慢性神经系统损害。有研究发现,滥用冰毒可导致大脑纹状体内多巴胺含量长时间减少,酪氨酸羟化酶活性下降,多巴胺的再摄取被抑制,并认为冰毒所致的多巴胺神经毒性与大脑特定区域能量代谢的紊乱有密切关系。

(3)5-HT 受体系统:苯丙胺类兴奋剂对 5-HT 的回收产生抑制作用,造成血清素等神经递质的急速消耗,使滥用者出现抑郁、焦虑、注意力不集中、记忆障碍及睡眠障碍等症状。长期滥用将导致 5-HT 能系统发生退化和消失,产生严重脑功能损害。

(4)谷氨酸受体系统:越来越多的研究证据表明,谷氨酸神经传导系统在苯丙胺类兴奋剂致病过程中起主要的作用。长期给予苯丙胺可以调控 NMDA 受体的表现,而这种改变可能是苯丙胺造成慢性神经损害的致病机制之一。

2.对周围神经系统的影响

苯丙胺类兴奋剂刺激交感神经 α 及 β 受体从而对外周交感神经产生拟交感兴奋作用。对心血管系统产生兴奋作用可使血压增高、心率加快等;肌肉过度兴奋与收缩所致的外周性产热导致体温升高,甚至恶性高热;作用于瞳孔括约肌,可使瞳孔扩大等。

3.其他作用

苯丙胺类兴奋剂刺激延髓呼吸中枢,使呼吸频率和呼吸深度增加;抑制摄食中枢,导致食欲下降。另外,研究还发现苯丙胺类兴奋剂具有免疫损伤作用,并被认为可能直接或间接参与HIV 感染及发病的病理过程。

**(二)苯丙胺类物质的成瘾机制**

苯丙胺类兴奋剂的犒赏作用和成瘾性与中脑边缘系统(犒赏中枢)的多巴胺通路相关,使用钙通道阻滞剂伊拉地平可以阻滞该通路,降低苯丙胺的精神兴奋作用,并能明显减少由苯丙胺类兴奋剂所致的主观正性体验和渴求。大量动物实验和流行病学研究表明,苯丙胺类兴奋剂具有很强的正性强化作用,其特点是即使偶尔或一次单剂量使用即可产生"急性强化效应",注射使用后很快出现思维活跃、精力充沛、能力增强感等,并体验到难以言表的快感,即称为腾云驾雾感或全身电流般传导的快感,这与苯丙胺促进多巴胺、去甲肾上腺素释放并由此导致欣快、增加精力和提高社交能力的毒理学作用有关。因此滥用潜力很大。使用数小时后,滥用者出现全身乏力、精神压抑、倦怠沮丧而进入所谓的沮丧期,以上的正性和负性体验期使得滥用者陷入反复使用的恶性循环中,这也是形成精神依赖的重要原因之一。

### 三、临床表现

#### (一)急性中毒

苯丙胺类兴奋剂使用所致急性中毒通常是短期大量使用苯丙胺类兴奋剂后所出现的一种中毒状态,临床表现与所使用的苯丙胺类兴奋剂药理作用及其剂量密切相关。

1.躯体症状

大量滥用苯丙胺类药物可引起恶心、呕吐、口渴、出汗、发热,头痛、瞳孔扩大,部分患者可出现咬牙、共济失调,血压升高、心率加快或减慢,严重者出现心律失常、循环衰竭,出血或凝血功能障碍,惊厥、昏迷甚至死亡。

2.精神症状

精神症状的临床特征以类躁狂状态多见,表现为明显的兴奋话多、欣快、激越、失眠、动作增多、性欲亢进、冲动甚至攻击行为。症状较严重者可出现谵妄状态,表现为意识模糊、幻觉、思维松散、逻辑性差、判断能力下降、妄想、注意力涣散、刻板动作或言语等。

#### (二)有害性使用

有害性使用是指因使用苯丙胺类兴奋剂造成了躯体或心理(精神)上有临床意义的损害,常由急性中毒、对身体的直接或间接损害所致,患者知道自己的使用模式会造成损害,仍然继续使用。

1.躯体损害

躯体损害包括因使用苯丙胺类兴奋剂直接导致的躯体问题,如头痛、高血压、上消化道溃疡甚至出血等;或导致既往疾病的加重;或间接导致的躯体问题,如牙齿损害、静脉使用导致的皮肤损伤、脓肿、溃疡、蜂窝组织炎、坏死性血管炎等,以及因不恰当的注射或性行为导致的人类免疫缺陷性病毒感染和丙型肝炎病毒感染等。

2.精神损害

精神损害包括失眠、情绪易激惹、焦虑、抑郁及原有的性格特征更加突出等;或者使原有的精神症状复发或加重等。

#### (三)依赖综合征

反复或持续使用苯丙胺类兴奋剂导致的一组异常生理、行为和认知综合征。患者对苯丙胺类兴奋剂使用极大优于其他活动,出现对苯丙胺类兴奋剂使用失控及强烈的心理渴求。表现为精神依赖及躯体依赖,躯体依赖症状的严重程度与滥用苯丙胺类兴奋剂的种类和程度相关。

1.躯体依赖

躯体依赖是指个体反复使用苯丙胺类兴奋剂所导致的一种机体病理性适应状态,机体需要一定血药浓度的成瘾物质才能维持其正常功能,包括耐受性增加和戒断综合征。耐受性增加主要表现为使用同样剂量的苯丙胺类兴奋剂时出现药效减弱。因此,需通过增加使用剂量与频率,或者改变使用方式,如由吸入改为注射,来达到想要的效果。戒断症状表现详见下述戒断综合征。

2.精神(心理)依赖

精神(心理)依赖表现为对苯丙胺类兴奋剂强烈的心理渴求和对苯丙胺类兴奋剂失控性使用,难以控制使用时间与剂量,可有强迫性觅药行为,精神依赖是依赖综合征的核心特征。

### (四)戒断综合征

长期反复大剂量使用苯丙胺类兴奋剂会导致机体出现适应性改变,一旦停止或减少使用剂量后,个体通常在4～24个小时内会出现一系列与苯丙胺类兴奋剂药理作用相反的心理、生理症状群。苯丙胺类兴奋剂戒断综合征以精神症状为主,躯体症状相对较轻。主要包括食欲增加、头晕、昏沉感、嗜睡、睡眠增多或失眠、生动而不愉快的梦、疲乏、注意力不集中、焦虑、抑郁、动力缺乏、精神运动性迟滞或激越、多疑等。苯丙胺类兴奋剂戒断症状一般持续1～2周。

### (五)谵妄状态

苯丙胺类兴奋剂所致谵妄状态多与急性中毒有关,多在不良躯体状况基础上发生。主要表现为意识障碍,如意识模糊、清晰度下降,感知觉障碍及行为紊乱,如生动的幻觉、错觉、精神运动性兴奋、刻板动作等。自主神经功能亢进,如大汗、心动过速、震颤等。患者常有记忆障碍,恢复后对谵妄时的表现存在遗忘或部分遗忘。如患者无严重躯体疾病,停用苯丙胺类兴奋剂并及时处理,症状持续时间一般较短,预后良好。

### (六)精神病性症状

长期或大量使用苯丙胺类兴奋剂可导致类似偏执型精神分裂症的症状。常见的症状包括幻听、幻视、关系妄想、被害妄想、嫉妒妄想、内心被揭露感、怪异或不寻常思维内容、思维中断、言语紊乱、行为紊乱或紧张症等,也有报道出现虚无妄想、冒充者综合征等罕见症状。患者在精神症状的影响下可出现明显的兴奋激越及冲动攻击行为。病程一般较短暂,持续时间大多不超过1个月,最长不超过6个月。

### (七)苯丙胺类兴奋剂所致的其他精神障碍

#### 1.心境障碍

在苯丙胺类兴奋剂使用的各阶段均可出现。急性较大剂量使用苯丙胺类兴奋剂可导致心境高涨,患者主观体验到头脑灵活、精力充沛和愉快感,兴奋、话多、活动增加、易激惹、性欲亢进,严重者类似躁狂发作。在急性戒断期可出现倦怠、乏力、沮丧、情绪低落、快感缺失等,类似抑郁发作,患者为摆脱抑郁情绪往往再次寻求使用苯丙胺类兴奋剂。多数患者在戒断后或慢性使用过程中会出现不同程度的抑郁,症状包括烦躁、易怒、悲观、少语少动、疲劳感、嗜睡等,严重者可出现自杀念头或企图。少数患者可表现双相障碍,并可合并精神病性症状。随着戒断时间的延长及给予相应治疗后,上述心境障碍的症状一般会逐渐缓解或康复。

#### 2.焦虑障碍

在苯丙胺类兴奋剂使用时或戒断期间均可出现惊恐障碍,表现为突然出现的心慌、胸闷、心悸、呼吸短促、出汗、紧张、恐惧、乏力等,严重者出现濒死感,持续时间多为数分钟到数十分钟不等,很少超过一小时。也可出现类似于广泛性焦虑障碍的症状,表现为过分紧张、坐立不安、心神不定等,害怕或担心日常生活事件或活动,明知无意义但无法摆脱,为此苦恼,常伴情绪低落与睡眠障碍。症状表现类似于原发性焦虑障碍,有使用苯丙胺类兴奋剂的客观证据。

#### 3.性功能障碍

性功能障碍与苯丙胺类兴奋剂使用密切相关,可发生在使用苯丙胺类兴奋剂的不同时期。男性性功能障碍表现包括性欲障碍(性欲增强或降低)、勃起障碍(或持续障碍)和射精障碍(射精延迟)等;女性主要表现性欲障碍(性欲增强或降低),如性高潮障碍、性兴趣/唤起障碍等。一般来说,使用早期可导致性功能亢进,慢性使用常常导致性功能降低。

4.睡眠障碍

睡眠障碍可发生在苯丙胺类兴奋剂使用不同时期,急性中毒时表现为失眠,对睡眠的需求减少,睡眠潜伏期和连续性紊乱,快眼动睡眠与慢波睡眠减少。戒断期睡眠障碍很常见,主要表现为困倦、入睡困难、睡眠效率低,夜间觉醒次数增加,睡眠时间减少,次日自觉精力不足等。抑郁焦虑情绪会加重睡眠障碍或互为因果。

5.认知功能障碍

普通人偶尔使用苯丙胺类兴奋剂可增强某些方面认知,如注意力更加集中、警觉性增强、工作效率提高,这是部分患者最初使用苯丙胺类兴奋剂的原因。但随着使用剂量与频率增加,可导致认知功能障碍,如在急性中毒及谵妄时,患者意识清晰度下降、定向障碍,可出现幻觉、错觉、妄想等感知觉与思维障碍。长期滥用苯丙胺类兴奋剂可导致持久认知功能损害,主要表现为执行功能、注意力、控制力及学习记忆功能损害。苯丙胺类兴奋剂所致认知损害与高危行为、治疗依从性差和复吸密切相关。目前认为苯丙胺类兴奋剂所致认知功能在持续戒断及治疗后可部分改善或康复。

**(八)苯丙胺类兴奋剂所致的常见躯体并发症**

长期使用苯丙胺类兴奋剂可导致许多躯体并发症,其中以心血管系统、神经系统、运动系统并发症较常见。

1.心血管系统

苯丙胺类兴奋剂对外周交感神经产生拟交感兴奋作用,可导致心动过速、心律失常、心肌缺血及急性高血压、心力衰竭甚至猝死。血管的急剧收缩和血压的升高会引起缺血性和出血性脑卒中。

2.神经系统

苯丙胺类兴奋剂有较强的神经毒性,长期使用会出现多巴胺功能缺陷相关的障碍,如肌张力障碍、肌阵挛、共济失调、不自主运动等各类运动障碍。

3.消化系统

苯丙胺类兴奋剂可抑制摄食中枢,导致食欲下降、营养不良、代谢紊乱等。慢性苯丙胺类兴奋剂滥用者常出现口干、牙周疾病、龋齿、牙齿磨损等,俗称"冰毒口腔"。

4.内分泌系统

苯丙胺类兴奋剂可直接或间接影响内分泌系统导致血糖升高,慢性患者可导致糖耐量异常或并发糖尿病、甲状腺功能亢进。

5.运动系统

苯丙胺类兴奋剂的中枢兴奋作用可表现为头颈部肌肉紧张、磨牙、肢体活动增加。大剂量使用可导致刻板样动作、震颤、抽搐,肌肉过度收缩、高热等会损伤肌细胞膜,引起横纹肌溶解。

6.其他

苯丙胺类兴奋剂急性中毒时可导致恶性高热。苯丙胺类兴奋剂的性兴奋作用增加 HIV、乙型肝炎和丙型肝炎、梅毒等性传播疾病的风险。有研究发现苯丙胺类兴奋剂具有免疫损伤作用,直接或间接参与 HIV 感染及发病过程。

## 四、临床评估与诊断

### (一)临床评估

全面评估及确定症状是诊断的基础。评估内容包括病史采集、体格检查、精神检查、相关辅助检查等。

**1.病史采集**

病史采集对于诊断苯丙胺类兴奋剂相关障碍至关重要,需要通过对患者及其他知情者的访谈来获得详细的病史资料。访谈前,尽量了解关于患者所有相关可查阅到的资料。在访谈中,需要掌握良好的沟通技巧,首要任务是建立良好的医患关系以获得患者信任与配合,访谈过程中要充分尊重患者、表达共情,积极倾听并关注他者非言语行为,灵活运用开放性和封闭式提问等访谈策略,保证评估过程的安全性和隐私性,以增加患者的依从性。与其他知情人访谈或获取相应客观检测指标有助于核实信息的正确性。访谈重点内容如下。

(1)目前使用苯丙胺类兴奋剂情况,包括是否还使用其他成瘾性物质;若使用,是何种物质,使用的剂量和频度如何。特别要了解入院前 1 周所有的情况。

(2)目前有哪些临床症状,构成何种综合征。

(3)患者这些临床表现与苯丙胺类兴奋剂使用时间、剂量的关系如何。

(4)是否存在可能影响临床表现的其他因素,如躯体与精神疾病、应激源、其他成瘾物质使用等。

(5)患者是否有苯丙胺类兴奋剂使用相关障碍不能解释的精神症状。

(6)风险评估,如有无自杀、冲动攻击等风险。

(7)如果患者不合作,重要的是判断精神障碍与苯丙胺类兴奋剂使用的关系,以及对自杀、冲动、攻击行为进行风险评估。

**2.体格检查**

详细的体格检查可以全面评估患者的躯体情况,尤其要注意意识状态、生命体征、感染相关的体征、急性中毒和慢性苯丙胺类兴奋剂使用相关躯体并发症等。

**3.精神检查**

精神检查包括对一般情况、感知与思维异常、情感活动和意志行为、认知功能等的完整评估。特别要注意对患者进行包括冲动、攻击、自杀等方面的风险评估。评估同时应进行相应的详细记录。

**4.辅助检查**

辅助检查包括苯丙胺类兴奋剂生物学检测、实验室检查、影像学检查和相关心理学量表评估等。

**(二)诊断要点**

参照国际疾病分类第十一版中物质使用和成瘾行为所指的障碍的诊断标准,在全面检查评估基础上,根据患者苯丙胺类兴奋剂使用史及相关临床表现,结合体格检查和精神科检查,以及实验室检查等结果进行诊断。诊断要点如下。

**1.苯丙胺类兴奋剂急性中毒**

一般是急性大量使用苯丙胺类兴奋剂所致的生理、心理精神症状群,急性中毒往往和剂量密切相关,是一种短暂现象,临床表现主要与其药理作用密切相关。生理方面表现有瞳孔散大、血压和心率增加,精神方面表现为精神运动性激越、兴奋、欣快、思维混乱、偏执,过分警觉、焦虑、紧张、刻板行为等。严重者可出现中毒性谵妄状态。

**2.苯丙胺类兴奋剂有害使用模式**

过去 12 个月或者至少 1 个月因使用苯丙胺类兴奋剂造成了临床上躯体或精神健康的显著

损害,患者常知道这种使用模式造成健康伤害,常由急性中毒、对身体器官或系统的直接或间接损害所致。

**3.苯丙胺类兴奋剂依赖综合征**

过去 12 个月或至少持续 1 个月的慢性、反复或持续的物质使用,典型特征为反复或失控性持续使用苯丙胺类兴奋剂。患者往往连续数天使用苯丙胺类兴奋剂以追求药物兴奋快感,直至药效减弱,此时出现情绪低落、极度疲劳的耗竭状态,患者不得不停止使用数天,如此重复循环,苯丙胺类兴奋剂使用处于失控状态,伴发系列躯体与精神健康问题,影响其家庭、职业和社会功能。

**4.苯丙胺类兴奋剂戒断综合征**

停止或减少苯丙胺类兴奋剂使用后出现的一组症状或体征,可表现为极度的疲劳与情绪抑郁及食欲增加等,伴有快感缺失与渴求使用苯丙胺类兴奋剂,常需要数天的休息与恢复,严重者出现自杀观念与行为。

**5.苯丙胺类兴奋剂所致精神障碍**

使用苯丙胺类兴奋剂期间或之后不久,出现的精神病性综合征(如幻觉、妄想、兴奋或木僵、抑郁、躁狂等)。只要不再继续使用更多的药物,上述症状多数持续时间较短,大多数典型病例在1月内部分缓解。如果肯定患者没有继续使用苯丙胺类兴奋剂,但症状长期持续存在,则应考虑与其他精神疾病,如精神分裂症共病问题。

**(三)诊断步骤**

在全面病史采集并明确患者有成瘾物质使用史的基础上,通过对精神症状进行分析,提出诊断假设,鉴别诊断与明确诊断及随访与验证诊断 5 个基本步骤来明确诊断。当患者同时存在苯丙胺类兴奋剂使用障碍与精神症状时,要注重苯丙胺类兴奋剂所致精神障碍与原发的精神障碍的鉴别诊断,重点通过分析精神障碍是否"独立"于苯丙胺类兴奋剂使用,确定是否同时存在其他原发的精神障碍。

**(四)鉴别诊断**

苯丙胺类兴奋剂使用相关障碍临床表现复杂,在不同的发生、发展阶段具有不同的临床特征。苯丙胺类兴奋剂急性中毒与戒断过程中可出现各种精神症状,需要与精神疾病相鉴别;苯丙胺类兴奋剂所致精神障碍的临床症状与精神分裂症、抑郁症、双相障碍等精神障碍类似,需要通过全面分析进行鉴别诊断。

**1.急性中毒与原发精神障碍的鉴别诊断**

在苯丙胺类兴奋剂急性中毒过程中,可出现兴奋、激越、抑郁、精神病性症状等类似于其他非药物所致精神障碍,如精神分裂症、双相障碍、焦虑抑郁障碍的症状。鉴别要点:后者缺乏苯丙胺类兴奋剂使用史;前者是在苯丙胺类兴奋剂使用过程中、使用后不久出现,并具有苯丙胺类兴奋剂中毒的其他特征性症状,如鲜明、生动、恐怖的视幻觉,关系妄想、被害妄想等,而且精神症状持续时间较短,随着药物代谢,症状缓解或痊愈。

**2.苯丙胺类兴奋剂所致精神障碍与原发精神障碍的鉴别诊断**

前者与苯丙胺类兴奋剂使用关系密切;而后者无苯丙胺类兴奋剂使用史,具有其相应精神障碍的临床与病程特点。部分患者可能存在共病的情况,鉴别诊断的重点在于精神障碍是否"独立"于苯丙胺类兴奋剂使用,即是否属于"共病",详见下述与精神疾病共病的鉴别诊断。

**3.与其他成瘾物质使用相关障碍的鉴别诊断**

药物滥用者常伴有多种成瘾物质使用,虽然发展到依赖状态的患者具有类似的行为特征,但不同成瘾物质具有不同的药理特征,患者使用后的生理与心理体验不同,戒断后特征性症状也有所差异。可以通过患者的病史及尿或者血液毒品及代谢产物检测来进行鉴别诊断。临床上一般根据目前主要使用的成瘾物质来进行诊断,但如果患者目前同时满足多种成瘾物质依赖诊断标准,可同时诊断多种药物依赖。

4.与精神疾病共病的鉴别诊断

与其他物质依赖类似,苯丙胺类兴奋剂使用者共患其他精神疾病比例较高,当患者同时存在苯丙胺类兴奋剂使用与精神症状时,需要对二者的关系进行综合分析,与其他原发的精神障碍鉴别,区分二者是否是相互独立的疾病即共病。鉴别的关键是分析精神疾病是否独立于苯丙胺类兴奋剂使用。

(1)苯丙胺类兴奋剂使用的方式:苯丙胺类兴奋剂所致相关精神障碍一般发生在大量使用或者慢性使用者,因此患者除了存在精神症状外,还具有苯丙胺类兴奋剂依赖的临床特征。

(2)苯丙胺类兴奋剂使用与精神障碍的关系:重点确定精神症状是否与苯丙胺类兴奋剂使用密切相关。如精神症状出现在急性中毒或戒断期,精神障碍与苯丙胺类兴奋剂使用存在消长关系,苯丙胺类兴奋剂使用所致精神障碍可能性大。从发生时间来看,苯丙胺类兴奋剂所致精神障碍是在成瘾物质使用之时或者不久后发生,如果在成瘾物质使用之前就已经存在精神障碍,共病可能性大。从精神障碍持续时间来看,苯丙胺类兴奋剂所致精神障碍持续时间一般较短,ICD-10描述大多数患者在1～6月内缓解或痊愈,DSM-5描述精神障碍一般在停止苯丙胺类兴奋剂使用后1月内缓解,但人格与认知功能损害可能持续存在,而其他非药物所致精神障碍具有其各自的病程特点。

## 五、治疗

苯丙胺类兴奋剂依赖(成瘾)与其他物质依赖类似,是一种慢性、复发性脑病,具有复杂的生物、心理和社会学因素。成瘾前可能就有社会、家庭、心理问题,成瘾后又导致患者躯体、心理、家庭、社会一系列不良后果。戒断后,许多医学、心理社会因素都可导致复发。成瘾的治疗与康复是一个长期的过程,需采取生物、心理、社会综合干预模式,治疗不仅仅针对成瘾物质使用问题,应树立以患者为中心全病程治疗的理念。对治疗效果的评估也需要从成瘾物质滥用、躯体及精神健康、家庭社会功能、法律问题等方面全面评估,而不是仅采用复吸率来评估成瘾治疗效果。

**(一)治疗概述**

1.治疗目标与基本原则

对于苯丙胺类兴奋剂依赖的患者,应根据个体化评估结果及其自身与家庭社会资源确定治疗目标。成瘾治疗的主要目标包括以下几个方面。

(1)控制或停止使用苯丙胺类兴奋剂。

(2)防止、减少复发。

(3)改善躯体与精神健康。

(4)改善家庭及社会功能,促进回归社会。

(5)减少相关危害。

治疗的基本原则包括个体化、综合性治疗措施;足够的治疗时间,对大多数患者来说至少需要3个月的治疗时间;重视心理行为治疗;积极治疗共患的精神、躯体障碍。

2.治疗的核心内容

完整的治疗应当包括急性脱毒、康复、预防复发与回归社会3个阶段。研究发现,治疗并非需要自愿才有效,来自家庭、就业或司法系统的压力都能增加患者治疗参与率,提高治疗效果。定期监测成瘾物质使用可帮助患者保持戒断状态,并为调整治疗方案提供依据。另外,需要对艾滋病和其他传染病进行评估与干预。需要强调的是,康复是一个长期的过程,与慢性精神障碍、躯体疾病一样,复发往往不可避免,应采用慢性疾病治疗理念对成瘾者进行长期治疗与康复。

不论患者处于何种治疗阶段及治疗环境,采用何种治疗模式,治疗均包括以下核心内容:治疗评估、治疗计划及包含3种基本干预方法(药物治疗、心理行为治疗和社会干预)的综合治疗措施等。只有包括这些核心要素的治疗才能获得最佳治疗效果。

3.疗效评价

成瘾治疗是一个长期、综合和系统的治疗,治疗几乎涉及患者生活的所有方面,如躯体、心理、个人家庭和社会支持系统等。治疗过程是帮助患者恢复或重建多方面功能的过程,在治疗过程中患者每个方面改善和进步都是疗效的体现,而不是仅关注患者是否使用成瘾物质,即是否复发,而应该采取多方面综合评价方法,包括躯体健康状况、认知/行为改变、成瘾物质使用情况、法律相关问题、职业功能、家庭功能和社会功能状况。

**(二)急性中毒的治疗**

1.一般处理

(1)将患者置于安静环境中,严密监测生命体征变化,建立静脉通道,保持呼吸道通畅,维持水电解质平衡。

(2)服药时间不超过4小时,可以催吐洗胃或使用活性炭,促进排泄。在没有严重并发症时可以酸化尿液加速排泄,口服氯化铵0.5 g,每3~4小时1次。但如果出现高热、横纹肌溶解、严重酸中毒等严重并发症时则不能酸化尿液。

(3)应当尽量避免使用约束躯体的方法来控制激越,因使用约束增加高热与横纹肌溶解的危险,导致严重并发症的发生。

2.躯体并发症

(1)高热:高热后会出现一系列的并发症,导致代谢紊乱和脏器损害,高热所致的死亡率较高,因此要积极快速降温、严密心电监护,保护脑细胞,可适当使用镇静药物防止患者躁动不安而加重病情。补液维持机体的水、电解质平衡及纠正代谢性酸中毒和高钾低钠血症,预防器官功能衰竭。在早期可以碱化尿液,防止肌红蛋白对肾脏的损害,监测尿量。可以使用肌肉松弛剂丹曲林治疗高热。

(2)横纹肌溶解:临床表现为肌肉疼痛、压痛和肿胀等。如果尿隐血实验阳性而镜检无明显红细胞,血清肌酶高于正常值5倍,则提示横纹肌溶解,确诊有赖于肌红蛋白测定。治疗上主要是保护肾功能,监测出入水量,大量补液,碱化尿液和使用抗氧化剂来保护肾小管细胞。如果发生急性肾衰,则需要透析治疗。

(3)急性冠脉综合征:苯丙胺类兴奋剂使用可导致心率增加、心动过速、心悸、血压升高,有时会导致心肌梗死或中风,因胸痛被诊断为急性冠脉综合征者常见,除了避免使用β肾上腺素能阻滞剂与拉贝洛尔外,治疗与非药物所致的该综合征相似。治疗主要措施是让患者绝对卧床休息12~24个小时,禁食至胸痛消失。建立静脉通道,吸氧,持续心电监护及血氧监测,准备除颤仪。解除疼痛,使用吗啡2~4 mg静脉注射,注意低血压和呼吸抑制。抗血小板治疗,无禁忌证者立即给予阿司匹林 300 mg 口服,此后改为 100 mg/d 维持。心肌营养治疗,给予葡萄糖-胰岛素-钾溶液中加入 ATP 和辅酶 A 营养心肌。条件有限者,尽早转至心血管专科诊断、治疗。

(4)高血压:应监测患者血压,当出现血压升高时应对症处理,禁止使用 β 肾上腺素能阻滞剂如普萘洛尔或艾司洛尔,因有加重血管收缩与血压升高的风险。常用的血压控制药物如钙通道阻滞剂、血管紧张素转换酶抑制剂及血管紧张素受体拮抗剂等可以使用。根据患者的实际情况和不同类型降压药物的不良反应来选择合适的药物,原则上是从小剂量开始使用,逐渐增加至合适剂量,必要时两药联合使用降压。如果经过处理降压效果不理想,可以使用硝普钠等药。

(5)抽搐发作:立即让患者平卧,头偏向一侧,取下义齿,将压舌板置于患者一侧上、下白齿之间;清除呼吸道分泌物,吸氧,建立有效静脉通道,进行心电、血压和血氧饱和度的监测。保持环境安静,避免声光刺激。缓慢静脉注射地西泮 5～20 mg,每分钟注射量<2 mg 或者劳拉西泮 2～8 mg 静脉注射,或肌肉注射苯巴比妥钠 0.1～0.2 g 等。

3.精神症状

(1)激越或焦虑:首选口服苯二氮䓬类药物。效果不佳可使用小剂量第二代抗精神病药如奥氮平、利培酮、齐拉西酮等,严重者可肌肉注射氟哌啶醇或齐拉西酮。

(2)精神病性症状:患者急性中毒出现幻觉或者被害妄想,关系妄想等精神病性症状时,可以使用奥氮平 5～20 mg/d,或利培酮 2～4 mg/d、帕利哌酮 3～6 mg/d、阿立哌唑 5～20 mg/d 口服。尽量使用最小有效剂量,幻觉或妄想消失后应逐渐停止使用。

(3)谵妄状态:保持安静环境,密切监测生命体征,兴奋躁动明显者首选氯硝西泮或地西泮等苯二氮䓬类药物,症状严重者可肌肉注射氟哌啶醇或齐拉西酮。如果躁动不明显则可使用第二代抗精神病药口服,如奥氮平 5～10 mg/d 或者利培酮 2～4 mg/d、帕利哌酮 3 mg/d 口服。一旦症状消失,可停止使用抗精神病药。

**(三)有害性使用和依赖综合征的治疗**

治疗以心理、社会干预措施为主。目前尚无确切疗效的减轻苯丙胺类兴奋剂心理依赖的药物,亦无确切的抗复发治疗药物。

**(四)戒断综合征的治疗**

1.处理原则

一般来说,患者的躯体戒断反应较轻,一般无须特殊处理,也无须住院治疗,除非存在严重的躯体并发症或者严重的抑郁、焦虑情绪,需要积极处理。

2.抑郁焦虑和睡眠障碍

在戒断期,患者出现较重的抑郁、焦虑时需要积极处理,可使用抗抑郁药物如 5-羟色胺再摄取抑制剂氟西汀 20～40 mg/d 或帕罗西汀 20～40 mg/d 或舍曲林 50～150 mg/d 口服;也可使用去甲肾上腺素和 5-羟色胺再摄取抑制剂文拉法辛 75～150 mg/d 或去甲肾上腺素和特异性5-羟色胺再摄取抑制剂米氮平 15～30 mg/d 口服。三环类抗抑郁药如丙米嗪则应从小剂量25 mg/d开始,逐渐加量至100～150 mg/d 口服。失眠较严重患者可以使用苯二氮䓬类药物如地西泮 2.5～5.0 mg 或者氯硝西泮 1～2 mg,睡前口服,但使用时间不宜过长。也可以考虑使用曲唑酮、米氮平、喹硫平等,从小剂量开始,应注意不良反应。

3.谵妄

对谵妄患者应进行详细的躯体状况检查和相应的辅助检查,排除其他原因如中枢神经系统感染、颅内出血、滥用其他成瘾物质或酒精等所致,如谵妄是其他躯体疾病所致,应以积极治疗原发疾病为主。将患者置于安静环境,密切监测生命体征,对于谵妄的兴奋躁动及精神症状的药物治疗与急性中毒时谵妄状态的处理类似,具体可参见前述相关内容。

**(五)精神病性障碍的治疗。**

一般需使用抗精神病药物进行治疗。用药前必须排除禁忌证,进行常规体格和神经系统检查及血常规、血生化(包含肝、肾功能)和心电图检查。对于合作患者,给药方法以口服为主,对于幻觉、妄想等精神病性症状,优先考虑第二代抗精神病药物,如奥氮平5～20 mg/d、喹硫平400～600 mg/d、利培酮2～4 mg/d 或帕利哌酮3～12 mg/d 等。通常采用逐渐加量法,从小剂量起始,1～2 周内逐步加至有效治疗剂量,药物剂量一般应小于治疗精神分裂症等原发的精神疾病所使用的剂量。对于兴奋躁动较严重、不合作或不肯服药的患者,常采用注射给药,注射给药应短期应用,并采用深部肌肉注射。通常使用氟哌啶醇5～10 mg 肌内注射,必要时 2～3 次/天或者齐拉西酮10～20 mg 肌内注射,每隔 2 小时可注射 10 mg 或每隔 4 小时可注射 20 mg,最高40 mg/d。出现肌张力障碍等锥体外系反应可注射东莨菪碱0.3 mg。

对抗精神病药物治疗的持续时间尚无一致意见,一般认为,精神症状持续短暂者不宜长期使用抗精神病药,幻觉妄想等精神症状消失后可逐渐停用药物。对于精神症状持续存在及反复出现者,可以适当延长抗精神病药物使用时间,如 3～6 个月。治疗过程中应注意药物不良反应如锥体外系反应、肝肾功能损害等。考虑患者的合作性与方便性,可考虑使用长效注射剂如帕利哌酮长效制剂,每月 75～100 mg 治疗。具有严重的心血管疾病、肝脏疾病、肾脏疾病以及有严重的全身感染时禁用,甲状腺功能减退和肾上腺皮质功能减退、重症肌无力、闭角型青光眼、既往同种药物过敏史也禁用。白细胞过低、老年人、孕妇和哺乳期妇女等应慎用抗精神病药物。

**(六)其他精神障碍的治疗。**

1.心境障碍:双相情感障碍需使用心境稳定剂治疗,心境稳定剂主要包括锂盐(碳酸锂)和某些抗癫痫药,如丙戊酸盐、卡马西平等。碳酸锂是最常用的心境稳定剂。碳酸锂治疗窗小,临床使用中需要防止锂中毒。抑郁障碍时应使用抗抑郁药物治疗,抗抑郁药物可从如下 4 类中选择。①选择性 5-羟色胺再摄取抑制剂;②去甲肾上腺素和 5-羟色胺再摄取抑制剂;③去甲肾上腺素和特异性 5-羟色胺再摄取抑制剂;④三环类抗抑郁药等。因不良反应较多,目前较少使用三环类抗抑郁药。

2.焦虑障碍

焦虑障碍可使用抗焦虑药物治疗,苯二氮䓬类为应用最广的抗焦虑药物,其他还有 5-HT$_{1A}$受体部分激动剂丁螺环酮和坦度螺酮、β肾上腺素受体阻滞剂如普萘洛尔等。多数抗抑郁药以及部分抗精神病药(小剂量使用)均有抗焦虑作用。目前多首选具有抗焦虑作用的抗抑郁药,如帕罗西汀 20～40 mg/d、艾司西酞普兰 10～20 mg/d、舍曲林 50～200 mg/d 等,早使用初期可以合并使用苯二氮䓬类药,在 2 周左右逐渐停止使用苯二氮䓬类药物,以防止苯二氮䓬类药物依赖。严重焦虑者可以合并使用小剂量抗精神病药物,如奥氮平 5～10 mg/d 等。

3.睡眠障碍

可使用镇静催眠药物治疗失眠,常见镇静催眠药物包括如苯二氮䓬类药物、非苯二氮䓬类镇静催眠药如唑吡坦等,具有镇静催眠作用的抗抑郁药物如曲唑酮和米氮平等,以及褪黑素受体激动剂阿戈美拉汀等。苯二氮䓬类药物和唑吡坦等镇静催眠药均具有依赖性,不宜长期使用。养成良好的睡眠卫生及心理治疗等非药物治疗也是治疗睡眠障碍的重要方法。

## (七)物理治疗

物理治疗手段包括经颅磁刺激,经颅直流电刺激,深部脑刺激以及针刺治疗等。目前有研究发现上述物理治疗对改善成瘾者情绪、睡眠障碍及降低心理渴求、改善认知功能等具有积极作用。

## (八)心理、社会干预

目前缺乏针对苯丙胺类兴奋剂依赖者的药物治疗,心理、社会治疗是治疗苯丙胺类兴奋剂的最主要方法。心理、社会干预主要是针对影响患者苯丙胺类兴奋剂使用的心理社会因素,包括对个体心理、行为及家庭、社会环境两个方面的干预。治疗早期主要以增加患者治疗动机、提高患者自信心与自我效能为主,治疗中、后期主要目的是矫正患者苯丙胺类兴奋剂依赖导致的各种心理、社会问题,帮助患者学习各种心理、社会技能、建立健康的生活方式及预防复发。

1.心理、社会干预的基本原则和治疗计划

心理、社会干预的基本原则包括治疗前应确定尊重、理解、关爱患者的基本态度;注意治疗环境的安全及保密原则;初始阶段建立良好的治疗关系,与患者共同制定治疗计划,包括评估问题及确定治疗需求,与患者讨论并确定具体治疗目标,为实现治疗目标可能采用的具体干预内容与措施等。治疗计划需要获得患者的认可,在实施过程中才会得到患者配合与支持。

2.心理、社会干预的主要方法

(1)动机强化治疗:采用一定的治疗策略帮助患者建立并增强治疗动机,动机强化应贯穿成瘾治疗的全过程。动机强化治疗以患者为中心,强调改变是患者自己的责任,激发患者的内在潜能。动机性交谈是动机强化治疗的主要技术,通过反馈、责任、建议、提供改变菜单、共情、增强自我效能感等步骤来帮助患者认识到问题,主要运用开放式问题、回映性倾听、引发关注点、支持肯定、总结等基本技术解决患者的矛盾心理,促使其改变药物滥用行为。

(2)认知行为干预:是通过识别和改变患者的不合理认知,来减少或消除不良的情绪或药物滥用行为。认知行为干预主要包括行为的自我管理或自我控制、应对技能训练、线索暴露、行为列联管理及配偶行为治疗等。预防复发治疗是药物依赖治疗中最常用的认知行为干预手段,目的是帮助患者识别复发的高危情景,保持对复发的警惕性,加强自我控制及学习应对各种复发高危情景的技巧,以预防药物依赖复发。

(3)正念防复吸治疗(mindfulness-based relapse prevention,MBRP):主要从以下 3 个心理层面干预以减少复吸行为。①通过提高觉知能力帮助患者识别渴求及对高危情境的不良反应而选择更合理反应方式;②提高患者注意控制能力,改善患者执行控制力,减少自动化的觅药行为;③帮助患者接纳自己负性情绪与不舒服状况,更好地管理自我情绪与行为,从而达到降低渴求、预防复吸的目的。MBRP 主要以团体形式进行,主要内容包括正式正念冥想练习及日常生活中的非正式的正念冥想,还有家庭练习及每天记录追踪表等。

(4)家庭治疗:家庭治疗是以患者的家庭为治疗单位,可包括对核心家庭成员、患者配偶(婚姻治疗)、兄弟姐妹等所有家庭成员及主要社会支持人员,家庭治疗的目标是帮助解决患者家庭问题及帮助患者康复。家庭治疗的包括结构式家庭治疗、行为主义家庭治疗、心理动力性家庭治疗、系统式家庭治疗等。

(5)社会干预:社会干预包括改变家庭、社会环境,为患者的康复提供支持性环境,主要针对家庭、社区或文化等方面的问题,动员各种资源来影响与患者药物使用相关的认知、行为及社会环境,帮助患者保持长期戒断,建立健康的家庭、社会生活方式。社会干预主要包括后续服务、自助与互助组织等。

### (九)其他干预与康复措施

其他干预与康复措施包括预防苯丙胺类兴奋剂使用的健康宣教、对高危人群及早期依赖者的简要干预和对康复者及家庭成员的干预等。其他康复措施还包括运动治疗、认知康复训练等。随着科学技术的发展,一些新型干预方法,如网络远程咨询、手机 APP、基于虚拟现实技术的心理行为干预等正在兴起,但其疗效尚需进一步研究。

## 六、疾病管理

兴奋剂使用时间短,使用剂量小,精神症状少,人格完整,认知损害程度轻的患者预后较好;兴奋剂使用时间长,使用剂量大,精神症状丰富,人格有缺陷,认知损害程度重的患者,由于治疗依从性差,预后通常不理想。

由于青少年及女性逐渐成为兴奋剂滥用的主要群体,针对这些高危人群应采取相应的预防措施,进行相关宣教知识的普及、增加社会支持、树立健康的人生观等;加强对娱乐场所的监管,倡导健康的娱乐方式。针对已经成瘾的滥用者主要帮助依赖人员找出复吸的危险因素,如渴求、戒断症状、某些条件刺激、不良的社会环境及人际关系等,使他们掌握应对不良环境及心理应激的方法,同时结合药物、心理社会治疗,达到预防复吸的目的。

(范永光)

# 第五章

# 精神分裂症及相关障碍

## 第一节　精神分裂症

　　精神分裂症是指一组病因未明的重性精神障碍,具有认知、思维、情感、行为等多方面精神活动的显著异常,并导致明显的职业和社会功能损害。多起病于成年早期(16～25岁),发病的高峰期男性在20～25岁,女性约25岁。多缓慢起病,病程迁延呈慢性化和精神衰退的倾向。患病时通常意识清晰,临床上主要表现为妄想、幻觉、思维(言语)紊乱、动作与行为紊乱异常、阴性症状这五大症状的一种或多种,阴性症状主要是情感淡漠与动力缺乏。大多数患者缺乏对疾病的自知力,否认自己精神症状是一种病态。

　　早在19世纪末,现代精神病学的奠基人克雷丕林医师将这组精神异常定义为"早发性痴呆",强调其是一种早发(成年早期发病)的精神异常并伴有社会功能逐渐衰退性的疾病。瑞士精神病学家布鲁勒在1911年命名了"精神分裂症"这个疾病诊断名词,他强调这组患者以显著的思维和情感的障碍为主要表现,用4"A"症状来描述其精神症状:思维联想障碍,情感淡漠,矛盾意向和内向性。

　　精神分裂症在成年人群中的终身患病率接近1%(0.5%～1.6%),年患病率0.26%～0.45%,男女发病率相似,但男性患者有更多的阴性症状与病程延长(两者与预防不良关系密切)。5%～6%的精神分裂症患者死于自杀,约20%的有一次以上的自杀企图,有自杀想法的比例更高,这是导致精神分裂症患者病死率比常人高8倍的部分原因。精神分裂症患者遭受意外伤害的概率也高于普通人群,平均预期寿命缩短约10年。据估算我国目前有700万左右的精神分裂症患者。由此每年所造成的医疗费用支出、患者本人及家属的生产力损失是十分惊人的。该病的预后不良,大约2/3的精神分裂症患者长期存在慢性精神病性症状,社会功能损害明显,精神残疾率高。全国残疾人流调数据显示精神分裂症约占精神残疾人数的70%,是导致精神残疾的最主要疾病。

　　近年来,由于神经科学研究的快速发展显著促进了精神医学的发展。越来越多的脑影像学研究发现精神分裂症患者存在脑细胞的分化迁移、脑白质连接和不同脑区的灰质容积存在异常。全脑容积与前额叶、颞叶灰质的减少。眼追踪运动与脑电参数的异常也可能成为精神分裂症的诊断生物学标记。这些发现使人们越来越清楚地认识到精神分裂症是一种神经发育性障碍,或者更准确说是大脑神经环路连接与功能的异常改变。越来越多的基因组学研究证据、后基因组时代的基因功能研究、蛋白质组学、表观遗传学的研究进展将发现更多与更有力的有关精神分裂症发生与发展的生物学标志物,揭示精神分裂症的本质与病理机制。

## 一、病因与发病机制

导致精神分裂症的确切病因仍不清楚,发病主要与以下因素有关。

### (一)遗传因素

研究显示精神分裂症属于复杂的多基因遗传性疾病。推算该病的遗传度约为80％。精神分裂症患者一级亲属的患病平均终身风险为5％~10％。在同卵双生子或父母双方均为精神分裂症的子女中患病率上升到40％~50％,较一般人群体高40多倍。寄养子研究发现精神分裂症母亲所生子女从小寄养生活在正常家庭环境中,成年后仍有较高的患病率。

遗传学研究中存在的困难:精神分裂症有家族遗传性,有多种临床表现型。要确定精神分裂症的致病基因有几大难点:首先是遗传模式不明,目前假定的遗传模式(单基因显性或隐性、多基因、多基因素、潜隐模式)均不能很好解释现有的研究发现。其次是缺乏一致的表现型和家系的遗传同源性,而这是确定一种假定的遗传性疾病的遗传模式所必需的。此外,基因的表现型可以有多个特征,受多个基因位点控制,也可以是基因间相互作用的结果。即使是确定的基因型,由于其他遗传或环境因素的作用也可以有多个表现型。由于上述原因,使得精神分裂症的遗传研究与结果的解释变得非常复杂。

### (二)神经病理学及大脑结构的异常

选取精神分裂症典型病例死后进行尸解研究,有较多的证据发现在大脑前中颞叶(海马、内嗅皮质、海马旁回)存在脑组织萎缩,类似的表现也存在于额叶。CT可发现精神分裂症患者存在脑室扩大和沟回增宽,这些变化在精神分裂症的早期甚至治疗开始之前就已经存在。功能磁共振和正电子发射成像等技术提供了在活体身上研究大脑功能活动的手段,精神分裂症患者在神经认知测试状态下如进行威斯康星卡片分类试验(必须由前额叶功能参与完成的神经心理活动)时,并不出现前额叶活动的增强,提示患者存在前额叶功能低下。在精神分裂症的一系列脑结构损害中,最为确切的是存在侧脑室扩大,颞叶、额叶及皮层下的功能连接异常。

CT、MRI、PET、SPECT、功能磁共振成像、磁共振波谱等影像学技术的快速发展,使直接在患者活体上进行脑结构和脑功能的研究成为了现实。

1.结构影像学发现

精神分裂症患者的大脑发育异常得到了影像学研究证据的支持。回顾基于体素形态学分析方法的27个研究,32个不同感兴趣脑区随访一年到十年的荟萃分析结果显示,精神分裂症患者较健康对照组在全脑体积、全脑灰质、前额叶的灰质和白质、颞叶白质和顶叶白质均存在不同程度的减少,而双侧侧脑室增大,提出了精神分裂症是一个进展性脑发育异常的疾病。另一个荟萃分析显示首发未用药的精神分裂症患者比健康对照者的大脑体积减小,在前额叶皮质、海马、杏仁核、基底节灰质有不同程度的减少,这提示大脑异常不是静态而是动态的过程。也有部分研究发现发病前的超高危人群有前额叶、颞叶和前扣带的体积减小。

弥散张量成像研究也提示精神分裂症主要存在额叶和颞叶的白质纤维异常,并涉及大脑左右半球相应脑区的联合纤维,如胼胝体;连接同侧半球各脑区的联络纤维,如扣带,钩束和弓状束等,支持精神分裂症的"连接异常假说",即精神分裂症存在多个脑区内部和脑区之间的连接异常。弥散张量成像研究也显示颞叶-边缘叶(包括扣带)和钩束、弓状束和胼胝体的白质有失连接。前额皮质各异向性低与男性患者高度的冲动及攻击行为有关,与阴性症状如情感迟钝及兴趣减低也相关。左侧前额叶及其连接的胼胝体膝部白质结构失连接可能与精神分裂症的患病风险有关,且该结构失连接可能是精神分裂症阳性症状和注意力、精神运动等认知功能障碍的病理基础。也有研究显示,额叶-颞叶-边缘脑区神经环路的结构异常可能是精神分裂症神经病理基础的关键,精神分裂症患者及其健康同胞均存在固有网络的功能连接异常。

2.功能影像学发现

功能脑影像学技术可以对脑血流情况及神经生化活动进行动态观察。fMRI对认知任务反应时的研究发现精神分裂症患者存在异常的网络反应,网络连接的异常部位主要涉及中内侧前额叶,网络间主要表现在与双侧额下回框部的功能连接增强。精神分裂症的病理生理基础与任务负激活网络和任务正激活网络的功能连接增强有关,而任务负激活网络的功能连接增强可能与精神分裂症的遗传易感性有关。精神分裂症的脑网络与脑功能链接出现了紊乱,这种紊乱可部分解释精神分裂症的认知和行为缺陷。静息状态fMRI发现精神分裂症患者的脑功能存在广泛失链接。精神分裂症的认知缺陷与前额叶失激活有关,从而提出前额叶皮质激活失常可能是精神分裂症的生物学标记。

精神分裂症患者前额叶皮层区的MRS研究结果显示精神分裂症的认知缺陷与谷氨酰胺和谷氨酸水平相关,尤其是谷氨酸峰值相关。正质子波谱分析采用N-乙酰天门冬氨酸/肌酸(NAA/Cr)值作为轴突功能损害和变性的替代指标。无论首发和慢性精神分裂症患者,还是具有分裂症状疾病谱的儿童(早发分裂症和分裂人格者)的NAA/Cr值和NAA值均下降,如在前额叶背外侧,中颞叶和扣带前回。这提示精神分裂症可能在发病早期阶段存在细胞异常。同时磁共振磷波普结果显示在首发精和慢性神分裂症的前扣带回皮质、右前额叶皮质、右丘脑、海马和小脑均存在膜代谢紊乱。研究较一致地表明,在未用药患者的海马和前额区NAA水平下降。而NAA作为神经元密度和活动性的一个功能指标,它的缺失是神经退化的标志,与尸检报道精神分裂症患者有神经元及神经纤维网的缺失相一致。

3.脑影像学的研究展望

对精神分裂症神经生物学病理机制的理解可能需要整合多种模态的影像学方法,进行更为深入的脑结构、功能和连接的研究,称为多模态的磁共振研究。如果多种模态的影像学发现均指向同一脑区或者脑网络的结构、功能和连接的异常,可能有助于识别精神分裂症具有特异性的生物学标记。多模态磁共振技术结合的研究趋势已经成为精神分裂症影像学研究的前沿。Benedetti等结合了sMRI和fMRI两种方法探索了精神分裂症患者脑结构和脑功能的异常,研究发现患者在执行心理和共情的任务时出现颞上回的激活异常,同时,体素形态学分析分析发现同一脑区出现灰质体积下降;Chan等采用sMRI和弥散张量成像的研究方法在首发精神分裂症中发现了颞叶-顶叶的白质体积异常,同时采用纤维追踪发现了颞叶-顶叶区的平面各向异性和线性各向异性两个反应白质完整性指标的异常。最近,一个研究结合了3种模态的磁共振成像技术,发现了腹侧前额叶和背侧前额叶均同时出现了结构,功能和连接的异常。多模态的磁共振研究为额叶、颞叶的结构和功能异常提供了更为一致的神经生物学证据,特别是前额叶与颞上回可能在精神分裂症的生物病理性机制中扮演了重要的角色。

**(三)神经生化方面的异常**

1.多巴胺(DA)假说

20世纪60年代提出了精神分裂症的多巴胺假说,即认为精神分裂症患者中枢DA功能亢进。长期使用可卡因或苯丙胺,会在无任何精神病遗传背景的人身上产生幻觉和妄想。苯丙胺和可卡因的主要神经药理学作用是可以升高大脑神经突触间多巴胺的水平。而阻断多巴胺 2 ($D_2$)受体的药物可用来治疗精神分裂症的阳性症状。PET 研究发现未经抗精神病药物治疗的患者纹状体 $D_2$ 受体数量增加,推测脑内多巴胺功能亢进与精神分裂症阳性症状有关。经典抗精神病药物均是通过阻断 DA 受体发挥治疗作用的。研究还进一步证实经典抗精神病药物的效价与 $D_2$ 受体的亲和力有关。为了明确抗精神药物纹状体多巴胺 $D_2$ 受体占有率与药物疗效与不良反应之间的关系,Kapur 等对 22 例精神分裂症患者进行了研究,药物治疗 2 周后对所有患者行 11C-raclopridePET 显像,对纹状体多巴胺受体占有率进行研究。发现:患者多巴胺受体占有率在 38%～87%,并且与药物剂量高度相关,多巴胺受体占有率超过 65% 时,可达到满意的临床治疗效果;占有率超过 72% 时,血清中的催乳素浓度显著增高;超过 78% 时,可出现明显的锥体外系不良反应。表明与多巴胺 $D_2$ 受体结合是抗精神药物起效及锥体外系不良反应的重要中介。

2.氨基酸类神经递质假说

中枢谷氨酸功能不足可能是精神分裂症的病因之一。谷氨酸是皮层神经元重要的兴奋性递质。使用放射配基结合法及磁共振波谱技术,发现与正常人群相比,精神分裂症患者大脑某些区域谷氨酸受体亚型的结合力有显著变化,N-甲基-D-天冬氨酸谷氨酸受体的拮抗剂如苯环己哌啶可在受试者身上引起幻觉及妄想,但同时也会导致情感淡漠和退缩等阴性症状。非典型抗精神病药物的作用机制之一就是增加中枢谷氨酸功能。作用于 N-甲基-D-天冬氨酸谷氨酸能受体甘氨酸位点的药物被认为是治疗阴性症状及认知功能损害有希望的新型药物。

3.5-羟色胺(5-HT)假说

早在 1954 年,Wolley 等就提出精神分裂症可能与 5-HT 代谢障碍有关的假说。最近 10 年来,非典型(新型)抗精神病药在临床上的广泛应用,再次使 5-HT 在精神分裂症病理生理机制中的作用受到重视。非典型抗精神病药物氯氮平、利培酮、奥氮平等除了对中枢 DA 受体有拮抗作用外,还对 5-HT2A 受体有很强的拮抗作用。5-HT2A 受体可能与情感、行为控制及调节 DA 的释放有关。5-HT2A 受体激动剂可促进 DA 的合成和释放,而 5-HT2A 受体拮抗剂可使 A10 DA 神经元放电减少,并能减少中脑皮层及中脑边缘系统 DA 的释放,这与抗精神病治疗作用及减少锥体外系不良反应均有关系。药理学方面的研究提供了有力证据,抗 5-HT2A 受体药物利坦舍林通过抗 5-HT2A 受体激活中脑皮质 DA 通路,改善阴性症状和认知功能;非典型抗精神病药既拮抗 $D_2$ 受体,又拮抗 5-HT2A 受体,故对阳性、阴性和认知症状均有效,如抗精神病药物利培酮就是氟哌啶醇($D_2$ 受体拮抗剂)与利坦舍林(5-HT2A 受体拮抗剂)的化学合成物。

**(四)神经发育不良假说**

英国的一项研究对生于某一年的一组儿童追踪观察至成年,对确认发生了精神分裂症的患者的既往成长记录进行回顾。发现患者在童年期学会行走、说话的时间均晚于正常儿童;同时有更多的言语问题和较差的运动协调能力;智商较低,在游戏活动中更愿独处,回避与其他儿童的交往。特别是近年来采用神经心理学测验证明精神分裂症患者存在认知功能缺陷。据此,Weinberger 和 Murray 提出了精神分裂症的神经发育假说:由于遗传因素和母孕期或围产期损伤,在胚胎期大脑发育过程就出现了某种神经病理改变,主要是新皮质形成期神经细胞从大脑深部向皮层迁移过程中出现了细胞结构紊乱,但不一定有神经胶质增生(胎儿期 6 个月以后神经损伤时会发生神经胶质增生),随着进入青春期或成年早期,在外界环境因素的不良刺激下,导致心理整合功能异常而出现精神分裂症的症状。神经发育障碍假说还包括以下一些证据,如起病时就存在结构性脑病变和认知功能损害;细胞结构紊乱但无神经胶质增生;儿童期的认知和社交能力损害;神经系统"软"体征等。

神经营养因子参与了从神经管闭合到最终成熟的整个过程,包括神经细胞增殖、星型胶质细胞增殖、神经元迁移、轴索增殖、神经元凋亡、轴突磷脂化、树突剪切等。这些过程均开始于母孕期,但轴索增殖、轴突磷脂化和树突剪切将持续到出生后。主要的神经营养因子有神经生长因子、神经营养素-3(neuro trophin-3,NT-3)和脑源性神经营养因子。有研究发现,精神分裂症可能与某些神经营养因子的基因编码有关。如在日本样本中发现精神分裂症患者 NT-3 基因启动区二核苷酸重复等位基因片段 A3/147bp 杂合或纯合的机会增加;NT-3 基因编码区的错义突变 Gly63-Glu63 与严重的精神分裂症(发病年龄<25 岁,病期持续 10 年以上者)有关。在白人群体中的研究得到了近似的结果。此外,人们还试图探索其他神经营养因子及有关生长因子如睫状节神经营养因子和胶质神经营养因子等的基因编码与精神分裂症的关系。

**(五)子宫内感染与产伤**

研究发现,母孕期曾患病毒感染者及产科并发症高的新生儿,成年后发生精神分裂症的比例高于对照组。一些关于精神分裂症患者出生季节的研究发现在精神分裂症患者中冬春季节(12 月~3 月)出生者所占比例比其他季节出生者高 10%。产科并发症,母孕产期营养不良、缺乏母乳喂养,孕妇在妊娠期吸烟、饮酒、接触毒物等可能通过影响胎儿神经系统发育增加子女成年后患精神分裂症的可能性。

**(六)社会心理因素**

社会心理因素包括文化、职业和社会阶层、移民、孕期饥饿、社会隔离与心理社会应激事件等,这些社会心理因素可能与精神分裂症的发生有关。临床上还发现,大多数精神分裂症患者的病前性格多表现为内向、孤僻、敏感多疑,很多患者病前 6 个月可追溯到相应的生活事件。国内调查发现,精神分裂症发病有精神因素者占 40%~80%。这些社会心理应激因素对精神分裂症的复发也有重要的诱发作用。

## 二、临床表现

关于精神分裂症的主要临床表现,通常将精神症状分为感知觉障碍、思维及思维联想障碍、情感障碍及意志与行为障碍 4 个方面。但需要指出的是,由于有些精神症状的临床诊断一致性不高,故 Schneider 医师在 1959 年提出了所谓的精神分裂症"一级症状",大量的临床诊断研究表明,医师对这些一级症状可以达成相当高的临床诊断一致性,因此,目前的精神障碍分类与诊断标准,都是以此作为诊断精神分裂症症状学标准的基本症状。Schneider 一级症状包括:①争论性幻听;②评论性幻听;③思维鸣响或思维回响;④思维被扩散;⑤思维被撤走;⑥思维阻塞;⑦思维插入;⑧躯体被动体验;⑨情感被动体验;⑩冲动被动体验及妄想知觉。需要指出的是,"一级症状"也并非精神分裂症的特异性症状,其他一些精神障碍如双相情感障碍、脑器质性精神障碍中也可见到。

目前,在临床上诊断精神分裂症主要依据通过精神状况检查来发现精神症状,通过临床症状来进行诊断。关于精神分裂症的主要临床表现,美国 2013 年最新版精神障碍诊断分类与标准(DSM-5)将精神分裂症的症状分为 5 个维度:妄想、幻觉、思维(言语)紊乱、运动行为的明显异常或紊乱(包括紧张症)及阴性症状,强调精神分裂症与精神病性障碍的定义是必须具有 5 个异常维度中的一个或多个。

## (一)妄想

妄想的内容可能包括各种主题(例如被害的,关系的,躯体的、宗教的、夸大的)。被害妄想(例如坚信有人迫害自己或家人)是最常见的。关系妄想(例如周围人的言行都是针对他的)也非常常见。夸大妄想(例如相信自己有超乎寻常的能力、财富或名声)和钟情妄想[错误地相信另一个人钟情于他(她)]也能见到。有重要诊断意义的妄想有影响妄想、被控制感、被洞悉感、思维扩散、思维被广播等。妄想内容是奇怪的,甚至荒谬得不可理解。患者的行为往往受妄想的支配。

## (二)幻觉

幻觉是没有实际外部刺激存在时出现的感觉体验。这种感觉清晰又生动,并不受自主控制。幻觉可以发生在任何感觉形式上,但在精神分裂症及相关障碍中,幻听是最常见的。幻听内容多半是争论性的、或评论性的、或命令性的。幻听还可以以思维鸣响的方式表现出来,即患者所进行的思考,都被自己的声音读了出来。精神分裂症患者也可出现其他少见的幻觉如幻视、幻触、幻味和幻嗅。幻觉必须出现在清醒的知觉状态下;那些在入睡前或觉醒前出现的短暂幻觉,正常人也有可能出现,诊断意义不大。

## (三)思维(言语)紊乱

思维紊乱(思维形式障碍)通常可从个体的言语中推断出来。思维离题或不连贯表现为从一个话题跳转到另一个无联系的话题。更严重者的言语可能紊乱到完全无法理解,其语言组织毫无逻辑。部分精神分裂症患者表现为思维贫乏,患者自己体验到脑子里空洞洞,没有什么东西可想。交谈时言语少,内容单调,词穷句短,在回答问题时异常简短,多为“是”与“否”,很少加以发挥。

## (四)运动行为的明显紊乱或异常(包括紧张症)

明显紊乱或异常的运动行为可能表现为各种方式,从儿童式的“幼稚行为”到无法预测的激越。患者的任何目标导向行为都可能出现问题,导致日常生活的困难。

紧张症行为是对环境反应的显著减少。这包括对抗指令(违拗症),保持一个僵硬、古怪的姿态,和完全缺乏言语和运动反应(缄默症和木僵)。它也包括无明显诱因时无目的的过多的运动行为(紧张性激越)。其他特征表现为刻板运动、凝视、扮鬼脸、木僵和学舌。

## (五)阴性症状

阴性症状是精神分裂症的基本症状,多数精神分裂症患者都有阴性症状,但在其他精神病性障碍中并不显著。精神分裂症存在两个显著的阴性症状:情感表达减少和动力缺乏。情感表达减少包括面部表情、目光接触、讲话语调(韵律)的减少,以及通常在言语时用作加强语气的手部、头部和面部动作的减少。动力缺乏是积极的自发的有目的活动的减少。个体可能坐很长时间,对参与工作或社交活动几乎没有兴趣。其他阴性症状包括言语贫乏、快感缺乏和社交减少。语言贫乏表现在言语表达减少。快感缺乏表现为对正性刺激缺少愉快体验和回忆过往愉快经历时愉悦性的减少。社交减少是指明显缺乏社交兴趣,可能与动力缺乏有关,但也可能是社交机会少的体现。

## (六)前驱期症状

绝大多数精神分裂症患者在首次发病前的一段时间内就已存在感知、思维、言语、行为等多方面的异常(也可称为“亚临床状态”),这段时间称为精神分裂症前驱期,此时期常见的症状包括:猜疑、奇特想法、抑郁、焦虑、情绪不稳、易激惹、记忆障碍、注意力不集中、对自我、他人及外界感知的变化以及睡眠障碍、躯体不适等。有前驱期表现的人发展为精神分裂症的可能较大,这类人群被称为"超高危人群"。国外对超高危人群临床识别标准的研究已进行了近 20 年,有多个纵向研究使用一些诊断标准在普通人群中进行精神病发病风险的精神病转化风险研究,结果发现在超高危人群在 1～2 年随访期内转化精神分裂症的比例高达 30％～35％。DSM-5 修订过程中就提出了增加"轻微精神病综合征"这一新的诊断亚型,对前驱期的个体进行早期诊断与治疗,但因为目前尚缺乏强有力的研究支持证据,目前将该诊断亚型暂时放在有待进一步研究的类别之中。在前驱期实施早期干预在多大程度上能预防精神病发生还是未知数,有待研究来证实。

### 三、诊断与鉴别诊断

#### (一)诊断标准

国际诊断分类与标准有世界卫生组织出版的《国际疾病分类》"ICD-10 精神与行为障碍分类"和美国精神病学会出版的《精神障碍诊断与统计手册》"DSM-5"。国内有中华医学会精神病学分会出版的《中国精神疾病分类与诊断标准》"CCMD-3"。本节介绍 ICD-10 和 DSM-5 诊断系统中的精神分裂症诊断标准。

ICD-10 的精神分裂症诊断标准包括以下内容。

1.症状标准

在并非继发于意识障碍、智能障碍、情感高涨或低落等情况下,至少应该符合以下各项症状群第 1、2、3 项中的一项,或第 4、5、6 项中的两项,并持续 1 个月以上。

(1)思维化声、思维插入或思维被夺取、思维被播散、被害妄想。

(2)被控制妄想、影响妄想或被动妄想,或其他形式的怪异妄想。

(3)第二人称、第三人称幻听或持续数周、数月以至于更长时间的其他形式的言语性幻听。

(4)除以上所列举的具有特征性的妄想以外,存在任何其他形式的妄想,并伴有任何形式的幻觉。

(5)情感反应不协调、情感淡漠、言语缺乏。

(6)思维散漫、思维破裂。

2.排除标准

若同时存在明显的抑郁或躁狂症状,假如不能够证实精神分裂症的症状先于情感症状出现,不能作出精神分裂症的诊断;如果精神分裂症的症状出现在躯体疾病或中枢神经系统疾病中,诊断应参照中枢神经系统疾病或躯体疾病所致精神障碍。

DSM-5 的精神分裂症诊断标准包括以下内容。

(1)2 项(或更多)下列症状,每一项症状均在 1 个月中有相当显著的一段时间里存在(如经成功治疗,则时间可以更短),至少其中 1 项必须是①、②或③:①妄想;②幻觉;③言语紊乱(例如频繁地离题或不连贯);④明显紊乱的或紧张症的行为;⑤阴性症状(即,情绪表达减少或动力缺乏)。

(2)自障碍发生以来的明显时间段内,1 个或更多的重要方面的功能水平,如工作、人际关系或自我照顾,明显低于障碍发生前具有的水平(或当障碍发生于儿童或青少年时,则人际关系、学业或职业功能未能达到预期的发展水平)。

(3)这种障碍至少持续 6 个月。此 6 个月应包括至少 1 个月(如经成功治疗,则时间可以更短)符合诊断标准(1)的症状(即活动期症状),可包括前驱期或残留期症状。在前驱期或残留期中,该障碍可表现为仅有阴性症状或有轻微的诊断标准(1)所列的 2 项或更多的症状(例如奇特的信念,不寻常的知觉体验)。

(4)分裂情感性障碍和抑郁或双相障碍伴精神病性特征已经被排除,因为:①没有与活动期症状同时出现的重性抑郁或躁狂发作;②如果心境发作出现在症状活动期,则他们只存在于此疾病的活动期和残留期整个病程的小部分时间内。

(5)这种障碍不能归因于某种物质(例如滥用的毒品、药物)的生理效应或其他躯体疾病。

(6)如果有孤独症(自闭症)谱系障碍或儿童期发生的交流障碍的病史,除了精神分裂症的其他症状外,还需有显著的妄想或幻觉,且存在至少 1 个月(如经成功治疗,则时间可以更短),才能作出精神分裂症的额外诊断。

在 DSM-5 中,除了诊断标准中规定的 5 类症状外,认知、抑郁和躁狂症状领域的评估对区分不同精神分裂症谱系及其他精神病性障碍来说,是非常重要的。精神分裂症患者的认知缺陷是常见的,与职业和功能损害有关。这些缺陷包括陈述性记忆、工作记忆、语言功能和其他执行功能的下降,也有信息加工速度的减慢。感觉的加工速度和抑制能力也不正常,也发现有注意力降低。一些有精神分裂症的个体表现为社会认知的缺陷,包括推论他人企图的能力(心理理论)缺陷,注意一些不相关的事件或信号,并解释为是有意义的,也可能导致产生解释性妄想。这些损害在症状缓解时经常持续存在。

一些有精神病性症状的个体可能缺少对其疾病的自知力或觉知(例如疾病感缺失)。"自知力"缺乏对治疗不依从有重要影响,它预示了高复发率、非自愿治疗次数增加、不良的心理社会功能、攻击性和不良的病程。

儿童期的精神分裂症的基本特征也是一样的,但是更难作出诊断。比起成人,儿童期的妄想和幻觉可能描述不清,视幻觉更常见,应该与正常的幻想相区分。许多儿童期发病的障碍(例如孤独症)会出现言语紊乱,行为紊乱也是如此(例如注意力缺陷/多动障碍)。在仔细考虑儿童期常见的其他障碍之前,不应把这些症状归因于精神分裂症。儿童期发病的案例,与不良预后的成人案例类似,以逐渐发病和阴性症状为主。那些后来被诊断为精神分裂症的儿童,更可能经历非特定的情绪行为紊乱和精神病理,智力和语言的改变,以及轻微的运动功能的发育迟缓。

晚期发病的案例(如 40 以后发病)主要是女性,其病程特征性地表现为精神病性症状,但尚能保留比较正常的情感和社会功能。

**(二)鉴别诊断**

1.重性抑郁或双相障碍伴精神病性或紧张症特征

精神分裂症与重性抑郁或双相障碍伴精神病性特征或紧张症之间的区别,取决于心境紊乱和精神病性症状的时间关系,和抑郁或躁狂症状的严重程度。如果妄想或幻觉只出现在重性抑郁或躁狂发作时,则诊断为抑郁障碍或双相障碍伴精神病性特征。

2.分裂情感性障碍

诊断分裂情感性障碍,需要重性抑郁或躁狂发作与精神分裂症的活动期症状同时出现,心境症状还要存在于活动期的整个病程的大多数时间内。

3.精神分裂症样障碍和短暂精神病性障碍

精神分裂症需要有 6 个月的病程,而这些障碍与精神分裂症相比是病程较短。精神分裂症样障碍的病程是<6 个月;而短暂精神病性障碍的病程是<1 个月。

4.妄想障碍

妄想障碍可以通过缺少精神分裂症的其他特征性症状(如妄想,显著的听幻觉或视幻觉,言语紊乱,明显紊乱的或紧张症的行为,阴性症状)来与精神分裂症相区别。

5.分裂型人格障碍

分裂型人格障碍可以通过与持续的人格特征有关的阈下症状来与精神分裂症相区分。

6.强迫症和躯体形式障碍

有强迫症和躯体形式障碍的个体也可能存在不良的自知力或缺少自知力,其先占观念可能达到妄想的程度。但这些障碍可以通过显著的强迫思维、强迫行为、对外表或体味的先占观念、囤积或聚焦于身体的重复行为,与精神分裂症相区分。

7.与精神病性发作有关的其他精神障碍

只有当精神病性症状的发作是持续的,并且不能归因于物质或其他躯体疾病的生理影响时,才能诊断为精神分裂症。有谵妄或重度或轻度神经认知障碍的个体,也可能表现为精神病性症状,但这些症状与这些障碍的认知改变的发生存在时间上的关系。物质/药物所致的精神病性障碍也可以表现为精神分裂症诊断标准的特征性症状,但它经常可以通过物质使用所致的精神病性症状的发生与在没有物质使用时精神病性症状的缓解的时间关系,来与精神分裂症相区分。

(三)实验室检查

在精神分裂症的实验室检查方面,近年来有不少重要的研究发现与进展,但尚未取得一致的有高敏感性与特异性的用于诊断的生物学标记,研究发现主要集中在脑电生理、脑影像学和神经心理测验等方面的异常发现,目前只能作为诊断的参考依据。

(四)病程与预后特点

精神分裂症在初次发病缓解后可有不同的病程变化,大约15%的患者可获临床痊愈和良好的预后。大部分患者病程为渐进性发展,在反复发作后可出现人格改变、社会功能下降,临床上呈现为不同程度的精神残疾状态,每次发作都造成人格的进一步衰退和瓦解。病情的不断加重最终导致患者长期住院或反复入院治疗。有利于预后的一些因素是:起病年龄较晚,急性起病,明显的情感症状,病前人格正常,病前社交与适应能力良好,病情发作与社会心理应激关系密切。通常女性的预后要好于男性。精神分裂症阴性症状对患者的功能预后和生活质量的影响较阳性症状更大。此外,阴性症状患者的照顾者的精神负担水平较高。阴性症状通常比阳性症状持续时间长,更难治疗及社会功能更差。针对精神分裂症阴性症状的治疗可能会有显著的功能收益。

# 四、治疗与预防

## (一)抗精神病药物治疗

1.治疗原则

(1)全程治疗:抗精神病药物治疗是治疗精神分裂症最有效和最基本的治疗手段,一旦诊断精神分裂症,就需要尽早地实施有效的足剂量、足疗程的全程抗精神病药物治疗,全病程治疗包括急性期、巩固期和维持期的治疗目标与方法。

(2)首发精神分裂症治疗:尽早接受药物治疗,通常疗效较好。第一代抗精神病药,主要为氯丙嗪、氟哌啶醇,或奋乃静等,但不良反应较多。第二代抗精神病药物,如利培酮、奥氮平、喹硫平、齐哌西酮、阿立哌唑等已成为治疗精神分裂症的一线常用药物。这些药物对阳性和阴性症状均有效,有利于精神分裂症伴有的情感症状和认知障碍的改善;不良反应较少,耐受性好,服药依从性也好,有利于长期的药物治疗。因此,有利于提高总体疗效,增加康复水平,减低复发率,减少社会性衰退。

(3)慢性精神分裂症治疗:该型病程多迁延、症状未能完全控制,常残留阳性症状及情感症状包括抑郁及自杀。阴性症状和认识功能受损可能是主要临床表现,且多伴有社会功能的缺陷。治疗中应注意:①进一步控制症状,提高疗效。可采用换药、加量、合并治疗方法。②加强随访,以便随时掌握病情变化,调整治疗。③进行家庭教育,强化患者及其家属对治疗的信心。④加强社会功能训练。

2.药物治疗分期与措施

精神分裂症的药物治疗可分为急性期、巩固期、维持期治疗 3 个连续的阶段。

(1)急性期治疗:急性期患者症状典型,需及时采取治疗措施,以免延误病情。

治疗目标为:①尽快缓解精神分裂症的主要症状,包括阳性症状、阴性症状、激越兴奋、抑郁焦虑和认知功能减退,争取最佳预后。②预防自杀及防止伤害自身或危害他人的冲动行为的发生。

急性期治疗的具体措施。①首发患者:首发患者的治疗非常重要,它直接关系到患者的预后和康复。应该做到:早发现、早确诊、早干预、早治疗;积极采用全病程治疗的概念;根据精神症状的特点及经济状况,尽可能选用疗效确切、症状作用谱广泛、不良反应轻、便于长期治疗、经济上能够负担的抗精神病药物;积极进行家庭健康教育宣传,争取家属重视、配合对患者的全程治疗。②复发患者:在开始治疗前仔细了解过去的用药史,参考患者既往疗效最好的药物和有效剂量,在此基础上可适当提高药物的剂量和适当延长疗程,如果有效则继续治疗;如果治疗无效,应考虑换药或合并用药。复发患者的维持治疗应尽可能延长。同时进行家庭教育,宣传长期治疗的意义,以取得患者和家属的积极配合,提高服药依从性,有效预防复发。③急性期治疗的注意事项:于治疗开始前详细询问病史,进行躯体、神经系统和精神检查,同时进行各项实验室检查包括血尿常规、肝肾功能、血糖、血脂、心电图等,了解患者的躯体状况。若患者为首次使用抗精神病药物,医师还不了解患者对所选药物的反应,应从小剂量开始,逐渐加量,避免严重不良反应的发生而影响治疗。单一药物治疗,除非两种单一药物治疗无效后才考虑其他方法。避免频繁换药。抗精神病药物的起效时间一般在 2～4 周,所以不应在短于 4 周时终止已开始的治疗。除非患者出现严重的、无法耐受的不良反应时。根据疾病的严重程度、家庭照料情况和医疗条件选择治疗场所,包括住院、门诊、社区和家庭病床治疗;当患者具有明显的危害社会安全和严重自杀、自伤行为时,应实施非自愿住院治疗。

(2)巩固期治疗:在急性期的精神症状有效控制之后,患者进入一个相对的稳定期,此期如果过早停药或遭遇应激,将面临症状复燃或波动的危险,因此,此期治疗对预后非常重要。特别强调此期药物治疗的剂量与急性治疗期的剂量相同,此期称为巩固期治疗。

巩固期治疗的目的:①防止已缓解的症状复燃或波动;②巩固疗效;③控制和预防精神分裂症后抑郁和强迫症状,预防自杀;④促进社会功能的恢复,为回归社会做准备;⑤控制和预防长期用药带来的常见药物不良反应的发生,如迟发性运动障碍、闭经、溢乳、体重增加、糖脂代谢异常,心、肝、肾功能损害等。

巩固期治疗的场所:急性期治疗大多在医院中进行,在精神症状得到有效控制之后,患者不宜继续留在医院,因为长期住院会加重患者的退缩和功能减退,不利于社会功能的康复,所以建议此期以社区和门诊治疗为主,有条件的地区可以开展日间康复治疗。门诊治疗的患者应保证每月复查 1 次,在医师的指导下及时解决康复过程中遇到的困难和问题,及时发现和处理药物的不良反应。

巩固期治疗的药物剂量:原则上维持急性期的药物剂量。除非患者因药物不良反应直接影响服药的依从性和医患关系,或出现较为明显的、无法耐受的不良反应时,可以在不影响疗效的基础上适当调整剂量。

巩固期治疗的疗程:一般持续 3～6 个月。除非患者因药物不良反应无法耐受或其他原因时,可以在不影响疗效的基础上适当缩短疗程。

(3)维持期治疗:在疾病相对缓解后进入第三期,称为维持期。此期治疗的目的是预防和延缓精神症状复发,以及帮助患者改善他们的功能状态。

维持期治疗的重要性:①维持期治疗能有效地降低复发率。有研究证实维持用药组比未维持用药组的复发率明显降低,大约是 16%～23% 比 53%～72%。②维持期服药治疗组的复发症状较未服药维持组的症状轻。③症状复发会直接影响患者的工作和学习功能,降低复发有利于患者社会功能的维持。

维持期治疗的剂量调整:维持期在疗效稳定的基础上可以减量。减量可以减轻患者的不良反应,增加服药的依从性以及改善医患关系,有利于长期维持治疗。减量宜慢。减至原巩固剂量的 1/3～1/2。也可以每 6 个月减少原剂量的 20%,直至最小有效剂量。一旦患者的病情稳定,并且能够耐受药物的不良反应,则抗精神病药物的维持治疗最好是每天单次给药,增加对治疗的依从性。较低的剂量同样可以成功地预防复发。但随着第二代抗精神病药物在精神分裂症急性期的广泛应用,急性期治疗的药物剂量和不良反应已远远小于第一代抗精神病药物,因此,维持期的减药似乎也不再十分重要,适用于第一代药物的减药原则受到冲击和挑战。但是有学者认为,维持期的药物剂量可以在急性期治疗的基础上根据患者的实际情况做适当的调整。首先,第二代药物均有程度不等的不良反应,对有些患者是明显和突出的,例如静坐不能和体重增加等,适当减量可以减轻不良反应。第二,患者长期服用较高剂量后从心理上期待着减量,在一定条件下减量可以给予患者信心,并增进医患关系。所以无论从患者的耐受性和接受程度还是经济上考虑,适当减量都是有益的。维持期假若患者服药的依从性差,监护困难,不能口服药物或口服用药肠道吸收差时,建议使用长效制剂,长效制剂同时也可作为急性期治疗的辅助药物。

维持期治疗的疗程。①首发患者:1989 年的国际共识建议首发患者维持期在 1～2 年。②复发患者:至少 5 年。《中国精神分裂症防治指南》中规定维持期的长短根据患者的情况决定,一般不少于 2～5 年。③特殊患者:对有严重自杀企图、暴力行为和攻击行为病史的患者,维持期的治疗应适当延长。

3.抗精神病药物的分类

目前,抗精神病药物分为第一代抗精神病药物和第二代抗精神病药物,均主要用于治疗精神分裂症各种亚型和其他相关精神障碍。

(1)第一代抗精神病药物(经典抗精神病药物):指主要作用于中枢 $D_2$ 受体的抗精神病药物,包括:①吩噻嗪类氯丙嗪、甲硫哒嗪、奋乃静、氟奋乃静及其长效剂、三氟拉嗪等;②硫杂蒽类的氟噻吨及其长效剂、三氟噻吨及其长效剂、氯普噻吨等;③丁酰苯类如氟哌啶醇及其长效剂、五氟利多;④苯甲酰胺类如舒必利等。其中临床又将吩噻嗪类分为高效价药物如奋乃静、三氟拉嗪;低效价药物如氯丙嗪、甲硫哒嗪。此类药物自 20 世纪 50 年代以来,广泛应用于临床治疗各种精神病,主要是治疗精神分裂症。经近期药物流行病学调查,目前在我国作为首选药物者仍占有相当比例。大量临床研究(包括在研制第二代抗精神病药物过程中作为标准对照药的双盲研究)及临床应用经验均证明第一代药物治疗精神分裂症阳性症状有效,但也提出了其用药的局限性。

第一代抗精神病药物主要作用于脑内 $D_2$ 受体,为 $D_2$ 受体阻断剂。其他药理作用包括对 $\alpha_1$、$\alpha_2$ 肾上腺素能受体、毒蕈碱能 $M_1$ 受体、组胺 1 受体具有阻断作用。临床上治疗幻觉、妄想、思维障碍、行为紊乱、兴奋、激越、紧张症候群具有明显疗效。对阴性症状及伴发抑郁症状疗效不确切。

第一代抗精神病药物的安全性:经典抗精神病药物可引发多种不良反应,主要是引起锥体外系症状(extra-pyramidal symptoms,EPS),包括类帕金森综合征、静坐不能(其发生率在 60% 左右)、迟发性运动障碍(发生率 5% 左右),影响患者的社会功能及生活质量,继而影响患者治疗的依从性,从而导致复发,带来不良的预后。氯丙嗪的不良反应主要为过度镇静、中枢和外周的抗胆碱能样作用,明显的心血管反应,如直立性低血压、心动过速、心电图改变,致痉挛作用,对心、肝、肾、血液等器官系统有毒性作用。氟哌啶醇的主要不良反应为引发锥体外系运动障碍,其发生率达 80%,迟发性运动障碍的发生率较其他抗精神病药为高。该药对躯体器官作用较弱,虽无明显降低血压、加快心率的作用,但可引发心脏传导阻滞,有猝死患者报告。舒必利的主要不良反应为失眠、烦躁、催乳素水平增高相关障碍如溢乳和闭经、性功能改变和体重增加。EPS 在剂量大时也可出现。也可出现心电图改变,一过性 GPT 升高。

第一代抗精神病药物的局限性:①不能改善认知功能,如药物不能改善执行功能、工作记忆、语言与视觉运动、精细运动功能,虽然有时能改善注意力的某些指标。药物的抗胆碱能作用可能会使记忆恶化。②对核心的阴性症状作用微小。③约有 30% 的患者其阳性症状不能有效缓解。④引发锥体外系和迟发性运动障碍的比例高,常导致患者用药的依从性不佳。还可能引起其他严重的不良反应。⑤药物对患者工作能力的改善作用较小。甚至由于过度镇静,而影响工作和生活质量。

(2)第二代抗精神病药物(非经典抗精神病药物):与吩噻嗪类等第一代抗精神病药相比,具有较高的 5-HT2A 受体的阻断作用,即多巴胺(DA)-5-HT 受体拮抗剂,对中脑边缘系统的作用比对纹状体系统作用更具有选择性,主要包括氯氮平、利培酮、奥氮平和喹硫平等,这些药物比第一代抗精神病药物今后在精神病学领域将有更广阔的应用前景。它们不但对阳性症状疗效较好,而且对阴性症状、认知症状和情感症状有效;而 EPS 明显减少,也没有其他方面的严重不良反应。

第二代抗精神病药物按药理作用分为 4 类:①5-羟色胺和多巴胺受体拮抗剂,如利培酮、齐哌西酮、舍吲哚;②多受体作用药,如氯氮平、奥氮平、喹硫平、左替平;③选择性 $D_2/D_3$ 受体拮抗剂,如氨磺必利(阿米舒必利)、瑞莫必利;④$D_2$、5-HT1A 受体部分激动剂和 5-HT2A 受体拮抗剂,如阿立哌唑。利培酮及其活性代谢药物还上市了长效注射剂用于维持治疗。

第二代抗精神病药物的安全性:各种第二代抗精神病药物之间的药理机制不尽相同,对神经递质受体的作用也有差异,所以不良反应也各不相同。主要不良有以下几方面。①EPS:第二代抗精神病药物比第一代的 EPS 要少而轻,并且与剂量的关系密切,即在治疗剂量的高端会出现EPS,此类药物有利培酮、齐哌西酮、氨磺必利、阿立哌唑、奥氮平,如利培酮日剂量 $>8$ mg 时可出现较明显的 EPS,而氯氮平和喹硫平的 EPS 发生率很低。②血催乳素升高引起月经失调或泌乳,主要见于利培酮和氨磺必利。③心电图 QTc 间期延长,主要见于齐拉西酮、舍吲哚和硫利达嗪。QTc延长可能是发生尖端扭转室性心动过速的警告,临床一般将QTc延长＞500毫秒,或比基础值增加＞60毫秒,看成有引起尖端扭转室性心动过速的危险,以及发展为心源性猝死的可能。④体重增加,体重增加以氯氮平和奥氮平最明显,利培酮与喹硫平居中,齐拉西酮与阿立哌唑较少引起体重增加。体重增加与食欲增加和活动减少有关,体重增加容易并发糖尿病、高脂血症、高血压等。对体重增加明显者应该进行生活方式干预,也可以考虑使用口服降糖药二甲双胍来减轻严重的体重增加。

4.抗精神病药物的不良反应及其处理

(1)锥体外系不良反应:与药物阻断黑质-纹状体通路DA受体有关,主要表现为类帕金森症、急性肌张力增高、震颤、静坐不能、迟发性运动障碍。传统抗精神病药物,特别是高效价类发生比例高,通常使用抗胆碱能药物对症处理,但对迟发性运动障碍不能使用抗胆碱能药物,最好换用其他新型抗精神病药物,特别是换用氯氮平或喹硫平可获得改善。

(2)过度镇静:常见表现为困倦、乏力、头晕,与药物对组织胺$H_1$受体阻断作用有关,传统药物中低效价类多见(舒必利除外),新型药物中氯氮平、奥氮平比较明显。多用药初期发生,宜缓慢加量,尽量睡前用药,避免有危险的操作活动。

(3)心血管方面不良反应:常见为直立性低血压和心动过速,也有发生心动过缓和心电图改变如ST-T改变及Q-T间期延长,与药物对肾上腺素能α受体有关,低效价传统抗精神病药物和氯氮平引起较为多见。多发生于用药初期,可减缓加量速度或适当减量,低血压的患者应卧床观察,心动过速可给予β受体阻断剂对症处理。低效价传统药物。

(4)内分泌改变:传统抗精神病药物可通过抑制下丘脑漏斗结节DA受体导致催乳素分泌增高,表现为闭经、溢乳和性功能改变。新型抗精神病药物中利培酮也比较常见。目前无肯定有效的治疗方法,减药后可能减轻,如不减轻可考虑换用无此类作用的新型抗精神病药物,如氯氮平或喹硫平。

(5)体重增加和糖脂代谢异常:长期使用抗精神病药物可发生不同程度的体重增加,同时患者容易发生糖脂代谢异常,发生高脂血症、冠心病、高血压以及2型糖尿病的比例增加。其中传统药物中低效价类,新型药物氯氮平、奥氮平发生比例较高。应对服用这些药物的患者检测血糖、血脂,建议注意饮食结构和增加运动。

(6)抗精神病药物与2型糖尿病:近年来,非典型抗精神病药物氯氮平、奥氮平等引起高血糖、2型糖尿病及酮症酸中毒的报道引起了广泛的关注。Sernyak等报告了大样本、门诊治疗的精神分裂症患者使用经典与非经典抗精神病药后2型糖尿病发生率为18%,发病率随年龄而上升,在60～69岁年龄组高达25%。这些药物引起血糖增高或糖尿病的机制并不是药物直接对胰岛β-细胞的毒性作用,而是与体重的增加有关;推测其内在机制可能是产生了胰岛素抵抗。目前对肥胖和糖尿病的治疗与预防主要通过生活方式干预和药物干预的方法。行为干预方法有运动疗法和饮食控制,行为干预治疗能使患者摄食减少、活动增加,从而能减轻患者的体重。口服降糖药二甲双胍能增加肌肉组织对葡萄糖的摄取,从而达到减轻体重和改善胰岛素抵抗的作用。国内外也有一些研究用行为干预治疗或服二甲双胍的方法来达到减轻AP引起的体质量增加和胰岛素抵抗。由于二甲双胍是胰岛素的增敏剂能够直接影响糖代谢,影响胰岛素的分泌,从而达到减轻胰岛素抵抗的作用;而行为干预治疗可以减轻体重,但效果不如二甲双胍能较好地改善胰岛素抵抗和减少发生代谢综合征,临床使用二甲双胍联合行为干预治疗对减轻体重增加和改善胰岛素抵抗的疗效比较好。其他可以减少体重增加的药物有:西布曲明,SSRI类抗抑郁药氟西汀与氟伏沙明,$H_2$受体拮抗剂尼扎替丁、金刚烷胺等,但这些药物对干预抗精神病药引起体重增加的疗效还需要严格的研究证实。

(7)胆碱能改变有关的不良反应:药物的抗胆碱能受体的影响可导致口干、便秘、视力模糊、尿潴留等,传统药物此类作用较强,如患者不能耐受则减药或换用此类作用轻微的药物。

(8)肝脏损害:有过氯丙嗪引起胆汁淤积性黄疸的报道,比较少见,抗精神病药物引起一过性肝酶增高较为常见,多可自行恢复,可同时服用保肝药物并检测肝功能。

(9)癫痫发作:属较严重的不良反应,氯氮平较易诱发,其他低效价抗精神病药物也可诱发。减低药物剂量,如治疗剂量无法减到发作域值以下,建议合并抗癫痫药物,或者换药。

(10)恶性综合征:属少见但严重的不良反应,主要表现为高热、肌紧张、意识障碍和自主神经系统功能紊乱如出汗、心动过速、尿潴留等。发生率为 $0.2\%\sim0.5\%$,但病死率高达 $20\%$ 以上。发生机制尚不清楚,可能与药物引起 DA 功能下降有关。药物剂量过高、频繁换药、多种药物合并使用可能有关。一旦发生应立即停用所有抗精神病药物,补充液体,纠正酸碱平衡和电解质紊乱、物理降温、预防感染、可以试用 DA 激动剂,也有报道 ECT 有效。

(11)粒细胞缺乏症:属严重不良反应。氯氮平引起较为多见,发生率在 $1\%\sim2\%$,为其他抗精神病药物的 10 倍,严重者可发生死亡。使用氯氮平的患者在最初 3 个月内应每周检查白细胞计数,以后也应注意检测。一旦发现白细胞计数低于 $4\times10^9/L$,应立即减量或停药,同时给予升白药和碳酸锂等药物。严重的粒细胞缺乏症应给予隔离和抗感染治疗。服用氯氮平而发生过粒细胞缺乏症的患者不应再接受氯氮平治疗。卡马西平可增加氯氮平引起粒细胞缺乏症的危险性,应注意避免以上两种药物合用。

(二)ECT

1.ECT 的适应证

(1)严重抑郁,有强烈自伤、自杀行为者;明显自责自罪。

(2)极度兴奋躁动、冲动伤人。

(3)拒食、违拗和紧张性木僵。

(4)精神药物治疗无效或对药物治疗不能耐受。

2.ECT 的禁忌证

脑器质性疾病;心血管疾病;骨关节疾病;出血性疾病;稳定的动脉瘤畸形;有潜在引起视网膜脱落的疾病;急性全身性感染;严重呼吸系统疾病,严重肝、肾疾病;老年人、儿童及孕妇。MECT 无绝对禁忌证,安全性高、并发症少,但有些疾病也可能增加其治疗风险,需要加以注意:颅内肿瘤或其他占位性病变;新近的颅内出血;心脏功能不稳定的心脏疾病;出血或不稳定的动脉瘤畸形;视网膜脱落;嗜铬细胞瘤;可能导致麻醉意外的疾病如严重呼吸系统疾病等。

3.MECT 的具体操作方法

(1)治疗前准备:详细查体并做必要的辅助检查。患者在治疗前 8 小时(一般从前一晚 12 点开始)禁食禁水。治疗前排空大小便,摘除隐形眼镜及义齿,常规测量体温、脉搏、呼吸和血压。

(2)MECT 必须在专门的治疗室内进行,备有齐全的治疗护理用具、MECT 治疗机、麻醉药品及麻醉器械、供氧设备、急救药品及急救器械等,如有条件者最好配备麻醉机。治疗进行时,需麻醉师 1 名、医师 1 名、护士 2 名。麻醉师负责麻醉及升压人工呼吸,医师操作 ECT 机并观察药物用量以及通电后的发作情况,一名护士作器材准备和静脉穿刺,另外一名护士负责药物接换、发作时的保护并协助观察。

（3）患者平卧于治疗床上，四肢自然伸展，解开裤带及领口，检查口腔，使用面罩式人工呼吸器吸氧数分钟，以保障自主呼吸停止后的氧需要。

（4）安放刺激电极：多采用双侧治疗电极，安放在头部两侧，每个电极中点位于耳垂与眼外眦连线中点上大约 2.5 cm 处。单侧电极即一个电极与双侧治疗右侧电极安放位置相同，另一个电极中点在两耳垂经颅顶的连线和鼻根与枕骨粗隆连线的交界点右侧 2.5 cm 处。

（5）治疗医师连接好脑电、心电、肌电，监测血压、心电、脉搏及血氧饱和度，测量电阻。

（6）开通静脉通道，将预先准备好的 25％葡萄糖溶液 40 mL 推注 10 mL 以确保静脉通畅后，依次推注以下 3 种药物：①阿托品 0.5～1.0 mg，用注射用水稀释至 2 mL 静脉注射以抑制迷走神经，减少呼吸道分泌物，并能防止通电时引起的迷走神经兴奋导致心搏骤停；②硫喷妥钠 0.5 g 用注射用水 25 mL 稀释后缓慢静脉注射做诱导麻醉，同时嘱患者计数，当入睡后，患者自行停止计数，呼之不应，肌肉和眼睑松弛，睫毛反射消失或迟钝，眼球固定或左右游移；③患者一旦入睡，则静脉注射生理盐水 2 mL 防止硫喷妥钠与氯化琥珀胆碱混合而发生沉淀，然后将氯化琥珀胆碱 50 mg 以注射用水稀释至 3 mL 快速静脉注射（10 秒注完）。1～2 分钟后即出现由面部口角开始向胸腹四肢蔓延的肌束颤动，然后全身肌肉松弛，腱反射消失，自主呼吸停止。此时为最佳通电时机。

（7）在给予麻醉药和肌松药的同时，予高浓度大流量面罩升压给氧，使血氧饱和度尽量保持100％。注意在开始通电治疗前，用含有生理盐水的注射器替换原来所用的含有肌松药物的注射器，保持静脉通道通畅，以便必要时抢救使用。

（8）停止供氧，放置牙垫，给予电刺激。第一次治疗时可根据患者的性别、年龄、电极位置确定初始电量，在以后治疗中应该逐渐增加电量，双侧 MECT 一般接受初始电量的 1.5～2.5 倍电量，单侧 MECT 所需的电量更大，一般为发作阈值的 2.5～6 倍。有效发作表现为面肌、口轮匝肌、眼轮匝肌的痉挛现象，或者双侧下肢趾端的痉挛或抽搐状态。如果通电 20～40 秒内无抽搐发作，或者出现短暂的非全身性抽搐，可重复通电一次，每次治疗通电次数不超过 3 次。

（9）发作结束后取出牙垫，升压给氧，保持血氧饱和度为 100％，观察至自主呼吸恢复，血氧饱和度不再下降，即可送入留观室。

（10）在留观室内监测血压、脉搏，予低流量吸氧。观察至意识完全恢复，各项生命体征稳定，无明显头痛、恶心、胸闷、心悸等不适感时，方可离开留观室。治疗后 2 小时内勿进食及饮水。对年老体弱或伴有躯体疾病的患者，更应加强监护。

（11）MECT 的治疗次数和频率：MECT 治疗的最佳频率目前尚无定论，一般隔天 1 次，10～12 次为 1 个疗程。超过 12 次则达到 MECT 的疗效平台，不会产生进一步的疗效，继续使用 MECT 没有多大的意义。如果患者需要快速起效，前 3 次治疗可以每天进行 1 次，3 次之后改为隔天进行。MECT 用于长期维持治疗时，根据患者病情可以合并或不合并抗精神病药物，一般每 1～2 周行 1 次 MECT。有研究显示，相对于每天服用抗精神病药物，患者更乐于接受 MECT 维持治疗。

4.MECT 的不良反应

传统 ECT 具有诸多并发症，如头痛、关节脱位、骨折、心搏骤停、记忆力减退等。MECT 通过使用肌松剂避免了骨折及其他骨骼肌损伤的发生，常见的并发症主要是头痛、肌肉疼痛、恶心，症状多比较轻微，一般在治疗停止数天后自行好转而无须特殊处理。

遗忘是较为常见的不良反应，国外研究显示至少有 1/3 的患者接受 MECT 之后出现了明显的记忆减退。多表现为逆行性遗忘,患者不记得行 ECT 之前数天至数周的事情。遗忘随着治疗次数的增加而逐渐加重,但一般会在 ECT 停止后的数周内得到恢复。ECT 导致记忆力损害的严重程度、持续时间与治疗方法密切相关,尤其是治疗电极的安放位置以及刺激剂量,双侧电极比单侧电极更易于引起记忆损害,高刺激剂量比低刺激剂量更易于引起记忆损害。

另外,传统的 ECT 一般在抽搐停止后 10～30 秒内自主呼吸恢复,但接受 MECT 的患者由于使用麻醉药物,自主呼吸恢复较慢,多在治疗后 5 分钟内恢复自主呼吸。如果不能及时恢复,要立即进行人工辅助呼吸。

MECT 除了上述不良反应以外,还有其他的一些局限。首先,MECT 实施起来较为复杂且有一定的危险性,需要全麻和吸氧,有可能会出现麻醉意外。其次,与传统 ECT 比较,MECT 的治疗费用相对较高;另外,MECT 无法获得一劳永逸的疗效,停止 MECT 后仍需要药物治疗或非经常性的 MECT 作为后续维持治疗以防止病情复发。

**(三)心理治疗**

对精神障碍患者及其家属的调查一致显示,心理治疗在精神健康系统中处于最受重视和常规服务之间,仅次于药物治疗。医师应将患者视为整体,应该很好地协调心理社会治疗与药物治疗、功能恢复及治疗环境的关系(也就是治疗整合),并为可能的长期治疗过程提供持续的关怀。

1.心理治疗的目的

(1)减少精神病性症状引起的不良后果。

(2)减少负性情绪的发生。

(2)促进患者积极主动地预防复发和提高社会功能。

2.心理治疗技术

(1)一般性集体与个别心理干预:对待患者在康复中出现的问题进行干预,前 3 个月每月 1 次,每次 30～60 分钟。以后每 3 个月进行 1 次。心理治疗的重要任务是帮助患者领悟自己属什么问题,和正常人的差距是什么?心理治疗的内容有让患者如何正确对待精神疾病。通过集体心理治疗从医护人员和其他患者那里了解坚持服药的重要性、学会药物自我处置方式从而提高服药的依从性、了解复发的征兆及自我应对方法、教会患者如何调节自我情绪,如何预防疾病复发,如何应付心理冲突和如何进行心理自救等知识。此外,让患者了解到不是我自己一个人才患这种病,自己不仅仅能够从小组得到帮助,如同病相怜、互相鼓励;自己也能够帮助别人,在集体心理治疗中充分体现自我的价值。

(2)认知行为治疗(CBT):近 20 年来,认知行为治疗开始应用于治疗精神分裂症,特别是对于那些药物治疗仍残留精神症状的患者。治疗主要目标是针对药物不能消除的症状,减轻幻觉与妄想症状及这些症状产生的困扰。精神分裂症的认知行为治疗大致步骤如下:①建立并维持良好的治疗关系,形成治疗联盟,以及对患者进行评估;②针对导致症状持续存在的因素,发展应对策略;③应用"应激易感模式"帮助患者理解疾病及其症状;④帮助患者应对幻听和妄想等症状,减轻带来的应激与困扰;⑤识别患者的自动思维,处理患者的情感症状与对自我的负性评价;⑥发展应对症状恶化的策略,降低复发危险性,改善患者社会功能。认知行为治疗分为个体治疗与小组治疗两种形式,以个体认知行为治疗为主,小组认知行为治疗需要有经验的治疗师才能完成。精神分裂的认知行为治疗有时间限定,通常患者需要接受每次 15～45 分钟,每周 1 次或每两周 1 次,共 15～20 小时的治疗,对于难治性患者则需要更长的时间。

(3)家庭治疗:在我国,绝大多数精神分裂症患者与家庭成员生活在一起,家庭关系与家庭支持的好坏是影响精神分裂症复发和转归的重要因素。家庭干预把治疗的重点放在改变家庭成员的人际关系上,治疗的过程是去发现与个体心理障碍发生、发展有关的家庭内部因素。"高情感表达"(对患者经常批评、责骂、显示激动或敌意)和缺乏关爱的家庭,患者的预后差,易复发。通过家庭干预治疗,可重新改变患者原来不适应的家庭关系,有利于患者有一个良好的居住环境。另外,对患者及家庭成员进行相关知识的健康教育,积极开展家庭干预治疗,能唤起良好的家庭支持与家庭互动,提高家庭的监护质量,从而提高患者服药的依从性,对巩固疗效,预防疾病复发非常重要。良好的家庭干预治疗,还能给医师及时提供患者在院外的信息,以便及时调整治疗方案,并保证药物维持治疗的完成。家庭干预具有改善患者家庭负担、应对方式及增加对精神分裂症的知晓度,预防疾病复发与减少再住院等作用。有效的家庭干预至少需要6个月,长期的家庭干预(>9个月)可显示出持久的疗效,持续2年或更长。目前,有许多种家庭干预模式可以使用,如危机取向家庭干预,行为模式的家庭治疗,降低情感表达的治疗。

(4)社会技能训练:精神分裂症患者特别是有大量阴性症状的患者,常常存在社会功能、工作能力等方面的障碍。社会技能训练主要应用学习的理论,纠正患者在日常生活、就业、休闲、交往等方面问题,提高或重获他们的社会技能。社会技能训练包括基本模式和社会问题解决模式。基本模式,也叫运动技能模式,是把复杂的社会问题分解为几个简单的部分,治疗师反复讲解、演练以及患者角色扮演。多项研究证实基本模式对改善特殊社会技能有效,疗效可以持续12个月。社会问题解决模式包括几方面问题解决,如药物管理、症状处理、娱乐、基本交流、自我照料等。Marder等比较了问题解决模式与支持疗法(两种干预的强度、频率及时间相同)对精神分裂症结局的作用,结果发现:2年后接受社会问题解决模式训练的患者较接受支持疗法的患者表现出更好的社会适应性。Liberman等给予精神分裂症患者6个月的问题解决模式训练或同等强度的职业治疗并随访2年,结果表明:接受问题解决模式的患者有3项独立生活技能得到了明显改善,与职业治疗组差异显著。Hogarty进行了一项较大样本的社会技能训练研究发现,社会技能训练对于预防复发具有一定的疗效(1年后,社会技能训练组54%患者未复发与接受其他心理社会干预的对照组30%患者未复发),但第2年社会技能训练的优势并不明显。

(5)职业康复训练:由于社会歧视和功能损害等原因,精神分裂症的竞争性就业(拥有稳定的社会工作,而不是就业于康复机构)率少于20%。近十余年来,精神卫生工作者与公共卫生决策者通过开设庇护工场和组织就业前培训项目帮助精神分裂症患者发展他们需要的职业技能。这些技能包括学习一些与工作相关的正式或非正式制度(如休假与病假制度、如何认识自己的上级、为什么要按时上班)以及完成特殊任务的技能,其目标是增加患者竞争性就业的机会。研究发现传统的职业康复模式(训练与安置模式)可以促进患者适应庇护工厂的工作,但是对获得社会稳定工作的效果不明显。因此,有学者发展了安置与训练模式,这种方法重点是尽最大可能支持竞争性就业。有3项支持性就业训练项目的随机对照研究,将支持性就业作为主要结局指标,结果显示:支持性就业训练较对照干预在促进患者就业方面具有优势,技能性项目组平均就业率为65%,而采用其心理社会干预的对照组为26%。支持性就业训练对非就业纬度的效果不明显,在增强自信,改善生活质量与预防复发方面可能有效。

(6)认知康复治疗:认知功能障碍是精神分裂症的核心症状,常见的是记忆、注意、问题解决与执行功能的障碍。认知功能的改善可以带来生活质量的改善,也可以增加其他心理社会干预效果,产生更好的功能结局。可用于改善精神分裂症认知功能的措施包括新型抗精神病药和认知康复技术。认知康复技术可采用个体或小组形式,每位患者接受不少于 10 节、通常超过 20 节的认知康复训练来改善患者认知功能。精神分裂症的认知康复治疗包括几种不同的治疗模式,如认知增强治疗,包括重点在记忆、注意及问题解决能力训练和小组形式的社会认知训练两种训练;神经认知增强治疗,与认知增强治疗相似,还包括工作能力康复;个体执行功能训练,包括认知适应性、工作记忆及计划 3 个方面的训练;以及其他一些认知康复技术。

许多研究证实认知康复治疗可以改善精神分裂症认知功能。Wykes 等进行了一项认知康复治疗(每天 1 次、持续 3 月)与同样强度的职业治疗比较研究,认知康复治疗的重点是改善患者的执行功能(认知适应性、工作记忆和计划)缺损,6 个月的随访发现:认知康复治疗组在改善认知功能与增强自信方面优于职业治疗组,但是在改善社会功能与精神症状方面优势不明显。Tswamley 综述了 17 项有关认知康复治疗对于精神分裂症作用的随机对照研究显示:不同方法的认知康复技术均可以改善患者的精神症状、认知功能及日常生活能力。

(7)积极性社区治疗:积极性社区治疗是由精神科医师生、护士、社会工作者和职业治疗师等组成多学科的团队,提供治疗、康复和支持性活动。与一般的精神卫生服务相比,积极性社区治疗有几个特点:治疗在社区进行,强调团队服务,提供全面整体服务(包括用药、居住、生活费用以及其他任何与个人成功生活的重要因素)。积极性社区治疗中每位治疗者通常负责 12 例患者,而在一般的个案管理中每位治疗者负责的患者多达 30 例。有关积极性社区治疗研究结果较为一致。Wisconsin 比较了采用积极性社区治疗 14 个月与标准治疗的慢性精神障碍患者的疗效,结果显示:在住院率、庇护性就业率、独立生活、家庭负担方面,积极性社区治疗要优于标准治疗。Bond 等总结 25 项有关积极性社区治疗的随机对照研究显示:与一般社区服务相比,积极性社区治疗降低了患者的住院次数与住院天数,增加了居住稳定性,改善了精神症状与生活质量。

(8)多元化干预:多元化干预是为(首发)精神分裂症患者提供专业化、住院或门诊综合干预服务,重点在于症状的控制与功能恢复。较著名有澳大利亚早期精神障碍预防与干预中心倡导的综合干预模式,包括:一个流动性的评估与治疗小组;一个 16 张床的住院部;住院与门诊患者的个案管理;个体、小组与家庭治疗;药物治疗(重点强调低剂量的一线新型抗精神病药及对难治疗性症状的治疗)。目前,有几个评价多种的心理社会干预对早期精神障碍影响的大样本研究。精神障碍的早期识别与治疗项目是一项为期 5 年前瞻性研究,研究对象为不伴情感症状的首发精神分裂症患者,目的是确定早期诊断与治疗是否可以带来更好的长期结局;所采用的心理社会干预的方法包括个体支持性治疗、家庭作业、个案管理与药物治疗。丹麦进行了一项多中心研究,采用的综合治疗方法包括低剂量的新型抗精神病药、积极社区治疗、家庭心理健康教育和社会技能训练;初步研究结果显示:与标准治疗相比,综合干预提高了精神分裂症的临床结局及治疗依从性,在随访 1 年与 2 年均显示一致的结果。

在药物治疗的基础上进行有效的心理社会干预可以进一步改善精神分裂症的不良结局。改善症状、降低复发率、增强社会功能、促进精神分裂症患者回归社会是心理社会干预的主要目标,但单一的心理社会干预治疗往往不能够获得这些目标。当前,对精神分裂患者倾向于实施多元化的综合干预,这将是今后一段时间有关精神分裂症研究的重点。

### (四)物理治疗

经颅磁刺激(transcranial magnetic stimulate,TMS),是 Barker 等人创立的通过头皮刺激大脑皮层运动区、脊髓神经根或周围神经,并在相应的肌肉上记录复合肌肉动作电位的一种皮层刺激法。该技术因具有无痛、无创、操作简便和安全可靠等优点和功能独特,很快被应用于临床。

重复经颅磁刺激(repetitive transcranial magnetic stimulate,rTMS)是在 TMS 基础上发展起来的新的神经电生理技术,它将磁刺激器的刺激频率由原来的 0.3~1.0 Hz 提高到 100 Hz,可通过不同频率刺激对皮层产生兴奋或抑制作用,开辟了临床应用的新领域。在临床上,rTMS 能影响认知功能、言语功能和情绪等,也被用于精神分裂症的治疗。

关于 rTMS 治疗精神分裂症的研究,用强度 100% 的 TMS 刺激左右侧前额叶,结果显示 rTMS 对精神病性症状无治疗作用。用 1 Hz 的 rTMS 刺激左侧前额叶,发现 rTMS 对患者的焦虑、紧张、坐立不安有效,对精神病性症状的评分上无改变。刺激相同部位发现对 6 例精神分裂症患者的阴性症状均有效。初步提示左侧前额叶是阴性症状的治疗区域。有人对 20 例精神分裂症患者采用高频 rTMS(10 Hz)治疗,并用假刺激进行平行对照,刺激前后用临床量表和 SPECT 进行测量,结果显示研究组阴性症状评分明显下降,阳性症状加重;两组患者用 SPECT 均未检测的到相应脑区域血流量的变化。有研究采用随机对照试验,治疗有阴性症状的精神分裂症患者,分为 20 Hz 刺激研究组和假刺激对照组,治疗 2 周,随访 8 周,部位为左侧背外侧前额叶皮质,结果未能发现两组阴性症状量表评分有显著差异。另有人采用随机对照试验,分为 10 Hz 刺激研究组和假刺激对照组各治疗 10 天,刺激强度 110%MT,每天 20 串,刺激前后进行阴性症状量表及情绪、认知测评,并于结束后两周进行随访,结果显示两组阴性症状缓解率无显著差异,在随访中研究组认知功能比对照组有显著改善。

低频 rTMS(通常是 1 Hz)被用来治疗幻听,并且已经被一些研究证实,但是也有与之相矛盾的结果。有人在 4 次连续试验中用低频 TMS 治疗精神分裂症患者的顽固性症状。一开始低频 TMS 在治疗 3 例耐药性的精神分裂症患者幻听时出现令人充满希望的结果。在对 12 例精神分裂症患者进行以假刺激为对照的交叉试验中,8 例患者顽固性幻听明显改善,但是对于其他症状,真性刺激和假性刺激并无明显差异。一项双盲对照试验,24 名患者随机接受 1 Hz 的真假性刺激 9 天,用自制的顽固性幻听量表和阳性阴性症状量表评估,结果研究组和对照组有显著差异。另一项采用双盲的平行设计,将每天至少出现 5 次幻听的 50 例被试随机分配到研究组和对照组,研究组在左侧前额皮层接受频率 1 Hz,强度 90%MT,对照组接受假性刺激,刺激前后用临床大体印象量表(CGI)评定,结果显示研究组 CGI 分数明显改善,幻听次数显著减少。此研究还显示有 52% 的患者对治疗效果的维持能长达 15 周或更长。还有一项进行交叉试验,患者组采用 10 Hz、100%MT、20 串/天刺激,对照组是假性刺激,结果显示真假性刺激后患者的幻听均有改善,但试验组和对照组并无显著差异。有人对 1 Hz 治疗幻听的研究进行了 Meta 分析,治疗部位均为左侧颞顶皮层,结果显示 rTMS 可以有选择性地改变幻听中的神经生物学因素。

(张春艳)

# 第二节　分裂情感性障碍

## 一、概述

分裂情感性障碍又称分裂情感性精神病,为一发作性精神障碍,分裂性症状与情感性症状在同一次发病中均很明显,两类症状同时出现又同样突出,且常有反复发作倾向,缓解良好。

分裂情感性障碍多在青少年期或成年期发病,平均发病年龄为 29 岁,较抑郁症和躁狂发作的发病年龄为轻。男女之比的差别不大,与精神分裂症相似。终身患病率为 0.5%～0.8%。年发病率为 0.3%～5.7%/10 万,相当于精神分裂症的年发病率的 1/4。

## 二、病因与发病机制

分裂情感性障碍的真正病因迄今仍未明确,甚至其本身是否是一类独立的精神疾病目前尚存争议。目前,来自神经精神病学、神经影像学、分子神经病学以及遗传流行病学研究的资料并没有发现精神分裂症、分裂情感性障碍和情感障碍之间存在明确的分界;相反,趋同的证据支持精神病性障碍与情感障碍在遗传、病理生理上存在重叠。据此,有学者认为,分裂情感性障碍是精神分裂症与情感障碍的共病体,而有的学者则把分裂情感性障碍看作是精神分裂症与情感障碍连续谱系上的一个中点。另有学者指出,分裂情感性障碍在神经解剖学特征、分子遗传学、人口学资料、临床特征以及治疗反应上与伴有精神病性症状的双相情感性障碍相似,因此,认为分裂情感性障碍实际上是伴有精神病性症状的情感障碍,而并非一类独立的疾病。但也有学者研究发现,分裂情感性障碍在地塞米松抑制试验、认知功能损害以及家族遗传上与精神分裂症相似,因此,认为分裂性情感障碍与精神分裂症更为接近。

## 三、临床表现与分型

患者多为急性或亚急性起病,每次发病的病程多在 3 个月内。两次发作的间隔时间多数在半年至 5 年之间。

临床特征是既有明显的抑郁症状或躁狂症状,又有精神分裂症症状,两类症状在同一次发病中同时出现。

思维障碍主要表现为联想障碍(包括思维奔逸、思维迟缓和思维散漫等)、逻辑推理障碍(包括病理性象征性思维、矛盾观念等)和妄想(包括夸大、被害、关系、嫉妒和疑病等内容的妄想)。

情感障碍以抑郁-躁狂双相症状为临床表现的较多见,仅以情感低落、思维迟缓、兴趣索然、少言寡语及有明显的消极观念等抑郁症状为主而不出现躁狂症状的也不少见。

行为障碍主要表现为兴奋、冲动、易激惹或攻击行为,也可表现为紧张综合征等。

感知障碍主要有幻觉、错觉和知觉综合障碍。其中幻觉的出现率较高,其次是错觉。

根据每次发作的主要临床症状,可将分裂情感性障碍分为以下几种。

### (一)躁狂型

急性起病,在疾病的同一次发病中,躁狂症状与分裂症状同样突出。患者在情感高涨、自我评价增高或夸大、言语和行为增加的同时又存在内容荒谬的关系妄想、被害妄想或思维被洞悉感、逻辑推理障碍和幻听等精神分裂症症状。患者的症状鲜明,虽然常伴有明显的行为紊乱,但在数周内可完全缓解,预后较好。

### (二)抑郁型

在同一次发病中,抑郁症状与分裂症状同样突出。患者情感低落、内疚、迟滞、无精力、兴趣索然、食欲缺乏、体重下降和并存在消极观念。与此同时,患者还存在物理影响妄想、逻辑推理障碍、评论性幻听等典型的精神分裂症症状。分裂情感性障碍抑郁型的临床表现不如躁狂型那样鲜明和令人惊讶,病程较长,而且预后较差,少数患者不能完全缓解,可残留精神分裂症症状。

### (三)混合型

情感症状与精神分裂症状同时存在,情感高涨、夸大和言语行为增多等躁狂症状与情感低落、迟滞、悲观、消极以及言行减少等抑郁症状混合交织出现;精神分裂症症状主要表现为荒谬离奇的关系、被害、夸大、疑病和物理影响等妄想。

### (四)其他型

根据每次发作的主要临床相,分裂情感性障碍还可分其他型,其表现不似上述 3 型典型,不能归于上述 3 型中的任何一型中。

## 四、诊断与鉴别诊断

### (一)诊断要点

(1)在疾病的同一次发作中,典型的分裂性症状和情感性症状同时出现或只差几天出现。

(2)反复发作,通常可完全缓解,仅少数残留缺损症状。

(3)发作既不符合精神分裂症的诊断标准,也不符合情感障碍的诊断标准。

值得一提的是,根据 ICD-10 的诊断标准,只有在疾病的同一次发作中,明显而确实的分裂性症状和情感性症状同时出现或只差几天,方可作出分裂情感性障碍的诊断。如果在疾病的不同发作中分别显露出精神分裂症及情感性症状的患者,例如精神分裂症患者在精神病性发作的余波中往往出现抑郁症状(见精神分裂症后抑郁),则不适合诊断为分裂情感性障碍。有些患者可在典型的躁狂或抑郁发作之间插入 1 到 2 次的分裂情感性发作,只要在其他方面临床相典型,则偶然出现的分裂情感性发作并不能推翻双相情感性障碍或反复发作性抑郁障碍的诊断。而 DSM-5 的相关诊断标准,强调的是疾病的整个病程而非某一次发作的症状类型,对分裂性症状与情感性症状是否同时存在并不作规定,反而要求分裂性症状在缺乏情感症状的情况下至少要持续 2 周。此外,DSM-5 的相关诊断标准对情感症状的类型并没有做进一步的划分。

### (二)鉴别诊断

与精神分裂症和情感障碍进行鉴别诊断中涉及的疾病均适用于分裂情感性障碍的鉴别诊断。

**1.精神分裂症青春型**

分裂情感性障碍躁狂型需与精神分裂症青春型相鉴别。青春型患者以不协调的精神运动性兴奋为主要临床表现,但情感色彩不鲜明,不具有感染力,言语内容凌乱,令人费解,行为多具有冲动性,知、情、意三者互不协调,无明显的间歇期或间歇期且存有残留症状,病程迁延可很快进入精神衰退。

**2.精神分裂症后抑郁**

分裂情感性障碍抑郁型需与精神分裂症后抑郁鉴别。部分精神分裂症患者在经过抗精神病药物治疗后,精神症状得到适当控制时,可出现持续时间较长的抑郁症状。患者抑郁症状的产生,可能与抗精神病药物的使用有关(药源性抑郁),或可能与患者的病情明显好转后出现对所患疾病的担心及考虑今后的前途(包括生活、学习、工作与社会交往等)有关,也可能是精神分裂症状的一部分。患者自精神分裂症症状出现后无缓解期,具有典型的知、情、意三者互不协调的症状。

3.躁狂发作

分裂情感性障碍躁狂型需与躁狂发作相鉴别。躁狂发作患者的情感活跃、生动、有感染力，无思维逻辑障碍，无情感不协调或怪异的行为。虽然躁狂发作患者可出现类似精神分裂症症状，但其严重程度及特征并不成为主要的临床相，不足以诊断为精神分裂症。

4.抑郁症

抑郁症具有典型的情感低落、思维迟缓和言语行为减少等症状，整个病程中无情感不协调或怪异的行为。虽然患者也可出现类似精神分裂症的症状，但无知、情、意三者的不协调表现，其严重程度及特征并不成为主要的临床相，不足以诊断为精神分裂症。

5.应激相关障碍

患者在不良的社会心理因素的影响下起病，可出现情绪低落、言行减少或兴奋冲动等症状，情感反应强烈且鲜明。精神症状与心理创伤密切相关，随着不良社会心理因素的消除而逐渐缓解，无间歇期，且在痊愈后极少复发。

## 五、治疗

由于诊断归属上的争议，目前，关于分裂情感性障碍的治疗研究并不多。基于已有的研究资料，分裂情感性精神障碍对抗精神病药均显示有效，其中包括传统的抗精神病药如氯丙嗪、氟哌啶醇等，也包括非典型抗精神病药包括氯氮平、帕立哌酮缓释片、奥氮平、阿立哌唑和喹硫平等。锂盐对于控制患者的情感症状无论是躁狂症状还是抑郁症状均有帮助。此外，抗惊厥药包括丙戊酸钠、卡马西平等据报道对控制患者的情感症状尤其是躁狂症状具有疗效。对于抑郁症状比较严重的患者，也可适当加用抗抑郁剂进行治疗。ECT对于药物治疗效果欠佳或无法耐受或者具有自杀、冲动伤人风险的患者可作为首选的治疗手段。

**（曹书雨）**

# 第三节　分裂型障碍

分裂型障碍是一种持续地言语、感知、信念和行为模式异常，这些症状类似于精神分裂症的表现，但在疾病的任何时期均无明确和特征性的精神分裂症性表现。

## 一、概述

分裂型障碍的特征是行为、外表和语言方面有一种持久的古怪模式（即人的功能至少有几年的特点），伴随着认知和感知扭曲，不寻常的信仰，以及对人际关系的不适感，而且这种不适感往往会降低人际关系的处理能力。症状可能包括拘束或不适当的情感和快感缺失。可能会出现偏执想法、牵连观念或其他精神病症状，包括任何形式的幻觉，但其强度或持续时间不足以满足精神分裂症、分裂情感障碍或妄想障碍的诊断要求。这些症状会导致个人、家庭、社会、教育、职业或其他重要功能领域的痛苦或损害。

## 二、病因与发病机制

分裂型障碍常在没有任何外界刺激的情况下产生。分裂型障碍在精神分裂症患者的亲属中更为多见,有研究认为它是精神分裂症"遗传谱"的一部分,但其确切的病因、病理及发病机制尚不清楚。

## 三、临床表现

分裂型障碍以类似于精神分裂症的古怪行为以及异常思维和情感为特征。分裂型障碍的症状包含阴性分裂型症状和阳性分裂型症状。阴性分裂型症状可包括情感的受限和不协调、愉悦感缺乏、孤僻倾向等。阳性分裂型症状可包括怪异行为、古怪念头、强制性思维、偏执信念、牵连观念等。偶见类似精神病性的思维障碍与知觉障碍短暂性发作,患者可出现明显错觉、听幻觉或其他幻觉,但强度和持续时间不满足精神分裂症、分裂情感性障碍、妄想性障碍的诊断需求。这些症状可导致对人际关系感到不适,且常有人际交往能力的减退,或使患者的个人、家庭、社交、学业、执业或其他重要功能领域受损。分裂型障碍呈慢性病程,病情波动,偶尔可发展成精神分裂症,无明确的起病,病程演变往往类似于人格障碍。

## 四、诊断与鉴别诊断

### (一)临床评估

分裂型障碍目前尚无特异性辅助实验室检查,需详细了解患者的病史、家族史、社会功能,结合临床访谈及观察进行综合评估。具体评估方法可参见本章第一节的评估。

### (二)诊断要点

1.症状表现

(1)情感不恰当或受限制,如患者表现出冷酷和淡漠。

(2)古怪、离奇或独特的行为或外表,与文化或亚文化规范不符。

(3)人际关系差,倾向于社交退缩。

(4)不寻常的信念,奇幻性思维或偏执思维影响着患者的行为并与文化或亚文化规范不符,但不满足妄想定义的要求。

(5)不寻常的扭曲的知觉体验,如体相错觉、人格解体、现实解体,或幻觉。

(6)猜疑或偏执观念。

(7)偶发的短暂的精神病发作伴有严重的错觉,幻听或其他幻觉和妄想样观念。

(8)模糊、赘述、隐喻性的、过分破碎或思维刻板的奇怪言语,无严重的言语破裂。

(9)无内在阻力的强迫性穷思竭虑,常有体相障碍、性或攻击性的内容。

2.病程和排除标准

(1)从未符合精神分裂症、分裂情感性精神障碍或妄想性障碍的诊断标准,短暂的妄想包括自我体验的妄想,幻觉或思维形式障碍可能出现,但不会持续超过1个月。

(2)症状应连续或间歇呈现至少2年时间。

(3)症状导致痛苦或对个人、家庭社交、学习工作或其他重要功能领域造成损害。

(4)这些症状不是另一种障碍或疾病的临床表现,这种障碍或疾病(如脑瘤等)没有被归属于精神和行为障碍,而且这些症状也不是由于物质或药物(如皮质类固醇)作用于中枢神经系统后的效果,包括戒断反应(如酒精戒断)。

分裂型障碍通常发生于青春后期或成年早期,隐匿起病。这种障碍可能持续多年,期间症状的表现及强度会出现波动,但极少进展为精神分裂症。在精神分裂症患者的生物学亲属中更常见,被认为是精神分裂症谱系障碍。如果个体感觉到精神痛苦并伴有心理社会功能损害,同时一级亲属中有人被诊断为精神分裂症谱性障碍,则该个体被诊断为分裂型障碍的可能性增大,但这并不是分裂型障碍诊断的必要条件。

**(三)鉴别诊断**

1.与正常人偶发的不寻常信念的鉴别诊断

分裂型障碍的症状和人们所表现出的过分的、奇怪或不寻常的行为和信念相似,但又未达到诊断障碍的程度,此时鉴别起来并不容易,特别是在有些人表现出来的怪异行为、描述的精神病特征或不寻常的主观体验并未伴有任何明显功能损害的时候。分裂型障碍应该只有在患者由于他的症状体验到痛苦或对个人、家庭、社交、学习、工作或其他重要功能领域造成损害的情况下才能诊断。

2.与精神分裂症的鉴别诊断

患者也可能在一段延长期里呈现知觉扭曲,不寻常的信念,奇怪或离题的言语,社交退缩和其他分裂型障碍的症状。但精神分裂症的诊断需要存在精神病性症状至少 1 个月,而分裂型障碍仅要求出现精神病样症状,并不需要符合精神分裂症诊断要求中的严重程度和持续时间。进一步来说,分裂型障碍中所出现的异常的言语、感受、信仰及行为往往不易随时间改变,甚至持续数年。而精神分裂症的症状则在前驱期和残余期都是一直在进展的。

3.与孤独症谱系障碍的鉴别诊断

人际困难也会出现在分裂型障碍中,可能某些特征上和孤独症谱系障碍类似,如较弱的社交交流能力或社交退缩。但是,分裂型障碍不会在行为、兴趣或活动上表现出受限、重复而且刻板的模式。

4.与人格障碍的鉴别诊断

人格障碍也被定义为一种个人在理解和体验自己或其他人乃至整个世界时存在一贯的异常,从而导致其在情绪和行为表达上出现一种适应不良的模式,并进一步导致其在功能上特别是在人际关系上出现明显的问题。如果分裂型障碍患者的功能和人际关系的紊乱是完全由于分裂型障碍的症状所导致,则不应该同时再诊断为人格障碍。但是如果额外的人格特征被认定产生了显著的人际功能的问题,此时两个诊断可同时存在。

5.与阿斯伯格综合征的鉴别诊断

阿斯伯格综合征主要以社会交往困难,局限而异常的兴趣行为模式为特征,发病于童年期,很少有猜疑敏感等精神病性症状。

# 五、治疗

**(一)治疗原则**

分裂型障碍的治疗常使用抗精神病药物和心理治疗,但是效果均欠佳,目前尚无其他特殊有效的治疗方法。

**(二)药物治疗**

分裂性障碍的常用药物及其适应证、禁忌证、剂量及疗程、不良反应及处理见表 5-1。

表 5-1　分裂性障碍的常用药物

| 药名 | 适应证 | 禁忌证 | 剂量和疗程 | 不良反应和处理 |
|---|---|---|---|---|
| 利培酮 | 精神病性阳性症状、阴性症状、情感症状和认知功能 | 已知对本品过敏,哺乳期妇女 | 起始剂量 1 mg/d,逐渐加量至 2～6 mg/d,分 2 次服用,维持剂量 2 mg/d | 失眠、焦虑、激越、头痛、头晕、口干,也可见困倦、体重增加,锥体外系反应等。如有必要对症处理 |
| 喹硫平 | 精神病性阳性症状及阴性控状,对情感症状亦有疗效 | 对本品过敏者及哺乳期妇女禁用 | 起始剂量为 50 mg/d,逐渐加量,最高剂量不超过 750 mg/d,1 天 2 次口服,饭前或饭后服用 | 常见不良反应为镇静、头晕、口干、便秘、直立性低血压,肝酶异常,轻微体重增加等 |
| 奥氮平 | 精神病性阳性症状及阴性控状,对情感症状亦有疗效 | 对本品过敏者禁用;有闭角型青光眼患者禁用 | 建议起始剂量为 5～10 mg/d,治疗剂量为 5～20 mg/d,宜晚上顿服。维持剂量 5 mg/d | 常见明显不良反应为嗜睡和体重增加,其他不良反应包括头晕、食欲增强、水肿、直立性低血压以及轻度而短暂的抗胆碱能作用,包括便秘和口干等。如有必要对症处理 |
| 阿立哌唑 | 对改善精神病性阳性症状和阴性症状都有显著效果 | 对本品过敏者及哺乳期妇女禁用 | 起始剂量 5 mg/d,每天 1 次,逐渐递增剂量,治疗剂量为10～30 mg/d | 常见不良反应有头痛、焦虑、失眠、恶心、呕吐、便秘、静坐不能、震颤、皮疹、鼻炎、视力模糊等 |

### (三)心理治疗

一般情况下药物治疗疗效并不显著,可配合心理治疗提高疗效。支持性心理治疗、心理分析、认知行为治疗、集体心理治疗均可用以改善患者的认知障碍,修复人际关系,恢复适应能力。

### 六、疾病管理

分裂型障碍无明确的起病,通常不会主动求医。一般是在家属察觉其异常时带其到医院就诊。对分裂型障碍患者应有足够的耐心与包容,让其觉得有安全感。与患者接触时需注意患者的接受程度,避免激惹患者。防止出现自伤或伤人行为。可配合心理治疗,改善患者的社会适应能力。

(曹书雨)

## 第四节　急性而短暂的精神病性障碍

### 一、概述

急性而短暂的精神病性障碍作为一类独立的精神疾病,于 1992 年第一次被 ICD-10 收录并编码,它是指一组急性发病,在 2 周及 2 周内从缺乏精神病性特征的状态发展为有显著异常的精神病性状态,表现为迅速变化的、多样的和多形态的精神病性症状,病程短暂,大部分病例在 2～3 个月内完全缓解,预后好。至于急性而短暂的精神病性障碍是否为一个独立的疾病单元,目前学术界还存在许多争议。一直以来,急性而短暂的精神病性障碍被按迷你版的"精神分裂症"予以治疗。但是,流行病学以及治疗学的研究资料显示,急性而短暂的精神病性障碍与精神分裂症之间的关系不大。前瞻性的研究发现,急性而短暂的精神病性障碍的诊断稳定性并不高,在3～12年的随访期内,仅1/3的患者维持原有的诊断,而剩余的患者中大部分被更改诊断为双相情感障碍,其次为精神分裂症。

在DSM系统中,并没有急性而短暂的精神病性障碍这一术语,取而代之的是短暂精神病性障碍和分裂样障碍。其中短暂精神病性障碍相当于前者中的多形性精神病性障碍,但其病程相对较窄,即至少1天但不超过1个月。而分裂样障碍相当于急性而短暂的精神病性障碍中的急性精神分裂症样精神病性障碍。

## 二、病因与发病机制

急性而短暂的精神病性障碍病因迄今未明。流行病学调查发现,其发病与以下因素有关:女性、社会经济地位低下、居住农村、应激、分娩后3个月内和不明原因的非特定的短期发热,以及夏季等。其他因素包括病毒感染、自身免疫应答失调、大脑损伤和营养不良等也可能参与到急性而短暂的精神病性障碍的发病过程,但与精神分裂症发生于个体的成长发育期不同,这些因素对于急性而短暂的精神病性障碍患者则发生在成年期。家族研究发现,急性而短暂的精神病性障碍患者一级亲属中急性而短暂的精神病性障碍的发生率是精神分裂症患者一级亲属的3倍,而精神分裂症的发生率仅是后者的1/4。情感障碍在急性而短暂的精神病性障碍和精神分裂症先证者一级亲属中的发生率相似。据此,有学者认为,急性而短暂的精神病性障碍、情感障碍和精神分裂症是处在由症状维度和病程维度构成的连续谱系上的不同的点。在症状维度上,按不伴有精神病性症状的情感障碍、伴有精神病性症状的情感障碍、急性而短暂的精神病性障碍、分裂情感性障碍、精神分裂症依次构成一个连续谱。在病程维度上,按慢性恶化、复发后在不同程度上康复、单次发作后完全康复依次构成一个连续谱。除了与个体的遗传易感素质有关外,环境因素是否导致个体患病、患哪一种精神障碍,取决于以下因素。①环境因素作用的时间:如发生在大脑的生长发育期,则倾向于患精神分裂症;如发生在成年期,则倾向于患急性而短暂的精神病性障碍;②环境因素对大脑损伤的程度:急性而短暂的精神病性障碍患者大脑损伤程度往往较轻。

## 三、临床表现与分类

在ICD-10中,急性而短暂的精神病性障碍可分为以下几种:①不伴有精神分裂症症状的急性多形性精神病性障碍;②伴有精神分裂症症状的急性多形性精神病性障碍;③急性精神分裂症样精神病性障碍;④其他以妄想为主的急性精神病性障碍;⑤其他急性而短暂的精神病性障碍;⑥急性而短暂的精神病性障碍(未特定)。

因上述分类烦琐,各型的临床表现等重叠,故本文仅介绍能较好概括此类疾病的"妄想阵发"。

妄想阵发又称急性妄想发作、发作性朦胧状态、急性幻觉性精神病和急性偏执狂等,在ICD-10中归属于"伴有精神分裂症症状的急性多形性精神病性障碍"一类中,是一种常突然起病,症状在1周内达到高峰,以一过性妄想为主要临床表现,同时也伴有情感和行为异常的精神障碍。患者多为青壮年,50岁以上者罕见,不发生于儿童。

妄想阵发的临床表现有以下几种。

**(一)妄想体验**

常骤然发生,并迅速充分发展而成为特殊的临床相。妄想的内容多样而且多变,包括被害、夸大、关系、被控制、宗教和变性等妄想均可出现,甚至集多种妄想于一身。在一段时期内,多种妄想可围绕一个主题而混杂出现,有时则依次更替出现。不论何种内容或性质的妄想,形成均非常迅速,甚至出乎患者本人意料。

妄想阵发的另一重要特征是:妄想结构松散,内容荒谬离奇或相互矛盾,有的则显得十分幼稚,而有的充满了幻想色彩,还有的富有诗情画意。

在妄想的基础上,患者可出现内容各异、变化多端的幻觉。各种幻觉的内容特别丰富、生动,尤其是幻听。患者往往被生动的幻觉所吸引,常沉溺于一种身临其境的感受之中。各种想象性构思或错觉等也可伴随出现。

**(二)意识障碍**

患者的意识障碍表现为极为独特的妄想性催眠状态,此时患者明显不专心、失神、冷漠、沉思或呈倾听状态。在单身独处时,患者好像沉溺在生动的妄想、幻觉的情境中。仅从当时的外表观察,患者的神态似乎是清晰的,接触良好,定向完整,对日常生活的适应能力完整无缺,语言表达同样也是清晰流畅的。但实际上,患者此时处于一种富有想象力的幻想性催眠状态中。一旦症状缓解,患者感到好像从一场噩梦中或是从不可想象的迷惑中突然清醒。

**(三)情感障碍**

骤然出现的妄想实际上也反映了患者剧烈的情感体验,因此所有患者均有明显的情感障碍。有的患者出现异常兴奋激动或类似躁狂发作的表现;有的情绪低落、拒食,甚至有自杀观念;有的烦躁不安,有濒死感。上述情感障碍的变化可混合交杂,也可交替出现。情感的起伏波动是妄想阵发的另一个临床特点。

**(四)行为障碍**

患者可出现与妄想或情感障碍有关的行为异常,表现为活动增加,大声吵闹,也可表现为寡言少语甚至缄默。

妄想阵发的临床症状具有反复发作的倾向,常常突然发生、突然彻底缓解,入睡前病情加重为其特点。

## 四、诊断与鉴别诊断

**(一)诊断要点**

(1)急性起病,多在1周内症状达到高峰,发病无预兆,以突发性妄想为主要症状。

(2)妄想内容的多样化且不固定及有浓厚的妄想体验。

(3)妄想一旦出现,患者即全部接受。

(4)在妄想的背景下产生丰富的情感体验,但持续短暂,非主要症状。

(5)入睡前精神症状加重。

(6)意识障碍程度极其轻微,不易被觉察。

(7)病程短于3个月,其中精神分裂症样症状持续不能超过1个月。

**(二)鉴别诊断**

需与妄想阵发相鉴别的疾病包括以下几种。

**1.急性应激障碍**

急性应激障碍发病急,可有一过性妄想体验,预后良好。患者在病前有剧烈的或持久的不良社会心理因素存在。妄想内容与心理创伤体验密切相关而甚少变化,可有不同程度的意识障碍。在不良的社会心理因素消除后,病情即可获得改善。

**2.分裂情感性障碍**

分裂情感性障碍的临床表现以分裂样症状和情感症状为主,两类症状同时存在,同样明显,常急性发病,缓解期精神状态良好,一般无残留症状。虽多次反复发病,但人格缺损仍不明显。

**3.躁狂发作**

躁狂发作有明显的情感高涨、兴奋多语和思维澎湃飘忽,与环境主动接触,知、情、意三者与环境相协调,妄想幻觉极为少见等均与妄想阵发有显著不同。

**4.抑郁症**

起病多缓慢,存在明显的情感低落、思维迟缓和言行减少,精神活动全面受到抑制,最突出的症状源自患者的发自肺腑的内心的巨大痛苦,妄想少见且内容单调。

## 五、治疗

### (一)药物治疗

对于妄想阵发的患者,应首先考虑使用不良反应少的抗精神病药物,剂量也不宜过大,维持期用量递减,时间也不宜过长。如存在明显的抑郁或焦虑症状,可考虑使用抗抑郁药或抗焦虑药,剂量也不宜过大,使用时间也不宜太长,控制症状后即可停药。如有明显的兴奋、冲动,可予以抗精神药物(如氯丙嗪)肌内注射或静脉内给药,症状一旦缓解,即改用口服药。

### (二)心理治疗

心理治疗可提高药物治疗的效果和预防复发。针对妄想体验,利用药物,在半催眠状态下进行心理治疗,可很好地纠正患者的妄想体验。

### (三)ECT

在抗精神病药物不能较好地控制急性症状时可考虑合并使用。一般在治疗 3 次左右时即可收到良好效果。

(曹书雨)

# 第五节　持久妄想性障碍

## 一、概述

持久妄想性障碍又称为偏执性精神障碍,是一组以长期持续性妄想为唯一或最突出的临床特征的精神障碍。持久妄想性障碍的妄想内容常为被害、夸大、嫉妒和疑病等。妄想的内容及出现的时间与患者的生活处境密切相关,具有逻辑性、系统性的特点。患者人格保持完整,除了与妄想或妄想系统直接相关的行为和态度外,情感、言语和行为均正常。起病隐袭,病程演进缓慢,甚至可持续终生。

持久妄想性障碍不能归类于器质性障碍、精神分裂症和心境(情感)性障碍等疾病中。

## 二、病因与发病机制

持久妄想性障碍的病因迄今为止尚未明了。家族流行病学调查显示,持久妄想性障碍患者家族成员的精神分裂症患病率(0.6%),要明显低于精神分裂症患者家族成员(3.8%)。而持久妄想性障碍患者一级亲属的偏执型人格障碍患病率(4.8%),要明显高于内科疾病以及精神分裂症患者的一级亲属,但其精神分裂症、分裂样人格障碍和情感疾病的患病率并无增加。基因连锁分析研究发现,HLA-A * 03基因与妄想性障碍和偏执型精神分裂症存在明显关联。生化研究提示,持久妄想性障碍与多巴胺能活动亢进有关。认知和实验心理学认为,持久妄想性障碍患者倾向于选择性地提取现实中可获得的信息,在信息不充分的前提下作出结论和难以设身处地地理解别人的意图和动机。与正常人比较,尽管作出可能性结论所需要的资料明显缺乏,但这丝毫不影响持久妄想性障碍患者对自己所作结论的确信程度。从精神动力学的观点看,偏执被认为是对可能威胁到患者自尊或自我的应激或挫折的一种保护性防御反应。

## 三、临床表现与分类

根据临床表现的不同,可将持久妄想性障碍分为偏执狂,偏执性精神病与偏执状态,其他持久妄想性障碍3种。

### (一)偏执狂

偏执狂的病程发展缓慢,以存在持久、不可动摇和极为系统化的妄想为突出症状,思维保持逻辑性和条理性,行为和情感反应与妄想保持一致,无幻觉。妄想内容常为被害、夸大和疑病,也可能与诉讼有关。

1.临床表现与分类

偏执狂患者以被害妄想开始,继而渐出现夸大妄想。两种妄想交织在一起,相互影响,互为因果。妄想系统性强,出现的内容与时间常与患者所在的生活环境有关。患者常表现为好诉讼和夸大自己的才智,或狂热地追求某种"理想",内容有一定的现实性,他人常难辨是非。疑病妄想与钟情妄想少见。

患者的妄想一旦形成极难完全消失,虽然在进入老年期后可因体力或精力逐渐衰弱而趋缓和。在冗长的病程中,患者的精神症状可因环境的影响而加重或减轻,但不会全部消失,也不会出现精神衰退。除了与妄想直接相关的态度与行为外,患者的情感反应和言行均可正常。如隐瞒妄想内容,患者的表现可与常人无异。在整个病程中,患者始终没有幻觉。

患者以男性(约70%)、脑力劳动者和中年居多。

根据临床表现,可将偏执狂分为4种类型。

(1)诉讼狂:为临床上最为常见的类型,患者存在以遭受人身迫害、权利被侵犯和名誉被玷污等内容为主的被害妄想,为得到所谓公平合理的解决而反复诉讼。在法庭调查判决中"不屈不挠",毫不退让,甚至自己将材料公布于众。患者的诉讼理由或证据虽然繁多,但仍具有逻辑性、层次分明、叙述详尽的特点。

(2)夸大狂:患者自命不凡,认为自己精力充沛、智力超常、才华出众、思维敏捷、洞察力敏锐和具有了不起的发明与创造。

(3)嫉妒狂:患者坚信配偶对己不忠,有第三者,并伴有强烈的情绪反应及相应的行为。患者常采取跟踪、监视或偷偷检查配偶的办公室、提包和信件等方法,甚至限制配偶的日常活动,对配偶的内衣裤和隐私部位进行检查,以获取所谓的证据。

(4)色情狂:常见于女性。患者坚信某一男性对自己充满了爱慕之情,但对方因种种原因(如年龄较大、已婚、社会地位较高等),不敢公开表达,而只能以暗送秋波或眉目传情的方式将所谓真挚的感情流露出来。在患者大胆地表露遭到拒绝后,却认为对方是在考验自己,而非真正拒绝,并坚信自己的推理与判断是绝对正确的。

2.诊断与鉴别诊断

(1)诊断要点:①妄想为唯一症状,持续至少3个月;②妄想内容固定、系统;③始终不出现幻觉;④不发生精神衰退,社会功能良好;⑤妄想具有现实性,不经了解,难辨真假。

在 WHO 的 ICD-10、我国的 CCMD-3 中诊断偏执狂的标准基本一致。在美国的 DSM-5 中,并无偏执狂这一术语,其中的妄想性障碍与 ICD-10 中的持久妄想性障碍相当,但其病程标准只需1个月即可,且没有进一步的亚型划分。

(2)鉴别诊断:需与精神分裂症偏执型、偏执型人格障碍等进行鉴别。①精神分裂症偏执型:精神分裂症偏执型的临床症状多以妄想为主,但其内容荒谬、离奇和泛化,且不具有现实性的特点,常伴有幻觉,晚期常有精神衰退;②偏执型人格障碍:以猜疑和偏执为主要特征,但其并未达到妄想的程度,开始于童年、少年或成年早期。其只是人格的偏离正常,而非真正的精神病;③中毒或躯体疾病所致精神障碍:患者可出现偏执,但均为继发于中毒或躯体疾病之后,详细的病史询问、体格检查、神经系统检查和实验室检查可有阳性发现;④心因性妄想症:因剧烈或长期不良的心理社会因素所致,妄想的内容与不良的心理社会因素密切相关,具有现实性和易暴露的特点。在不良的心理社会因素消除后,症状可很快消失。

3.治疗

由于偏执狂的发病率比较低,而且患者发病后通常很少主动求医,即使被迫就医,其对治疗的依从性也往往比较差。因此,迄今为止,尚未有关于偏执狂治疗的系统性研究。目前对偏执狂治疗的认识,大部分源于个案报道。Manschreck 等认为,药物治疗对将近50%的妄想性障碍患者有效,所使用的药物主要是抗精神病药,包括匹莫齐特、氟哌啶醇等传统抗精神病药以及利培酮、奥氮平、氯氮平等非典型抗精神病药。也有人认为,氯米帕明、SSRI 类抗抑郁剂以及 ECT 等对某些类型的偏执狂有效。

心理治疗也有一定的作用,其内容包括支持性心理治疗、疾病健康教育、社会技能训练、防范风险因素、现实指导和协助、认知疗法等。

**(二)偏执性精神病**

偏执性精神病与偏执状态为同义词。临床表现与偏执狂有极为相似之处,也以妄想为主要症状,但妄想的结构不如偏执狂那样系统、顽固和持久,常伴有幻觉,多起病于不良的社会心理因素之后,预后相对较好。

1.临床表现

起病潜隐,发展缓慢,临床症状以妄想为主,多为对现实生活中的某一事物的曲解发展而起病,经病态的推理逐渐发展而形成妄想。妄想较为系统,但结构不严密,一般不泛化。妄想内容往往接近现实,妄想对象多涉及家庭成员、邻居或同事。妄想内容多为被害、夸大、嫉妒、诉讼和钟情等。除妄想外,并无其他思维障碍,可不伴有幻觉。如不涉及妄想内容,患者的情感反应是适切的,人格保持可相对完整,工作、学习和社会适应能力保持良好,无智力缺损。随着时间的推移,妄想的结构可趋向片段,但很少发生精神衰退。

患者常在中年(30～40岁)起病,女性多见,且多系未婚。

2.诊断与鉴别诊断

(1)诊断要点:①以妄想为主要症状,持续至少3个月;②妄想内容具有现实性,相对系统,固定;③可伴有幻觉;④社会功能保持良好,很少发生精神衰退;⑤多见于中年女性。

ICD-10、CCMD-3已将偏执性精神病纳入偏执狂中。DSM-5则将偏执性精神病纳入妄想性障碍中,且其诊断标准略有不同:①病程只需要1个月;②如出现幻觉,要求幻觉在整个病程中不占优势,且其内容要与妄想的主题有关。

(2)鉴别诊断:需与偏执性精神病进行鉴别的疾病有精神分裂症偏执型、偏执狂和心因性妄想症等疾病。①精神分裂症偏执型:临床症状以妄想为主,但妄想内容荒谬、离奇和泛化,常伴有幻觉,且有精神分裂症独特的分裂症状。②偏执狂:偏执狂的妄想与偏执性精神病的妄想比较,不但更为系统,而且顽固、持久。偏执狂患者以男性多见,预后相对较差。患者的人格背景和生活处境在作鉴别时也有一定的参考价值。③心因性妄想症:部分心因性妄想症的患者可有明显的妄想,其发生与内容与不良的社会心理因素影响有直接关系,预后良好。偏执性精神病与其不同的是,在不良的社会心理因素消除后,妄想仍持续存在并可能进一步发展。④躁狂发作:偏执性精神病在出现夸大妄想时,需与躁狂发作鉴别。前者虽有夸大妄想,但缺乏类似躁狂发作那样典型的情感高涨、思维奔逸等症状,也缺乏感染力。⑤器质性精神障碍:患者可出现偏执,但其发生与器质性病变的关系极其密切,且多发生于疾病高峰期,仔细询问病史、体格检查、神经系统检查和实验室检查可有阳性发现。

3.治疗

使用抗精神病药物和心理治疗相结合的方法,可使病情得到改善。抗精神病药物可减轻或消除妄想、焦虑及易激惹等症状。具体使用方法可参阅精神分裂症的治疗。心理治疗是十分重要的,实施时以启发、说服教育为主,且应反复进行。调整工作、协调好人际关系(含家庭成员关系)和改变生活环境,也有利于妄想的改善。

**(三)其他持久的妄想性障碍**

其他持久的妄想性障碍指临床上以可伴有或不伴有持久幻觉的持久性妄想为主要表现,病程超过3个月,但又不符合上述两类妄想性障碍诊断标准的一类妄想性障碍,包括更年期偏执状态、妄想性畸形恐怖、好争辩的偏执狂3类。此处仅介绍更年期偏执状态。

更年期偏执状态是一种发生于更年期的以妄想为主要临床表现的精神病,常见于女性。

1.临床表现

临床上并不多见,主要的症状为妄想。妄想的内容以嫉妒、关系、被害、罪恶和疑病等较为常见。妄想的系统性不强,结构简单,涉及的对象常为患者周围的人。被害妄想的产生常有一定诱因,但随着病情加重而完全偏离,内容也不断泛化。被害妄想的对象常是患者日常接触较多,但关系并不融洽且有一定矛盾的同事、亲友等。罪恶妄想往往是对曾经历过的某些事情进行局部加工、放大而成,但内容并不荒谬。嫉妒妄想的原因可能与长期夫妻关系不和睦有关。疑病妄想则在躯体不适感的基础上发展而成。由于更年期偏执状态的妄想的产生与不良的社会心理因素有关,故在社会环境等发生改变后,妄想常可缓解或消失。患者除妄想外,常伴有内分泌功能失调(如月经紊乱、停经等)和自主神经系统症状(如心慌、面红和出汗等)。患者的人格保持较为完整,病程冗长,但不发生精神衰退。幻觉是常见的伴随症状,常见的幻觉为真性幻听或幻嗅。患者除妄想外无其他的思维障碍。

2.诊断与鉴别诊断

(1)诊断要点:①在更年期首次发病,女性多见;②以妄想为主要临床症状,妄想内容不荒谬,结构简单,系统性不强;③除妄想外无其他思维障碍;④人格保持完整,病程冗长,不会出现精神衰退;⑤常伴有内分泌紊乱和自主神经系统症状;⑥无脑器质性病变基础。

在 WHO 的 ICD-10 中,将更年期偏执状态纳入其他持久性妄想性障碍中,我国的 CCMD-3 和美国的 DSM-5 中未列入。

(2)鉴别诊断。①精神分裂症偏执型:精神分裂症的妄想内容荒谬离奇,结构松散,与现实环境联系不紧密,且有特征性的思维、情感和行为互不协调的症状,发病年龄较早。而更年期偏执状态发病年龄较晚,不具备精神分裂症的特征性症状,妄想内容不荒谬。②心因性妄想症:妄想的产生与内容与不良的社会心理因素有直接的联系,妄想内容不泛化,预后良好,且一般不存在内分泌功能紊乱或自主神经系统症状。③广泛性焦虑:可有明显的紧张、焦虑和失眠等症状及可伴有自主神经系统功能紊乱的症状,但无思维内容障碍,情感反应适切,求治心切,自知力完整,且无内分泌功能紊乱的症状。④血管性痴呆:因脑血管病变所致。其主要的临床症状是记忆缺损、人格改变,病程中、晚期则有明显的智力缺损,虽可有妄想存在,但不成为主要临床相,病程呈阶梯性进展。

3.治疗

更年期偏执状态的治疗应是综合性治疗。

(1)药物治疗:使用抗精神病药物对控制病情是十分必要的。在选用抗精神病药物时应充分虑及患者的躯体状况、药物的毒副作用等。根据患者的具体情况,可考虑选用适量的利培酮、喹硫平、奥氮平或奋乃静和三氟拉嗪等药物。如患者有明显的焦虑、紧张,可考虑合并使用苯二氮䓬类抗焦虑药。

(2)心理治疗:可作为重要的辅助治疗手段进行。支持、安慰和鼓励等方法,可减轻患者的疑虑、提高治疗依从性。

(3)一般治疗。①减少诱发因素:由于进入更年期后,身心两方面的功能已开始衰退,抵抗力下降;因此,要鼓励患者积极进行体育锻炼,增强体质,延缓功能的衰退,并积极治疗躯体疾病;②合理安排家庭生活、学习与工作,避免过劳;③注意饮食:尽量改变不良的饮食习惯,注意食物中的蛋白质、脂肪、维生素和微量元素等的合理搭配;④中医中药治疗:可作为辅助治疗,达到调理身体的目的。

(曹书雨)

# 第六节　感应性精神病

## 一、概述

感应性精神病又称为二联性精神病、感应性妄想性障碍和感应性被害妄想症等,是一种罕见的由情感关系密切(如夫妻、姐妹、母女和师生等)的两人或多人(偶见)所共有的妄想性障碍,其中一人是原发的精神病性障碍患病者,另一人的妄想因感应而产生,彼此分开后妄想往往消失。

## 二、病因与发病机制

遗传因素不太明显,仅约 1/3 的患者家族中有精神异常史,原发者与被感应者间存在深厚的情感基础。原发者有较高的威信和才智以及较大的影响力,而被感应者处于服从、依赖的位置,因此被感应或引起共鸣而出现类似的精神症状,并对精神症状深信不疑。

原发者和被感应者长期一起生活在边远的交通阻塞地区或信息封闭地区。被感应者在病前往往有性格内向、易被暗示的倾向。被感应者以女性居多,且大多与原发者有血缘关系(母女、父子、兄弟姐妹)。夫妻虽无血缘关系,但感情上与有血缘关系者无异甚至更甚。

## 三、临床表现

典型的临床表现以系统性妄想占主导,被感应者的妄想仅是原发者的翻版,原发者与被感应者均表现为同一内容的妄想,或至少有部分相同。妄想内容系统而不荒谬,并可能因存在一定的现实基础而较易被理解。被感应者在发病前无精神缺陷,除了"被感染"到同样的妄想和情绪外,其他方面的精神活动可以完全正常。如被感应者在发病前已存在精神异常,则可在被感应到的妄想的基础上衍生出其他的精神症状。原发者的精神症状占主导地位,逐渐影响到被感应者。妄想内容以被害、关系、物理影响多见,也可出现鬼神附体妄想。妄想的内容常较固定、系统。在妄想基础上可出现片段的幻听,也可出现持续时间不长的怪异行为、癔症样痉挛发作或兴奋躁动等。如原发者的病程为慢性,被感应者的病程约为半年。原发者被隔离或症状消失,被感应者的症状也会随之消失,且不残留人格改变等症状。

## 四、诊断与鉴别诊断

### (一)诊断要点

(1)两人或多人拥有共同的妄想系统,并且在信念上互相支持。

(2)发病前有一关系极密切的人已患某种具有妄想性质的精神病,患者在与其长期共处中受到感应而接受妄想并出现精神障碍。

(3)被感应者多生活在语言、文化或地理上与他人隔绝的环境中。

(4)被感应者通常依赖或附属于真正的精神病患者,并在思想和情感上产生共鸣。

(5)病程以慢性为多,与原发者分开,被感应者的症状有缓解倾向。

在 ICD-10 和 CCMD-3 有关感应性精神病的诊断标准基本一致。DSM-5 将感应性精神病归于"其他特指的精神分裂症谱系和其他精神病性障碍"一大类中,并以"以妄想性障碍患者为伴的妄想症状"加以描述,但没有给出具体的操作性诊断标准,只是强调患者的妄想材料源于对其有影响力、未必完全达到诊断标准的妄想性障碍患者。

### (二)鉴别诊断

1.流行性癔症

流行性癔症为癔症的特殊形式,因接受互相暗示或自我暗示而发病,可有原发者和继发者,但原发者并不占有优势地位,"感应"的内容并非局限于极为逼真的妄想情节,而是以意识障碍、痉挛发作等为主。这种集体发作的癔症,症状以宗教、迷信的内容为多,而非在彼此间真正存在浓厚的感情基础,对暗示治疗有效。

2.应激相关障碍

患者在接受不良的社会心理因素影响下发病,症状内容与心理创伤有密切联系,并在一般关系密切的人中间并不存在相同妄想的病例。在不良的社会心理因素消除后,症状可很快缓解,病程一般较短。

3.偏执性精神病

在无任何诱因的情况下发病,妄想系统固定,但无原发者,预后欠佳。

4.物质滥用

在物质滥用的群体中可见到类似"感应"的症状,但鲜有系统妄想的存在,症状的出现与滥用物质有关。

5.精神分裂症

具有特征性的思维、情感和行为互不协调的症状。妄想内容荒谬离奇,结构松散,且与现实环境的联系不紧密。而感应性精神病患者所形成的妄想,其情节逼真,推理大多合乎逻辑,内容并不荒谬离奇。被感应者的预后一般较好。

# 五、治疗

## (一)隔离

治疗的关键及首要原则是迅速将原发者和被感应者隔离开来。

## (二)心理治疗

被感应者在被隔离后可施以针对性的心理治疗。

## (三)药物治疗

对原发者的治疗,可参照精神分裂症一节进行。针对被感应者的妄想症状,或已施以心理治疗但妄想仍不能迅速缓解,可选用适宜的抗精神病药物进行治疗,但剂量不宜过大,使用时间也不宜过长。

## (四)其他

转换被感应者的生活环境,鼓励其参加社会活动,对迅速康复也有较大帮助。

（曹书雨）

# 第六章

# 人 格 障 碍

## 第一节 概 述

　　人格障碍的描写自古有之,科学研究开始于 19 世纪初,在 20 世纪 50 年代才进行明确的分类和描述。1806 年,法国 Pinel 首先报道一名成年男性被一名女性言语触怒而将其投入井中的案例,此人是"软弱而放纵的母亲之子,幼年时有求必应,及至成年骄纵跋扈,动辄引起强烈的愤怒,狗到近前时踢死,马不安时无情鞭打"。Pinel 将其命名为"不伴妄想的躁狂症",将这一术语用于那些易出现不可理解的暴怒或冲动暴发者,即反社会型人格障碍,也可能还包括一些没有妄想的精神疾病。1835 年,英国 Prichard J.C.提出"悖德狂"的概念,他将此定义为"表现在自我感觉、情感、爱好、性情、习惯、道德水准和本能冲动等方面的失调,其智能、逻辑能力无损害,没有明显的临床疾病表现,也没有任何幻觉或妄想。"很清楚,Prichard 定义的范围更为广泛,因此,他又说:"有时偷窃症是悖德狂的一种表现。如果不是唯一的特征,也可以说是一种继发的表现形式。"同 Pinel"不伴妄想的躁狂症"类似,Prichard 的悖德狂可能包括情感性障碍,在他的著作中有这样的描述:"悖德狂最典型的病例中相当大的一部分表现有明显的苦闷或悲凄特向。"而且,"苦闷和忧郁偶然会转为异常的兴奋状态。"很清楚 Prichard 也将现在认为是反社会型人格障碍的人包在内。他写道:"行为怪癖、奇异或荒谬,对日常生活事务采取与众不同的处理方式,是许多悖德狂的特征。但是,这些所谓的特征很难作为诊断的充足证据。不过,通过观察我们可以看到,这种现象与性格倔犟任性、社会责任衰退、道德品行改变有关。"

　　1891 年,Koch S.提出了接近现代概念的术语"精神病性卑劣",用于那些没有精神疾病或智力缺陷但存在明显行为异常者。后来,卑劣由人格一词代替以免引起武断的泛想。1913 年,德国 Kraepelim E.在其《精神病学》教科书第 8 版中首次引用称之为"变态人格"。他描述了兴奋、不稳定、怪癖、说谎、欺骗、反社会及好争辩等 7 种不同类型。1923 年,德国 Schneider K.认为 Kraepelim 只描述了因人格异常危害社会的情况,没有包括只给自己带来损失及痛苦的人格异常,据此提出变态人格的概念应包括所有危及社会和危及本人的各种情况。这使变态人格产生了两层含义,即狭义和广义的概念。他还指出:"变态人格不是真正的精神病,只不过是一种具有特殊或异常人格的人。"1941 年 Cleckley H.M.在其《理智的面具》中提出现有对变态人格理解的不足,同时重新解释了变态人格的概念。他以大量临床经验基础,在《理智的面具》(1976 年第 5 版)

里系统地阐述了变态人格的 16 条明显特征。这便是 Cleckley 所指的变态人格的狭义定义,即反社会型人格障碍。

到 20 世纪 50 年代,美国的 DSM 和国际 ICD 诊断系统才对人格障碍做了比较明确的分类和描述,而以前者较为详细和具可操作的人格障碍的系列描述。本节将以最新的 DSM-5 分类系统为主线介绍人格障碍,它把人格障碍分为三大簇(10 种类型),附加两种仅供研究的类型。

A 簇(cluster A):包括偏执型、精神分裂样(简称分裂样)和精神分裂型(简称分裂型);这一簇又被统称为怪异型,因为它们均包含疑神疑鬼的特点。

B 簇(cluster B):包括反社会型、边缘型、表演型和自恋型;这一簇又被统称为野蛮型,因为它们都包含明显的不良冲动行为等特点。

C 簇(cluster C):包括回避型、依赖型和强迫型;这一簇又被统称为依附型,因为它们都对人或环境有特殊要求。

另外,用于研究时可以参考的分类,包括抑郁型和被动攻击型人格障碍两类。

## 一、流行病学调查资料

在一般人群中进行人格障碍流行病学调查始于 DSM-Ⅲ诊断标准的标准化测量工具的发展和运用之后。由于有些人格障碍的患病率低,人格障碍的流行病学研究就需要大样本。而且在社区调查中,难以可靠地确定人格障碍患者。因为人格障碍患者出于自创的特殊自我保护措施,很少将自己暴露在医师面前,尤其是 DSM-Ⅳ所指的 A 簇患者。同时,调查者很难从知情者处获得信息。另外,用界定型的诊断标准,人格障碍之间彼此还会有合并证,这样就给相关发病率的调查带来了很多的不便。因此,每型人格障碍的发病率至今不能确定,在我国则更缺少这方面的数据。

1982 年,国内 12 个地区精神疾病流行病学调查人格障碍患病率为 0.13‰。我国于 1993 年在全国 7 个地区流行病学调查显示,人格障碍的时点患病率和终身患病率均为 0.10‰,城乡患病率无显著差异。然而客观分析,实际情况可能高于这一结果。

欧美学者近年来对人格障碍的患病率作了一些研究,采用的研究手段主要为量表测查和诊断性访谈。由于采用的方法和选择的样本不同,结果也不尽相同。对来自美国、英国和德国的 8 项研究资料进行分析,发现人格障碍的总患病率(即各种类型的总和)为 6%～15%,其中 A 簇大约为 5.7%,B 簇大约为 1.5%,C 簇大约为 6.0%。城市人口的总患病率通常较农村人口更高,尤其是城市中贫困或低层社会地区较高。男性和女性的总患病率相当,且随着年龄增加患病率逐渐减低(Coid et al,2006;Lenzenweger et al,2007)。而且人格障碍的发病率在中学及以下文化程度的人群中更高(Torgersen et al,2001)。在有精神症状的患者中,人格障碍的总患病率较高。在那些就诊于综合医院的患者中,人格障碍的患病率为 5%～8%。而在那些精神病高发群体中,人格障碍的患病率升高到 30%。在精神科门诊患者和住院患者中,人格障碍的总患病率高达 50%(Casey et al,1984)。

根据多项大规模流行病学调查,以 DSM-Ⅲ-R 或 DSM-Ⅳ诊断条款为标准,偏执型人格障碍患病率为 0.7%～2.4%,分裂样人格障碍患病率为 0.6%～1.7%,分裂型人格障碍患病率为 0.06%～3.3%,反社会人格障碍患病率为 0.6%～4.1%,边缘型人格障碍患病率为 0.5%～2.7%,表演型人格障碍患病率为 0～2.0%,自恋型人格障碍患病率为 0～1.0%,回避型人格障碍患病率为 0.8%～5.2%,依赖型人格障碍的患病率为 0.1%～1.5%,强迫型人格障碍患病率为

0.9％～2.4％(Samuels,2011)。

人格障碍与诸多精神障碍有显著的共病,而人格障碍的功能性受损也与这些共病症状密切相关(Lenzenweger et al,2007)。大约33％的精神分裂症患者同时具有 A、B、C 三簇人格障碍的特征,共病更容易造成童年期自杀行为,早发精神分裂症及认知功能损害(Moore et al,2012)。38％的双相情感障碍患者同时符合人格障碍的诊断,如边缘型、强迫型和自恋型人格障碍等,其相应地有更多的自杀意念和自杀行为(Brieger et al,2003)。边缘型人格障碍亦容易物质滥用,其自杀风险显著增高(Wilson et al,2006)。而当边缘型人格障碍合并难治性抑郁的时候,其抑郁程度明显高于单纯组(He et al,2010)。回避型人格障碍与社交恐惧症相关性较大,而其相应地出现抑郁症和人际问题的比例较高(Hummelen et al,2007)。

## 二、病因和病理机制研究

### (一)生物学因素

研究证明,人格特质无论健康还是不健康都具有一定的遗传性,孪生子研究发现正常人格特质的遗传度为30％～50％,而人格障碍的总体遗传度也大致如此。

自主神经系统功能也为许多心理学家所重视。对反社会型人格障碍的研究发现,患者在自主性唤醒维度上居于低水平,并且具有不稳定的特点。Wang 等(2006)利用肌电图分别在高攻击性和低攻击性的参与者中观察了颏肌外感受抑制(ES2)反射,发现高攻击特质的人群 ES2 缩短了,提示其脑干抑制功能明显减退。将人格特质测评与 ERPs 技术相结合后,发现注意力缺陷多动症合并品行障碍青少年的 P2,N2,P3 潜伏期明显延长,P3 幅度明显降低,而其相较正常青少年有着更高的自认困难、情感欠稳、猜疑和自残(Du et al,2006)。以上结果表明反社会型人格障碍患者存在较大的情绪控制问题,对无关刺激的抑制明显偏低,有较高皮质唤醒水平及较低的被动注意力水平。另外,临床研究资料一致认为被试者缺乏焦虑和自罪感。这与实验室研究的结果较为符合。在某些紧张情境下,正常人一般都会引起情绪反应,但对精神病态者来说则不能引起这种反应。Lykken 早期工作得到的结论就认为精神病态者很少焦虑或没有焦虑,从而不断出现反社会行为。

神经生物学理论针对其生物易感性的核心问题入手,也有一些发现。如 Wang 等(2006)发现了表演型人格障碍中显著的听觉诱发电位强度依赖性,表明其脑部 5-HT 能神经元的功能支配较弱。冲动控制不良和表演型人格障碍患者 5-HT 能神经元功能减退,故患者制止惩戒行为能力减低,出现冲动攻击等暴力行为和自杀行为。还有人报道使用 5-HT 受体激动剂可改善或减少罪犯的攻击和自杀行为。另外,Claridge(1985)发现反社会型人格障碍患者皮质抑制功能减低,脑电图有较多慢波,镇静阈降低。这些患者同时还有去甲肾上腺素能神经元功能亢进,当去甲肾上腺素能神经元活动增强与 5-HT 能神经元活动减低伴发时攻击尤易发生。

### (二)心理社会因素

正如以上所述,人格特质的形成原因中,小部分来自遗传,大部分却来自后天的经历。这样的科学发现令人格障碍相关的心理治疗界欢欣鼓舞,因为后天因素越多,心理治疗就越有空间发挥它的作用。

1.依恋

在人格成长过程中依恋发挥了一定的作用。依恋障碍与人格障碍的形成也有部分关系,如不安全依恋在很大程度上导致了边缘型人格障碍。但近年来的另一些研究结果表明成人后的正常或异常人格特质与依恋障碍的联系越来越少,由此看来,弗洛伊德有关 libido 的理论对异常人格特质的解释也受到了质疑,因为大脑并不是性腺的附属体。

**2.家庭环境**

家庭塑造了人们不同的人格特征。家庭是个体出生后最早接触的环境,家庭中的各种因素,例如家庭结构类型、家庭气氛、父母教养方式、出生顺序、是否独生子女等都会对人格的形成起着重要的作用。父母养育方式的偏差对异常人格特质的形成影响较大,尤其在年轻的人格障碍患者中。其中最重要的是父母给予的关爱和呵护不足。缺少关爱与多型人格障碍密切相关。父母采用严厉管教方式并且"剥夺"子女的日常处理事务主权时,也会给人格障碍的形成提供机会。Yu 等(2007)和 Zheng 等(2011)的研究为此提供证据,他们发现在人格障碍患者中,其父母关爱显著少于正常被试,而且自由控制及主权否定则要多于正常被试。

**3.个人早期经验**

人生早期所发生的事情对人格影响极大。被忽视、遗弃或虐待会使儿童表现出胆小、呆板、迟钝、不与人交往、敌对、攻击、破坏等人格特点,进而影响其一生,导致情绪障碍、社会适应不良等问题。如边缘型人格障碍患者中遭受童年虐待、性侵等比例极大。

**4.社会认知模式**

社会认知的偏差对异常人格的形成及人格障碍患者的态度十分重要。社会认知偏差直接关系到人格障碍患者的心理治疗效果,如认知-行为疗法、家庭系统疗法和夫妻疗法。下面介绍一些常影响患者的社会认知模式,这些模式真正的内涵是值得推崇的,然而扭曲的社会环境和家庭教育模式会给它们赋予似是而非的含义。

(1)个人价值:每个人都有独立的尊严,因此,一个人要得到别人的帮助,也要学会理解、关心和帮助他人,正所谓"爱人如己"。在想方设法地爱自己、照顾自己、体贴自己的时候,我们应当停下来思考应不应该也如此地去对别人?人的价值不是用他拥有的物质财富、社会地位或得到的学识做标记的。然而扭曲的社会认知指出人和人不是平等的,有三六九等之分。只有"吃得苦中苦"才能"方为人上人",这是一句正性励志名言,然而有些人为达到成为"人上人"的目的,采取了许多卑劣的手段。这些常是反社会型人格障碍患者所推崇的。"万般皆下品,唯有读书高"的本意是让人尊重知识,然而对它本意的曲解,会导致一个读书人冷酷无情、清高自傲。自恋型人格障碍患者身上常常具有这些特点。还有一些患者受到了封建迷信、宿命论或邪教的影响,对自己和对世界的看法要么较为悲观,要么较为麻木。而一个人一旦麻木之后,可以在为人处世时不仁不义,即所谓"麻木不仁"。反社会型人格障碍患者也会有这种思维。

(2)经历寻求:人需要经历很多事情,这对自身人格发展和成长十分重要。我们鼓励人们尝试新鲜事物、搜寻新奇感觉。但如果过分注重和推崇网络或违禁药物带来的感觉会让一个人沉迷或成瘾,也会变得不近人情。凡事都可行,不见得都有益处。如果一个人寻求经历的行为危害到了他人,他就应当停止这种行为。边缘型和表演型人格障碍患者常常有这些方面的表现。

(3)自由:很多患者,尤其年轻患者对自由有极大的渴望,并在家庭、学校或其他社交场所中极力地抗争着。在纷繁世界中,我们可以行使一些人性化选择,使得我们得到更多的快乐,放松我们的身心。然而原则应该是"凡事都可行,却不要总受它的辖制"。对"自由"扭曲的理解,会让一个人陷入困惑中。一个人可以饮用少量的酒,而饮不饮酒是一个选择,也可以理解为自由。但是,离了酒就产生生理上和情绪上的不适(戒断现象),这样的酒精依赖者其实已经被酒精辖制住了,也就是说他在酒的诱惑下失去了自由。同样,不良情绪辖制患者后,患者已经失去了情绪合理释放的自由。但是,扭曲的认知会仍然指导着患者对情绪释放的固定模式,如边缘型人格障碍患者的认知模式等。

(4)爱:对爱的理解,不只是心理学和社会学者所关注的,它涉及每一位公民。虽然在交往中爱的表达常常是相互的,然而定义中的爱却是单方面的,这当中含有给予(恩典)却不含有索取。爱是一种向外的投射,被投射的对象应该包括可爱的和不可爱的人。扭曲的爱被表达成为"自私的"和"必须相互等价交换的",这种信念使得家庭和社会中很难接纳那些不会表达爱的弱者或只会表达恨的患者。我们在人格障碍的治疗中常常遇到这些情况。

(5)家:很多人都会知道"家"不是建筑物本身,常表述为避风港湾,更会自然地联想到自己的亲人。最美的家应当充满宁静、温馨,所谓伊甸园正是这个含义。家的根基应该建立在爱的基础上,而不是民主的基础上,这一点不同于国家。如果家中只讲民主,家庭成员们难免会因为对某件事不同的意见或理解,各执己见,将家当作法庭辩论的场所。扭曲的社会认知夸大了民主在家中的作用,于是人格障碍患者对包容、谦让和自我权力的放弃等不屑一顾了。人格障碍患者的这种对家和爱的不正确认知可以通过家庭系统疗法或夫妻疗法进行矫正。

(6)孝敬:孝敬父母是世界各民族的美德,中国文化传统更是如此,古代思想家们还总结出来二十四孝的模式,让后人效法。真正的孝含义为让父母脸上有光彩,认同子女对父母的物质供应,但不把它当作孝的唯一衡量标准,英文中"honor"即是这个意思。许多反社会型人格障碍患者对孝的理解只限于对父母的物质供应,所以他为了实现对父母物质的供应,可以理所当然地抢劫、敲诈、非法贩运毒品等。贪污受贿的官员们也正是由于对孝的扭曲理解,心安理得地大肆搜敛钱财。然而诚实富有爱心的人,人们对他的赞许会让其父母的脸上真正流露出光彩。

不难看出,上述这些扭曲的认知,常常带来负性的结果。人格障碍患者的这些信念起源于他们的早年时期,使他们在经历了长期的伤害之后形成的一套用于自我保护的、避免痛苦经历再现的方法。一旦有了刺激,他们这些扭曲的认知又被激活,况且,在某些不良的社会环境中,这些认知模式得到了正性强化,因此,进一步被彰显开来。重建这部分认知是治疗人格障碍的重中之重,也是保证心理治疗疗效的关键所在。

(范永光)

# 第二节　临床表现

有经验的临床医师在访谈时注重的内容包括倾听患者的描述和他与别人交谈的内容,观察患者目光与别人接触的方式,面部情绪表达等,同时还要识别在特定情境患者被激活的思维、情感、动机以及行为模式。如前所述,人格障碍因类型不同,其临床表现也不一样。这些复杂的表现分别归类为认知、情绪、行为等方面的异常,同时涉及相关的其他心理问题,包括对违禁药品的滥用等。

## 一、偏执型人格障碍

偏执型人格障碍表现为广泛的猜疑,不信任他人,嫉妒心强,主观偏执,此型男性多于女性。患者童年可能遭遇过某种挫折,逐渐出现孤僻、敏感、社交焦虑或恐惧。成年早期可出现多疑,常受点小批评即产生别人要害自己、要整自己的感觉。

他们常常诉说自己在成长过程中受到过亲人的伤害,在自己的心中为伤害自己的亲人刻画一个强大而丑陋的客体形象,并将这些客体投射出去以作为自我防御。内心的仇恨会使这类人格障碍把别人描述成十分危险的敌人。他们心胸狭隘,言语刻薄,好嫉妒,不信任他人,做事主观,好胜心强,自尊心也强,对别人的成绩易产生嫉妒,对自己的过错很难让其承认,对批评易记仇,看问题主观片面,易产生某些超价观念,容易发生病理性嫉妒。在遇到生活事件后人格障碍会更加严重。

偏执型人格障碍似乎与偏执狂,偏执型精神分裂症(包括晚发性妄想痴呆)有关。晚发性妄想痴呆患者约半数病前具有偏执型人格特点,这两种疾病的关系有待进一步研究。

偏执型人格障碍的病程迁延漫长,有的持续终生,有的可能是偏执型精神分裂症的前奏。随着年龄增长,人格趋向成熟或应激减少,偏执型特征大多缓和。这类患者不同于分裂型人格障碍患者或精神分裂症患者,因为他们能够从自我的幻想中很快地进入现实,从而避免了过激的行为。Liu等(2007)的研究表明偏执型人格障碍患者对听觉刺激及其变化有更快的自动察觉,对无关刺激有正常的抑制,而分裂型人格障碍和反社会型人格障碍患者则对听觉刺激只有普通的辨识,反而对无关刺激存在抑制缺陷。

## 二、分裂样人格障碍

分裂样人格障碍又称关闭性人格。他们以观念、行为和外貌装饰的奇特、情感冷漠,及人际关系明显缺陷为特点。此型男性多于女性。此类患者缺乏亲切感,不能表达对他人的体贴、关怀、温暖及愤恨。他们在孩童时期和未成年时代缺少同伴,多半有孤独症的表现,怕见人,社交焦虑,有奇特和古怪的想法,常沉湎于幻想。成年后表现为孤独、退缩,与亲人和社会疏远,行为怪僻,独来独往,缺乏性兴趣,婚恋受阻。有些人相信自己有某种灵感,极少数人可有创造发明。

他们在平时的生活中处于自我孤立状态,几乎不表现出可以被临床诊断的焦虑倾向和抑郁心境。他们也不会因为心理问题而主动寻求治疗。他们的自动思维产生的原因是大脑皮质唤醒水平较高(阈值水平较低),这种唤醒水平可以通过认知神经科学的多项测试检测出来,如事件相关电位中N1幅度升高和P3幅度的降低等(Wang et al,2004)。这些患者前来寻求治疗的原因大体上分为两类:①他们的思维和行为使得家人和朋友不安,于是建议患者前来寻找专业性的帮助;②他们可能同时合并其他类型的人格障碍,如分裂型人格障碍。

当遇到严重生活事件时,他们可出现短时间精神病性障碍,有些人会发展为精神分裂症,国内外资料指出,半数以上精神分裂症患者的病前人格为分裂样的。半数以上的人一生中可出现1次抑郁发作。

## 三、分裂型人格障碍

分裂型人格障碍患者的思维常常僵化,他们在与别人的对话中不理解对话的上下文,对举一反三的事例缺乏联想。他们常常伴有明显的猜疑感,而且为了证实自己的猜疑,还自作聪明地扮演"侦探"的角色,这一点与偏执型和分裂样人格障碍不同。另一方面,几乎所有一般心理问题如抑郁、焦虑等都会在分裂型和边缘型人格障碍患者身上出现,然而与边缘型人格障碍的放纵式生活不同的,分裂型人格障碍患者的生活方式是较为拘谨的。

### 四、反社会型人格障碍

反社会型人格障碍是目前研究最多的人格障碍类型,也是对社会影响最为严重的类型。此类患者多为男性。其基本特征是高度的攻击性,缺乏责任感,不能从经验中汲取教训,行为受偶然动机驱使,社会适应不良等。

在大学生反社会人格研究中发现,在公众场合中,他们表现得温文尔雅、风度翩翩、仪表整洁等,但他们十分自负,对待别人没有同情心,伤害了别人之后也没有歉意,更没有后悔,对他们行为带来的后果没有责任感。尤其是外向特质明显的患者,他们心中充满对社会的仇视,并伺机报复,对个体实施肉体折磨甚至谋杀。身边的亲人和朋友会把他们描述为职业撒谎师。

此型人格障碍的主要表现是:自幼存在行为问题,成年后情感肤浅,甚至冷酷无情,脾气暴躁,自我控制不良,对人不坦率,缺乏责任感,与人格格不入;法纪观念较差,行为受本能欲望、偶然动机和情绪冲动所驱使,具有高度的冲动性和攻击性;自私自利,自我评价过高,狂热但不动人的行为;对挫折的耐受力差,遇有失利则推诿于客观或者提出一些似是而非的理由为自己开脱,或引起反应状态;缺乏计划性和目的性,经常更换职务;缺乏良知,对自己的人格缺陷缺乏觉知;缺乏悔恨感与羞惭,不能吸取经验教训;多种形式的犯罪,趋向伴发药物或酒精滥用。

按照弗洛伊德的理论,这类患者与自恋型、被动攻击型人格障碍的患者存在"超我"层面的发育不健全,可能与他们孩童时代父母过分的责骂或虐待有关。在他们的幼年时代,家境常常较为贫寒而且成员较多,父母亲可能有犯罪前科等。孩童时期的品行障碍如果不及时矫正,会延续出反社会人格障碍来。

### 五、边缘型人格障碍

边缘型人格障碍患者多为女性,在儿童或少年时代中,她们常有被父母漠视、遗弃、虐待或父亲的性侵犯历史。她们想依恋自己的父母,但同时又害怕再一次被遗弃或虐待,这种不安全依恋迫使她们自己找出应对和释放情绪的策略,即极端或分裂的防御机制。她们认为周围的世界和周围的人只是"全黑"或"全白"的,并且在她们几分钟之内因为情绪的骤变,"全黑"和"全白"也立刻180度地调转过来。虽然常常伴有类自杀行为或自残行为,她们却始终没有放弃对美好生活及前途的期盼。因为特殊的认知模式,她们生活较为放纵自己,在性行为上多半不负责任,婚姻也常常不稳定。这类患者会合并几乎所有心理异常现象,包括进食障碍(如神经性贪食)、药物滥用和酒精依赖等。按照客体理论,这类患者也极易对心理治疗师产生移情。

### 六、表演型人格障碍

表演型人格障碍又称癔症型人格障碍或寻求注意性人格障碍,这是以过分情感用事,或以夸张的言行和自我表演来吸引他人的注意以及暗示性增高为特点的人格障碍。女性多见,男性年龄多在25岁以下,并且往往伴有酒精中毒、药物依赖和职业不稳定等病史。

此类患者自我中心,自我放纵,情绪不稳。他们常常利用夸张的情绪释放模式,以取得周围人尤其异性对自己的注意。他们的自我表演性大大超过了生活的特征,似乎在扮演生活的一部分,而不是自己本身。当他们不被别人注意时,会表现出不愉快,甚至抑郁。他们好炫耀自己,不断渴望受人称赞,喜追求刺激,甚至以卖弄或调情来吸引异性,但性生活被动,常常是性挑逗和性冷淡相伴随;他们对别人则不关心,但又易过分轻信,易受别人暗示,依赖性强,富于幻想。有的在不如意时可表现为各种躯体不适和躯体症状,但又与解剖和生理规律不符,其目的是引起别人的注意、关心和同情。

他们的病态中心思维认为自己不能被别人忽视,在公众场合更是如此。他们对某些刺激的反应也会随着刺激强度的增大而加强,这一点也表现在听觉诱发电位中 N1-P2 成分的强度依赖性上(Wang et al,2006)。他们在公众聚集中(如开会时)言词十分富有情绪和感染力,也会用言语打击对手和同伴。这些与强迫型人格障碍的刻板和逻辑性表达正好相反。

此类人格障碍与癔症有一定的关系。癔症的病前人格为表演型者约 20%,但非常严重的表演型人格障碍却可终身不发生癔症。表演型人格亦可为抑郁症、焦虑症等精神病的病前特征。表演型人格障碍常常合并有双向情感障碍、恐惧症、性心理疾病(如施虐)和精神分裂症等。

## 七、自恋型人格障碍

自恋型人格障碍患者对"低人一等"较为敏感,他们表现出的"自恋",即自我欣赏,可能是自卑感的极端病态反应。他们特别注意在很多待遇上的"公平",如果自己得不到尊重或得不到自己想要的荣誉,便会对同伴等产生敌意,他们在行动上也会随之表现出"上进",愿意用事实来证明自己的能力,以获得平等对待的可能。自恋型人格障碍患者的自我动力较大,其他人或是自己的本我和超我都很难动摇这种自我的力量。这种人格障碍与表演型人格障碍都十分注意自己是否被别人注意或崇拜,但当有躯体疾病时,自恋型人格障碍患者的表现会更加病态。

## 八、回避型人格障碍

回避型人格障碍患者认为自己在很多方面,尤其社会交往中的能力都十分低下,在与别人交往时怕别人拒绝自己,也怕自己在公开场合表现得让别人失望;但他们同时又与同年龄和同背景的人暗自比较,希望能满足别人对自己的期盼。这样一来,他们在情绪上的反应是较为激烈的,明显地伴有焦虑、抑郁或社交恐慌。惊恐障碍、广场恐惧症也常常合并这种人格障碍。它与分裂样人格障碍的不同之处在于它伴有显而易见的焦虑和抑郁等情绪反应。

## 九、依赖型人格障碍

依赖型人格障碍以女性多见。与回避型人格障碍不同,依赖型人格障碍患者认为自己在普通生活技能较弱或十分无助,不能独立,甚至不能胜任,而周围的亲人或好朋友这些方面的能力却很强,于是他们不论次序不论场合地依附于别人。

患者幼年时表现对父母特别依恋,衣食住行和空闲时间安排都要由父母做主。由于不能独立生活,许可他人对其生活的主要方面承担责任;为了获得别人的帮助,他们随时需要有人在身旁,每当独处时便感到极大的不适。她们对别人给予的爱和帮助有感激更有索取。如果暂时失去了这种爱和帮助或者身边的亲人,她们就会立刻认为现实生活失去了意义。因此她们常伴有诸如焦虑和抑郁等症状。

一个依赖型妇女甘愿忍受丈夫的虐待,以免被遗弃;男性在成年后也要靠父母或配偶来决定生活中的事情。这类患者的婚姻稳定程度取决于被依赖的一方的人格特质,较高宜人性、外向特质的配偶对婚姻的稳定起到十分关键的作用。

### 十、强迫型人格障碍

强迫型人格障碍接近易感型人格,男:女为2:1。为精神分析学派早期研究的对象。弗洛伊德描述强迫性人格的孤立和置换防御机制。此类患者过分寻求完美,做事循规蹈矩,刻板固执,缺少灵活性、创新性和效率。他们对人对已都过于严格,做事谨小慎微,要求十全十美,但又优柔寡断,缺乏自信。因过度注意细节、或反复核对而忽视全局,延误时间,降低工作效率,影响人际关系,使他们经常处在紧张、焦虑之中。他们的婚恋也由于自己过分挑剔而延误。有人进一步发展成强迫症。

此类疾病与强迫症不同,并不是所有强迫症中都合并有强迫型人格障碍。强迫症患者因强迫意念或行为而表现出的焦虑恐惧等,在强迫型人格障碍患者的身上表现的较弱;然而强迫型人格障碍患者所强迫的意念或行为对象常常不断变更、此起彼伏。多数情况下,强迫症患者试图控制住单一的意念或行为,而强迫型人格障碍患者则试图控制自己、别人或人际关系的系统。在强迫型人格障碍患者中,他的超我极为发达,在一定场合内,会压抑住自己因其他刺激引起的愤怒或敌对情绪等,并迫使自己重新回到强迫状态中。

强迫型人格障碍与抑郁性疾病(抑郁症,更年期抑郁症)的关系受到重视,可能在二者之间存在某种联系。更年期抑郁症患者病前人格多为强迫型,抑郁症的病前人格为强迫型者易于伴发强迫症状。

(范永光)

# 第三节  评估与诊断

人格障碍的诊断目前还缺乏金标准。诊断人格障碍通常需要人格的既往资料,需要18岁以前的个人史资料,但有时较难得到。从临床实际出发,一个人的行为模式(尤其是人际关系模式)已经持续两年以上,既不与某种精神障碍或者症状直接联系,又没有任何相反的证据(数年前和现在大不相同的证据),便可认为是人格特性的表现。随着多轴诊断系统的建立,人格障碍自我评估和人格障碍临床定式(或半定式)检测工具得到了迅速发展,这对人格障碍实现标准化诊断和提高检出率与诊断一致性有重要意义。

## 一、人格障碍的评估

### (一)人格障碍临床定式检测

人格障碍的临床定式检测被认为是较有效的诊断评估方法,这种方法需要检测者与被试面对面会谈,通过临床会谈,探测被试是否符合某型人格障碍的标准。

1.IPDE(国际人格障碍检查,International Personality Disorder Examination)

一个与ICD-10和DSM-Ⅲ-R诊断系统匹配使用的半定式人格障碍检测工具,可评估8种人格障碍。

2.SCID-Ⅱ(DSM-Ⅲ-R人格障碍临床定式检查,Structured Clinical Interview For DSM-Ⅲ-R Personality Disorders)

SCID-Ⅱ是与DSM-Ⅲ-R诊断系统匹配的人格障碍临床半定式检测工具,涵盖12型人格障碍诊断(10型正式诊断,2型提议性诊断)。

3.PDI-Ⅳ(DSM-Ⅳ人格障碍测查,Personality Disorder Interview)

用于评定DSM-Ⅳ中12型人格障碍的半定式检测工具。

**(二)自陈式调查表(问卷)**

虽然对自陈式调查表能否作为评估人格障碍的可靠指标一直存在着争议,但研究者们尤其是心理学家仍乐于采用。自陈式调查表的作用在于:①自陈式调查表的计分结果将使临床工作者对没有预料到的问题或领域产生警觉;②自陈式调查表对评估被试难以与检测者进行公开讨论的特质很有用处;③在临床诊断中不一定要对每一被试都要采用半定式检测工具逐一进行评估。

1.SCID-Ⅱ-SQ(DSM-Ⅳ人格障碍筛查问卷,Screening Questinnaire for SCID-Ⅱ)

SCID-Ⅱ-SQ是与SCID-Ⅱ匹配使用的简短的自陈式调查表。在进行SCID-Ⅱ临床定式检查之前,被试以"是"或"否"对问卷的113个条目的提问作答。该问卷以假阳性的方向被编制,即预先对人格障碍的筛查加以扩大化,然后经半定式检测进一步肯定或否定有关人格障碍诊断。回答该问卷所需时间大约为20分钟。回答完毕后,临床工作者根据被试回答自评问卷时筛查出的阳性项目,进行临床定式会谈,对于回答"是"的条目,根据附加提问所要求举出相关的实例,以确认此人格特征存在与否;而对于那些回答"否"的条目,检测者可提高声调复述条目内容,如其回答仍然是否定的,则不必进一步要求被试举出有关行为的实际事例。筛查问卷的使用又进一步节省了临床工作者明确诊断人格障碍所需要的时间。

2.PDQ-R(人格诊断问卷修订版,Personality Diagnostic Questionnaire-Revised)

PDQ-R是与DSM-Ⅲ-R诊断系统匹配的人格障碍自陈式调查表。

## 二、人格障碍的诊断

在CCMD-3中,人格障碍诊断标准归于"人格障碍、习惯与冲动控制障碍、性心理障碍"类别,是指个人的内心体验与行为特征(不限于精神障碍发作期)在整体上与其文化所期望和所接受的范围明显偏离,这种偏离是广泛、稳定和长期的,其列出四项人格特征,要求至少具备一项才可以诊断。ICD-10对每一种类型的人格障碍描述了7项人格特征,并规定至少具备3项才能诊断为该类型的人格障碍,而且还规定,如果只有一项或者两项,可诊断为人格障碍特性的尖锐化。DSM-Ⅳ诊断系统则指明:人格障碍是指明显偏离患者所在文化所应有的持久的内心体验和行为类型,具有指定4项特征之两项以上,并且还从严重性、影响、起病等方面予以规定。

**(一)CCMD-3**

1.症状标准

个人的内心体验与行为特征(不限于精神障碍发作期)在整体上与其文化所期望和所接受的范围明显偏离,这种偏离是广泛、稳定和长期的,并至少有下列一项:①认知(感知,及解释人和事物,由此形成对自我及他人的态度和形象的方式)的异常偏离;②情感(范围、强度,及适切的情感唤起和反应)的异常偏离;③控制冲动及对满足个人需要的异常偏离;④人际关系的异常偏离。

2.严重标准

特殊行为模式的异常偏离,使患者或其他人(如家属)感到痛苦或社会适应不良。

3.病程标准

开始于童年、青少年期,现年 18 岁以上,至少已持续 2 年。

4.排除标准

人格特征的异常偏离并非躯体疾病或精神障碍的表现或后果。

(二)ICD-11

特异性人格障碍是个体人格学特质与行为倾向上的严重紊乱,通常涉及人格的几个侧面,几乎总是伴有个人和社会间显著的割裂。人格障碍多在儿童后期或青春期出现,持续到成年并渐渐显著。因此,在 16 或 17 岁前诊断人格障碍不合适。适用于所有人格障碍的一般性诊断要点如下,而每一亚型都有补充描述。

其诊断要点为不是由广泛性大脑损伤或病变以及其他精神科障碍所直接引起的状况,符合下述标准:①明显不协调的态度和行为,通常涉及几方面的功能,如情感、唤起,冲动控制,知觉与思维方式及与他人交往的方式;②这一异常行为模式是持久的,固定的,并不局限于精神疾病的发作期;③异常行为模式是泛化的,与个人及社会的多种场合不相适应;④上述表现均于童年或青春期出现,延续至成年;⑤这一障碍会给个人带来相当大的苦恼,但仅在病程后期才明显;⑥这一障碍通常会伴有职业及社交的严重问题,但并非绝对如此。

在不同的文化中,需要建立一套独特的标准以适应其社会常模,规则与义务。对其中大多数亚型,通常要求存在至少 3 条临床描述的特点或行为的确切证据,才能诊断。

(三)DSM-Ⅳ

人格障碍是指一个 18 岁以上的成年人在认知内容、情绪释放、冲动行为控制和人际关系等方面的异常。这些异常显著偏离特定的文化背景和一般认知方式,在患者独自一人或参与社交活动等场合时均是恒定的,明显影响其社会功能与职业功能,造成对社会环境的适应不良,部分患者为此感到痛苦。患者虽然没有智能障碍,但适应不良的行为模式难以矫正,这种行为通常开始于童年期或青少年期,并长期持续发展至成年或终生,仅少数患者在成年后有改善。其诊断标准如下。

(1)相对于个人的文化背景,他的内心经历和行为模式与众人所期盼的有明显的差异。这种差异在下列几方面都有表现:①认知(即一个人对自己、他人和周围事件的感觉方式或解释方式);②情感(即情绪反应的跨度、强度、稳定程度和合适程度);③人际关系;④冲动控制。

(2)在个人和社交环境中,这种模式都存在,而且是不容易变化的。

(3)这种模式在临床上会导致一个人的显著不安,或在社交、职业场所和其他功能性场所中导致缺陷。

(4)这种模式稳定而且长期存在,它的起病年龄至少可以追溯到青少年时代或成人早期。

(5)这种模式不能用其他精神疾病的表现很好地解释。

(6)这种模式与药物(包括违禁药物)所致的直接生理反应无关,也与总体的医学状况,如头部外伤)无关。

(四)DSM-5 在诊断方面的新考虑

DSM-5 保留了 DSM-Ⅳ 的分类诊断系统,但在其第三部分(供以后研究的方向)中提出了一个混合的维度-界定模型评估、诊断人格障碍。其中有 6 个高级的病理性人格特质单元,每个单元包含多种人格特质,共总 35 种人格特质,每种人格障碍包含相应的病理性人格特质。其病理性人格特质单元包括负面情绪、分离、敌意、去抑制、强迫和精神质。而根据相应的人格功能方面的典型受损及一个或多个病理性人格特质单元。它将人格障碍分成6个具体类型:反社会型、回避型、边缘型、自恋型、强迫型、分裂型。人格障碍是指自我身份发展能力和人际关系功能的丧失,无法适应个体生存的环境和准则,即存在适应不良;这种适应不良包括自我身份认同失调和无法有效地进行人际交往功能,并且和多种人格特征相关,不伴随时间或情景的改变而改变,一般能追溯至青少年期;也不是其他精神疾病、物质滥用或器质性疾病的后果。

诊断某种人格障碍需满足以下标准:①自我(同一性或者自我导向)及人际(移情或亲密)功能的显著受损;②具一个或多个病理性人格特质单元或者特质面;③在人格功能及个体人格特质表达方面的受损在不同时间和不同情境中都是相对稳定的;④个体表现的这些人格功能及个体人格特质表达方面的受损在他自身发展阶段或者社会文化环境中都是不适宜的;⑤人格功能及个体人格特质表达方面的受损不是单纯由于某种物质的直接生理影响(例如药物滥用、药物治疗)或者是一般的疾病状态(例如严重的头部创伤)。

(范永光)

# 第四节 药 物 治 疗

人格障碍的治疗一直是精神科临床难题。从目前已有的文献来看,尚无特异性药物可应用于治疗人格障碍。人格障碍药物治疗的研究进展较为缓慢。第一,不断更新变化的有关人格障碍的命名、分类及诊断标准致使不同的研究者采取了不同的诊断系统;第二,自DSM-Ⅲ以来采用的多原则诊断标准使一个患者同时符合几个人格障碍诊断标准的现象增多,同时,多原则诊断标准也常使某一人格障碍出现几种不同的亚型,而不同亚型的患者对同一药物就很可能产生不同的疗效;第三,人格障碍与其他心理问题常常存在共病现象,也使研究者很难找到单纯存在人格障碍的病例;第四,目前尚缺乏可靠的量表或其他评定方法来评价患者的症状及改善程度。以上这些都给正确评定药物的疗效带来了困难,也是过去人格障碍药物治疗研究存在的一些缺陷。

## 一、人格障碍的药物治疗策略

从目前已有的临床应用和研究证据来看,应用药物治疗人格障碍可遵循以下策略。

### (一)对症治疗

根据患者的症状选择有效的药物。如抗精神病药物可改善人格障碍患者的认知及感知觉障碍;心境稳定剂及抗抑郁剂可用于改善人格障碍患者的情绪症状;而抗焦虑药物可缓解人格障碍患者的焦虑症状。

### (二)足量、联合、长程治疗

抗抑郁药物、抗焦虑药物往往可能需要较大剂量才能对人格障碍患者有明显的改善效果,而抗精神病药物则可能只用到较小的剂量。人格障碍患者一般同时存在认知、情绪、行为等方面的异常,联合用药相应成为治疗策略之一。此外,人格障碍的难治愈性又使得药物治疗是长程的。

### (三)在药物治疗的同时,结合其他有效的治疗方式

目前来看,药物治疗、心理行为治疗及合理的教育和训练是治疗人格障碍可采取的3个模式,而最好的模式就是三者结合和统一。

## 二、人格障碍的药物治疗概述

我们将依据 6 种常见的人格障碍类型进行分述。

**（一）边缘型人格障碍**

边缘型人格障碍是目前药物治疗研究最多的一个类型。针对边缘型人格障碍的某些靶症状如焦虑、抑郁情绪、睡眠障碍、冲动行为及类精神病性症状，研究提示药物治疗可能有效。早期应用较多的有小剂量抗精神病药物，如氟哌啶醇对边缘型人格障碍患者的牵连观念、冲动行为、对拒绝过分敏感症状可能有较好的效果，非典型抗精神病药物效果可能会更好。各种抗抑郁剂可改善抑郁情绪，对边缘型人格障碍患者的敏感、愤怒、强迫冲动、情绪不稳、易激惹都可能有一定疗效。但药物的远期疗效尚不明确，在急性期症状控制后还应该进行积极有效的心理治疗。

**（二）分裂型人格障碍**

对于分裂型人格障碍患者而言，药物治疗靶点主要在于控制患者的精神病性症状。非典型抗精神病药物对阴性症状和情绪障碍及认知均有良好的作用，能较好地保持分裂型人格障碍患者的社会能力。如果患者出现短暂幻觉、错觉或类妄想观念，可考虑给予小剂量的抗精神病药物，如吩噻嗪类药物等均可能较好地控制症状。而苯二氮䓬类药物和抗抑郁药物对有焦虑或情绪低落的患者也可能发挥一定的作用。此外，对于患者出现的抑郁、焦虑、人格解体及社会隔离等症状，也可能在抗精神病药物和/或抗抑郁药物的应用下得到改善。

**（三）反社会型人格障碍**

反社会型人格障碍最明显的特征是患者时常作出违反社会规范的行为，因此对反社会型人格障碍的药物治疗靶点主要在于减少冲动、攻击、犯罪等行为。

有报道盐酸氟西汀、盐酸丁螺环酮或碳酸锂可减轻反社会型人格障碍患者攻击性。也有研究发现碳酸锂对反社会型人格障碍患者的情绪不稳定有效，主要体现在减少情绪波动的严重度。此外，应用碳酸锂后反社会型人格障碍患者的焦虑和抑郁症状也可能会得到改善。

**（四）自恋型人格障碍**

有关自恋型人格障碍药物治疗的研究不多，但根据精神生物学上的有关发现推测，锂盐、单胺氧化酶抑制剂或氟西汀可能会有效。

**（五）回避型人格障碍**

由于苯二氮䓬类药物能快速改善焦虑，对回避型人格障碍的患者可能有效，可以降低焦虑水平。回避型人格障碍与社交恐惧、惊恐障碍特别是惊恐回避有一定的共病率，对社交恐惧、惊恐障碍有效的药物可能可以同时改善患者伴有的回避型人格障碍。例如有研究发现，阿普唑仑在治疗社交恐惧的同时可以明显减轻回避型人格障碍的许多症状；帕罗西汀对惊恐障碍患者治疗有效的同时，对伴有的回避型人格障碍可能有改善作用；文拉法辛、度洛西汀对回避型人格障碍亦可能有效。

**（六）强迫型人格障碍**

强迫型人格障碍的患者往往敏感、追求完美，应用抗强迫、抗焦虑的药物如氟伏沙明治疗可能有效。此外，强迫型人格障碍的患者患强迫症及惊恐障碍的危险性增高，临床上证实，对强迫症及惊恐障碍等疾病的有效治疗会从许多方面改善强迫型人格障碍。

## 三、精神药物在人格障碍中应用的相关研究

目前，尚无一种药物可特异性治疗或彻底治愈人格障碍，但药物治疗可不同程度地减轻人格

障碍患者的症状。抗精神病药物可改善认知及知觉障碍,亦可用于控制冲动和攻击行为;心境稳定剂及抗抑郁剂能改善情绪症状和冲动、攻击行为,对强迫性症状也有效;而抗焦虑药物可缓解焦虑症状,亦可能减轻敌意,降低易激惹程度。

**(一)心境稳定剂**

心境稳定剂是指具有稳定心境作用的一类药物,其治疗作用表现为:第一,具有治疗的双极性,既可以治疗躁狂也可以治疗抑郁;第二,具有时相的阻断性,主要表现在治疗双相障碍抑郁相时不向躁狂转化,治疗躁狂相时不向抑郁转化;第三是疾病的预防性,主要表现在用了心境稳定剂之后,疾病的复发、复燃大大减少。

心境稳定剂有以下几类:①碳酸锂;②抗抽搐药物,如丙戊酸钠(镁)、卡马西平、拉莫三嗪;③具有心境稳定作用的非典型抗精神病药物,如喹硫平、奥氮平。心境稳定剂在人格障碍的应用主要是稳定患者心境,协助控制兴奋躁动、激越、冲动和攻击行为。

1.碳酸锂

作为经典的心境稳定剂,碳酸锂较早用于人格障碍的治疗研究。研究发现对 12 名收押在监狱的犯过失罪,而且符合人格障碍诊断的男性受试者进行碳酸锂对照治疗。结果发现血锂水平在 0.6 mmol/L 以上对减轻受试者严重的口头和躯体攻击发作有效果,并且患者的焦虑和抑郁症状也得到改善。使用锂盐对患有严重人格障碍(合并杀人、强奸、长期强暴史或冲动性反社会行为史)的服刑人员进行了类似的双盲对照研究,治疗观察时间为 3 个月,结果显示锂盐可显著减少重大违法行为的发生率,犯罪率逐月减少,到第 4 个月减少为零。如果停用药物,违法人数再次上升。采用双盲交叉的研究方法,研究还发现碳酸锂对情绪不稳定型的人格障碍有效,主要体现在减少或降低情绪波动的严重度。

另外一项研究纳入 17 例边缘型人格障碍患者,随机分配到碳酸锂、地昔帕明和安慰剂治疗组,采用 Hamilton 抑郁量表、卡罗尔抑郁量表进行疗效评价。碳酸锂治疗的平均剂量为985.7 mg/d,共治疗 6 周。6 周后与安慰剂组相比,未发现碳酸锂对边缘型人格障碍有显著疗效,但服用碳酸锂组的患者在研究结束时相较安慰剂组患者更愿意继续服用药物治疗。

碳酸锂具有良好的抗自杀或预防自杀的效应。边缘型人格障碍患者出现自杀或自伤是十分常见的现象,因此,服用碳酸锂可能会发挥一定的作用,但目前为止碳酸锂在边缘型人格障碍中预防自杀的效应还有待明确。

2.丙戊酸钠

丙戊酸钠具有良好的心境稳定作用,尤其对于躁狂、抑郁快速循环或混合发作可能有明显的治疗优势。

研究者将 16 例边缘型人格障碍患者随机分配,4 例给予安慰剂治疗,12 例给予丙戊酸钠治疗,观察患者抑郁、冲动攻击、易激惹和自杀等核心症状的变化。结果丙戊酸钠组患者的症状改善明显好于安慰剂组。随后,研究者比较了丙戊酸钠和安慰剂对 246 例门诊人格障碍患者冲动行为的效果差异。研究时间为 12 周。结果 41% 的患者完成了研究,其中边缘型人格障碍受试者的攻击量表分显著改善。为进一步评价丙戊酸钠对边缘型人格障碍的治疗效果,一项研究纳入 52 例边缘型人格障碍患者,随机分配 20 例患者服用丙戊酸钠和 32 例患者服用安慰剂进行12 周的双盲研究,应用 Barrett 冲动量表评价患者特质性冲动,应用外显性攻击量表评价患者状态性攻击行为,应用 Young 氏躁狂量表和 Hamilton 抑郁量表评价患者情感的稳定性。结果发现,与安慰剂相比,丙戊酸钠能够显著减少边缘型人格障碍患者的冲动、攻击行为,尤其是基线时冲动、攻击行为症状严重的患者。

丙戊酸钠还可能改善对选择性 5-羟色胺再摄取抑制剂无疗效的人格障碍患者的易激惹性和攻击冲动行为。有研究对选择性 5-羟色胺再摄取抑制剂治疗没有效果的 10 例患者应用丙戊酸钠进行开放性治疗 8 周,丙戊酸钠的剂量为开放式滴定,应用修订版外显攻击行为量表每两周评定 1 次患者的攻击冲动行为和易激惹性。结果发现,在完成研究的 8 例患者中,6 例患者的易激惹性显著降低、冲动攻击行为显著减少。

3.卡马西平和奥卡西平

在精神科临床,卡马西平或奥卡西平都具有抗冲动、抗激越、抗兴奋的作用,因此,经常作为联合用药治疗精神障碍患者的冲动、攻击行为和精神运动性兴奋或激越,典型的使用是用于治疗双相障碍的混合发作以及躁狂发作。因此,它们在人格障碍的治疗中也可能有一定的作用,特别是在控制冲动、激越、攻击行为方面。

在一项对具有反应性心境不良以及行为失控的边缘型人格障碍患者的研究中发现,卡马西平能有效地减少行为失控的次数并降低其严重程度。

另有研究者给 17 例边缘型人格障碍的门诊患者每天服用奥卡西平 1 200～1 500 mg,在基线、4 周末和 12 周末分别应用边缘型人格障碍严重程度指标等量表对受试者进行评定,同时测评药物不良反应。有 4 例患者因依从性差中断治疗,剩余 13 名患者治疗前后边缘型人格障碍严重程度指标总分下降非常显著,尤其是人际关系、冲动性、情感稳定性以及愤怒发作 4 个分项目均显著改善。无患者出现低钠血症和其他严重不良反应。中度和轻度的不良反应包括镇静、头晕、恶心以及头痛,7 例患者报告无任何不良反应。

4.拉莫三嗪

拉莫三嗪可作为心境稳定剂用于治疗双相障碍,并具有抗抑郁作用。近年来研究和临床实践发现,拉莫三嗪也有希望用于治疗人格障碍。

研究者观察了拉莫三嗪对 8 例边缘型人格障碍而又没有抑郁发作的患者的疗效。所有患者均经抗抑郁药物和心境稳定剂治疗无效,研究者将患者服用的药物逐渐替换为拉莫三嗪并维持 3～4 个月,最大剂量不超过 300 mg。最终 3 例患者对拉莫三嗪有效,剂量从 75～300 mg 不等,总体功能评定量表评分明显改善,且不再符合边缘型人格障碍的诊断标准,并在随后的 1 年随访中继续保持这一治疗效果。这一小样本临床观察虽提示拉莫三嗪对于边缘型人格障碍有治疗效果,但确切依据有待于大样本随机双盲安慰剂对照的临床研究结果。

2005 年的一项研究对拉莫三嗪治疗边缘型人格障碍的效果进行了一项随机、双盲、安慰剂对照研究,经结构化临床会晤纳入 27 例女性边缘型人格障碍患者,按 2∶1 的比例随机分配到拉莫三嗪治疗组(18 例)和安慰剂治疗组(9 例),共治疗 8 周,采用状态-特质性愤怒情绪调查问卷进行疗效评估。治疗 8 周后,与安慰剂治疗组对比,拉莫三嗪治疗组受试者的状态-特质性愤怒情绪调查问卷评分显著改善,而且对拉莫三嗪的耐受性良好。

2007 年,一项研究对 13 例被诊断为边缘型人格障碍的患者进行回顾评估,以了解拉莫三嗪对边缘型人格障碍单一或联合治疗的效果。研究对象均为女性患者,年龄 19～43 岁。所有患者均报告使用 2～7 种药物依然情绪不稳定,如氟西汀、帕罗西汀、艾司西酞普兰、布普品、氯硝西泮等。但是在应用拉莫三嗪期间(剂量 50～200 mg/d),临床总体印象量表严重程度显著降低,提示拉莫三嗪对边缘型人格障碍患者可能具有稳定情绪的疗效。

2009 年,研究者还进行了一个随机双盲的 1∶1 安慰剂对照研究,共观察 12 周。28 例符合研究用诊断标准的边缘型人格障碍患者被 1:1 随机分配服用拉莫三嗪或安慰剂,应用情感易患性量表、边缘型人格障碍 Zanarini 评定量表中情感稳定性项目进行效果评价。结果显示拉莫三嗪组患者的情感易患性量表总分下降明显多于安慰剂组,Zanarini 评定量表中情感稳定项目分也较安慰剂组明显改善。

拉莫三嗪的应用过程中也需要注意变态反应,严重时可能出现剥脱性皮炎。

**(二)抗精神病药物**

目前,临床应用的抗精神病药物有:典型抗精神病药物(代表有氯丙嗪、氟哌啶醇)和非典型抗精神病药物(氯氮平、利培酮、奥氮平、喹硫平、齐拉西酮和阿立哌唑等)。

有研究表明,8%～54%的边缘型人格障碍患者具有短暂或不典型的幻觉和妄想,这提示抗精神病药物的应用是有必要的。抗精神病药物在人格障碍的应用主要是控制精神病性症状,缓解兴奋躁动、冲动和攻击行为症状,同时可能对心境症状有改善作用。

1.氯氮平

研究者曾研究了氯氮平对边缘型人格障碍的疗效,共纳入 15 例边缘型人格障碍患者,其中男 6 例,女 9 例,年龄 18～51 岁,平均年龄(28.1±8.6)岁,均具有不典型的幻觉和妄想,并且经其他 3 种以上抗精神病药物治疗效果不明显。氯氮平的剂量平均 254 mg/d±164 mg/d,治疗时间为 2～9 个月,平均(4.2±2.1)个月。治疗后患者简明精神病评定量表阳性症状分、阴性症状分和一般症状分以及临床总体印象量表分均显著降低,而总体评定量表评分显著升高。从各单项症状看,无显著性差异的项目分别为夸大、情感迟钝、精神运动迟滞、关心身体健康、罪恶感和心境抑郁。治疗过程中氯氮平的不良反应有过度镇静、流涎、体重增加、恶心、头晕。

其后研究纳入 12 位边缘型人格障碍住院患者[其中女性 10 例,男性 2 例,平均年龄(29.8±5.5)岁],采用氯氮平 25～100 mg/d 单药治疗 16 周。结果发现,氯氮平治疗开始后的前二周内患者就有精神病性症状的改善;一个月后,简明精神病评定量表评分减至基线水平的 54%。冲动和情绪不稳定显著改善,自杀企图和身体攻击的次数显著减少。抑郁症状显著改善,Hamilton 抑郁量表评分在一个月后减至基线水平的 43%,4 个月后减至 34%。功能大体评定量表评分显示患者总体功能显著改善,进一步的住院症状几乎消失。该研究提示,氯氮平可迅速减轻边缘型人格障碍患者的精神病性症状,并在其他所有症状方面均有广泛的改善。

2.利培酮

有研究对 14 例有知觉紊乱的边缘型人格障碍患者使用利培酮治疗,剂量 2.4 mg/d 不等,并采用体验世界问卷目标分数、临床总体印象量表和 Barrett 冲动量表评定疗效。结果在 14 例边缘型人格障碍住院患者中,有 7 例纳入治疗研究计划,实际上只有 5 例进入研究阶段,2 例患者提前终止,最终 3 例患者完成了为时 3 月的研究。该研究的初步结果提示利培酮对边缘型人格障碍的知觉紊乱可能有效。

利培酮还可能对分裂型人格障碍有治疗效果。研究表明应用低剂量的利培酮来观察分裂型人格障碍患者对治疗的耐受性以及治疗的效果。研究共纳入 25 例分裂型人格障碍患者,应用随机双盲安慰剂对照的方法进行为期 9 周的治疗研究,其中利培酮从 0.25 mg/d 开始并缓慢滴定到 2 mg/d。应用阳性阴性症状问卷和分裂型人格问卷及 Hamilton 抑郁量表进行评定。结果与安慰剂组相比,利培酮组 3 周时阴性症状和普通精神病理学症状明显减少,7 周时阳性症状明显减少。同时两组的不良反应脱落率没有差异。该研究结果提示利培酮对分裂型人格障碍有治疗效果并且耐受性良好。

**3.奥氮平**

有研究纳入 40 例边缘型人格障碍患者,按 1∶1 比例随机分配到奥氮平治疗组和安慰剂治疗组,采用临床总体印象量表进行疗效评估。奥氮平治疗剂量为 2.5～20 mg/d,疗程 12 周。在治疗 4 周末,奥氮平治疗组的疗效就显著优于安慰机组。研究过程中,体重增加是奥氮平治疗的显著不良反应。

另有研究报道,在辩证行为治疗的基础上,奥氮平平均剂量 8.83 mg 可显著改善边缘型人格障碍患者的冲动、攻击行为和焦虑、抑郁情绪。该研究共纳入 60 例边缘型人格障碍患者,按 1∶1 比例随机分配到奥氮平治疗组和安慰剂治疗组,疗程共 12 周。观察到的奥氮平的显著不良反应有体重增加和胆固醇增高。

另一项为期 12 周的随机、双盲、安慰剂对照研究使用奥氮平 2.5～20 mg/d 治疗 155 例边缘型人格障碍患者,同期使用安慰剂治疗 159 例边缘型人格障碍患者,采用 Zanarini 边缘型人格障碍评定量表进行疗效评估,发现奥氮平和安慰剂均能显著改善边缘型人格障碍,两组无显著差异。而在起效时间上奥氮平明显优于安慰剂。类似的,体重增加也是该研究奥氮平治疗的显著不良反应。

最近,一项研究纳入 28 例女性边缘型人格障碍患者,随机按 1∶1 分 2 组进行为期 8 周的双盲研究,比较奥氮平与氟哌啶醇对边缘型人格障碍冲动和攻击行为的疗效。治疗 8 周后,两组患者的 Buss-Durkee 敌意评价量表、简明精神病评定量表评分均显著好转,组间比较没有显著差异。但奥氮平组不良反应较少。

**4.喹硫平**

有研究对 23 例边缘型人格障碍患者应用喹硫平进行了为期 12 周的治疗观察。结果发现,喹硫平平均剂量 251 mg±50 mg(175～400 mg)时耐受性良好,冲动症状得到明显的改善,而且敌意、抑郁、焦虑负性特质以及全面的社会功能都得到显著改善。在 8 例具有精神病性症状的患者亚组中,患者的精神病性症状也同样得到了改善。该研究结果提示喹硫平可能对伴或不伴精神病性症状的边缘型人格障碍患者均有效。

另一项研究纳入 29 例门诊边缘型人格障碍患者,使用喹硫平进行为期 12 周的开放性治疗研究。喹硫平使用剂量为 400～800 mg,平均剂量 540 mg。6 例受试者因为喹硫平的不良反应而退出研究,23 例受试者完成了 12 周的研究。治疗期末,受试者的 Hamilton 抑郁量表评分、简明精神病评定量表的敌意和疑心分量表评分、功能大体评定量表评分、临床总体印象量表评分以及攻击问卷评分均显著改善,提示喹硫平可能对部分边缘型人格障碍患者有效,靶症状包括低落心境和攻击性。

**5.齐拉西酮**

研究者对 60 例成年边缘型人格障碍患者进行了为期 12 周单中心、双盲、安慰剂随机的对照研究。患者按 1∶1 随机分配到齐拉西酮组和安慰剂组,齐拉西酮剂量范围为 40～200 mg/d,平均 84.1 mg/d±54.8 mg/d,主要采用临床总体印象-边缘型人格障碍严重程度量表评价疗效。整个治疗期间齐拉西酮没有任何严重的不良反应。但治疗 12 周后,两组患者的临床总体印象-边缘型人格障碍严重程度量表评分没有显著差异,对抑郁、焦虑、精神病性症状和冲动性症状的疗效两组间也没有显著差异。该研究未发现齐拉西酮对边缘型人格障碍有显著疗效。

**6.阿立哌唑**

在一项纳入 52 例边缘型人格障碍受试者(女 43 例,男 9 例)的研究中,按 1∶1 随机分配到阿立哌唑 15 mg/d 治疗组和安慰剂治疗组,共进行为期 8 周的治疗观察,采用症状自评量表、Hamilton 抑郁量表、Hamilton 焦虑量表和状态-特质性愤怒情绪调查问卷每周进行测评。治疗 8 周后,阿立哌唑治疗组受试者所有量表评分均显著改善。治疗期间受试者报告的阿立哌唑的不良反应有头痛、失眠、恶心、麻痹、便秘和焦虑。其后,研究者对受试者进行了 18 个月的随访,发现在 18 个月治疗后,使用阿立哌唑治疗的受试者在症状自评量表、Hamilton 抑郁量表、Hamilton 焦虑量表和状态-特质性愤怒情绪调查问卷评分上仍均有显著改善。

另有研究报道用阿立哌唑和托吡酯联合治疗一位合并有糖尿病和强迫症、神经性厌食的边缘型人格障碍患者,精神病理学症状都得到了改善,强迫症状和进食障碍改善明显。这一结果提示有必要探索联合治疗对人格障碍的疗效。

**(三)抗抑郁药物**

基于药物的作用机制,目前临床上可将抗抑郁药物分为 3 类:①单胺氧化酶抑制剂(monoamine oxidase inhibitor,MAOI):代表药物有苯乙肼、吗氯贝胺;②环类(三环/四环)抗抑郁药物:阿米替林、丙米嗪、多塞平、氯米帕明、马普替林、米安色林;③新型抗抑郁药物。新型抗抑郁剂有不同类型:①选择性5-羟色胺再摄取抑制剂(selective serotonin reuptake inhibitor,SSRI),如氟西汀、氟伏沙明、帕罗西汀、舍曲林、西酞普兰和艾司西酞普兰;②5-羟色胺和去甲肾上腺素再摄取抑制剂(serotonin-norepinephrine reuptake inhibitor,SNRI),如文拉法辛、度洛西汀和米那普仑;③去甲肾上腺素能及特异性5-羟色胺能抗抑郁药(noradrenergic and specific serotonergic antidepressant,NaSSA),如米氮平;④其他。

抗抑郁药物在人格障碍中的应用主要是调节、改善患者情绪。美国精神病学学会关于边缘型人格障碍的治疗指南中指出,可以选择 SSRI 和 SNRI 治疗或调节情感失调和行为失控。SSRIs 可以有效改善人格障碍患者的抑郁和焦虑症状。同时,与抑郁相关的症状包括冲动、敌对、攻击和强迫等也可能会随之得到改善。

1.氟西汀

国内有学者将 60 例反社会型人格障碍患者随机分为两组,研究组 40 例服用盐酸氟西汀 20 mg/d,20 例为空白对照组,进行为期 4 周的研究。结果氟西汀治疗 4 周末患者外显性攻击行为量表总分和减点攻击范式(point subtraction aggression paradigm,PSAP)测定反应次数均显著降低。研究组的治疗有效率明显高于对照组。氟西汀治疗后的主要不良反应是头痛和失眠,程度轻微。提示盐酸氟西汀可减轻反社会型人格障碍患者攻击性。

研究者将氟西汀、奥氮平、奥氟合剂分别用于边缘型人格障碍但没有抑郁发作的女性患者,进行对照研究,以评估这 3 种方法的有效性和安全性。患者被随机分为 3 组(14 例为氟西汀治疗,16 例为奥氮平治疗,15 例奥氟合剂治疗),共治疗 8 周。最终 42 例患者(93.3%)完成了 8 周的研究。结果发现,氟西汀、奥氮平、奥氟合剂均对边缘型人格障碍有效,可显著改善慢性心境恶劣和冲动攻击症状。其中奥氮平和奥氟合剂的疗效优于氟西汀,尤其在改善精神病性症状方面。3 组患者都有体重增加,单一奥氮平组最显著。

2.氟伏沙明

氟伏沙明对抑郁、焦虑和强迫有效,曾被用于存在体象障碍的人格障碍患者的治疗。曾有研究纳入 30 例体象障碍患者,使用氟伏沙明(238.3±85.8)mg/d 进行为期 16 周的前瞻性开放性治疗。结果治疗后患者修订版 Yale-Brown 体象障碍评定量表评分显著下降。5 例患者的妄想症状在研究结束时全部消失。该研究中氟伏沙明平均起效时间为(6.1±3.7)周,而且耐受性好。

研究者对 148 例体象障碍患者进行人格测评,并对其中 26 例女性患者应用氟伏沙明进行治疗。结果发现 57% 的体象障碍患者具有一种或多种人格障碍,其中回避型人格障碍占 43%,强迫型人格障碍占 14%。在对氟伏沙明有疗效的患者中,治疗结束后人格障碍的数量明显低于治疗前,进一步证实了氟伏沙明对有人格障碍的体象障碍患者的疗效。

研究者还筛选了 38 例女性边缘型人格障碍患者,使用氟伏沙明和安慰剂进行随机对照研究,共治疗 24 周,前 6 周双盲,接着 6 周单盲,最后 12 周为开放性研究,采用边缘型人格障碍严重程度量表的快速心境转换、冲动和攻击分量表进行疗效评定。氟伏沙明起始剂量为 150 mg/d,根据疗效在第 10 周后可增量至 200 mg/d。该研究结果发现,氟伏沙明可显著改善受试者的心境波动,但是在治疗冲动和攻击行为方面与安慰剂无显著差异。

3.帕罗西汀

研究者应用帕罗西汀治疗 37 例抑郁症或强迫症患者,并采用 16PF 问卷观察他们的人格纬度是否发生改变。结果发现在所有的患者中,治疗有效的患者比治疗没有效果的患者在 16PF 中的伤害回避显著降低。这个研究提示帕罗西汀治疗抑郁或强迫的同时,还可能改善患者的人格特征。

此外一项自然和前瞻性研究结果也提示帕罗西汀(33.5 mg/d±13.3 mg/d)对惊恐障碍患者治疗有效的同时,对伴有的焦虑性人格障碍或回避型人格障碍可能有改善作用。

4.舍曲林

研究者采用一个小规模的开放性研究观察了舍曲林对人格障碍的冲动、攻击、激惹等症状的效果。共纳入 11 例患者,舍曲林的剂量根据症状可进行调整。应用外显攻击量表分别于 2、4、8 周进行攻击、冲动、激惹的半定式评价。结果 9 例患者完成了 4 周的观察,7 例患者完成了 8 周的观察,患者的激惹和冲动症状在 4 周末有显著改善。

舍曲林对人格障碍的治疗可能需要相对的高剂量。一项开放性研究使用舍曲林 50～200 mg/d 治疗 23 例边缘型人格障碍的患者,其中 11 例(48%)患者的自伤、自杀行为和抑郁症状有改善。然后对无效的 12 例患者继续增加治疗剂量,结果 12 例中有 6 例的自伤、自杀和抑郁症状在舍曲林增量后得到改善。另一项研究对 207 例在普通剂量下没有效果的边缘型人格障碍患者增加剂量达到 200 mg/d,并测定血清药物浓度,结果发现有效参加研究的 187 例患者中有 48 例(26%)在增加药物剂量后有效果。有效组的血清舍曲林浓度显著高于无效组[(202±51)ng/mL vs.(151±102)ng/mL]。

5.西酞普兰

研究者进行了一项为期 8 周的开放性研究,共纳入 25 例人格障碍患者,应用西酞普兰 20～60 mg/d 进行治疗。结果 25 例人格障碍患者中有 20 例完成了观察西酞普兰平均剂量 45.5 mg/d,耐受性较好。患者的外显攻击行为评定量表攻击分显著降低,客观激惹性和外在的易激惹评分也明显减少,提示西酞普兰在治疗和降低冲动攻击行为方面有比较好的效果。

研究者还在应用西酞普兰治疗惊恐发作患者 6 个月后,采用 Karolinska 人格评定量表评定西酞普兰对受试者人格特征的影响。结果发现 2/3 的患者的焦虑和抑郁降低了 75%,平均 12% 的患者在 Karolinska 人格评定量表焦虑相关项目(躯体焦虑、肌肉紧张、精神焦虑和精神衰弱)、攻击和敌意相关项目(攻击的抑制,易激惹,罪恶感)以及社会化项目达到正常水平。提示西酞普兰在改善惊恐发作患者的焦虑和抑郁的同时,对其人格特征可能也有改善作用。

6.SNRI

目前,关于 SNRI 治疗人格障碍的研究较少。一项研究对 45 例边缘型人格障碍患者应用文拉法辛进行为期 12 周的开放治疗,平均治疗剂量为 315.2 mg/d±95.8 mg/d(200～400 mg/d)。结果 39 例患者完成了研究,SCL-90 项躯体化量表总分及所有分量表分值均显著降低,患者的躯体症状(如经前期综合征、丛集性头痛或偏头痛、肠易激综合征、纤维痛、神经性皮炎等)好转,7 例自伤患者的自伤行为得到改善。

最近一项研究纳入 18 例边缘型人格障碍患者,开放性服用度洛西汀 60 mg/d,进行为期 12 周的研究。结果有 14 例患者完成了研究,脱落 4 例。完成研究的患者简明精神病评定量表、Hamilton 抑郁量表、社会与职业功能评估量表、HSCL90 项躯体化量表、边缘型人格障碍严重程度量表总分及其冲动、爆发、情绪不稳定等亚组分均有显著改善,不良反应有轻到中度的头痛、恶心。

**(四)抗焦虑药物**

抗焦虑药物主要用于减轻焦虑、紧张、恐惧,主要有两类:一类是苯二氮䓬类药物,包括地西泮、氟西泮、硝西泮、艾司唑仑、氯硝西泮、阿普唑仑、劳拉西泮等;一类是 $5-HT_{1A}$ 受体激动剂,包括丁螺环酮、坦度螺酮。此外,SSRI、SNRI 类药物大部分都有很好的抗焦虑作用。其他的药物如 β 受体阻滞剂、早期的巴比妥类镇静药物有时也被应用于抗焦虑。

1.苯二氮䓬类药物

由于苯二氮䓬类药物能快速改善焦虑,对回避型人格障碍的患者可能有效,亦可能可以降低其他类型人格障碍患者的焦虑水平。此外,临床经验提示,苯二氮䓬类药物用于人格障碍时需要相对比较高的剂量,但这一印象缺乏循证医学证据支持。严重和慢性焦虑、既往有药物滥用史或已经目前服用大量苯二氮䓬类药物的人格障碍患者,继续使用或新使用苯二氮䓬类药物效果可能不理想。

而一项多药物安慰剂对照研究显示,阿普唑仑平均剂量 4.7 mg/d 会增加边缘型人格障碍受试者的自杀风险和严重的行为失控频率,对患者的临床症状未见到显著改善作用。

2.$5-HT_{1A}$ 受体激动剂

丁螺环酮在临床上常用于治疗焦虑性障碍。国内有学者使用盐酸丁螺环酮每次 10 mg,2 次/天,口服给药,治疗 20 例反社会型人格障碍患者,同时设立 20 例反社会型人格障碍患者作为空白对照,采用外显性攻击行为量表和减点-攻击反应测定评价盐酸丁螺环酮对反社会型人格障碍患者的抗攻击效应。丁螺环酮治疗 4 周后,药物治疗组外显性攻击行为量表总分显著下降,有效率也明显高于空白对照组。减点-攻击反应测定显示药物治疗组有效率高于空白对照组,但无统计学意义。

(范永光)

# 第五节　心理治疗

人格障碍的治疗仍然是一个难题,临床心理学界和精神病学界的学者们为此做出了大量有益的探索。然而截止到目前,我们仍然没有看到药物可以有效地治疗人格障碍的证据。其原因很简单,因为人格特质形成中,同时有天然和养育的因素。虽然药物在去除其他心理病态,如焦虑、抑郁或强迫等,确实有一定的功效,但它很难改变一个人在认知模式上的扭曲。每当药物撤去后,患者的这些症状还会反弹。可喜的是近20年来,Beck父女等通过对人格障碍患者所对应的自动思维、推理和行为方式的掌握,有力地将认知-行为疗法推入对人格障碍的治疗;Linehan M在认知-行为方法上建立起来的辩证行为疗法有效地控制了边缘型人格障碍患者的类自杀行为。

## 一、认知-行为疗法

在人格障碍患者中使用认知-行为疗法有一些特殊性。掌握每一型人格障碍的病态中心意念、对待自己及别人的看法、相关的推论和行为模式,是有效地实施认知-行为疗法的关键。这些患者有着异常的人格特质,他们思维中掺杂了一些扭曲的认知观念,而这些认知和观念等不是恒定不变的。这需要借助于心理治疗师给患者树立的标准,而加以矫正。当然这种矫正一方面是长时间的,另一方面也需要患者本人和相关家人的积极配合。这些校正的具体实施不仅仅局限于治疗时间段内,更主要的是借助于家庭作业而实施在患者的日常生活中。治疗师开始时要向患者及其家属解释说明患者的病情、在接受治疗时可能的反复,以及他们必需的配合等,不断地引导患者走出自我"设定"好的病态环境,而走进清醒的现实,最终达到康复。目前的研究结果显示,对人格障碍整个治疗时间可能持续2~3年,严重者可以长达7~8年。在西方国家,心理治疗师可以对患者进行20~30次的治疗。如果治疗次数较少,心理治疗师的责任在于在短短的几次治疗时间内,教导患者应对自己病态意念和行为的方法,让他们在疗程结束后能继续自我寻求解决问题的方法。原则上,这种疗法适用于所有类型的人格障碍。

## 二、辩证行为疗法

这种疗法建立在认知-行为疗法的基础上,将行为疗法和其他观点及实践相结合,其观点包括最重要的、引导治疗的辩证哲学。此疗法牢固地植根于行为治疗和认知疗法的理论及实践,包括注重在治疗中发生的即时系统评估和数据采集;对明确了的靶行为进行操作性定义;着眼于合作、引导患者治疗、患者教育的治疗师-患者间关系;以及对任何标准认知和行为治疗策略的使用。其精髓在于让患者和心理治疗师都能及时有效地配合,随时调整疗法的模式,也让患者随时学习日常生活或功能技巧。

辩证行为疗法依赖于两组核心策略:确认策略和问题解决策略。辩证行为疗法也包括了相互的、温暖的、诚恳的人际交流模式和强硬的交流形式的有机组合,以及两种事件处理之间的辩证:一方面针对如何处理自身的环境对患者进行咨询,另一方面由治疗师直接对其他人进行干涉。辩证行为疗法在理解患者改变中的困难上并不特别地强调患者动机因素的作用,而是认为它们几乎都是人际关系、情绪调节、压力承受等其他技能的严重缺陷。

辩证行为疗法包括5个步骤:预处理和4个积极的治疗阶段—控制、组织、综合和超越。治疗目标是根据治疗步骤等级化的,并且决定了访谈中和两次访谈间的治疗日程;每个访谈日程都建立在来访者上一次访谈表现的基础上。治疗师有责任确认来访者的治疗活动的导向以建立一个有价值的生活。

辩证行为疗法最初被用于伴有边缘型人格障碍的实施慢性自杀女性患者。现在,这一疗法被证实不仅对这一人群有效,也可以改善不带有类自杀行为的边缘型人格障碍女性患者的生活

(Koons等,2001)。另一项随机化研究证实了辩证行为疗法对边缘型人格障碍和药物依赖患者以及伴有或不伴有边缘型人格障碍的酒精/药物依赖患者治疗的有效性(Linehan等,1999)。

临床经验显示了辩证行为疗法的成效。一些患者可能在治疗的第一阶段停留几年。在其他的极端情况下,患者最初频繁的自残行为可能迅速地得到控制,患者可能有较少干扰治疗的行为,并且进步很快。Koons等(2001)在6个月的治疗结束时,10例使用辩证行为疗法的患者中只有3例仍然完全符合边缘型人格障碍的诊断。大部分边缘型人格障碍患者预期在一到两年中,使第一阶段中大部分严重的靶行为得到相当好的控制。但他们可能仍然需要进一步的治疗,甚至可能定期地贯穿一生。

一个重复研究在荷兰进行,它比较了有和没有物质依赖的边缘型人格障碍女性患者在经过辩证行为疗法治疗后的情况,结果显示,辩证行为疗法与更高的治疗保持力相联系,减少了患者的冲动行为;并且在6个月的后续研究中这些改变得到了保持(Verheul et al,2003)。Linehan等(2006)等将辩证行为疗法和其他治疗方式进行比较,也发现辩证行为疗法与频度和严重程度更低的自杀尝试、减少的致命行为、更少的入院治疗以及对治疗更高的保持力相联系。一项来自浙江大学的研究发现,采用基于辩证行为疗法的家庭行为疗法可以较为成功地改善反社会型和自恋型人格障碍患者的部分临床症状(Wang et al,2008)。

尽管这一治疗方法表现出了较好的效果,但它的功效迄今为止还只有几项随机化研究证明。显然还需要更多的研究来对此方法进行评估。最后,像之前所提到的,这一治疗方法正在向其他人群拓展,需要经验性的研究来测定它疗效的界限。我们希望DBT的持续发展和其他治疗方法的发展可以使那些人格障碍患者的生活有所改善。

## 三、家庭疗法

家庭治疗是针对家庭实施的心理治疗。其目的是协助家庭改变不良关系和病态情况,以执行健康的家庭功能。

家庭治疗在20世纪50年代起自美国,是在医院精神病学、小组动力学、人际精神病学、儿童指导运动以及精神分裂症研究的发展之下得以促进和发展。家庭治疗在20世纪60年代以Palo Alto的沟通疗法为主。70年代时,Minuchin的结构式家庭治疗成为主流。80年代后,Bowen的系统式以及策略式家庭治疗成了主导力量。70~80年代是家庭治疗各流派的繁荣期。由于背景独特且各异,各流派发展出来的咨询方法差异很多,多样性至今仍是该领域的特征。如今的家庭治疗师在充分发展原有治疗模式的基础上,已不再满足单使用一种治疗方法,而是综合吸纳其他学派,兼容并蓄、互相渗透、不断创新。

家庭治疗理念主要从家庭系统角度去解释个人的行为与问题,并认为个人的改变有赖于家庭整体的变化,将视角放在家庭系统内的互动与关系上,而不是着重分析或改变家庭成员个人的心理状态和行为。因此该流派要求治疗师要有系统、整体的观点,在关注家庭每个成员的同时,有对整个家庭宏观调控的能力。

在人格障碍的治疗中加入家庭治疗的益处是增加了一个了解其他家庭成员看法的机会。家庭关系会受到障碍人格的影响,而家庭功能的失调和人格障碍的严重程度,决定了什么时候应该开始这项辅助治疗。识别这些症状的严重程度,可以帮助决定什么时候应该采用特殊的治疗。住院治疗能起到动员家庭成员的效果,那些体验过家里人多次入院治疗的家庭可能很乐于接受治疗,觉得这是很有用的。然而,在没有遇到危机的时候,在门诊治疗的设置中,要使家庭成员同意参加治疗也是很困难的。挫折的程度和对变化的承诺,决定了家庭成员是否继续治疗(Gunderson,2008)。

治疗师有一个很重要的任务,那就是与人格障碍患者及其家人建立治疗联盟。患者会用试探家人的方法来试探治疗师。因为人格异常对家庭关系的影响,患者近亲很难接受或加入有意义的治疗当中去。

一般而言,家庭治疗作为辅助手段,通常在危机解除以后才被介绍使用。如果患者影响了某些家庭成员,他们参加到治疗中来是很有帮助。当患者需要情感或经济上的支持时,也会推荐家庭治疗。所有参加的家庭成员在治疗中端正动机、保持合作是很必要的。

当危机仍然得不到解决或家庭关系变化无常、不明朗的时候,不建议使用家庭治疗。如果虐待孩子、性虐待或家庭暴力威胁持续存在,家庭治疗可能会带来难以处理的影响。如果夫妻双方都在婚姻治疗中受到严重的伤害,治疗可能会失败。与此相似,如果几个家庭成员不合作,常常扰乱治疗,那么他们就会破坏治疗过程,对这样一些例子,使用个体治疗可能比较合适。

## 四、其他心理疗法

适合人格障碍的疗法还有精神分析疗法、集体治疗和支持疗法等。集体疗法对边缘型、表演型和自恋型人格障碍的治疗效果也较为突出,因为在集体中,每一位患者都要学会正确地看待自己和别人的需要,并且学会有效和基本的交谈技巧。进入支持疗法的患者在治疗师的帮助下可以逐步学会减轻躯体症状,增强自信,尊重他人和学习生活中必需的技巧等。

(范永光)

# 第七章

# 双相及相关障碍

## 第一节 概　　述

### 一、历史及发展

古希腊人认为躁狂是一种疯狂乱语,情绪亢奋的状态。躁狂和抑郁的关系可能早在公元前1世纪就有记载,Soranus 曾发现在一次发作中同时存在躁狂和抑郁,表现为愤怒、情感不稳、失眠,有时感到悲伤和自卑,他还指出有交替发作的倾向。法国医师 Falret(1854)曾描述躁狂和抑郁可在同一患者身上交替出现,命名为"环性精神病",其症状为发作性,可自行缓解。

德国精神病学家 Kahlbaum(1882)首先提出躁狂和抑郁不是两个独立疾病,而是同一疾病的两个阶段,并命名为环性精神障碍。Kraepelin(1896)通过纵向研究,将躁狂和抑郁合二为一,命名为躁狂抑郁性精神病(manic-depressive insanity,MDI)。德国 Leonhard(1957)根据情感相位特征提出单相与双相障碍的概念,既有躁狂又有抑郁发作者称为双相障碍。反复出现躁狂或抑郁发作而无相反相位者,称为单相障碍。Angst 和 Perris(1966)的研究进一步证实了 Leonhard 单、双相障碍的分类观点,并逐渐被人们所接受。现已成为 ICD 及 DSM 等诊断分类系统中有关心境障碍分类的基础。

在 ICD-10、DSM-Ⅳ 及我国曾广泛采纳的 CCMD-3 诊断体系中,双相障碍与抑郁障碍归为心境障碍。然而,鉴于双相障碍谱系与精神分裂症谱系在症状特点、家族史及遗传学的联系,以及双相障碍和抑郁障碍在治疗选择、预后上的差异,DSM-Ⅴ 将双相谱系障碍从心境障碍中独立出来。并将双相谱系障碍的内涵进一步扩大,规定曾有抑郁发作但未达到病程标准或症状标准的阈下轻躁狂发作患者,归为其他特定的双相障碍。DSM-Ⅴ 关于双相及相关障碍划分为:双相障碍Ⅰ型、双相障碍Ⅱ型、环性心境障碍、物质或药物所致双相及相关障碍、躯体疾病导致双相及相关障碍、其他特定的双相及相关障碍、非特定的双相及相关障碍。

### 二、流行病学

由于诊断概念及分类存在分歧,且早期心境障碍的流行病学研究未将单、双相分开,很难加以综合比较而得出结论。

20世纪70年代,京沪川宁鲁等地先后进行了精神疾病的流行病学调查,但由于各地使用的诊断标准和流调方法不一,故最终结果差异较大,双相障碍的年患病率为0.03‰～0.07‰,1982年,在全国12个地区首次使用世界卫生组织(WHO)统一的流调方法及工具,对15岁以上人口进行调查,发现双相障碍的年患病率为0.76‰,时点患病率为0.37‰,而同期国际一些调查显示双相障碍的时点患病率为0.6‰～13.1‰,Weissman(1988)报告的时点患病率为1.0％。我国的双相患病率与国外有较大差距,这可能与当时我国对于双相障碍的概念理解存在差异,所使用的诊断标准以及流行病学的调查方法和工具与国外不一致有关,其中可能的现实背景是:相当一部分心境障碍被误诊为精神分裂症。改革开放之后,中国学术研究和医学教育逐渐与世界接轨,随着近年来我国不断强调和培训临床医师对双相障碍的识别诊断技巧及规范治疗能力,促进了该病的正确理解和认识,准确诊断率逐渐提高。2009年,The Lancet发表了中国精神疾病流行病学调查(2001－2005年)结果,费立鹏(Michael Phillips)教授等使用《DSM-Ⅳ-TR轴Ⅰ障碍定式临床检查(SCID),中文版》进行4省区调查,发现双相障碍的月患病率为0.2％。

(张春艳)

# 第二节　病因与发病机制

病因仍不清楚。大量研究资料提示遗传因素、生物学因素和心理社会等多因素都对其发生有明显影响,并且彼此之间相互作用,导致了疾病的发生和发展。

## 一、遗传因素

在双相障碍的病因中,遗传因素是双相障碍最为主要的危险因素,双相障碍具有明显的家族聚集性,其遗传倾向较精神分裂症更为突出。

### (一)群体遗传学研究

群体遗传学研究提示双相障碍虽有明显的家族聚集性,但其遗传方式不符合常染色体显性遗传,属于多因素遗传病。中、重度双相障碍在人群中的患病率为1％～2％,而双相障碍先证者亲属患病的概率高出一般人群10～30倍。双相障碍先证者和亲属关系的研究表明,血缘关系越近,发病危险性也随之增加,一级亲属患病率远高于其他亲属,并且有早发遗传现象(即发病年龄逐代提早、疾病严重性逐代增加)。由此可见群体遗传因素在双相障碍病因中占重要地位。

### (二)家系研究

遗传倾向调查发现,双相障碍的遗传度高达80％,较之抑郁症(major depressive disorder,MDD)的遗传度40％高许多。双相Ⅰ型障碍先证者的一级亲属患双相Ⅰ型的可能性较对照组高8～18倍,患抑郁症的可能性高2～10倍;而抑郁症先证者的一级亲属患抑郁症的可能性比对照组高2～3倍,患双相Ⅰ型障碍的可能性高1.5～2.5倍。随着亲属级别的降低,患病率增高更明显。

研究还发现,50％的双相Ⅰ型障碍患者的父母至少有一人患有心境障碍(抑郁障碍或双相障碍)。如果父母一方患有双相Ⅰ型障碍,其子女有25％的机会患心境障碍;若父母双方都患有双相障碍Ⅰ型,其子女患心境障碍的机会为50％～75％。表明双相障碍Ⅰ型患者的家系传递与遗传因素的关系更密切。

### (三)双生子、寄养子研究

双生子研究显示,同卵双生子的同病一致率(33%～90%)较异卵双生子(10%～25%)高。

寄养子研究显示,患双相障碍的寄养子的生身父母罹患该病比正常寄养子的生身父母高,而生身父母患双相障碍的寄养子患该病者比生身父母正常的寄养子要多。寄养于正常家庭的双相障碍患者的生身父母双相障碍的患病率明显高于寄养父母;寄养于双相障碍父母的正常寄养子患病率低于患病父母的亲生子女。Mendlewicz 和 Rainer 调查了 29 例双相障碍寄养子的双亲,发现其生身父母中 31% 存在情感障碍,而其寄养子父母中只有 12% 存在情感障碍,提示患病父母的亲生子女即使寄养到环境基本正常的家庭环境中仍具有较高的双相障碍发生率,从而间接说明环境因素在双相障碍发病中所起的作用不如遗传因素明显。

### (四)分子遗传学

双相障碍连锁分析研究发现在多个染色体上都有可能的致病基因连锁位点,其中有另一项研究重复证实的有 18p11.2、21q22、22q11-13、18q22、12q24、4p16 等染色体区域。

候选基因关联分析发现 5-HT 转运体、多巴胺转运体、多巴胺 β 羟化酶基因($DBH$)、酪氨酸($TH$)基因、单胺氧化酶基因存在关联。除此之外,其余定位与双相障碍连锁区域内的单胺能神经递质相关的基因在双相障碍病因机制中的作用仍不能完全排除,如 $5-HT_{2a}$(13q14-21)、$5-HT_{1a}$(5q11.2-q13)、$5-HT_{2c}$(Xq24)、$5-HT_6$(1p35-p36)、$5-HT_7$(10q21-24)、DRD4、DRD5 及 COMT 等。

## 二、神经影像学研究

近年来,双相障碍的神经影像学的研究进展非常快,相关研究结果对探索双相障碍的发病原因及其致病机制提供了重要的生物学证据。各种神经影像学技术在双相障碍的研究中得到了广泛应用,虽然目前的研究结果仍不尽一致,但根据目前现有的研究结果,双相障碍的影像学改变主要涉及额叶、基底节、扣带回、杏仁核、海马等与认知和情感调节关系较密切的神经环路的损害,也涉及以上脑功能区皮质下白质的微观结构改变,这些改变可能是导致皮层和皮层下连接损害和脑功能连接损害,最终导致双相障碍的临床症状发生。表 7-1 列举近年来主要的神经影像学研究结果。

表 7-1    双相障碍的主要神经影像学研究结果

| 部位 | 研究方法 | 主要研究结果 |
|------|---------|-------------|
| 杏仁核 | MRI,fMRI,PET | 多数研究显示杏仁核容积增大,代谢异常 |
| 海马 | MRI,PET,SPET | 海马容积减小、正常均有报道;右侧海马代谢增高 |
| 基底神经节 | MRI,fMRI,PET | 尾状核增大、正常均有报道,多数研究提示尾状核、纹状体有激活异常,纹状体代谢降低 |
| 白质 | MRI,DTI | 绝大多数研究报道深部脑白质高信号,额叶多见,与年龄相关 |
| 眶额皮质 | MRI,PET,DTI | 多数报道代谢下降,容积减小 |

## 三、神经递质功能研究

双相障碍的主要病理机制可能是中枢神经系统的神经递质功能异常。由于中枢神经递质系统本身非常复杂,且各神经递质之间的相互作用也非常复杂,目前研究认为与双相障碍相关的神经递质包括 5-羟色胺、去甲肾上腺素、多巴胺、乙酰胆碱、谷氨酸、γ-氨基丁酸、神经肽。

**(一)5-羟色胺**

双相障碍的 5-羟色胺(serotonin,5-HT)假说越来越得到人们的认可。该假说认为 5-HT 直接或间接参与调节人的情绪。5-HT 功能活动降低与抑郁发作患者的食欲减退、失眠、昼夜节律紊乱、内分泌功能失调、性功能障碍、焦虑不安、不能对付应激、活动减少等密切相关;而 5-HT 功能增高则与躁狂发作有关。

大量资料提示中枢 5-HT 神经递质的变化和相应受体功能的改变与双相障碍的发生有关。比如,双相障碍患者尸检中发现脑脊液 5-HT 代谢产物 5-羟吲哚乙酸(5-HIAA)水平低于正常人。双相障碍患者血小板上 5-HT 跨膜转运体功能减弱,血小板摄取 5-HT 减少,摄取 5-HT 上调功能减弱。

**(二)去甲肾上腺素**

研究发现双相抑郁患者尿中肾上腺素(norepinephrine,NE)代谢产物 3-甲氧-4 羟苯乙二醇(MHPG)较对照组明显降低,转为躁狂症时 MHPG 含量升高;酪氨酸羟化酶(TH)是 NE 生物合成的限速酶,而 TH 抑制剂 α-甲基酪氨酸可以控制躁狂症,导致轻度的抑郁,可使经地昔帕明(去甲米帕明)治疗好转的抑郁症患者出现病情恶化。

**(三)多巴胺**

研究发现某些抑郁症患者脑内多巴胺(dopamine,DA)功能降低,躁狂发作时 DA 功能增高。其主要依据:多巴胺前体 L-DOPA 可以改善部分单相抑郁症患者的抑郁症状,可以使双相抑郁转为躁狂;多巴胺激动剂,如 Piribedil 和溴隐亭等有抗抑郁作用,可使部分双相患者转为躁狂;新型抗抑郁药,如安非他酮主要阻断多巴胺的再摄取。研究发现抑郁发作时,尿中多巴胺的降解产物 HVA 水平降低。另有报道,能阻断多巴胺受体的抗精神病药物,可治疗躁狂发作,亦说明心境障碍患者存在 DA 受体的变化。

**(四)乙酰胆碱**

Janowry(1972)认为乙酰胆碱(acetylcholine,Ach)能与去甲肾上腺素能神经元之间存在张力平衡,脑内 Ach 能神经元过度活动,可能导致抑郁;而肾上腺素能神经元过度活动,可能导致躁狂。

**(五)谷氨酸**

研究显示双相障碍患者谷氨酸(glutamate,Glu)能系统的异常,可能与额叶皮质甘氨酸高亲和力,NMDA 受体的下调和局部脑区谷氨酸转化率的改变有关。

**(六)γ-氨基丁酸**

临床研究发现抗惊厥药如卡马西平、丙戊酸钠具有抗躁狂和抗抑郁作用,其药理作用与脑内 γ-氨基丁酸(gamma-aminobutyric acid,GABA)含量的调控有关。有研究发现双相障碍患者血浆和脑脊液中 GABA 水平下降。

## 四、神经内分泌功能失调

近年来大量研究资料证实某些内分泌改变与双相障碍有关。主要涉及下丘脑-垂体-肾上腺轴(HPA)、下丘脑-垂体-甲状腺轴(HPT)及下丘脑-垂体-生长素轴(HPGH)的改变。

**(一)下丘脑-垂体-肾上腺轴**

下丘脑-垂体-肾上腺轴是研究最多的神经内分泌轴。下丘脑-垂体-肾上腺轴(hypothalamic-pituitary-adrenal axis,HPA)是指从下丘脑发动至糖皮质激素合成的神经内分泌支配轴,众多研究提示 HPA 轴与抑郁发作之间有密切关系。抑郁症和双相障碍患者的 HPA 轴活性增高,包括中枢促肾上腺皮质激素释放激素、垂体促肾上腺素皮质激素和肾上腺糖皮质激素。

### (二)下丘脑-垂体-甲状腺轴

抑郁心境常与甲状腺功能减退显著相关,也有报道伴有快速循环发作的双相障碍患者较无快速循环发作的双相障碍患者而言,甲状腺功能减退的发生率更高,此部分患者用甲状腺激素治疗可能有效。多数针对下丘脑-垂体-甲状腺轴(hypothalamic-pituitary-thyroid axis,HPT)的研究发现,双相障碍患者中 TSH 对 TRH 的反应增强,血浆基础 TSH 浓度升高。双相障碍患者还有其他的甲状腺轴异常,包括 TSH 对 TRH 的反应钝化,血浆 TSH 浓度夜间峰值钝化或缺失,抗甲状腺微粒体抗体或抗甲状腺球蛋白抗体的出现率也较高。抗甲状腺素抗体并非锂盐治疗后产生,但锂盐能加速该抗体的形成。

### (三)下丘脑-垂体-生长素轴

研究发现在双相抑郁发作和精神病性抑郁发作患者中生长素(growth hormone,GH)对地昔帕明的反应降低,部分患者 GH 对胰岛素的反应也降低,而在躁狂发作患者身上发现 GABA 激动剂巴氯芬可以激发的 GH 明显分泌的情况,而此种情况在抑郁症患者中不存在。尽管以上证据表明双相障碍患者存在下丘脑-垂体-生长素轴(hypothalamic-pituitarygrowth hormone axis,HPGH)调节 GH 不正常,但目前其中的具体机制仍不清楚。

## 五、神经生理功能障碍

### (一)神经细胞信息传递系统功能异常

研究发现,双相障碍患者存在鸟苷酸结合蛋白(G 蛋白)活性异常增强,可能意味着 G 蛋白高活性是双相障碍的一种素质标记,也可能是一种功能状态,表现为躁狂患者 Gp 蛋白活性增强,而抑郁患者 Gs 功能亢进。碳酸锂对 Gp、Gs 两种蛋白均有抑制作用,这可能是碳酸锂对双相障碍躁狂发作和抑郁发作都有治疗作用的机制。而拉莫三嗪可能是通过下调 $5-HT_{1A}$ 介导的腺苷酸环化酶活性起抗抑郁和稳定心境的作用。

研究也发现双相障碍患者存在细胞内 $Ca^{2+}$ 释放活动增加,未经治疗的双相抑郁患者细胞内的 $Ca^{2+}$ 水平明显高于单相抑郁患者,但治疗后双相障碍患者的 $Ca^{2+}$ 水平与健康对照无差异,由此推断认为细胞内 $Ca^{2+}$ 水平升高可能是双相障碍的状态性标志。

### (二)点燃及敏感作用假说

1992 年 Post 提出了心境障碍点燃假说。该假说的理论基础是指,重大的心理社会应激因素在心境障碍发病起始阶段有着至关重要的作用。而这种点燃假说的提出正是运用发展精神病理学观点来解释应激和情感障碍之间存在着变化关系。另外,行为敏感性在疾病的复发、快速循环研究中也较为常见,有的学者在点燃假说基础上提出了敏感作用假说这一概念,另有学者认为无论是双相抑郁还是单相抑郁发作,之前住院治疗的次数可以高度预测之后疾病复发的可能性。在点燃效应模型中存在应激敏感作用这一元件,假说认为对应激源的敏感性可以促使双相障碍疾病的初发及快速循环,可以看出,点燃假说与敏感作用理论基础具有同源性。

但点燃假说及之后的敏感作用至今并未得到一致的认可,当然原因是多方面的,如样本量的选取及研究方法的局限与不同,另外双相障碍相关研究存在着与单相抑郁研究一样的不足之处,也就是说已有的这些研究更多是着重于生活应激事件的频率,而忽视了应激事件本身所产生的影响问题。相信,对这一理论的肯定还需要更多更完善的相关研究来加以证实。

## 六、生物节律改变

早在 20 世纪 80 年代,Ehler 和 Frank 等提出了社会时间控制器理论,认为一系列的生活事件可以导致社会生物节律的紊乱,如睡眠障碍、饮食紊乱等,从而使得易感个体出现抑郁的发作。该理论一部分来源于抑郁症患者的一些生物节律的紊乱,如睡眠-觉醒周期的紊乱、体温的改变、褪黑素的改变以及皮质醇节律的改变。以前,研究多针对抑郁的发作,目前越来越多的研究和证据关注社会生物节律对于双相障碍躁狂发作的影响。

除了"外在扳机"(即社会时间控制器理论)对于易感人群可以导致疾病外,长期的社会生物节律紊乱使得易感个体处于一种基本稳定的功能失调的状态,这种状态逐渐成为患者的一种特质,使得患者更容易发作抑郁或者躁狂,这就是"内在扳机"的作用。

Malkoff-Schwartz 等人进行了大量的研究,发现与正常对照组相比,双相障碍患者在发病的前 8 周经历的社会生物节律紊乱(social rhythm disruption,SRD)事件更多,并且至少经历一件 SRD 的比例远高于对照组(55% vs. 10%)。组间比较还发现,在躁狂组 SRD 事件与疾病发作相关,研究提示 SRD 事件的 8 周的时间窗可能促发躁狂,而对抑郁没有该作用;学者还认为 SRD 事件与躁狂相关可能是因为躁狂更受社会生物节律的影响。但由于研究的样本量比较小,故该结论仍需谨慎看待。2000 年,Malkoff-Schwartz 进一步深化研究,比较了正常对照和心境障碍患者 8 周和 12 周的 SRD。患者组分为 4 组,分别为双相躁狂(21 例)、双相抑郁(21 例)、双相快速循环(24 例)以及单相抑郁(44 例)。组间比较发下躁狂患者在发作前经历更多的 SRD 事件,这与先前的结果一致。而 20 周的结果与 8 周结果的差异没有统计学意义。

目前为止关于社会时间控制理论的证据仍然十分有限,相关的研究证据样本量小,并且无法明确其中的因果关系,仍需要更多的大样本设计良好的研究予以证实。但这样的研究和理论对于我们理解双相障碍的病因和临床表现都有十分重要的意义。

## 七、神经可塑性与神经营养失衡假说

双相障碍与多种生物学改变有关,其中神经可塑性研究越来越受人关注。神经可塑性或脑可塑性就是指中枢神经系统(CNS)在形态结构和功能活动上的可修饰性。即指在一定条件下 CNS 的结构和机能,能形成一些有别于正常模式或特殊性的能力。

神经营养失衡假说与神经可塑性密切相关。脑源性神经营养因子(BDNF)属于神经营养素家族,BDNF 与酪氨酸激酶 B(TrkB)结合,激活参与神经营养因子作用的信号转导途径,对发育过程中神经元的存活、分化以及成年神经元的存活、功能起重要作用。不少抗抑郁药物、电抽搐治疗和丙戊酸、碳酸锂等心境稳定剂等均可以增加神经元的可塑性,从而产生神经保护作用。

心境稳定剂增加神经元可塑性可能与调控神经元内信号转导通路的变化有关。

(1)磷酸肌醇-蛋白激酶-C 环路:心境稳定剂可抑制磷酸肌醇-蛋白激酶 C 通路。锂盐和丙戊酸盐可以减少肌醇向胞内转运;同时锂盐作为肌醇磷酸酶的非竞争抑制剂,可阻止三磷酸肌醇转化为肌醇,从而影响了蛋白激酶 C 信号传导通路。

(2)Wnt 信号通路:心境稳定剂通过作用于 Wnt 信号通路提高神经元可塑性。Wnt 可激活散乱蛋白(dishevelled,Dsh),后者能抑制糖原合成激酶(GSK-3$\beta$)和蛋白激酶 A,GSK-3$\beta$ 可以磷酸化 $\beta$-链蛋白,使其降解。锂盐通过抑制 GSK-3$\beta$ 提高 $\beta$-链蛋白水平,产生抗凋亡效应,并通过

T 细胞因子/淋巴增强因子 1(Tcf/Lef-1)刺激轴突生长。丙戊酸盐和其他抗惊厥药,也通过抑制 GSK-3β 或诱导 β-链蛋白来抗凋亡。

(3)神经营养因子下游信号传导通路:心境稳定剂可影响神经营养因子信号传导通路。脑源性神经营养因子(BDNF)信号传导通路可能参与电抽搐治疗和心境稳定剂治疗的作用机制。

## 八、心理社会因素

双相障碍具有高发病率与高复发率,曾有研究发现,负性生活事件会增加双相抑郁发作,而某种类型的负性及正性生活事件则会增加双相躁狂发作。但是,绝大部分这些研究很难证实引起疾病发生的这些心理社会因素与该疾病发展有关。也就是说,在疾病发展过程中,生活应激事件与情绪之间的关系到底是持久的,还是多变的? 发展精神病理学观点强调基因、神经生理、应激及心理因素之间这种相互作用关系在疾病进展过程中起着重要作用。

（张春艳）

# 第三节　临床表现与类别

## 一、临床表现

### (一)躁狂发作

躁狂发作的典型临床症状是心境高涨、思维奔逸和精力活动增强。

1.心境高涨

患者主观体验特别愉快,自我感觉良好,整天兴高采烈,得意扬扬,笑逐颜开,洋溢着欢乐的风趣和神态,甚至感到天空格外晴朗,周围事物的色彩格外绚丽,自己亦感到无比快乐和幸福。患者这种高涨的心境具有一定的感染力,常博得周围人的共鸣,引起阵阵的欢笑。有的患者尽管心境高涨,但情绪不稳,变幻莫测,时而欢乐愉悦,时而激动暴怒。部分患者则以愤怒、易激惹、敌意为特征,甚至可出现破坏及攻击行为,但常常很快转怒为喜或赔礼道歉。

2.思维奔逸

患者表现为联想过程明显加速,自觉思维非常敏捷,思维内容丰富多变,思潮犹如大海中的汹涌波涛,有时感到自己舌头在和思想赛跑,言语跟不上思维的速度,常表现为言语增多,滔滔不绝,口若悬河,手舞足蹈,眉飞色舞,即使口干舌燥,声音嘶哑,仍要讲个不停。但讲话的内容较肤浅,且凌乱不切实际,常给人以信口开河之感。由于患者注意力随境转移,思维活动常受周围环境变化的影响致使话题突然改变,讲话的内容常从一个主题很快转到另一个主题,即表现为意念飘忽,有的患者可出现音联和意联。

患者的思维内容多与心境高涨相一致,自我评价过高,表现为高傲自大,目空一切,自命不凡,盛气凌人,不可一世。可出现夸大观念,认为自己是最伟大的,能力是最强的,是世界上最富有的。甚至可达到夸大或富贵妄想的程度,但内容并不荒谬。有时也可出现关系妄想、被害妄想等,多继发于心境高涨,且持续时间不长。

3.精力活动增强

患者表现为精力旺盛,兴趣范围广,动作快速敏捷,活动明显增多,且忍耐不住,爱管闲事,整天忙忙碌碌,但做事常常虎头蛇尾,一事无成。对自己行为缺乏正确判断,常常是随心所欲,不考虑后果,如任意挥霍钱财,有时十分慷慨,将高级烟酒赠送同事或路人。注重打扮装饰,但并不得体,招引周围人的注意,甚至当众表演,乱开玩笑。自认为有过人的才智,可解决所有的问题,乱指挥别人,训斥同事,专横跋扈,狂妄自大,自鸣得意,但毫无收获。社交活动多,随便请客,经常去娱乐场所,行为轻浮,且好接近异性。自觉精力充沛,有使不完的劲,不知疲倦,睡眠需要明显减少。病情严重时,自我控制能力下降,举止粗鲁,甚至有冲动毁物行为。

4.躯体症状

由于患者自我感觉良好,故很少有躯体不适体诉,常表现为面色红润,两眼有神,体格检查可发现瞳孔轻度扩大,心率加快,且有交感神经亢进的症状如便秘。因患者极度兴奋,体力过度消耗,容易引起失水,体重减轻等。

5.其他症状

患者的主动和被动注意力均有增强,但不能持久,易为周围事物所吸引急性期这种随境转移的症状最为明显。部分患者有记忆力的增强,且无法抑制,多变动,常常充满许多细节琐事,对记忆的时间常失去正确的分界,以致与过去的记忆混为一谈而无连贯。在发作极为严重时,患者极度的兴奋躁动,可有短暂、片段的幻听,行为紊乱而毫无目的指向,伴有冲动行为;也可出现意识障碍,有错觉、幻觉及思维不连贯等症状,称为谵妄性躁狂。多数患者在疾病的早期即丧失自知力。

老年患者临床上主要表现易激惹,狂妄自大,有夸大观念及妄想,言语增多,但常较啰嗦,可有攻击行为。意念飘忽和性欲亢进等症状亦较少见。病程较为迁延。

(二)轻躁狂发作

躁狂发作临床表现较轻者称为轻躁狂,患者可存在持续至少数天的心境高涨、精力充沛、活动增多,有显著的自我感觉良好,注意力不集中,也不能持久,轻度挥霍,社交活动增多,性欲增强,睡眠需要减少。有时表现为易激惹,自负自傲,行为较莽撞,但不伴有幻觉、妄想等精神病性症状。患者社会功能有轻度的影响。部分患者有时达不到影响社会功能的程度,一般人常不易觉察。

(三)抑郁发作

抑郁发作临床上是以心境低落、思维迟缓、认知功能损害、意志活动减退和躯体症状为主。

1.心境低落

主要表现为显著而持久的情感低落,抑郁悲观。患者终日忧心忡忡,郁郁寡欢、愁眉苦脸、长吁短叹。程度轻的患者感到闷闷不乐,无愉快感,凡事缺乏兴趣,任何事都提不起劲,感到"心里有压抑感""高兴不起来";程度重的患者可痛不欲生,悲观绝望,有度日如年、生不如死之感,患者常诉说"活着没有意思""心里难受"等。部分患者可伴有焦虑、激越症状,特别是更年期和老年抑郁症患者更明显。典型病例抑郁心境具有晨重夜轻节律改变的特点,即情绪低落在早晨较为严重,而傍晚时可有所减轻,如出现则有助于诊断。

在心境低落的影响下,患者自我评价低,自感一切都不如人,并将所有的过错归咎于自己,常产生无用感、无希望感、无助感和无价值感。感到自己无能力、无作为,觉得自己连累了家庭和社会;回想过去,一事无成,并对过去不重要的、不诚实的行为有犯罪感,想到将来,感到前途渺茫,预见自己的工作要失败,财政要崩溃,家庭要出现不幸,自己的健康必然会恶化。在悲观失望的基础上,常产生孤立无援的感觉,伴有自责自罪,严重时可出现罪恶妄想;亦可在躯体不适的基础上产生疑病观念,怀疑自己身患癌症等;还可能出现有关系、贫穷、被害妄想等。部分患者亦可出现幻觉,以听幻觉较常见。

2.思维迟缓

患者思维联想速度缓慢,反应迟钝,思路闭塞,自觉"脑子好像是生了锈的机器""脑子像涂了一层糨糊一样"。临床上可见主动言语减少,语速明显减慢,声音低沉,对答困难,严重者交流无法顺利进行。

3.认知功能损害

研究认为抑郁症患者存在认知功能损害。主要表现为近事记忆力下降,注意力障碍(反应时间延长),警觉性增高,抽象思维能力差,学习困难,语言流畅性差,空间知觉、眼手协调及思维灵活性等能力减退。认知功能损害导致患者社会功能障碍,而且影响患者远期预后。

正电子发射断层扫描(positron-emission tomography,PET)研究发现,抑郁症患者额叶中部皮层和背前侧血流量的下降与执行功能下降有关。患者威斯康星卡片分类测验(Wisconsin card sorting test,WCST)的总反应数、随机错误数、持续错误数增加反映患者信息反馈后行为改变的困难,患者认知灵活性下降。患者学习规律、归纳规律的能力减退。有学者研究发现,抑郁症患者精神运动速度减慢、瞬间和延迟自由回忆有缺陷,认为患者存在选择性回忆障碍,即能够将信息编码,但回忆和再认的特定过程受损。

与受教育程度相匹配的对照研究发现,抑郁症患者的智商明显降低。这反映了在高级认知过程中,患者涉及视觉记忆-控制、空间知觉力、视觉分析综合能力、逻辑联想、部分与整体关系的观念及思维灵活性、想象力及抓住事物线索的能力均受到损害,致使患者环境适应能力下降。

4.意志活动减退

患者意志活动呈显著持久的抑制。临床表现行为缓慢,生活被动、疏懒,不想做事,不愿和周围人接触交往,常独坐一旁,或整天卧床,不想去上班,不愿外出,不愿参加平常喜欢的活动和业余爱好,常闭门独居、疏远亲友、回避社交。严重时,连吃、喝、个人卫生都不顾,蓬头垢面、不修边幅,甚至发展为不语、不动、不食,可达木僵状态,称为"抑郁性木僵",但仔细精神检查,患者仍流露痛苦抑郁情绪。伴有焦虑的患者,可有坐立不安、手指抓握、搓手顿足或踱来踱去等症状。

严重的患者常伴有消极自杀的观念或行为。消极悲观的思想及自责自罪,可萌生绝望的念头,认为"结束自己的生命是一种解脱""自己活在世上是多余的人",并会使自杀企图发展成自杀行为。这是抑郁症最危险的症状,应提高警惕。长期追踪发现抑郁症约15%的患者最终死于自杀。

5.躯体症状

在抑郁发作时很常见。主要有睡眠障碍、乏力、食欲减退、体重下降、便秘、身体任何部位的疼痛、性欲减退、阳痿、闭经等。躯体不适的体诉可涉及各脏器,如恶心、呕吐、心慌、胸闷、出汗等。自主神经功能失调的症状也较常见。病前躯体疾病的主诉通常加重。睡眠障碍主要表现为早醒,一般比平时早醒2~3小时,醒后不能再入睡,这对抑郁发作具有特征性意义。有的表现为入睡困难,睡眠不深;少数患者表现为睡眠过多。体重减轻与食欲减退不一定成比例,少数患者可出现食欲增强、体重增加。

一般认为躯体不适体诉可能与文化背景、受教育程度和经济状况等有关,体诉较多的患者,其社会阶层、受教育程度及经济状况均较低。有的抑郁症患者其抑郁症状为躯体症状所掩盖,而使用抗抑郁药物有效。有人称之为"隐匿性抑郁症"。这类患者长期在综合医院各科就诊,虽大多数无阳性发现,但容易造成误诊。

6.其他

抑郁发作时也可出现人格解体、现实解体及强迫症状。

**(四)特殊人群的临床表现**

1.儿童青少年期双相障碍

儿童青少年双相障碍患病率约为1‰,其临床特点是易激惹、环性心境改变和共病注意缺陷多动障碍(ADHD),较少典型的心境障碍发作病程,多表现为慢性、非波动性模式。儿童青少年期双相障碍患者的抑郁发作症状较易识别,但躁狂症状则复杂多形,易造成误诊漏诊。

儿童青少年躁狂发作的主要特点是症状不典型,行为障碍突出,常具有攻击并破坏行为,同时伴有精神病性症状,但随着时间推移,情感症状会表现得越来越明显。症状包括认知、情感和意志行为3个方面。

(1)认知:首先是夸大,觉得自己能力出众、钱财最多、权力很大等,表现为自以为是,自吹自擂。其二为说话有力,是躁狂的关键症状,患儿说话声音响亮,夸夸其谈,难以打断等。第三思维奔逸,患儿会说"我的脑子像奔跑的兔子"。第四意念飘忽,可询问其父母患儿是否有频频改变话题,是否谈话内容听起来很乱,缺乏中心思想。第五注意力分散,患儿极容易受到外界影响而分散注意力,出现随境转移。最后是精神病性症状,儿童双相障碍常会伴有精神病性症状,甚至首发症状就是精神病性症状,所以需要仔细评价精神病性症状是否与心境发作一致。

(2)情感:第一为欣快,可表现为高兴,喜欢喧闹,欢叫,表情丰富,极度愉快、轻浮、愚蠢等。再者有易激惹性增高,儿童躁狂发作时其情绪具有发作性和极端性,是常见症状之一,患儿表现为极具攻击、破坏行为,常对小事表现出极度愤怒、攻击、自伤、伤感,对挫折、批评的耐受性下降,易引发爆发性的愤怒和抵抗性的情绪反应。

(3)意志行为:一是睡眠需要减少,患儿每晚睡眠时间比正常同龄儿童少2小时以上,甚至只睡4~5小时,有时午夜就醒来,在家里找事做或四处游荡,白天也没有疲劳感。二是指向性活动增加,表现活动增多,要求增多,本症状对诊断儿童躁狂发作有一定的特异性。三是精神运动性激越,激越常有强制性,如果嗜好没有得到满足,不良感受没有消除,情感就会立即爆发出来。第四为性意向亢进,男童喜亲吻母亲,抚摸别人的生殖器等,青少年躁狂患者可能找多个人性交。最后为自杀,双相障碍抑郁发作、混合发作、或伴精神病性症状时,可出现自杀观念和自杀企图,但自杀并非躁狂的核心症状。

2.老年期双相障碍

老年期双相障碍包括早发型双相障碍(起病于50岁之前)和晚发型双相障碍(起病于50岁之后)。晚发型双相障碍的家族聚集性相对较低,会有较多的躯体和神经系统的并发症,如脑血管疾病,痴呆等。老年期双相障碍患者躁狂症状出现频率较低,程度也较轻,更多地表现为情绪易激惹,一般能较快获得缓解。

老年双相障碍患者抑郁发作时,除了抑郁心境外,多有显著的焦虑烦躁情绪及易激惹和敌意,躯体不适及精神运动性抑制较年轻患者明显,其中躯体不适主诉以消化道症状常见,有时也有易激惹和敌意的症状,可出现较明显的认知功能损害症状,严重时类似痴呆,称之为抑郁性假性痴呆。老年患者躁狂发作多起病急骤,情感高涨、意念飘忽、性欲亢进等症状表现不典型,反而表现为易激惹、情感活动不稳定,情感缺乏感染力,常以激惹性增高,兴奋躁动,到处乱跑,爱管闲事等为主要表现。患者可伴有偏执症状,多为敌对性和迫害性内容。老年患者的夸大妄想给人一种幼稚、愚蠢的印象。如果在 65 岁以后首次出现躁狂发作,应高度警惕脑器质性病变可能,需做各种影像学及实验室检查,以助排除。

3.妇女妊娠期、产后及绝经期双相障碍

女性一生经历月经来潮、妊娠、分娩、哺乳、绝经等一系列特殊生理过程中,均伴随着激素水平和生理状态的改变,故而对女性的情绪、行为和思维有一定影响,使女性特别易罹患某些特定的精神疾病。双相障碍Ⅱ型在女性中更常见,女性双相障碍患者在妊娠期易出现病情恶化,而双相障碍妇女产后的复发风险也很高。女性进入更年期后,由于性腺功能衰退,卵巢停止排卵,并逐渐闭经,也容易出现情感性障碍病情复发。

较之男性患者,女性双相障碍患者的临床特征存在一些特殊性。

(1)发作形式:女性患者抑郁发作次数多,而躁狂发作次数较少。其抑郁发作往往持续时间更长,更难治,同时女性患者也常会经历更多的混合发作和快速循环的病程特点。

(2)临床表现:女性在躁狂发作的症状更多表现为思维奔逸和随境转移,有别于男性患者的夸大、冒险行为及过度活跃。

(3)共病情况:女性患者比男性患者更易共患其他疾病,研究显示,首次住院的躁狂发作患者中,女性患者共病率是男性的 2.7 倍,合并焦虑障碍的比例尤其高。

**(五)双相障碍共病**

1.共病其他精神障碍

双相障碍共病现象十分突出,共病会对双相障碍的病程和预后会产生很多不良影响,故需引起关注重视、并及时处理。相关报道指出,双相障碍共病其他精神障碍的比例高达 90% 以上,而更有 70% 的患者共病 3 种及以上精神障碍。其中常见的有物质滥用、焦虑障碍、进食障碍、人格障碍、冲动控制障碍和注意缺陷多动障碍等。在 DSM-Ⅳ轴 Ⅰ 大类精神障碍中,双相障碍与焦虑谱系障碍共病最为常见,共病率约为 74.9%;其次是双相障碍共病物质滥用障碍,共病率为 42.3%,而双相障碍与冲动控制障碍的共病也高达 62.8%。而在 DSM-Ⅳ轴 Ⅱ 人格障碍中,双相障碍与边缘型人格障碍关系复杂,共病比例近 20%,明显高于其他人格障碍,有认为双相障碍与边缘型人格障碍共病是由生物学和环境共同背景影响及二者互相作用的结果。

双相障碍共病有如下临床特点:①发病年龄,共病焦虑障碍的双相障碍患者发病年龄更早,平均为15.6 岁,而无焦虑障碍共病的患者发病年龄为 19.4 岁;②心境发作,有焦虑障碍、物质滥用障碍共病的双相障碍患者其心境发作更加频繁,容易出现快速循环发作;③自杀风险,焦虑障碍、物质滥用障碍等共病使双相障碍患者的自杀企图、自杀观念等风险增加 1~1.5 倍,且自杀与药物/物质滥用之间会形成恶性循环;④药物治疗,有焦虑障碍、物质滥用障碍等共病的患者,对心境稳定剂的反应较差,常需要 3 种以上药物联合治疗,临床疗效不佳,缓解期时间短,生活质量和社会功能受损更为明显。

2.共病躯体疾病

双相障碍除了与其他精神障碍共病外,还常共病躯体疾病,包括代谢内分泌疾病(糖尿病、肥胖、代谢综合征)、心血管疾病、疼痛障碍、自身免疫性疾病等。

双相障碍共病代谢综合征相当常见,是普通人群的 1.6~2.0 倍。流行病学调查显示代谢异常将导致双相障碍标准死亡率提高 1.9~2.1 倍,而代谢综合征也会增加疾病的严重程度和自杀风险。双相障碍患者发生代谢综合征的原因可能与药物引起体重增加、不良的生活方式等有一定关系,但有研究结果指出双相障碍和代谢综合征有着共同的病理机制,其中包括遗传因素、异常激活的免疫炎症信号传导级联、胰岛素抵抗等。因此推测,治疗代谢综合征的药物也许能治疗双相障碍,而目前国外也有研究尝试将胰岛素增敏剂吡格列酮、罗格列酮应用于治疗双相障碍共病代谢综合征,其疗效与安全性有待深入研究。

## 二、类别

双相障碍的诊断分类,各个主要的诊断系统不尽相同。尤其是 DSM-V 的问世,有关双相障碍的分类出现巨大的改变。在 ICD-10、DSM-Ⅳ 中,双相障碍与抑郁障碍同属心境障碍。而 2013 年问世的 DSM-V 取消了"心境障碍",取而代之的是"双相及相关障碍""抑郁障碍"。

**(一)国际疾病分类第 10 版(ICD-10)**

ICD-10 中双相障碍属于"心境障碍"分类中的亚类。

(1)F31.0 双相情感障碍,目前为轻躁狂。

(2)F31.1 双相情感障碍,目前为不伴有精神病性症状的躁狂发作。

(3)F31.2 双相情感障碍,目前为伴有精神病性症状的躁狂发作。

(4)F31.3 双相情感障碍,目前为轻度或中度抑郁。

(5)F31.4 双相情感障碍,目前为不伴精神病性症状的重度抑郁发作。

(6)F31.5 双相情感障碍,目前为伴精神病性症状的重度抑郁发作。

(7)F31.6 双相情感障碍,目前为混合状态。

(8)F31.7 双相情感障碍,目前为缓解状态。

(9)F31.8 其他双相情感障碍。

(10)F31.9 双相情感障碍,未特定。

**(二)美国精神障碍诊断与统计手册第 5 版(DSM-V)**

DSM-V 中关于双相障碍的概念扩大为双相谱系障碍,独立成章"双相及相关障碍"。

(1)双相障碍Ⅰ型。

(2)双相障碍Ⅱ型。

(3)环性心境障碍。

(4)物质/药物所致双相及相关障碍。

(5)其他躯体疾病所致双相及相关障碍。

(6)其他特定的双相及相关障碍。

(7)未特定的双相及相关障碍。

(张春艳)

# 第四节　诊断与鉴别诊断

双相障碍的诊断主要应根据病史、临床症状、病程及体格检查和实验室检查,典型病例诊断一般不困难。目前国际上通用的诊断标准有 ICD-10 和 DSM-V。但任何一种诊断标准都难免有其局限性,而密切地临床观察,把握疾病横断面的主要症状及纵向病程的特点,进行科学的分析是临床诊断的可靠基础。

## 一、诊断要点

双相障碍的诊断主要根据病史、临床症状、病程特点、体格检查和实验室检查,依据相关的精神疾病诊断分类标准而确定。密切的临床观察和病史询问,把握疾病横断面的主要症状或症状群及纵向病程特点,进行科学分析是临床诊断的可靠基础。

### (一)早期正确诊断对治疗和预后的影响

双相障碍从首次出现症状到被确诊平均需要 7～10 年以上。在美国,有 69％的双相障碍患者曾被误诊,被诊断为单相抑郁最为常见,其他疾病包括焦虑障碍、精神分裂症、人格障碍和精神活性物质滥用等。双相障碍诊断的关键是对躁狂和轻躁狂病程的识别,而在特殊人群,如儿童、青少年和老年人中躁狂或轻躁狂常不典型,容易出现躁狂抑郁混合发作和烦躁不安,很容易被漏诊。

双相障碍抑郁发作时常被误诊为单相抑郁,常使用抗抑郁药物治疗,如果不能及时准确的识别可能会加重病情。虽然在抗抑郁药能否诱发轻躁狂上还有争议,但是它对双相障碍的疗效不佳已经达成共识。而这部分没有被识别出的双相障碍在长期不合理的治疗中往往被看成难治性抑郁,大大增加了社会和个人负担。

### (二)躁狂识别的困难

躁狂识别困难的常见原因包括:患者常否定或忽略躁狂症状;轻躁狂可以是愉悦的,功能保持较好,并不一定会带来痛苦感;躁狂很少被及时治疗,除非有严重的躁狂发作病史;混合发作常被误认为是激越性抑郁;破坏性症状和易激惹性被看成是异常性人格;儿童躁狂常被误诊为注意缺陷多动障碍;躁狂伴发的精神病性症状被当成精神分裂症的诊断依据;物质滥用在年轻患者中常见,它所引起的躁狂更常见混合发作和烦躁而不是欣快。

### (三)双相抑郁的特点

双相障碍各种类型中最易被漏诊和误诊的是双相Ⅱ型障碍。双相Ⅱ型障碍一般首次以抑郁发作为主,而且抑郁病程持续的时间和发作的次数都要远远多于轻躁狂,探索轻躁狂病史比较困难。但是双相抑郁在临床特征上有别于单相抑郁,了解这些特征可能有助于我们早期正确诊断双相障碍。与单相抑郁比较,双相抑郁更可能具有以下特征:嗜睡或日间瞌睡;其他不典型抑郁症状,如贪食和"铅麻痹";精神病性症状和/或病理性自罪感;精神运动性迟滞;突然起病或病程迁延;产后抑郁;季节性症状群;情绪不稳、易激惹或阈下躁狂症状;双相障碍家族史;发作次数＞3 次;精力旺盛型人格特征等。

## 二、诊断标准

### (一)ICD-10 关于双相障碍的诊断标准

本病的特点是反复(至少两次)出现心境和活动水平明显紊乱的发作,紊乱有时表现为心境高涨、精力和活动增加(躁狂或轻躁狂),有时表现为心境低落、精力降低和活动减少(抑郁)。发作间期通常以完全缓解为特征。

1.躁狂与轻躁狂发作

躁狂发作通常起病突然,持续时间 2 周至 4、5 个月不等(中位数约 4 个月);抑郁持续时间趋于长一些(中位数约 6 个月);但除在老年期外,很少超过 1 年。两类发作通常都继之于应激性生活事件或其他精神创伤,但应激的存在并非诊断必需。首次发病可见于从童年到老年的任何年龄。发作频率、复发与缓解的形式均有很大变异,但随着时间推移,缓解期有渐短的趋势。中年之后,抑郁变得更为常见,持续时间也更长。

(1)躁狂发作:心境的高涨与个体所处环境基本协调,表现可从无忧无虑的高兴到几乎不可控制的兴奋。心境高涨同时伴有精力增加和随之而生的活动过多,言语急促,以及睡眠需要减少。正常的社会抑制消失,注意不能持久,并常有显著的随境转移。自我评价膨胀,随意表露夸大或过分乐观的观念。

也可出现知觉障碍,如:觉得色彩特别生动(并且往往是美的);专注于物体表面或质地的精微细节,主观感到听觉敏锐。患者可能着手过分和不切实际的计划,挥金如土,或变得攻击性强、好色,或在不恰当的切合开玩笑。某些躁狂发作中,不出现心境高涨,而代之以易激惹和多疑。首次发作还常见于 15 至 30 岁,但也可发生在从童年后期直至六、七十岁的任何年龄。

发作至少应持续一周,严重程度达到完全扰乱日常工作和社会活动。心境改变应伴有精力增加和上述几条症状(特别是言语急促、睡眠需要减少、夸大、过分乐观)。

(2)轻躁狂:轻躁狂是躁狂的较轻表现形式;较之环性心境,心境和行为的异常又更为持续也更为明显,故不宜归于其下。轻躁狂不伴幻觉和妄想。存在持续的(至少连续几天)心境高涨、精力和活动增高,常有显著的感觉良好,并觉身体和精神活动富有效率。社交活动增多,说话滔滔不绝,与人过分熟悉,性欲望增强,睡眠需要减少等表现也常见,但其程度不致造成工作严重受损或引起社会拒绝。有时,易激惹、自负自傲、行为莽撞的表现替代了较多见的欣快的交往。

可有注意集中和注意的损害,从而降低从事工作、得到放松及进行闲暇活动的能力,但这并不妨碍患者对全新的活动和冒险表现出兴趣或有轻度挥霍的表现。发作持续 4 天以上。

2.抑郁发作

患者本次发作表现为"抑郁发作",且"过去必须至少有一次轻躁狂、躁狂或混合性的情感发作"。抑郁发作的诊断标准如下。

患者通常具有心境低落、兴趣和愉快感丧失、精力不济或疲劳感等典型症状。其他常见症状是:①集中注意和注意的能力降低;②自我评价降低;③自罪观念和无价值感(即使在轻度发作中也有);④认为前途暗淡悲观;⑤自伤或自杀的观念或行为;⑥睡眠障碍;⑦食欲下降。病程持续至少两周。

根据抑郁发作的严重程度,将其分为轻度、中度、和重度 3 种类型。

(1)轻度抑郁:是指具有至少两条典型症状,再加上至少两条其他症状,且患者的日常的工作和社交活动有一定困难,患者的社会功能受到影响。

(2)中度抑郁:是指具有至少两条典型症状,再加上至少三条(最好四条)其他症状,且患者工作、社交或家务活动有相当困难。

(3)重度抑郁:是指三条典型症状都应存在,并加上至少四条其他症状,其中某些症状应达到严重的程度;症状极为严重或起病非常急骤时,依据不足两周的病程做出诊断也是合理的。除了在极有限的范围内,几乎不可能继续进行社交、工作或家务活动。

应排除器质性精神障碍,或精神活性物质和非成瘾物质所致。

3.混合发作

患者过去至少有过一次躁狂、轻躁狂或混合性情感发作,目前或表现为混合性状态,或表现为躁狂、轻躁狂及抑郁症状的快速转换。

虽然双相障碍最典型的形式是交替出现的躁狂和抑郁发作,其间为正常心境分隔;但是,抑郁心境伴以连续数天至数周的活动过度和言语急促,以及躁狂心境和夸大状态下伴有激越、精力和本能驱力降低,都并不罕见。抑郁症状与轻躁狂或躁狂症状也可以快速转换,每天不同,甚至因时而异。如果在目前的疾病发作中,两套症状在大部分时间里都很突出且发作持续至少两周,则应作出混合性双相情感障碍的诊断。

4.伴/不伴精神病性症

ICD-10诊断标准中,就患者是否伴有精神病性症状进行标注。如患者在本次躁狂/轻躁狂或抑郁发作中,伴有幻觉、妄想、木僵等精神病性症状,则称之为"伴有精神病性症状",反之则为"不伴精神病性症状"。

**(二)DSM-Ⅴ双相及相关障碍诊断标准差异及对DSM-Ⅳ的更新**

1.DSM-Ⅴ中双相及相关障碍分类

(1)双相障碍Ⅰ型:至少曾有一次躁狂发作;躁狂或抑郁发作都不可能归于分裂情感性障碍、精神分裂症、精神分裂样精神障碍、妄想性精神障碍,或其他特定或非特定的精神分裂症谱系障碍和其他精神病性障碍。

(2)双相障碍Ⅱ型:至少曾有一次轻躁狂发作和抑郁症发作;从无躁狂发作史;轻躁狂或抑郁都不可能归于分裂情感性障碍、精神分裂症、精神分裂样精神障碍、妄想性精神障碍、或其他特定或非特定的精神分裂症谱系障碍和其他精神病性障碍。

(3)环性心境障碍:在ICD-10、DSM-Ⅳ中,环性心境障碍归类于持续性心境障碍,并未将其划分为双相相关障碍。而在DSM-Ⅴ诊断标准中,明确"环性心境障碍"属于双相及相关障碍的一种。环性心境障碍是指心境持续不稳定,包括众多的轻度情绪低落和轻度情绪高涨时期。一般认为患者的心境的起伏与生活事件无关。这种心境不稳定通常开始于成年早期,呈慢性病程,但不代表患者没有稳定的正常心境,有时患者也可以存在一次心境稳定数月的情形。诊断要点是心境持续的不稳定,包括两种情绪轻度波动方向的众多周期,但没有任何一次在严重程度或持续时间等要素上符合双相或者单相抑郁的诊断标准,病程要求为成年人中至少持续2年,儿童、青少年患者持续1年。如果出现了躁狂、抑郁或混合发作,则必须在整个病程开始的最初2个月内,否则诊断为双相障碍。

(4)物质/药物所致双相及相关障碍:是指患者在服用物质/药物或接受某种治疗出现符合躁狂发作、轻躁狂发作或抑郁发作诊断标准的临床表现,且这种反应超过了药物或治疗应有的生理反应。

(5)其他躯体疾病所致双相及相关障碍:是指某些躯体疾病导致的出现符合躁狂发作、轻躁狂发作或抑郁发作诊断标准的临床表现。从病史、体检、辅助检查等证据证实患者出现的上述症状是源于某种躯体疾病。常见的疾病有Cushing's病、多发性硬化、脑卒中、脑外伤。

(6)其他特定的双相及相关障碍:DSM-Ⅴ对那些有抑郁障碍病史,且除不符合连续4天发作时间外,完全符合轻躁狂标准的个体情况;以及那些虽然连续4天或以上存在轻躁狂症状,但症状过少不足以满足双相Ⅱ型诊断标注的个体情况,给予"其他特定的双相和相关障碍"的分类。

2.DSM-Ⅴ有关躁狂/轻躁狂发作症状学标准的更新

为了提高诊断的准确性和便于临床背景上早期识别,躁狂和轻躁狂发作的标准A在心境变化的基础上强调了活动和能量水平的变化。

3.DSM-Ⅴ有关"混合发作"的更新

原有关于混合发作中关于同时满足躁狂和抑郁症标准的要求被取消了。取而代之的是,如果在躁狂或者轻躁狂发作的基础上呈现抑郁的特征或者在抑郁症障碍或双相障碍抑郁发作的基础上呈现躁狂或轻躁狂的特点,就加以"带有混合性特征"这个标注。

4.新增"受焦虑困扰"的标注

新增"受焦虑困扰"的标注指那些伴有焦虑症状的患者,在 DSM-Ⅴ中有特定的定义,而这些症状并不是诊断双相障碍的标准的一部分。

## 三、鉴别诊断

### (一)与精神分裂症或分裂情感性精神障碍鉴别

属于常见临床问题。首先,双相障碍患者可以出现幻觉妄想等精神病性症状。其次,躁狂发作和抑郁发作时的某些症状,可能与精神分裂症或分裂情感性精神障碍难以鉴别。如躁狂发作时易激惹、冲动和好斗的躁狂发作患者与精神分裂症常常混淆,尤其是具有怪异和偏执的妄想时,过度兴奋而或明显的不协调的情感,常易与精神分裂症尤其是青春型的愚蠢荒唐行为混淆;躁狂发作严重时,思维联想速度加快以至于患者不能表达出完整的内容,出现思维内容的跳跃,常会被误以为思维散漫,继而被误认为是分裂样精神病的思维障碍,在临床上有时难以鉴别;严重的抑郁发作可以出现木僵状态,会与精神分裂症的紧张型木僵难以鉴别。

鉴别双相障碍与精神分裂症或分裂情感性精神障碍需要特别关注患者的情感症状的特点、社会功能水平、家族史、自然病程和先前病程的特点。其鉴别要点为:①何为原发症状:精神分裂症出现的精神运动性兴奋或抑郁症状,其情感症状并非是原发症状,而是以思维障碍和情感淡漠为原发症状;双相障碍则以情感高涨或低落为原发症状。②协调性的区别:精神分裂症患者的思维、情感和意志行为等精神活动是不协调的,常表现言语零乱、思维不连贯、情感不协调,行为怪异;而双相障碍的情感症状与思维、意志行为通常相协调。③病程特点:精神分裂症的病程多数为发作进展或持续进展,缓解期常有残留精神症状或人格的缺损;而双相障碍是间歇发作性病程,间歇期基本正常。④病前性格、家族遗传史、预后和药物治疗的反应等均可有助于鉴别。

### (二)与相关人格障碍及气质的鉴别

双相障碍的患者具有人格障碍共病率高的特点。尤其是边缘型人格障碍、表演型人格障碍、自恋型人格障碍。边缘型人格障碍的易激惹性、不稳定性、冲动性和自杀性等症状与双相障碍特点重叠。表演型人格障碍的情感爆发、狂怒、过分表现、爱打扮等与躁狂发作的特点重叠。自恋型人格障碍的自命不凡、自我评价过高、骄傲自大的特征与躁狂发作特点重叠。与人格障碍的鉴别点主要为:①病程特点:双相障碍是发作性病程特点,缓解期基本恢复正常,而人格障碍是持续性病程特点,起病与18岁之前,发作无规律性,其行为模式和情感特点是影响广泛、渗透到生活的各个方面。②治疗疗效:大部分双相障碍患者经过心境稳定剂治疗,病情能够获得缓解,且缓解期社会功能基本恢复正常。而人格障碍患者,心境稳定剂虽有部分疗效,但很难完全控制病情,很难恢复到正常状态。

### (三)与注意缺陷多动障碍鉴别

双相障碍和注意缺陷多动障碍有着多组症状的重叠,如话多、注意力不集中和精神运动性兴奋。临床中,二者共病率高,尤其是儿童青少年的患者,其临床症状的表现容易出现不典型特征,一般趋向于连续性、慢性、快速循环和混合性特征的病程特点。因此在诊断上很难与注意缺陷障碍鉴别。主要鉴别点如下:①起病年龄:ADHD 一般起病于儿童期,常在 7 岁之前起病,而双相障碍起病多在青少年期或青春期后;②家族史特点;③季节性:双相障碍更具有季节性波动的特点;④症状特点:双相障碍主要以情绪不稳定性为主要特点,而 ADHD 以注意力缺陷为主要特点;⑤治疗反应性:双相障碍主要对心境稳定剂有效,而 ADHD 主要对中枢兴奋剂有效。

(刘　帅)

# 第五节　治疗原则与策略

## 一、治疗原则

### (一)双相障碍的治疗原则

1.明确诊断,规范治疗原则

双相障碍的临床表现隐匿,常被误诊或漏诊,从首次出现症状到被确诊平均需要 7~10 年或以上。正确诊断是规范治疗的前提,双相障碍尤其是双相抑郁经常被误诊为抑郁症等,从而错误使用抗抑郁药,其严重后果是导致出现快速循环发作或混合发作。早期识别和正确规范的干预与有效的维持治疗和复发预防不仅可以减少双相障碍患者的病期和症状,而且可以延长患者的寿命和改善其功能结局。所以包括详细的病史采集、精神检查、临床评估以及辅助检查的诊断性评估须贯穿于治疗的全过程。

2.综合治疗原则

尽管各类用于治疗双相障碍的药物有了长足发展,但双相障碍各种发作的急性期治疗及预防复发的疗效仍不尽如人意。应采取药物治疗、物理治疗、心理治疗和危机干预等措施的综合运用,其目的在于提高疗效、改善依从性、预防复发和自杀,改善社会功能和更好地提高患者生活质量。

3.个体化治疗原则

个体对治疗的反应差异很大,制订治疗方案时要考虑患者性别、年龄、家族史、临床亚型、既往治疗史、躯体情况、目前是否合并药物等多方面因素,选择合适的药物。积极提倡基于评估的治疗,在治疗过程中需要密切观察疗效、不良反应,定期通过相应的量表评估疗效和不良反应,监测血药浓度,在评估和监测的基础上调整治疗方案,提高患者治疗的耐受性和依从性。

4.长期治疗原则

由于双相障碍几乎终身以循环方式反复发作,其发作的频率远较抑郁症为高,尤以快速循环发作者为甚。因此,双相障碍常是慢性反复发作病程,其治疗目标除缓解急性期症状外,还应坚持长期治疗原则以阻断反复发作。医师应在治疗开始前即向患者和家属明确交代长期治疗的重要性及实施办法,争取良好的依从性。长期治疗可分为急性治疗期、巩固治疗期和维持治疗期。

5.患者和家属共同参与治疗原则

由于双相障碍呈慢性反复循环发作性病程,而又需要长期治疗,所以提高治疗的依从性是至关重要的。为取得患者与家属的认同与合作,必须对他们双方进行相关的健康教育。这种教育应是长期的、定期的,或根据需要而安排。这种教育最好以医师与患者及其家属共同参与的形式进行,有固定的内容。同时,医师应就其疑虑和面临的问题与他们进行充分的讨论,针对性地解决问题。讨论的内容可以包括双相障碍的疾病本质、临床表现、病程特点、治疗方法及有关药物知识、长期治疗的必要性、复发的早期表现及自我检测、复发的有关因素及处理、婚姻及疾病遗传倾向等问题。鼓励患者间就经验教训进行相互交流。患者及家属教育有助于改善医患关系,提高患者对治疗的依从性,增强预防复发的效果,提高患者生活质量。此外,还可印制一些通俗易懂的知识性小册子,供其阅读。

**(二)双相障碍的药物治疗原则**

1.心境稳定剂为基础治疗原则

不论双相障碍为何种临床亚型,都必须以心境稳定剂为主要的药物。双相障碍抑郁发作,只有在抑郁发作很严重且持续时间长(>1个月)时,在使用心境稳定剂的基础上可谨慎使用抗抑郁药,抗抑郁药物以安非他酮或SSRIs作为优先考虑。双相障碍快速循环发作和混合发作禁用抗抑郁药。

2.根据病情需要,联合用药的原则

药物联用的方式有心境稳定剂加用抗精神病药、两种心境稳定剂联用、两种心境稳定剂加用抗精神病药、心境稳定剂联合抗抑郁药、心境稳定剂加用苯二氮䓬类药物等。在联合用药时,要了解和考虑药物之间的相互作用。

3.定期监测血清药物浓度,评估疗效及不良反应

由于锂盐的治疗窗比较窄,治疗有效浓度和中毒浓度接近,应对血锂浓度进行动态监测。卡马西平或丙戊酸盐浓度也应该达到抗癫痫的血药浓度。

## 二、治疗目标及策略

**(一)双相障碍的急性期治疗目标及策略**

1.急性期治疗目标

(1)预防伤害,控制自杀或兴奋冲动行为。

(2)制订短期和长期(预防复发)的治疗计划。

(3)尽快恢复功能的最佳水平。

(4)同患者及家属建立良好的医患联盟。

(5)监测和处理药物不良反应。

2.急性期治疗策略

双相障碍是一种严重的精神疾病,明确诊断非常重要。治疗开始前需详细询问病史,进行体格、神经系统及精神检查,同时进行各项实验室检查,如头颅CT或MRI、脑电图、甲状腺激素检测等,排除脑器质性疾病或躯体疾病所致精神障碍,排除精神活性物质所致精神障碍等。症状评估尤其注意患者是否存在自杀意念或企图,对他人是否存在伤害或冲动行为的风险,根据我国《精神卫生法》的要求,存在伤害风险的严重患者可以进行保护性非自愿住院治疗。

一旦确定为双相障碍急性发作期,应确定其发作的类型(抑郁发作、躁狂或轻躁狂发作、混合发作或快速循环发作),然后详细了解和评估其临床相中的表现,尤其是重点评估自杀和冲动风险,以决定治疗场所。恰当的治疗场所决定患者的治疗能够得以有效实施及保护患者安全。

有下列情况者应住院治疗:有拒食、自伤或自杀,伤人行为或倾向的重症患者,伴有明显精神病性症状,不能控制自己行为、骚扰社会和家庭,伴有重要器官疾病或有物质依赖需要同时治疗

者,依从性不良者,老年人、孕妇及身体虚弱需要密切监护者。对于病情许可,且能依从治疗或有监护人能保证治疗顺利实施者可以选择门诊治疗。

依据患者病情及其他相关因素,制订中长期治疗计划,选用合适的药物种类及剂量,长期治疗有助于患者病情的稳定并获得最大限度的缓解。不论何种临床类型,都必须以心境稳定剂为主要治疗药物。由于双相障碍的临床表现复杂多变,所以根据发作形式、病程特点及躯体情况不同,临床处理的侧重也不一样,因此应根据不同的临床类型、不同患者的具体情况制订全面而又合理的处理方案。需要快速控制病情时,可以联合使用电抽搐治疗。

积极进行家庭教育,加强与患者及家属的沟通,共同决策,建立良好的医患联盟。向家属告知病情及选用的治疗方案,为患者提供心理社会干预,降低应激水平,为保证患者及照料者的安全提出建议,争取家属和患者的配合,提高治疗的依从性。定期对患者进行心理治疗、康复和职业训练。

此期治疗目的主要是控制症状、缩短病程。注意治疗应充分,并尽量达到完全缓解,以免症状复燃或恶化。如非难治性病例,一般情况下 6～8 周可达到此目的。

**(二)双相障碍的巩固维持期治疗目标及策略**

1.巩固维持期治疗目标

(1)防止已缓解症状的复发或再燃,进一步加强对残留症状(如躯体症状、认知损害症状等)的控制。

(2)提高生活质量,促进职业及社会功能恢复,早日回归社会。

(3)监测和控制药物的不良反应,如心、肝、肾功能损害,甲状腺功能异常,多囊卵巢,体重增加,糖脂代谢异常等。

(4)提供心理干预,提高药物治疗效果与依从性,改善预后。

2.巩固维持期治疗策略

从急性症状完全缓解后即进入此期,其目的是防止症状复燃、复发,促使社会功能的恢复。重点是对患者残留症状的评估和处理,因为残留症状可能会导致患者社会功能无法恢复等一系列问题,严重的引起复燃/复发。

在此期间主要治疗药物剂量应维持急性期水平不变。巩固治疗期的时间长短原则上是按发作的自然病程、治疗的难易程度等来决定,但是临床实践中不易掌握。一般巩固治疗时间为:抑郁发作 4～6 个月、躁狂或混合性发作 2～3 个月。如无复燃,即可转入维持治疗期。对已确诊的双相障碍患者,在第二次发作(不论是躁狂还是抑郁)缓解后即应给予维持治疗。此期配合心理治疗十分必要,以防止患者自行减药或者停药,促进其社会功能恢复。

在维持治疗期,对原治疗措施可以在密切观察下进行适当调整,或小心减去联合治疗中的非心境稳定剂药物,或相应减少剂量。有研究表明,使用接近有效治疗剂量者比低于治疗剂量者的预防复发效果要好。以锂盐为例,早期研究认为有效血锂浓度应在 $0.8\sim1.2$ mmol/L,但近年来的研究认为血锂浓度在 $0.5\sim0.8$ mmol/L 作为维持治疗同样有效,不过一项对照研究发现,血锂浓度低($0.4\sim0.6$ mmol/L)时不良反应明显减少,然而复发率是高血锂浓度($0.8\sim1.0$ mmol/L)时的 3 倍。

维持治疗并不能完全防止双相障碍病情复发。因此,应教育患者和家属了解复发的早期表现,以便他们自行监控,及时复诊。导致复发的诱因可能是:躯体情况、明显的社会-心理因素、服药依从性不良或药物剂量不足。因此,在维持治疗期间应密切监测血药浓度并嘱患者及时复诊观察。复发的早期表现可能为出现睡眠障碍或情绪波动,此时可及时给予相应处理,如短期应用苯二氮䓬类药或增加剂量,以避免发展成完全发作。如病情复发,则应及时调整原维持治疗药物的种类和剂量,尽快控制发作。

维持治疗应持续多久尚无定论。如过去为多次发作者,可考虑在病情稳定达到既往发作2～3个循环的间歇期或2～3年后,边观察病情边减少药物剂量,逐渐停药,以避免复发。在停药期间如有任何复发迹象,应及时恢复原治疗方案,缓解后应给予更长维持治疗期。此期间应祛除可能存在的社会-心理不良因素及施以心理治疗,更有效地减少复发的风险。

巩固维持期应该继续监测和控制药物的不良反应,尤其是长期的不良反应,比如锂盐引起的亚临床甲状腺功能减退/甲状腺功能减退,丙戊酸盐引起的多囊卵巢等,及时发现并及时处理。

(刘　帅)

# 第六节　规范化治疗

在普通人群中,阈下双相障碍的终身发病率为 $1.4\%\sim2.4\%$ ,在临床人群中也常见,35% 以上的重度抑郁发作(major depressive episode,MDE)也满足阈下轻躁狂的终身标准,与单相 MDE 的患者相比,同时患有阈下轻躁狂的患者具有很多双相Ⅰ型或双相Ⅱ型的临床症状:发作年龄、抑郁发作频率、自杀企图、共病率。双相谱系障碍(bipolar spectrum disorder,BSD)临床表现复杂,容易反复发作,常为慢性病病程,目前给出治疗建议仍然较为困难,对于哪些疾病应归为此类,目前医学界仍未达成共识,几乎完全没有合理设计的临床试验。双相障碍中亚型的存在、抑郁症状的高发、混合情绪的多发、躁狂阈下症状等干扰因素下,有关诊断的稳定性目前仍不确定,在很多患者中既有可能是双相Ⅰ型,也有可能是双相Ⅱ型的前驱症状。

由于缺乏设计合理的临床试验,因此无法向双相障碍患者给出具体的治疗建议,临床实践中应根据以下情况制订治疗方案:疾病症状、疾病病程、既往治疗疗效、家族病史。心境障碍研究主要亟待解决的问题:阐明 BSD 的性质,并确定 BSD 的最佳治疗方案,因为在很多重症抑郁障碍患者中也可能存在阈下双相障碍。

治疗指南成为精神疾病治疗的重要依据。本节综合考虑我国双相障碍防治指南(中华医学会,2015)、加拿大焦虑与心境障碍治疗网络/国际双相障碍学会指南(CANMAT/ISBD,2013)、世界生物精神病学学会联合会指南(WFSBP,2012)、美国精神病学会双相障碍治疗指南(APA,2002),并结合临床实践,研究双相障碍的规范化治疗程序。规范化治疗有利于提高疗效,减少复发,改善患者的社会功能,为真正回归社会提供有利条件。双相障碍的全程治疗包括急性期、巩固/维持期治疗。

关于双相Ⅰ型与双相Ⅱ型障碍的区分及意义,一直存在很多争议,但就目前公认的主要区别,在于后者仅有轻躁狂发作,从无躁狂发作。但两者在双相抑郁发作上无实质性区别。故本章节将双相Ⅰ型抑郁、双相Ⅱ型抑郁统称为双相抑郁,制定急性期治疗规范。

CANMAT 基于四级证据标准(表 7-2),给出三线临床治疗推荐(表 7-3),权衡性较佳,临床较实用。

**表 7-2 证据标准**

| |
|---|
| 1 级证据:meta 分析或重复双盲(DB),包含一个安慰剂组的随机对照试验(RCT) |
| 2 级证据:至少一项 DB-RCT,包含安慰剂或活性药物对照组 |
| 3 级证据:前瞻性非对照组试验,包含 10 个或更多的受试者 |
| 4 级证据:轶事报道或专家意见 |

**表 7-3 推荐治疗**

| |
|---|
| 一线治疗:1 级和 2 级的证据+临床支持,用于疗效和安全性评价 |
| 二线治疗:3 级或以上的证据+临床支持,用于疗效和安全性评价 |
| 三线治疗:4 级或以上证据+临床支持,用于疗效和安全性评价 |
| 不推荐:1 级或 2 级证据,但缺乏疗效 |

# 一、双相Ⅰ型躁狂、混合状态、快速循环型,以及双相Ⅱ型轻躁狂的急性期治疗

## (一)双相躁狂急性期治疗

处于急性躁狂期的患者,可伴有过度兴奋、行为冲动、易激惹,以及精神病性症状,阻碍治疗的顺利进行。急性期治疗的主要目标是快速控制冲动、易激惹的症状,使患者回到健康的基线状态。急性期仍以口服药物为主,肌内注射药物亦可以在急性期使用,如氟哌啶醇是急性躁狂症的有效针剂,但由于锥体外系的高风险,不是第一线治疗推荐,待症状控制后应逐渐停用。尽管各国指南未完全统一,但锂盐、丙戊酸盐、非典型抗精神病药物已经显示出明确的功效,抗抑郁药使躁狂程度加重,或使混合状态加剧,禁止使用。伴有精神病性特征,需要使用抗精神病药物。其中 APA、AMA、BMA 指南均认为口服或肌内注射苯二氮䓬类药物的短程使用,亦可有一定的帮助。

APA 指南亦将锂盐、丙戊酸盐作为急性期躁狂发作的首选药物,尽管锂盐相对丙戊酸盐起效较慢,在上述 2 种药的基础上联用非典型抗精神病药物效果更佳,故锂盐或丙戊酸盐联用非典型抗精神病药是一线推荐(表 7-4)。对于轻躁狂,单用锂盐或丙戊酸盐,或非典型抗精神病药即可。抗抑郁药会诱发或加剧躁狂症状,应停用。该型患者如选用心理治疗,必须在药物治疗的基础上,且干预目标是解决服药的不依从性。如果上述治疗无效,一线干预是优化药物治疗剂量,确保血药浓度在治疗范围内,严重的患者短期辅助抗精神病药物或苯二氮䓬类药物的肌内注射治疗。当第一线药物的最佳剂量无法控制症状,推荐治疗方案包括增加另一类一线用药,或更换卡马西平或奥卡西平,或更换抗精神病药物。氯氮平对于难治性疾病的疗效确定,但考虑到药物之间的相互效应,应谨慎使用。ECT 仍作为重症患者或难治性患者的良好方案。

**表 7-4 CANMAT 双相躁狂常用药物的推荐**

| 一线 | 二线 | 三线 |
|---|---|---|
| 锂盐 | 卡马西平 | 氯丙嗪 |
| 双丙戊酸钠 | 卡马西平 ER | 氯氮平 |
| 双丙戊酸钠 ER | ECT | 奥卡西平 |
| 奥氮平 * | 氟哌啶醇 | 他莫昔芬 |

| 一线 | 二线 | 三线 |
| --- | --- | --- |
| 利培酮 | 锂盐＋双丙戊酸钠 | 卡里哌嗪* |
| 喹硫平 | | 锂盐或双丙戊酸钠＋氟哌啶醇 |
| 喹硫平 XR | | 锂盐＋卡马西平 |
| 阿立哌唑 | | 他莫昔芬辅助治疗 |
| 齐拉西酮 | | |
| 阿塞那平 | | |
| 帕利哌酮 ER | | |
| 锂盐或双丙戊酸钠＋利培酮、喹硫平、奥氮平、阿立哌唑、阿塞那平 | | |

与临床实际应用情况不同,急性期电抽搐治疗在各国指南中均作为二线治疗,但如果症状严重,为了快速控制症状,可首先考虑电抽搐治疗,然后再常规使用一线药物巩固及维持治疗。

CANMAT 对于双相躁狂急性期的主要治疗可以分为 5 个步骤。

第一步治疗:审查一般原则,确定患者的主要发作表现,保证患者能接受药物治疗;评估用药,根据评估情况,决定是否给予药物治疗。

第二步治疗:如决定药物治疗,选择治疗方案,并确定治疗的依从性及治疗效果,首选一线药物治疗,双丙戊酸钠、锂盐、丙戊酸盐和某些非典型抗精神病药物仍然是一线治疗药物,两药联合使用,首选锂制剂或双丙戊酸钠联用非典型抗精神病药,如一线药物治疗效果不佳,经审查无治疗方案意外因素影响疗效,则进入第三步治疗。

第三步治疗:联合治疗或更换药物,增加或更换治疗,注意药物之间的相互作用对药效和安全性的影响,增加或换用非典型抗精神病药,增加或换用锂制剂或双丙戊酸钠,以其他一线药物更换其中一种或所有药物,如效果仍不佳,则转入下一步。

第四步治疗:以其他一线药物更换其中一种或所有药物,考虑增加或换用二线、三线药物或选择电抽搐疗法。

第五步治疗:如仍无效,考虑增加新的或实验性药物,包括佐替平、左乙拉西坦、苯妥英钠、美西律、ω-3 脂肪酸、降钙素、快速色氨酸耗竭剂别嘌醇、氨磺必利、叶酸、美金刚。

碳酸锂是躁狂发作急性期经典治疗药物,具有降低自杀风险及潜在的神经营养和神经保护作用,对典型躁狂发作、无共病焦虑或物质滥用患者疗效好。但对非典型(例如以烦躁为主的所谓烦闷型)、快速循环型、混合发作型躁狂患者效果欠佳,且碳酸锂起效较慢。迄今为止,最大样本量的锂盐治疗躁狂发作的短期、安慰剂对照试验结果显示,只有 50% 的患者在治疗 3 周后获得 50% 或以上的病情改善。因此,临床上为达到更迅速及更安全的疗效,通常合并非典型抗精神病药,尤其是对于伴精神病性症状的躁狂发作。碳酸锂治疗常用剂量为 0.6～2.0 g/d,其治疗浓度和中毒浓度较接近,须严密监测血锂浓度。急性期治疗血锂浓度为 0.8～1.2 mmol/L,维持期为 0.6～0.8 mmol/L。

丙戊酸钠、丙戊酸制剂、双丙戊酸钠等与奥氮平等非典型抗精神病药的随机对照研究表明,对急性躁狂发作患者,二者的疗效无显著差异;但伴有精神病性症状时,非典型抗精神病药优势更大。其总体治疗范围宽,较少出现过量反应,尤其是和具有致命性的锂过量相比。在许多急性躁狂的对照试验中发现,卡马西平肯定是明显优于安慰剂,但较丙戊酸钠疗效差些,与氯丙嗪、碳酸锂处于同等水平。但临床上使用较少,主要原因在于50%的患者出现不良反应,最常见的剂量相关不良反应包括神经系统症状,如复视、视物模糊、乏力、恶心、共济失调等,较少见的不良反应包括皮疹、轻度白细胞减少、轻度血小板减少、低钠血症。奥卡西平作为卡马西平的10-酮基类似物,具有类似的疗效,且有研究比较不良反应较后者小,但与卡马西平直接比较的双相障碍研究缺乏,故CANMAT将其作为三线推荐。

锂或丙戊酸盐联合抗精神病药物可以更快速地起效,有研究比较抗精神病药结合任一丙戊酸钠或安慰剂,锂或丙戊酸钠结合任一奥氮平或安慰剂,锂或丙戊酸钠结合利培酮或安慰剂,锂或丙戊酸钠或卡马西平结合利培酮或安慰剂,结果均支持联合治疗起效更快,但卡马西平治疗组被排除在外。

### (二)混合状态、快速循环型双相障碍的治疗

混合发作作为一种特殊的疾病形式,较难诊断,60%患者对锂盐的反应不佳,丙戊酸钠可能更有效。混合状态没有得到充分研究,大体治疗原则如下:①带有混合特征的躁狂及抑郁发作应避免使用抗抑郁药;②正在经历混合发作的双相障碍患者应停用抗抑郁药,喹硫平、奥氮平联合丙戊酸盐是较多指南的推荐。

双相障碍快速循环(rapid-cycling,RC)发作指患者频繁以躁狂、轻躁狂、抑郁或混合的形式发作,每年发作≥4次,每次发作均有明确的转相和2次同相发作间歇期>2个月,可伴有精神病性症状,精神病性症状与心境协调或不协调,发作时社会功能明显受损。双相障碍中10%～30%的患者可出现双相快速循环发作,其风险与下列因素有一定关系,如近期的物质滥用、早期生活受虐、女性、长期治疗反应差、高发病率及高自杀风险等。这些因素提示或会加重快速循环。双相快速循环患者较难治疗,治疗原则如下。

(1)首先确定有无甲状腺功能低下与酒精滥用等加重快速循环的因素,减少或停止可能促进快速循环发生的因素,并治疗这些因素。抗抑郁药也加重循环,不能使用。

(2)基本治疗药物应以心境稳定剂如丙戊酸盐或锂盐为基础,增加或优化心境稳定剂的使用,在经典的治疗失败后要进一步进行试验性的治疗,碳酸锂、丙戊酸盐、拉莫三嗪、卡马西平、第二代抗精神病药或心理社会治疗均对部分患者有效。

(3)快速循环患者对锂的治疗反应相对较慢,尤其是锂盐。长期随访研究发现,锂盐维持治疗的情况下,患者在5年内至少经历过一次复发,对25%以上患者无预防效果,提示锂对快速循环的效果有限。丙戊酸盐的开放性随访研究中发现,单一或联用丙戊酸盐,快速循环患者得到较好的维持状态。且目前大部分RCT试验结果支持,丙戊酸盐治疗双相障碍快速循环的疗效优于碳酸锂。

(4)多数情况下需要联合非典型抗精神病药或拉莫三嗪治疗。在联合用药时,要了解药物对代谢酶的诱导或抑制产生的药物相互作用。

## 二、双相抑郁急性期治疗

在抑郁发作过程中经常伴有混合性的轻躁狂症状,该现象在双相Ⅱ型患者和双相Ⅰ型患者中的发生率分别为70%和66%,在双相Ⅱ型抑郁发作时也常常能观察到精神病性症状,临床研究表明使用抗精神病药单独治疗(如喹硫平、奥氮平)或与心境稳定剂联合治疗均可获得明显的效果疗(表7-5,表7-6)。

表 7-5 双相Ⅰ型抑郁急性期常用药物推荐(CANMAT)

| 一线 | 二线 | 三线 |
|---|---|---|
| 锂盐 | 双丙戊酸钠 | 卡马西平 |
| 拉莫三嗪 | 鲁拉西酮 | 奥氮平 |
| 喹硫平 | 喹硫平＋SSRI† | ECT * |
| 喹硫平 XR | 莫达非尼辅助治疗 | 锂盐＋卡马西平 |
| 锂盐或双丙戊酸钠＋SSRI† | 锂盐或双丙戊酸钠＋拉莫三嗪 | 锂盐＋普拉克索 |
| 奥氮平＋SSRI† | 锂盐或双丙戊酸钠＋鲁拉西酮 | 锂盐或双丙戊酸钠＋文拉法辛 |
| 锂盐＋双丙戊酸钠 | | 锂盐＋MAOI |
| 锂盐或双丙戊酸钠＋安非他酮 | | 锂盐或双丙戊酸钠或 AAP＋TCA |
| | | 锂盐或双丙戊酸钠或卡马西平＋SSRI†＋拉莫三嗪 |
| | | 喹硫平＋拉莫三嗪 |

注:＊在某些情况下可以作为一线或二线药物使用;†帕罗西汀除外;SSRI.选择性 5-羟色胺再吸收抑制剂;MAOI.单胺氧化酶抑制剂;ECT.电抽搐疗法;AAP.非典型抗精神病药物;TCA.三环类抗抑郁药;＋合并用药。

表 7-6 双相Ⅱ型抑郁急性期常用药物推荐(CANMAT)

| 一线 | 二线 | 三线 |
|---|---|---|
| 喹硫平 | 锂盐 | 抗抑郁药单独治疗(主要用于不常见的轻躁狂患者)换用或更改抗抑郁药 |
| 喹硫平 XR | 拉莫三嗪 | 喹硫平＋拉莫三嗪 |
| | 双丙戊酸钠 | ECT 辅助治疗 |
| | 锂盐或双丙戊酸＋抗抑郁药 | NAC 辅助治疗 |
| | 锂盐＋双丙戊酸钠 | T₃ 辅助治疗 |
| | 非典型抗精神病＋抗抑郁药 | |

注:ECT.电抽搐疗法;NAC.N-乙酰半胱氨酸;T₃.三碘甲状腺原氨酸。

WFSBP 指南于 2012 年更新,基于循证医学、参考其他治疗指南及系统综述的利弊对各种药物进行了详尽的分类。被划分为 A-1 级(证据充分,来自对照研究)治疗双相抑郁的药物仅有喹硫平一种,而奥氮平、拉莫三嗪、氟西汀及丙戊酸盐单药治疗,以及奥氮平/氟西汀合剂(OFC)、拉莫三嗪＋锂盐、莫达非尼＋现有治疗等被划为 B-3 级(证据有限)。该指南并未固着于循证医学依据的位次排名,提供的是利弊分析及如何治疗双相抑郁的推荐。

CANMAT 指南均推荐锂盐、拉莫三嗪及喹硫平(速释及缓释剂型)作为双相抑郁的一线单药治;一线联合治疗为锂盐或双丙戊酸盐＋一种 SSRI(帕罗西汀除外,下同),奥氮平＋一种 SSRI,锂盐＋双丙戊酸盐,以及锂盐或双丙戊酸盐＋安非他酮。该推荐引发了关注,其中之一在于锂盐治疗双相抑郁的有效性;7 项安慰剂对照研究中,仅有 1 项结果为阳性。对于血锂浓度已超过 0.8 mEq/L 的患者而言,其结果仍为阴性。另外,该指南推荐双丙戊酸盐及鲁拉西酮作为二线单药治疗。推荐喹硫平＋SSRIs、拉莫三嗪＋莫达非尼/锂盐/双丙戊酸盐、锂盐/双丙戊酸盐＋鲁拉西酮为二线联合治疗。事实上,仅有锂盐＋拉莫三嗪具有作为二线联合治疗的支持性证据。

三线治疗推荐主要基于专家意见,并且主要为难治性患者所预留。单药治疗包括卡马西平、奥氮平及电抽搐治疗(ECT),而联合治疗则包括锂盐+卡马西平、锂盐+普拉克索、锂盐/双丙戊酸盐+文拉法辛、锂盐+一种 MAOI、锂盐/双丙戊酸盐/一种非典型抗精神病药+一种 TCA、锂盐/双丙戊酸盐/卡马西平+一种 SSRIs 和拉莫三嗪、喹硫平+拉莫三嗪。

伴有精神病特征的患者,通常需要用抗精神病药物治疗的辅助治疗,ECT 同样是一个合理的选择。

锂作为双相障碍急性抑郁发作,很早就被列为推荐治疗,特别用于减少自杀企图,预防自杀。相对安慰剂,锂作为优化治疗,有显著疗效或预防复发的概率达 79%,定义为一个良好的或中等的反应,需注意的是,在使用锂作为抗抑郁药时起效时间较长,至少 6~8 周后。

拉莫三嗪主张推荐用于抑郁发作、非典型抑郁发作或肥胖或共病内科疾病的双相患者。拉莫三嗪能有效预防抑郁发作,但不推荐用于混合发作。对于伴精神病性症状的抑郁不推荐单用拉莫三嗪,但可以与抗精神病药合用。拉莫三嗪可推荐用于既往有抗抑郁药转相病史的患者。选择拉莫三嗪治疗时,应告知患者皮疹的风险。皮疹程度不一,较严重的是皮疹伴有发热,喉咙痛,突出的面部或黏膜受累。在这种情况下,拉莫三嗪(或联用丙戊酸钠)应停药。

锂盐+拉莫三嗪可有效治疗急性期双相抑郁,并有预防抑郁作用。锂盐和锂盐+丙戊酸盐能显著降低复发率,较单纯丙戊酸盐治疗复发率要低,锂盐+丙戊酸盐较丙戊酸盐单用更能有效预防躁狂发作,而锂盐单药治疗较丙戊酸盐单用能更有效预防抑郁发作。

药物联用,一项研究比较了喹硫平(300 mg/d 和 600 mg/d)、帕罗西汀和安慰剂急性期治疗双相抑郁 8 周,结果显示,帕罗西汀与安慰剂组无显著差异,但喹硫平高、低剂量两组均有效。另 1 项随访 10 年的资料显示,接受单一抗抑郁药治疗,其转躁、轻躁和自杀企图发生率高于抗抑郁药+心境稳定剂。

目前双相障碍中抗抑郁药的使用证据最为支持的是联合 SSRIs(帕罗西汀除外),一项奥氮平单用、奥氮平+氟西汀,以及安慰剂治疗双相 I 型抑郁患者 8 周,结果显示,加用氟西汀组的疗效显著优于奥氮平单用($P = 0.02$)和安慰剂组($P < 0.001$)。

已证明药物治疗联合心理社会干预有助于提高双相抑郁患者病情稳定期间的功能状态;在均接受药物治疗的基础上强化心理治疗干预,康复率及达到康复所需的时间亦短于未联合组。

总之,在治疗前,对患者进行综合评估,合理选择药物;治疗中密切监测,定期全面评估;药物剂量调整遵循个体化原则;若治疗无效,可考虑换药或增效强化等优化策略。

### 三、双相障碍的巩固/维持治疗

双相障碍呈反复循环发作性病程,其治疗目标除缓解急性期症状外,还应坚持长期治疗原则以阻断循环反复发作。多数研究将双相抑郁发作患者经急性期治疗后的巩固期、维持期作为一个连续的治疗过程处理,基本不区分双相 I 型、II 型障碍,CANMAT 亦未区分巩固和维持期,但对双相 I 型抑郁、II 型抑郁分别进行了阐述(表 7-7)。

一般情况下,6~8 周急性期后,症状达到大部分缓解,即进入巩固维持期。巩固治疗时间为抑郁发作 4~6 个月、躁狂或混合性发作 2~3 个月,目标在于防止症状复燃和促进社会功能的恢复,巩固期药物治疗基本与急性期一致,并维持原有药物剂量,但应停用抗抑郁药,以减少转躁风险,若无复燃可转入维持期治疗。此外,可配合心理治疗,例如认知行为治疗、家庭治疗等。

双相障碍维持治疗期的主要目标是预防复发、减少亚阈值症状及残留症状、降低自杀风险,减少循环次数和情绪不稳定性,及维持良好的社会功能。维持多久一直无明确定论,一般建议首次发作为 1~2 年,如为多次发作者,可维持治疗 2~3 年或更长,以至终身服药。

表 7-7　双相障碍巩固/维持治疗用药(CANMAT)

| 一线 | 二线 | 三线 |
|------|------|------|
| 锂盐 | 卡马西平 | 阿塞那平 |
| 拉莫三嗪 * | 帕利哌酮 ER | 辅助治疗:苯妥英钠,氯氮平,ECT,托吡酯,ω-3 脂肪酸,奥卡西平,加巴喷丁,阿塞那平 |
| 双丙戊酸钠 | 锂盐＋双丙戊酸钠 | |
| 奥氮平† | 锂盐＋卡马西平 | |
| 喹硫平 | 锂盐或双丙戊酸钠＋奥氮平 | |
| 利培酮 LAI‡ | 锂盐＋利培酮 | |
| 阿立哌唑‡ | 锂盐＋拉莫三嗪 | |
| 锂盐或双丙戊酸钠＋喹硫平,利培酮 LAI,阿立哌唑,齐拉西酮 | 奥氮平＋氟西汀 | |

注:* 在预防躁狂时疗效有限;† 如果发生代谢不良反应,则使用时应严密监测;‡ 主要用于预防躁狂;LAI.长效注射剂;ECT.电抽搐疗法。

多项药物维持治疗的对照研究(活性药物与安慰剂、活性药物之间的头对头比较)、meta 分析、系统综述均显示,所有的研究药物(阿立哌唑、丙戊酸盐、拉莫三嗪、锂盐、奥氮平、喹硫平和利培酮)单一治疗在预防双相障碍复发的疗效都显著优于安慰剂,第二代抗精神病药(奥氮平、喹硫平、利培酮长效注射剂、齐拉西酮)和心境稳定剂联合治疗预防双相障碍复发的疗效也显著优于安慰剂。

双相障碍患者的残留抑郁症状可能导致依从性的下降。对于提高治疗依从性而言,健康教育是一种行之有效且事半功倍的做法。依从性与下列因素有关:对用药的高满意度、单独治疗、学历、复发恐惧感。依从性与以下因素呈负相关:疾病因素、物质滥用、既往住院治疗、精神病症状、疾病洞察力下降、用药因素、不良反应、每天获益不明显、每天用药程序复杂、患者态度、认为没有必要服药、对用药态度消极、感觉外貌变化明显、感觉生活目标受到干扰。患者不依从可能导致以下结果:发作频率(特别是抑郁发作)、住院风险、急诊风险、旷工、短期失能、工人补偿金增加等。

包括认知行为治疗方法在内的心理治疗不仅可以提高治疗依从性,还可以显著降低双相障碍的复发率。

维持期规范治疗如下:①建议继续使用急性期有效的药物,并保持剂量、用法不变;②采取综合方式提高治疗依从性,病情缓解后应每 1~3 个月定期随访和进行全面评估,监测和管理治疗不良反应及其他问题;③维持使用具有心境稳定作用的药物;④提高治疗依从性是药物维持治疗有效的保证。总之,在药物治疗中,非典型抗精神病药已占据双相障碍治疗的主导地位;在双相抑郁的治疗中,抗抑郁药物的使用需谨慎,使用时需权衡获益风险比;在使用药物治疗时,需注意其长期服用的安全性。

## 四、特殊人群的规范化治疗

### (一)儿童及青少年双相障碍的治疗

起病于儿童及青少年的双相障碍患者并不少见,约 2/3 的成人双相障碍患者首发于儿童、青少年,29％首发年龄早于 13 岁。受青春期发育性因素影响,起病年龄越早,临床表现越不典型,诊断越困难,预示首次缓解后复发更早。儿童双相障碍有自身的特点:很少主动叙述情绪体验;精神症状更多表现为行为障碍,更倾向于发脾气、离家出走、攻击破坏等行为来表达情绪。因此,儿童及青少年的双相障碍常重叠于其他儿童期心理障碍,易导致漏诊和误诊。访谈时需要充分了解下述信息:①孕期是否患有严重的病毒感染,并服用过某些可能影响胎儿发育的药物;②胎儿发育是否足月,分娩的方式,以及分娩时是否存在窒息、难产等;③新生儿及儿童的发育情况,说话、行走及人际交往等发育是否延迟等;④青少年期的学习成绩及人际关系表现,了解是否存在智力等发育问题。需要排除器质性精神疾病,如急性中毒、谵妄、中枢神经系统病变(肿瘤、炎症)、代谢障碍等,同时需要排除儿童期常见的精神疾病,如孤独症谱系障碍、儿童期焦虑障碍、缄默症和品行障碍等。

儿童和青少年双相障碍一旦确诊,通常必须使用药物,针对家庭的心理干预也是重要的治疗方式。药物治疗原则与成人双相障碍患者基本相同。不过,治疗中也要充分考虑到儿童及青少年的特殊性。

在精神药物治疗之前,首先要对患儿进行全面的检查,对病情、体质等进行评估后再选择合适的药物,根据血药浓度检测,确定最佳剂量和用药时间,应避免频繁改换药物、随意增加或减少药量,以及多种药物联合应用。

#### 1.心境稳定剂

心境稳定剂是治疗的主要药物,用于躁狂发作及双相障碍的维持治疗。

(1)锂盐:锂盐被 FDA 批准用于 12 岁及以上年龄的双相障碍。锂盐对急性躁狂治疗、BD 伴物质滥用的青少年有效;用于维持治疗效果肯定。儿童对锂盐相对更耐受,常见不良反应包括胃肠不适、体重增加、眩晕、腹泻、多尿、烦渴、遗尿、共济失调、白细胞增加和萎靡不振。肾脏、甲状腺、视觉、其他神经系统、皮肤、血管等不良反应少见。年龄小的儿童比年龄大的儿童的不良反应更多,因此,对年幼儿童治疗中注意个体化原则,药物的使用剂量更要结合患者的个体特征,治疗中需要严密观察疗效及不良反应,必要时测定药物的血药浓度。

(2)抗惊厥药:包括丙戊酸盐、卡马西平、拉莫三嗪和托吡酯。对 8～18 岁儿童及青少年躁狂急性期治疗,双丙戊酸盐有效率 40％,卡马西平 36％,锂盐 46％,3 种药物之间无显著性差异。丙戊酸的常见不良反应有:恶心、呕吐、食欲或体重增加;过度镇静、震颤;肝功能损害、胰腺炎、血氨升高、高血糖和月经变化等。致命的肝毒性仅见于使用多种药物的十岁以下儿童。卡马西平的不良反应包括:恶心、呕吐、眩晕、过度镇静、皮疹。少见的更严重的不良反应有再生障碍性贫血、粒细胞缺乏、肝毒性。拉莫三嗪因其可能出现皮疹和表皮松松症,在儿童青少年应用较少。有报道显示通过减低拉莫三嗪的起始剂量,缓慢加量,可以使儿童严重皮疹的发生率下降到1％。托吡酯可能引起词语识别困难,因此使用较少。

#### 2.抗精神病药

某些非典型抗精神病药物已经用于治疗青少年躁狂发作。利培酮已被美国 FDA 批准可用于 10～17 岁双相障碍躁狂发作和混合发作的非典型抗精神病药。阿立哌唑被 FDA 批准用于

10～17岁双相障碍患者躁狂发作和混合发作中进行单一用药,或合并碳酸锂、丙戊酸钠治疗。

对于单药治疗疗效不佳的患者,需要联合治疗。可以选择锂盐和双丙戊酸盐联合应用,利培酮或氟哌啶醇等抗精神病药物和锂盐联用。对急性期治疗有效,对有精神病症状的躁狂发作,辅助使用抗精神病药物至少4周。

3.心理社会治疗

儿童、青少年双相障碍会对家庭带来一系列的问题。由于儿童、青少年出现哭闹、易怒、攻击、暴力、自杀等行为,会使父母感到紧张、困扰、愤怒等,应向父母宣教疾病的特点,进行家庭干预,可针对性地帮助患儿康复,提高治疗的依从性。认知行为治疗对双相障碍患者恢复期也有帮助。

**(二)老年双相障碍的治疗**

双相障碍通常起病于青壮年,也有部分患者发病较晚,晚发型情感障碍是否有别于青壮年起病的情感障碍,目前国内外的报道不一致。相对于年轻患者,老年双相障碍抑郁和躁狂发作的间期都有所延长。老年患者在躁狂发作时缺乏感染力,常以激惹性增高、傲慢、躁动、外跑、爱管闲事为主要表现;偏执症状较多,妄想内容带有敌对性和迫害性。在抑郁发作时,常伴有疑病症状、躯体化症状;自杀倾向较为严重;思维内容常带有妄想性质。老年期双相障碍患者常常共患躯体疾病,躯体疾病会增加发生抑郁相的风险,而抑郁的发生也会增加共患躯体疾病的风险,延缓躯体疾病的康复。因此,临床上需同时关注患者的躯体和精神状态。同时老年双相障碍具有下述特点:①存在与年龄相关的脑内神经递质的减少;②整体认知功能损害更为明显;③体内药物清除速度减慢,血药浓度增高;④对药物的敏感性增加,药物滴定速度不宜过快、剂量不宜过大;⑤老年患者更易发生镇静、直立性低血压、抗胆碱能作用、静坐不能、帕金森综合征及迟发性运动障碍等。因此,老年双相障碍患者在药物治疗时,安全性是首要问题,药物的选择、剂量的调整、不良反应的监测等方面均应该予以重视。

主要选用心境稳定剂和抗精神病药物。老年患者使用药物时,应遵循以下原则:①用药之前要做详细的体格检查及必要的实验室检查。注意心脏、肝、肾及神经系统情况。注意血压、有无青光眼、颈椎骨关节病、前列腺、甲状腺等情况。②用药时要注意和治疗其他躯体疾病的药物间的相互作用。③尽可能选择半衰期短的药物,避免使用长效制剂。④宜从低剂量开始,治疗剂量一般是成人的1/3～1/2。⑤增加剂量的过程要比青壮年慢,不能加量过快,治疗剂量应低于青壮年。一般对于65～80岁患者,治疗剂量一般是成人的1/3～1/2,对于80岁以上者,剂量应该更小。⑥尽量分次服用,避免一次给药。⑦应避免频繁改换药物、随意增加或减少药量。⑧定期监测血药浓度。

**(三)孕期、围产期及哺乳期妇女的治疗**

怀孕对于双相障碍存在多方面的挑战:双相障碍的遗传风险;研究显示双相障碍的遗传度高达85%,明显高于抑郁症。双相Ⅰ型障碍先证者的一级亲属患双相Ⅰ型的可能性较对照组高8～18倍,患抑郁症的可能性大2～10倍。研究发现,50%的双相Ⅰ型障碍患者的父母至少有1人患心境障碍,其子女有25%的机会患有心境障碍。若父母双方都有双相障碍,其子女患心境障碍的概率是50%～70%。但如果精神分裂症患者妊娠期不使用药物治疗,病情可能不稳定或复发,可能会发生潜在胎盘不完整和胎儿中枢神经系统发育不良,也会给患者自身带来危害,甚至自杀等行为,无法保证妊娠期的顺利进行。

怀孕前期准备尤其重要,建议患者及家属与医师及时沟通,做好风险评估及预案,做好多方面准备:①明确怀孕的风险,包括停药复发、患儿畸形及患儿患病的风险等,建议患者尽量避免生育。②如果患者及家属仍强烈要求怀孕,建议孕前停药一段时间,孕期尽量避免服用对胎儿有明显影响的抗精神病药物。妊娠前 3 个月和分娩前 1~2 个月尤其避免服用抗精神病药物。与患者及其配偶共同讨论孕期继续药物治疗和停止治疗的风险与获益。③告知患者孕期和产后双相障碍复发的风险增加,建议增加精神科就诊次数,还可考虑联合心理治疗。④尽快制订孕期、围产期和产后的书面计划;并告知产科医师、助产士、内科医师相关计划。⑤如果患者正在服用抗精神病药物且病情稳定,但停药将很可能复发,则通常建议继续服用药物,尽量选用对胎儿影响较小的药物,并监测肝功能、体重和血糖等。⑥分娩后尽快恢复治疗,建议采用人工喂养而不是母乳喂养,避免药物通过乳汁影响新生儿。⑦尽量避免选用以下药物:丙戊酸、卡马西平、锂盐、拉莫三嗪,及长时间服苯二氮䓬类药物。

哺乳期妇女选用以下几种药物治疗相对比较安全:氯米帕明、阿米替林、去甲替林、舍曲林,目前暂无这些药物在婴儿体内蓄积中毒的证据或有关的严重不良反应。母亲服用锂盐期间应停止哺乳。哺乳期服用丙戊酸钠、卡马西平、短效的苯二氮䓬类药物较安全。避免使用大剂量抗精神病药物。

**(四)双相障碍合并躯体疾病时的治疗**

双相障碍可以出现某些躯体症状,合并某些躯体疾病,同时躯体症状可以和双相障碍合并存在。在一定情况下,双相障碍因躯体疾病所诱发。有部分患者因躯体疾病出现抑郁症状或躁狂症状,而被误诊。因此诊断上,首先需诊断器质性疾病和躯体性疾病所致的双相障碍。

对双相障碍合并躯体疾病时应该两者兼顾,同时治疗。在躯体疾病严重的时候,以躯体疾病治疗为主,优先考虑躯体疾病的治疗方案;在情感障碍为主的时候,应该以控制情绪症状为主,在情绪症状控制的同时处理躯体疾病。

(刘　帅)

# 第七节　其他治疗相关问题

## 一、双相障碍的非药物治疗

### (一)电抽搐治疗

1.概念

电抽搐治疗(electric convulsive therapy,ECT)又称电休克治疗,是以一定量电流通过大脑,引起意识丧失和痉挛发作,从而达到治疗目的一种方法。临床观察和对照试验都证实了电抽搐治疗对抑郁或急性躁狂发作的有效性(有效率达 70%~90%),其优势在于可以使病情迅速缓解,尤其适合于重症患者。近年来,改良电抽搐治疗(modified electric convulsive therapy,MECT)得到推广,它在施行 ECT 时加用麻醉药及肌松剂,能减轻肌肉强直、抽搐,避免骨折、关节脱位等并发症的发生,禁忌证也较传统电抽搐治疗少(如基础情况好的老年患者也可施行)。

2.适应证

(1)严重抑郁,有强烈自伤、自杀行为或明显自责自罪者。

（2）极度兴奋躁动、冲动伤人者。

（3）拒食、违拗和木僵患者。

（4）难治性抑郁或躁狂，以及无法阻断的快速循环发作。

（5）对药物治疗不能耐受者。

3.治疗疗程

通常每周治疗2～3次，6～12次为1个疗程。必要的情况下可以每周1次以延长治疗时间。

4.药物治疗的联合

电抽搐治疗疗效维持时间不长，但可缓解急性期症状，因此临床上较少单独使用MECT，而是根据情况联合药物治疗，以便在停止电疗后疗效得以维持。需要注意，某些药物如苯二氮䓬类药或抗癫痫药物会提高抽搐阈值而影响治疗效果，联合锂盐则可能增加神经毒性，建议治疗前停用，待疗程结束后再继续使用。

**（二）重复经颅磁刺激治疗（rTMS）**

重复经颅磁刺激（repetitive transcranial magnetic stimulation，rTMS）是一种利用时变的脉冲磁场作用于大脑，产生感应电流，影响皮质神经细胞电活动，进而改变脑代谢和功能的新兴技术。

1.双相抑郁

rTMS于双相抑郁的疗效仍有待大样本的检验，仍有不少研究表明rTMS治疗双相抑郁的有效性，并且有很好的耐受性，没有明显的不良反应和转躁情况。药物治疗辅助高频rTMS刺激背外侧前额叶（10/20 Hz、左侧DLPFC）对双相抑郁是一种安全、有效的治疗选择，而且反映皮质兴奋性变化的脑电指标能对疗效作出预测。对难治性双相障碍患者，在药物治疗的基础上叠加低频经颅磁刺激（1 Hz、右侧DLPFC），治疗3周后抑郁症状可以得到显著改善。难治性和基线时症状严重的患者需要接受更长疗程的rTMS。有研究显示rTMS治疗双相抑郁转躁的风险仅为0.84%，患者在接受rTMS治疗时，需评估既往是否具有抗抑郁药物转躁的病史，目的是及时监控并降低患者转躁的风险。

2.躁狂发作

目前关于rTMS治疗躁狂症的研究较少。基于心境障碍的假说，治疗躁狂的rTMS设置与治疗抑郁时相反，选取右侧前额叶作为刺激部位。现有的证据显示，高频TMS刺激右侧DLPFC具有抗躁狂作用，且作为药物治疗的辅助治疗效果更可靠，而高频TMS治疗左侧DLPFC可能会阻断抗躁狂药物的疗效。为了取得更好疗效，在具体治疗过程中，不论是双相躁狂还是双相抑郁，建议观察期不少于4周（20个治疗序列）。

以下情况可以优选rTMS治疗：①不愿接受药物治疗或药物治疗不能耐受的轻至中度患者，可单独应用rTMS干预；②难治性患者，可考虑合并rTMS治疗；③不伴有精神病性症状、家族史为阴性的患者；④近期的研究表明rTMS可以显著改善孕期妇女的抑郁症状，对不愿或不能接受抗抑郁药治疗的孕期女性来说或是一种安全有效的治疗措施。需要注意，若孕期发生癫痫可导致胎儿死亡，故治疗时需选择右侧低频rTMS以避免癫痫风险。

**（三）心理治疗**

许多双相障碍患者即使在心境正常时也可能存在社交、婚姻、职业和认知方面的问题，或其他慢性应激因素。单纯使用以药物为主的生物学治疗，即使治疗方法正确，患者的依从性好，也往往不足以控制症状,有较高的复发率,并造成较大的社会和经济负担。因此,双相障碍中有必要联合心理治疗,祛除可能的社会-心理不良因素,增加依从性。有研究(包括随机、双盲研究)发现,不论是双相Ⅰ型或双相Ⅱ型的抑郁患者,在药物治疗的基础上合并使用心理治疗的疗效要优于单用药物治疗,表现在恢复速度快,服药依从性较好,病情稳定性较强,再住院率较低,心理社会功能较好。其中对抑郁的治疗和预防效果要显著优于躁狂。

具有循证医学证据的心理治疗主要有认知行为治疗(cognitive behavioral therapy,CBT),及人际关系治疗等。所有的治疗都是短程、具有教育性质、以公平为导向的方法,一般来讲,完整疗程需要在12~16周内完成16~20次治疗。认知行为治疗的基本原理有两点:认知对情绪和行为有控制性的影响力;行为又反过来强烈地影响着认知和情绪。CBT通过目标导向的、系统的程序,主要目的是解决情绪、认知和行为的障碍,提高和改善其功能水平。尽管如此,关于治疗理论和治疗方式的适应证,目前的研究尚不能得出准确的结论。选择何种治疗流派和方法在现阶段还是更多地取决于治疗师的能力和经验,以及患者的婚姻、家庭情况和治疗偏好。有几点比较明确:①双相障碍的全病程综合治疗中,心理治疗贯穿整个过程,更主要的目标是基于患者的中远期心理和认知变化;②心理治疗,尤其是CBT对轻度或慢性的双相抑郁患者有较大的优势;③服药依从性是心理治疗的一个重要内容,因为75%以上的复发和服药依从性欠佳有关;④发病后第一年是患者了解和适应疾病,恢复自知力,提高治疗依从性的关键时期。

## 二、双相障碍的症状及功能评估

### (一)双相障碍临床症状评估

对心理活动进行量化并在此基础上评估其发生、发展及严重程度等是心理测量的主要任务,而评定量表就是用来量化观察中所得印象的具体测量工具。量表是将临床医师的判断比较过程从经验转向标准化或规范化的工具,往往有明确的适用范围、项目定义、评定标准及测验过程等。对量表结果的解释常因种类、性质和具体应用而异,症状评估量表最常用的统计指标有单项分、因子分和总分,而诊断量表则属于定性评定量表,结果是具体的疾病诊断名称。

双相障碍常用的诊断量表有简明国际神经精神访谈(mini international neuropsychaiticinterview,MINI)。症状评估量表包括抑郁自评量表(selfrating depression scale,SDS),汉密尔顿抑郁评定量表(Hamilton rating scale for depression,HAM-D),蒙哥马利抑郁评定量表(Montgomery-Asberg depression rating scale,MADRS),杨氏躁狂评定量表(Young mania rating scale,YMRS),贝克-拉范森躁狂量表(Bech-Rafaelsdn mania rating scale,BRMS),心境障碍问卷(mood disorder questionnaire,MDQ),32项轻躁狂症状清单(hypomania checklist-32,HCL-32),双极性指数评估表(bipolarity index,BPX)等。

目前普遍的共识是对双相障碍,尤其是双相抑郁的诊断和识别率偏低,因轻躁狂可能由于持续时间短、表现不明显而被漏诊,双相障碍的平均误诊时间可达7.5年。在上述量表中,HCL-32、MDQ、BPX等主要是从抑郁人群中筛查或预测双相障碍的角度出发,提高诊断的准确率。以双极性指数评估表为例,BPX整合了5个维度,即临床发作特征、首次发作年龄、病程相关特征、治疗反应和家族史,每个维度最高20分,患者越符合双相障碍的特征得分就越高,反之越低。对于单相抑郁,如果患者同时具有某些特点,如起病年龄早、症状不典型、情感旺盛型人格、伴有精神病性症状、发作具有周期性、共患焦虑障碍或者物质滥用、多种抗抑郁药治疗效果不好。在BPX评估条目中会有相应的评分标准,如果患者具有上述危险因素,其BPX得分会高于单相抑郁患者,并且具有的危险因素越多,双相障碍的可能性越大,得分越高。BPX在国内外研究中的灵敏度和特异度可达到为0.80和0.78,有助于提高诊断的准确度,为患者定制个体化的治疗方案。

**(二)双相障碍的预后及功能评估**

虽然双相障碍可有自限性,但如果不加治疗,复发几乎是不可避免的。未经治疗者中,50%的患者能够在首次发作后的第1年内自发缓解,其余的在以后的岁月里缓解的不到1/3,终身复发率达90%以上,约有15%的患者自杀死亡,10%转为慢性状态。在应用锂盐治疗双相障碍以前,患者一生平均有9次发作。

长期的反复发作,可导致患者人格改变和社会功能受损。1/3的双相Ⅰ型障碍患者有慢性症状和明显的社会功能缺损。只有躁狂发作的双相Ⅰ型比有抑郁发作者预后好,但双相Ⅰ型混合发作或快速循环型的预后更差。对普通的成人双相障碍患者而言,病前职业状况不良、缺乏社会支持系统、酒精依赖、有精神病性特征、抑郁特征、发作间歇期的抑郁特征和男性与不良预后有关;躁狂发作期短暂、晚年发病、无自杀观念和共病情况者预后较好。老年双相障碍的预后视患者的躯体状况、情绪障碍的严重程度而定。合并严重躯体疾病、有严重自杀倾向的患者预后不佳,缺乏良好社会支持系统的患者,预后也不佳。儿童及青少年双相障碍较成人有更高的双相障碍阳性家族史,早年即可表现较明显的环形情绪波动,发病与环境因素较少联系,躁狂相和抑郁相的转换也比成人频繁,预后不佳。

为了提高患者的预后,目前国内外主要采用了综合的心理社会干预方法,包括:①争取社会各方面的支持,人员培训、个案管理;②健康教育、职业康复;③家庭干预和家庭教育;④技能训练与病后的自我管理;⑤认知行为治疗及认知康复;⑥对合并其他障碍的综合治疗;⑦疾病与危险因素监测等。最新的全国精神卫生工作规划(2015—2020年)中,政府将在重点精神疾病的健康教育、专业人员培训、患者治疗和社区康复等方面加大投入,这对优化双相障碍的个案治疗和全病程管理、改善预后有很大的促进作用。

国内外尚未形成统一的功能评估方法,这些评估通常是对患者的功能进行总体评定,如功能大体评定量表,个人与社会表现量表,日常生活能力量表等。早期与DSM-Ⅳ配套使用的功能评估工具为总体功能评定量表(global assessment of functioning scale,GAF),其后基于GAF基础上形成和发展了个人和社会功能量表(personal and social performance scale,PSP),2013年DSM-Ⅴ公布后,推荐的功能评估工具为WHO伤残评定量表(WHO DAS2.0)。

(刘　帅)

# 第八章

# 抑 郁 障 碍

## 第一节 相关基础研究

### 一、脑网络研究

#### （一）关于脑网络的一些基本概念

人脑是自然界中最复杂的系统之一。据估计，一个成年人的大脑中约有 1 011 个神经元细胞，这些数量巨大的神经元细胞通过大约 1 015 个突触互相连接，形成了一个高度复杂的脑结构网络，越来越多的证据表明，这个复杂而庞大的网络是大脑进行信息处理和认知表达的生理基础。人脑这一复杂的网络具有多种重要的网络属性，如"小世界"、模块化、无标度属性等。尤其是"小世界"属性，既反映了脑的功能分化和功能整合的信息交换属性，又反映了人脑对各种刺激的超强的自适应能力。具体而言，脑区内部具有高度密集的短连接，脑区间存在稀疏的长连接，它的这种性质可以使人脑实时地在多个系统之间传递信息、有效组织内外界信息，从而实现在不同功能脑区之间高效的交换信息。

近年来，一些神经科学家们充分认识到了构建人脑结构网络的重要性，并发现大脑结构网络上动力学过程的同步化将大脑在广泛的时空尺度上连接形成了动态的复杂功能网络，从而使人脑网络的研究从大脑结构网络扩展到了大脑功能网络。

现代无创性脑影像学技术的发展，使得构建活体脑结构和功能网络成为可能。目前该领域的研究主要集中在大尺度水平上，通过结构磁共振成像（structural magnetic resonance imaging sMRI）、扩散磁共振成像（diffusion magnetic resonance imaging dMRI）等成像技术来构建大脑结构连接网络或者采用脑电图（electroencephalogram，EEG）、脑磁图（magnetoencephalography MEG）和功能磁共振成像（functional magnetic resonance imaging，fMRI）等技术建立大脑功能连接网络，然后结合基于图论的复杂网络分析方法，揭示其拓扑原理，进而理解大脑内部的工作机制。

#### （二）脑网络在抑郁症中的应用研究

当前，脑网络属性及其在神经精神疾病中的研究已取得了丰硕的成果，大量的 EEG、MEG、fMRI、结构 MRI、弥散张量成像（diffusion tensor imaging，DTI）的研究表明，人脑的复杂网络拓扑结构特征不但随着年龄和状态的改变会发生变化,并且具有一定的遗传基础,更为有意义的是,它与阿尔茨海默病(Alzheimer's disease,AD)、癫痫、精神分裂症、抑郁症等神经精神疾病病理变化有一定的相关性。

越来越多的研究证实,抑郁症并不是某个孤立脑区功能的异常,而是一种累及多脑区、多系统的精神障碍,因此,当前研究者们都试图突破既往研究孤立脑区的局限和瓶颈,从网络水平上整体性探求抑郁症的发病机制,因此有关抑郁症的脑网络研究也正方兴未艾。

由于多数学者认为皮质-边缘区域连接功能异常是抑郁症核心症状发生的神经病理基础,故抑郁症脑网络研究的焦点集中在了对功能网络即功能连接(functional connectivity,FC)的分析之上,大量基于功能磁共振成像的研究报道了抑郁症的这种功能连接异常。Anand 等(2005)通过经典组块设计的情绪效价图片任务结合低频血氧水平依赖相关波动(low frequency blood oxygenation dependent related fluctuations,LFBF)fMRI 扫描范式,以前扣带回-丘脑中部、杏仁核-苍白球纹状体为感兴趣区(regions of interest,ROI)对 15 例未用药单项抑郁患者进行研究,发现患者在静息状态及负性、中性、正性图片刺激时,皮质-边缘区域间 LFBF 信号相关性下降,具体表现为与健康对照相比,抑郁症组在静息态及情绪图片刺激时,前扣带回-苍白球纹状体 LFBF 相关性下降显著,认为抑郁发作时皮质对边缘系统负性刺激激活反应的偏向调控能力降低。之后的脑功能连接异常的报道包括杏仁核-前额叶功能连接异常、扣带回-前额叶功能连接增强、右侧前额叶-纹状体-丘脑连接降低、前额叶-丘脑、脑岛-边缘系统(扣带回)-顶叶-颞叶的某些区域连接功能活性增高等。N.Vasic 等(2009)对 14 例 MDD 患者语言工作记忆模式的事件相关 fMRI 研究发现,MDD 组由下顶叶、前额叶上部和前极区构成的前额叶-顶叶网络功能连接下降。MDD 患者左背外侧前额叶皮质-小脑的功能连接模式升高。近来 Thomas Frodl 等对 25 例未用药 MDD 进行面孔匹配任务 fMRI 研究,发现 MDD 眶前回皮质的神经连接不平衡,表现为前扣带回皮质、楔前叶、小脑与眶前回的连接活性下降;而眶前回与右侧背侧前额叶、左大脑皮质运动区的功能连接升高,认为这种功能连接的不平衡可能是情感处理过程偏倚的神经病理机制。Zhou 等对 8 例首发未用药 MDD 和 20 例健康对照进行静息态功能连接 MRI 分析,发现 MDD 患者组功能连接(FC)的异常改变与脑区域内在组织成分增高相关,可能是抑郁症偏向对负性情绪刺激信息反应延长的基础。在正性任务模块时,FC 升高的主要区域为外侧前额叶皮质和下顶叶,这与注意和适应性控制有关。在负性认知模式时,FC 升高的主要区域是后扣带回皮质和眶前回内侧皮质,该区域参与事件记忆、自我反思以及情绪调节。这两个网络形成反相关性。

另外,研究发现抑郁症存在默认网络(default model networks,DMN)和认知控制网络(cognitive control network,CCN);主要为背外侧前额叶-背侧前扣带回网络连接的异常,但结果却不尽一致。国内学者(2008)研究发现,与正常对照组比较,抑郁症患者双侧前额叶中部与楔前叶、双侧 PCC 与前额叶中部、右 PCC 与楔前叶、双侧前扣带回腹侧与前额叶中部的功能连接减低;有学者(2009)发现难治性抑郁症患者的静息默认网络连接中多个脑区(双侧颞中回、直回、楔前回、左侧眶回、右侧顶下小叶与后扣带回的连接功能减弱)活动减弱;而其他学者(2007)发现抑郁症患者默认网络中膝下扣带回与丘脑间的功能连接较健康对照显著增强,且功能连接强度与抑郁症状持续时间呈正相关;有研究报道抑郁发作时认知网络的损伤主要表现为与认知任务执行相关的活性降低,但也有研究表明在任务状态下抑郁症患者背外侧前额叶皮质和背侧扣带回及扣带回内在的(背侧与嘴部间)效应连接增强,而在老年抑郁症患者却在认知执行控制通路上功能连接降低,认为可能与白质血管损伤有关,且经抗抑郁药治疗后可以部分改善。

上述研究结论并不一致,甚至存在相互矛盾的观点,分析这可能与研究者对研究方案的设计、感兴趣区的选择、患者年龄、诊断、病程及药物治疗影响等因素有关。此外,单相抑郁与双相抑郁脑功能连接及其属性变化是否具有本质的差异,研究报道较少,Jorge Renner C.A 等认为MDD 和双相抑郁存在明显区别:他们的一项事件相关 fMRI 研究发现 MDD 患者左侧自上而下的前额叶眶中回皮质(OMPFC)-杏仁核连接异常,而双相抑郁患者则表现为右侧自下而上的杏仁核-OMPFC 异常,提示两种抑郁状态的发生有着不同的病理生理学机制。但 Anand 等的结论则相反,认为不管是情感障碍的何种状态(抑郁发作或躁狂发作),均表现为皮质-边缘系统一致性的功能连接降低,这种差异可能与研究方法不同有关,提示需要在这一方面进行更为深入的研究。

## 二、基因表达谱芯片研究

抑郁症病因及发病机制尚未明确,可能是基因易感性和环境共同作用的结果。由于以往采用连锁分析方法难以确定其主要致病基因及遗传方式,因此近年来有关抑郁症的分子遗传学研究从原先在脱氧核糖核酸(DNA)水平上寻找与其有关的结构缺陷基因,发展到在核糖核酸(RNA)水平上检测与之有关的表达异常基因。基因芯片技术的发展和应用对抑郁症基因表达的研究起到了很大的推动作用,该技术的基本工作原理是:经过标记的待测样本 DNA 通过与芯片上特定位置的探针杂交,可根据碱基互补配对的原理确定靶 DNA 序列。经过分析处理芯片的杂交检测图像,可以对细胞和组织中大量的基因信息进行分析,从而解决了传统核酸印迹杂交(如 Southern Blotting、Northern Blotting 等)技术操作繁杂、自动化程度低、操作序列数量少、检测效率低等不足,是一种进行 DNA 序列分析及基因表达信息分析的强有力工具。

### (一)神经可塑性相关基因差异表达

神经可塑性与神经营养因子关系密切,越来越多的证据表明神经营养因子表达异常与抑郁症有关。神经影像和神经病理学研究已发现少突神经胶质介导的髓鞘形成的受损可能与包括抑郁症和精神分裂症在内的精神疾病的形成有关。基因表达谱研究也支持了这一点。Aston 等利用基因芯片比较了 12 例抑郁症和与之匹配的对照的颞叶皮质的表达谱,发现抑郁症患者有17 个与少突神经胶质功能相关的基因表达显著下降。这 17 个基因中有 8 个是编码髓鞘的结构组分的,分别是 2′,3′环核苷酸 3′磷酸二酯酶(CNP)、髓磷脂相关的糖蛋白(MAG)、T 细胞分化蛋白(MAL)、髓鞘少突胶质糖蛋白(MOG)、髓磷脂相关少突胶质细胞碱性蛋白(MOBP)、周嗣神经髓鞘蛋白 22(PMP22)浆脂蛋白(PLLP)及髓鞘蛋白脂蛋白1(PLP1);2 个是编码髓鞘成分合成的,为天冬酰转移酶(ASPA)和 UDP 糖基转移酶(UGT8);3 个是在髓鞘形成过程中起重要调节作用的,分别是外核苷酸焦磷酸酶/磷酸二酯酶 2(ENPP2)、溶性磷酸 G 蛋白偶联受体(EDG2)和激肽释放酶 6(KLK6);1 个编码调节其他髓鞘相关基因的转录因子,为性别决定区Y 框10(SOX10);1 个是在少突神经胶质和少突神经胶质前提中广泛存在的转录因子,称为少突胶质细胞系转录因子 2;还有涉及少突神经胶质分化的基因——v-erb-b2 成红细胞白血病病毒癌基因同源物3(ERBB3)。

L-谷氨酸传递的异常被认为在抑郁症的发生中发挥作用但其分子生物学机制不明。抑郁症大脑底层的表达谱芯片研究发现,中枢谷氨酸氨基酰转运蛋白家族 SLC1 的两个亚型 SLCIA2和 SLC1A3 基因表达明显下调,L 谷氨酰胺连接酶表达也明显减少,该酶能使谷氨酸转变为无毒的谷氨酰胺。其可能机制是这些改变提高了细胞外谷氨酸水平,导致神经毒性而影响谷氨酸信号传递的效率。星型神经胶质细胞内存在这两种转运体及 L 谷氨酰胺连接酶的分布,抑郁症患

者由于这些基因的表达改变而引起神经胶质受损,从而导致神经可塑性发生改变

Tochigi 等对抑郁症患者的尸脑前额叶皮质进行了基因芯片分析,发现其表达谱与正常对照组比较有 99 个基因有差异表达,感兴趣的基因有成纤维细胞生长因子受体 1(FGFR1)、神经细胞黏着分子1(NCAM1)和依赖于钙-钙调蛋白的蛋白激酶 2A(CAMK2A),进一步的基因本体论分析显示与下调或抑制细胞增殖的相关基因过度表达,因此该研究提示抑郁症与细胞增生与可塑性受损有关。但在 Altar 等对精神分裂症、抑郁症、双相障碍患者及正常对照组的海马齿状颗粒神经元进行基因表达谱芯片和 RT-PCR 验证研究中发现,精神分裂症患者存在编码蛋白质转换(蛋白酶体亚基和泛肽)、线粒体氧化能量代谢(异柠檬酸盐、乳酸盐、苹果酸、辅酶Ⅰ、琥珀酸脱氢酶、细胞色素 C 氧化酶、三磷酸腺苷合酶)及轴突生长、细胞骨架蛋白质和突触可塑性相关的基因簇表达减少,但抑郁症和双相障碍的患者中并未发现与细胞增殖相关基因的表达改变。

成纤维细胞生长因子(FGF)是干细胞增殖、新皮质发育及成人神经元成活和生长的重要因素,被认为与神经可塑性有关,其基因表达异常可能会导致神经可塑性受损,因此抑郁症可能与此有关。有研究对抑郁症、双相障碍及正常对照组,进行了基因芯片分析及 RT-PCR 验证,发现抑郁症前额叶皮质几个 FGF 基因的转录本异常,而且其改变并非药物所致,相反选择性 5-羟色胺再摄取抑制剂(SSRIs)类抗抑郁药物能纠正其异常改变。

在抑郁症患者外周血中神经可塑性基因表达的研究中,也同样发现了神经营养因子表达异常与抑郁症的相关性,但其改变与发病状态还是疾病素质有关同样不清楚。Otsuki K 等选择了抑郁症和双相障碍患者,对其处于抑郁发作及缓解期时的外周血细胞进行了神经营养因子相关基因 mRNAs 的表达研究,研究发现处于发作期的抑郁症患者神经胶质细胞源性神经营养因子(GDNF)和神经营养因子-3(NT-3)基因表达明显减少,但缓解期恢复正常,双相障碍患者则无论是抑郁发作还是缓解期均无改变,该研究提示 GDNF 和 NT-3 表达改变与抑郁症的发病状态有关。

抑郁症患者外周血淋巴细胞神经可塑性基因表达改变还可能与抗抑郁药治疗有关。Kálmán J 等对老年抑郁症患者予以文拉法辛治疗,治疗前后进行外周血淋巴细胞基因表达芯片检测,发现药物治疗后有 57 个基因表达明显改变,其中 31 个上调,26 个下调,这些基因主要与突触小泡运输系统、DNA 修复染色质修饰、蛋白修饰、细胞骨架、信号转导以及神经可塑性等有关,该研究从另一个角度说明了抑郁症存在有外周血淋巴细胞神经可塑性基因表达改变。

**(二)应激反应相关基因的表达**

近年来,应激假说在抑郁症发病中的地位越来越受到重视。按应激假说,抑郁症是由于脑内应激机制过度驱动所致在这一理论中最重要的角色就是下丘脑-垂体-肾上腺(HPA 轴,HPA 轴是调节应激反应的关键系统,被认为是许多抑郁症症状和体征产生的共同通路,应激理论同时也为抑郁症的治疗开辟了一个新的、令人极其兴奋的领域,而与应激相关基因表达改变与抑郁症的关系也成为研究的热点,这些基因包括与编码应激相关的激素、神经递质、细胞因子、生长因子、受体、信号转导分子、转录因子、热休克蛋白及代谢酶等的基因。

应激反应性的改变被认为是抑郁和自杀的一个危险因素 Klempan 等在法裔加拿大人中利用带有 SAT1 探针集的基因表达芯片检测了 26 例自杀死亡者(其中 16 例诊断抑郁症)和 1 名对照的 17 个脑区的基因表达情况。结果发现在抑郁症患者中,SAT1 在 12 个脑区表达较正常人低,5 个脑区的结果得到 RT-PCR 和重复芯片检测结果的验证。结果表明,SATI 基因表达下调

在抑郁症和自杀中起重要作用。

Kang 等对抑郁症背外侧前额叶皮质(DLPFC)进行显微解剖及寡核苷酸基因芯片杂交分析,结果发现参与应激反应的两个基因 stresscopin 和 Forkhead box D3 表达失调。基于细胞的分析显示抑郁症 DLPFC 中灰质神经元中这两种蛋白增加。这些发现提示抑郁症存在这些基因表达的异常,但其分子生物学改变机制有待进一步阐明。

为了更好地评估人体应激水平,Ohmori 等发明了一种专门检测与应激相关基因表达的芯片,该芯片能检测外周血白细胞 1467 个与应激相关基因的表达情况。Ohmori 及其同事对 32 例抑郁症患者及相匹配的健康对照组用该芯片进行了检测。与对照组相比,12 个基因在所有抑郁症患者中存在差异表达,这些基因可作为抑郁症的外周生物学标志;另外还有几十个基因在一半抑郁症患者中存在差异表达,研究者将抑郁症患者按有、无这些基因差异表达情况分为两组,发现两组患者在临床症状表现及人口学上并未存在明显差异,而且有些差异表达基因在治疗后出现相反的差异表达,这些基因的差异表达并不同于健康人面对应激时的基因差异表达情况,可根据是否存在这些基因的差异表达,区分抑郁症患者和健康人群。

### (三)参与转录与细胞代谢的相关基因表达改变

由于边缘系统与情感控制及抑郁症关系密切,Sequeira 等用寡核苷酸基因芯片 Afymetrix HG U133 芯片集对边缘系统(杏仁核、海马、前扣带回及后扣带回)进行基因表达检测,以期发现新的分子靶点。该研究有 39 名男性,其中 26 例自杀死亡者(18 例为抑郁症自杀,8 例非抑郁自杀)和 13 名正常对照。结果发现抑郁症患者边缘系统区基因差异表达显示成群表达方式,在海马区基因表达改变最广泛,基于基因 ontology 分析发现在海马和杏仁核,与转录和代谢相关的基因过度表达,而在前扣带回及后扣带回则与 RNA 结合、酶活性调节及蛋白代谢有更多的表达。该研究表明边缘系统的基因表达特定改变与抑郁和自杀行为的病因学有关,海马在抑郁中起重要作用。

(王　淼)

# 第二节　相关临床研究

## 一、抑郁障碍的序贯治疗研究

抑郁障碍的序贯治疗(sequenced treatment alternatives to relieve depression,STAR * D)是一项在美国进行的多中心的、前瞻性的、随机化的、单盲、多阶段的针对门诊的罹患非精神病性症状的成年抑郁障碍患者的临床试验,由美国国立精神卫生研究所(National Institute of Mental Health,NIMH)资助。该试验共纳入 4 041 名患者,分为四个阶段。在第一阶段,入组的抑郁障碍患者接受为期 12～14 周的西酞普兰的单一药物治疗。在第二阶段,经过第一阶段治疗疗效不佳的患者被随机分配到四种转换治疗组(舍曲林、文拉法辛、安非他酮、认知疗法),或三种西酞普兰合并治疗组(西酞普兰合并安非他酮、西酞普兰合并丁螺环酮、西酞普兰合并认知疗法);在第二阶段中接受认知疗法(无论单一或合并治疗)疗效不佳的患者可以被随机分配到两种药物治疗组(文拉法辛和安非他酮)。在第三阶段,经过第二阶段治疗疗效不佳的患者被随机分配到两种药物治疗组(米氮平、去甲替林),或增效治疗组(碳酸锂或甲状腺激素合并西酞普兰、安非他酮、舍曲林、文拉法辛中一种)。在第四阶段经过第三阶段治疗疗效不佳的患者被随机分配到两种转换治疗组(反苯环丙胺、米氮平合并文拉法辛)。在每一阶段治疗有效的患者都分别进入为期12个月的随访。

STAR*D的主要疗效评价指标是汉密尔顿抑郁量表(17项版);次要疗效评价指标包括抑郁症状他评量表、心身功能状态量表、不良反应负担、患者满意度及卫生服务利用和成本等。疗效评定者不知道治疗分组;药物治疗疗效评定时点包括每个阶段的基线、第2周、4周、6周、9周及12周;心理治疗疗效评定时点则是在治疗的第1~4周时每周2次、在随后的8周里每周1次,共计16次随访。

STAR*D结果显示,第一阶段治疗的缓解率是28%,其中50%患者的症状缓解发生在治疗的前6周。第二阶段治疗的缓解率在17%~30%之间,该阶段的转换治疗组的各种药物的疗效差异没有统计学意义,如舍曲林、安非他酮缓释剂和文拉法辛缓释剂组的缓解率分别是27%、26%和25%;第二阶段中西酞普兰的两种药物合并治疗组的疗效差异也没有统计学意义,如西酞普兰合并安非他酮缓释组的缓解率是39%,而西酞普兰合并丁螺环酮组的缓解率是33%;另一个值得重视的结果是,在第二阶段中,无论是在转换治疗组(31%对27%)还是在合并治疗组(31%对33%),认知疗法组和药物治疗组的疗效差异都没有统计学意义,但相对而言,认知疗法组缓解的时间要长于药物治疗组(55天对40天)。第三阶段治疗的缓解率在12%~25%之间,该阶段的各种药物治疗组的疗效差异也没有统计学意义,如米氮平、去甲替林、碳酸锂及甲状腺激素增效治疗组的缓解率分别是8%、12%、13%和25%。在第四阶段,反苯环丙胺、米氮平合并文拉法辛缓释剂组的缓解率分别是14%和16%,差异也没有统计学意义。经过随访发现,与治疗有效的患者相比,各个阶段中症状缓解的患者的复发率更低,具体表现在第一阶段:59%对34%;第二阶段:68%对47%;第三阶段:76%对42%;第四阶段:83%对50%。这一发现提示我们,对抑郁障碍患者的治疗应该尽量使其症状达到缓解程度,以降低疾病的复发率。综合STAR*D四个阶段的治疗结果,抑郁障碍患者预后不佳的因素包括少数民族、社会经济状况差、共患DSM-Ⅳ轴Ⅰ和轴Ⅲ障碍、社会功能和生活质量低下、具有焦虑和抑郁气质等。

## 二、青少年抑郁障碍治疗研究

青少年抑郁障碍治疗(treatment for adolescents with depression study,TADS)是一项由NIMH资助的,多中心、随机化、单盲的青少年抑郁障碍治疗的临床试验。该试验旨在评估四种治疗方法-氟西汀、认知行为治疗、前两者合并治疗及在急性期的安慰剂治疗的短期(12周)和长期(36周)疗效。研究对象是12~17岁的青少年抑郁障碍的门诊患者。

该试验共分为四个阶段。在第一阶段,入组患者随机接受为期12周的上述四种治疗方法。其中,氟西汀的剂量是根据患者症状严重性和耐受性而定的可变剂量,起始剂量为10 mg/d,最大剂量为40 mg/d。在第一阶段结束时,疗效不佳的患者可以接受开放性的联合治疗,或服用安慰剂的患者可以接受开放性的药物/认知行为/二者的联合治疗。在持续6周的第二阶段第一阶段治疗有效的患者继续接受此前的治疗,而症状部分改善的患者则接受进一步的强化治疗(氟西汀、认知行为及二者合并治疗)-增加剂量(氟西汀可增加至60 mg/d)或治疗次数在为期18周的第三阶段,该试验主要研究了如何维持长期疗效的问题。在第四阶段,患者接受了为期1年的开放性的联合治疗的随访。

　　TADS 的主要疗效评价指标是儿童抑郁评定量表-修订版（Children Depression Rating Scale-Revised,CDRS-R)和临床总体印象-进步分量表；次要疗效评价指标包括对研究不知情的专业人员、患者、患者父母及医师等评定的关于抑郁症状严重性、症状改善、疾病所致损害和功能状态等指标。主要的疗效评定时间包括基线、试验第 12 周、24 周、36 周,次要的疗效评定时间包括试验第 6 周、18 周、30 周等。

　　该试验共筛选 2804 名青少年抑郁障碍患者,其中 439 名合格患者被随机化分配到第一阶段的四种治疗组中；具体而言氟西汀组 109 名,认知行为治疗组 111 名,氟西汀-认知行为联合治疗组 107 名,安慰剂组 327 名。在第三阶段结束时,上述四组完成试验设计的分别有 55、55、68 及 178 名患者。根据意向治疗分析,该试验结果显示治疗分组和时间的交互作用具有统计学意义 (P<0.001)。在治疗的第 12 周,联合、氟西汀及认知行为治疗组的有效率分别是 73%、62% 和 48%；在治疗的第 18 周,联合、氟西汀及认知行为治疗组的有效率分别是 85%69% 和 65%；而在治疗的第 36 周,联合、氟西汀及认知行为治疗组的有效率分别是 86%、81% 和 81%。其中,联合、认知行为及氟西汀治疗都可以降低患者的自杀观念,而前两者在这方面的疗效更胜一筹；氟西汀组(14.7%)的自杀事件高于联合(8.4%)、认知行为治疗(6.3%)组。最后,该试验结果发现,无论从公共卫生还是个体治疗角度,在治疗中、重度的青少年抑郁障碍患者时,为期 6～9 个月的氟西汀-认知行为联合治疗的疗效都优于氟西汀或认知行为的单一治疗。

## 三、青少年顽固抑郁障碍治疗研究

　　青少年顽固抑郁障碍治疗(treatment of resistant depression in adolescents,TORDIA)也是一项由 NIMH 资助的,多中心、随机化、双盲的临床试验,研究对象是 12～18 岁的某种选择性 5-羟色胺再摄取抑制剂治疗无效的抑郁障碍患者。入组患者被随机分配到四组,即氟西汀或西酞普兰组、文拉法辛组、氟西汀或西酞普兰合并认知行为治疗组、文拉法辛合并认知行为治疗组。随机分组治疗的疗程为 12 周,那些疗效明显的患者会继续 12 周的巩固治疗,随后所有的患者都将接受为期 1 年的随访。

　　该试验共入组 334 名患者,在治疗的第 24 周,38.9% 患者的症状达到了缓解。在治疗的第 12 周,与疗效不明显的患者相比,治疗有效的患者达到缓解的似然比更高(61.6% 对 18.3%),达到缓解的时间更快；而缓解的预测因素包括抑郁、焦虑、无助感、自杀观念症状轻,家庭冲突少,不共病心境恶劣、焦虑、毒品/酒精滥用及功能损害等。在治疗第 12 周有效的患者中,19.6% 的患者的症状在第 24 周时出现了复发。该试验结果表明,针对青少年顽固抑郁障碍患者的持续抗抑郁治疗可以使 1/3 左右患者的症状达到缓解。许多在前 6 周治疗有效患者的症状最终都达到了缓解,这提示针对青少年顽固抑郁障碍患者,早期治疗具有重要的意义。

## 四、难治性抑郁症的优化治疗策略研究

　　难治性抑郁障碍的优化治疗策略研究是一项在国内进行的多中心、前瞻性、随机化、双盲的针对门诊/住院的成年难治性抑郁障碍患者的临床试验,隶属于中国科技部"十五"国家科技攻关项目(2004BA720A21-02)和上海市科委"登山计划"项目(064119533)。该试验共纳入 375 名患者,为期 8 周,共验证了转换治疗和强化(增效)治疗两类策略的 8 种治疗方案。具体而言,根据简单随机化方法将患者分为八组,分别为帕罗西汀片 20 mg/d(n=45)、文拉法辛 225 mg/d (n=50)、米氮平 45 mg/(n=55)、帕罗西汀片 20 mg/d＋利培酮 2 mg/d(n=45)、帕罗西汀片

20 mg/d＋丁螺环酮 30 mg/d(n＝46)、帕罗西汀片 20 mg/d＋曲唑酮 100 mg/d(n＝47)、帕罗西汀片 20 mg/d＋丙戊酸钠 600 mg/(n＝39)、帕罗西汀片20 mg/d＋甲状腺素 80 mg/d(n＝48)其中前三组为转换治疗组,后五组为强化治疗组。该试验主要疗效评价指标是根据汉密尔顿抑郁量表-17 项(HAMD-17)计算的临床治愈率(HAMD-17 总分≤7),其次采用抑郁自评量表(SDS)、临床大体评价量表(CGI)评估急性期疗效;治疗不良反应量表(TESS)以及不良事件记录作为衡量各种治疗方案安全性的指标;36 项健康调查问卷(SF-36)和生活质量问卷(LSR 等观察其社会功能、生活质量的变化。除了上述指标,该试验还同时研究了难治性抑郁障碍患者的汉字工作记忆(fMRI/DTI)大脑局部葡萄糖代谢(PET/FDG)、脑电生理(P50 和 P300)及分子遗传(BDNF、MEK1、MEK2、Bcl-2)等方面。疗效评定时间包括基线、试验第 2 周、4 周及第 8 周等。

　　该试验结果显示,经过八周的治疗,上述八组的临床治愈率分别是 46.7%、42.0%、36.4%、26.7%、32.6%、42.6%、48.7% 和 37.5%。其中,对转换治疗组而言,帕罗西汀、文拉法辛和米氮平三组的完成率分别是 82.2%、82% 和 81.8%,多数患者耐受良好,只有帕罗西汀组的 1 个患者因不良反应而退出试验,但是三组的临床治愈率没有统计学意义的差异。对强化治疗组而言,虽然帕罗西汀合并利培酮组临床治愈率较小,但五组转换治疗组的临床治愈率的组间差异仍然没有统计学意义。这提示,那些经 2 种不同机制的抗抑郁药物治疗、但疗效不佳的难治性抑郁障碍患者经转换为帕罗西汀、文拉法辛和米氮平后疗效相当,均有良好的耐受性,并能在一定程度上提高患者的健康状况和生活质量。此外,帕罗西汀合并利培酮、丙戊酸钠、丁螺环酮、曲唑酮和甲状腺素治疗难治性抑郁障碍的疗效相当,耐受性良好,提示"强化/增效治疗"是一种值得推荐的治疗难治性抑郁障碍的良好策略。

　　此外,该试验的相关特征研究还有如下发现。

**(一)脑电生理相关研究**

　　以 17 项汉密尔顿抑郁量表(HAMD-17)焦虑/躯体化因子≥7 分界定为伴有焦虑症状,难治性抑郁障碍患者焦虑症状的发生率为 70%。与不伴焦虑症状者相比,伴焦虑症状组患者具有特定的临床特征,如年龄较大、女性倾向较高、首发年龄较晚、成年发病的倾向较高、抑郁程度更严重、更可能伴强迫症状等特点;年龄、抑郁严重程度、自杀观念和强迫症状可能是难治性抑郁障碍伴焦虑症状的危险因素。HAMD-17 总分(OR＝1.19,$P<0.01$)、绝望感(OR＝2.13,$P<0.01$)、不典型症状(OR＝1.44,$P<0.05$)和躯体疾病共病(OR＝2.84,$P<0.05$)是难治性抑郁障碍患者出现自杀观念的危险因素。

　　与健康对照相比,以 P50 为指标,难治性抑郁障碍患者 S2-P50 波幅显著升高,提示患者存在大脑注意阶段的早期信息处理能力降低,削弱了对外部刺激的聚焦,使大脑登录了大量相遇的无关刺激,从而引起感觉过载,干扰了正常的认知过程,最终产生精神症状。此外,两组在 S2/S1(%)、S1-S2、100(1-S2/S1)、S2/S1 和 100(1-S2/S1)这几个重要 P50 表达式的组间差异也有统计学意义,可见,难治性抑郁障碍患者有明显的感觉门控功能损害。难治性抑郁障碍患者治疗前后 P50 指标及三种表达式无显著性差异,但治疗前与 HAMD-17 评分有显著相关性,治疗后与 HAMD-17 评分无显著相关性。提示感觉门控损害可能是难治性抑郁障碍的一种属性标志。

　　仍然与健康对照相比,以 P300 为指标,难治性抑郁障碍患者表现为潜伏期显著延长和波幅显著降低($P<0.05$),其中所有指标的潜伏期和非靶 P2、靶 P3 的波幅与正常对照组均有极显著性差异($P<0.01$)。这提示,难治性抑郁障碍患者对刺激分类处理的速度显著减慢,表现为所有

指标的潜伏期显著延长,而大脑信息加工时有效资源动员的程度(即一些高级认知功能也有比较明显的损害。

## (二)神经影像相关研究

该试验采用 PET/FDG 技术分析了难治性抑郁障碍患者的局部脑葡萄糖代谢活动。结果显示,与健康对照组相比,病例组受检者双侧额中回(Brodmann 9/46 区)、左侧眶额皮质(Brodmann 11/47 区)、顶下小叶(Brodmann 40 区)、和腹侧前扣带回(Brodmann 24 区);右半球额下回(Brodmann 45/47 区)颞上回和颞中回(Brodmann 21/22 区),以及双侧背侧前扣带回(Brodmann 32 区)FDG 代谢水平显著降低($P<0.005$);而病例组左半球中央前回和中央后回(Brodmann 4 区)和右半球额内侧回(Brodmann 6 区)、颞上回(颞极)(Brodmann 38 区)、岛叶以及双侧小脑(左侧小脑和右侧小脑蚓部)等脑区代谢水平则显著增高($P<0.005$)。该结果提示,难治性抑郁障碍患者旁边缘系统-皮质通路的代谢模式呈交互性异常改变,即旁边缘系统代谢水平增高和皮质代谢降低并存。

凭借 fMRI 技术,以汉字工作记忆为指标,与健康对照相比,难治性抑郁障碍患者存在双侧BA9、左侧 BA6、左侧 BA47、左侧 BA7/40、双侧 BA32、左侧 BA11、右侧 BA10 等脑区激活减弱;经过八周抗抑郁治疗后,难治性抑郁障碍组在左侧 BA6、左侧 BA19、右侧 BA11 等脑区激活依然减弱。这提示,难治性抑郁障碍患者可能存在特征性的脑功能基础,工作记忆损害是难治性抑郁障碍的特征性指标。

另借助弥散张量成像技术(DTI),难治性抑郁障碍患者的双侧海马杏仁核附近以及额叶的FA(各项异性分数)值低于健康对照组。

## (三)分子遗传研究

与健康对照的相比,难治性抑郁障碍患者的 *BDNF MEK1*、*MEK2* 及 *Bcl-2* 基因的表达均存在统计学意义的降低;经过抗抑郁治疗后,患者的 *BDNF* 和 *Bcl-2* 基因的表达在治疗后显著上升,而 *MEK1*、*MEK2* 基因无显著改变。

借助 TAQMAN 探针 SNP 基因分型技术,以健康志愿者为对照,难治性抑郁障碍患者基因型和等位基因分布符合 Hardy-Weinberg 平衡法则,但两组 SNP 的基因型分布和等位基因分布上均无显著差异。经性别和是否难治分层后,均未发现显著差异。进一步就 2 个 SNP 进行联合分析,结果显示无显著性差异。

## (四)神经生化研究

与健康对照相比,难治性抑郁障碍患者的 $TT_3$、$TT_4$ 水平与健康对照存在显著差异,而 TSH的组间差异未达到统计学显著水平。提示抑郁障碍患者甲状腺功能存在一定变化,这种变化以女性患者明显,甲状腺激素水平与抑郁障碍患者的一些症状存在相关性。

## (五)认知功能研究

与健康对照相比,难治性抑郁障碍患者在认知功能的操作智商得分、WMS 记忆商数、长时记忆和短时记忆的图形拼凑和时空定向分测验评分及 WCST 完成分类数、总应答数、概念化水平百分数、NCT 粗分和净分均明显低于健康对照组;而 WCST 总用时、错误思考时间、持续性错误数和错误率均显著高于对照组。这提示想象力、抓住事物线索能力、手/眼协调能力及记忆、注意功能和工作记忆等认知功能损害可能是难治性抑郁障碍患者的特征性表现。

(王　淼)

# 第三节 临床表现

## 一、典型表现

多数人对抑郁症不陌生,但抑郁症与一般的"不高兴"有着本质区别,它有明显的特征,综合起来有三大主要症状,就是情绪低落、思维迟缓和语言动作减少与缓慢(运动抑制),俗称"三低症状"。

### (一)抑郁心境

抑郁症的基本特点是情绪低落,苦恼忧伤,兴趣索然。感到悲观绝望,痛苦难熬,有度日如年、生不如死的感觉。常用活着无意思、高兴不起来等描述其内心体验。典型者抑郁情绪有昼重夜轻的特点。常与焦虑共存。患者常自我评价过低,自责或有内疚感,对前途悲观失望,反复出现想死的念头或有自杀、自伤行为。有人将其概括为"三无三自"。即无助、无望、无价值感,自责、自罪、自杀(发展到严重时)。《红楼梦》中整天皱眉叹气、动不动就流眼泪的林黛玉就是典型的例子。

### (二)思维迟缓

思维联想过程受抑制,反应迟钝,注意力难于集中,记忆力减退。总是感觉脑子不好使,记不住事,思考问题困难,自觉脑子不转了,严重时患者觉得脑子空空的、变笨了。表现为主动性言语减少,语速明显减慢,思考问题费力。反应慢,需等待很久。

### (三)意志活动减退

主动性活动明显减少,语少、音低,生活被动,好像生活很懒散,不愿参加外界和平素感兴趣的活动,常独处。性功能减退、精力下降、浑身发懒、走路缓慢、睡眠障碍、疲乏,严重时表现不吃不喝、不语不动,可达木僵程度。最危险的是反复出现自杀企图和行为。

## 二、常见症状

随着人们对抑郁症认识的不断提高,临床中典型的三低症状已越来越少见。更多是表现为以下症状。

### (一)情绪症状

情绪症状是抑郁症患者最显著、最普遍的症状。抑郁症患者的情绪症状主要包括两个方面:抑郁心情和兴趣丧失。

抑郁症患者生活中,似乎充满了无助和绝望。如果让抑郁症患者描述他的心情,他往往会说:"悲哀、无助、绝望、孤单、不幸、垂头丧气、无价值、丢脸、惭愧、闷闷不乐、羞愧……"虽然抑郁症患者的基本情绪是抑郁,但他们的心情,或者说他们的抑郁情绪随时间的不同而不同。即使是在一天的时间里也会有所变化。一般来说,抑郁症状在早晨最明显,患者往往觉得几乎没有力量从床上起来,随着时间推移,情绪会慢慢好转一些,晚上的心情相对最好,能进行简短交谈和进餐。昼夜变化发生率约50%。

抑郁心境程度不同,可从轻度心境不佳到忧伤、悲观、绝望。患者感到心情沉重,生活没意思,高兴不起来,郁郁寡欢,度日如年,痛苦难熬,不能自拔。有些患者也可出现焦虑、易激动、紧张不安。

几乎和抑郁一样普遍的另外一个情绪症状是兴趣丧失。抑郁症患者往往体会不到生活的乐趣。过去感兴趣的事物,喜欢参加的活动,现在一点也引不起他们的兴趣。兴趣丧失往往是从某一些活动开始的,比如工作。但是,随着抑郁症状的发展,慢慢患者对几乎所有东西都失去了兴趣。体验不出天伦之乐,对既往爱好不屑一顾,常闭门独居,疏远亲友,回避社交。患者常主诉"没有感情了""情感麻木了""高兴不起来了"。

**(二)认知症状**

认知症状是抑郁症的另外一大症状。主要体现在无端地自罪、自责,夸大自己的缺点,缩小自己的优点,表现了一种认知上的不合逻辑性和不切实际性。

抑郁症患者对自己的评价总是消极的。这种消极思维,为他眼中的自己和未来,都蒙上了一层厚厚的灰色。一旦有挫折发生,抑郁症患者就会把全部责任归咎于他们自己。某些极度抑郁的患者,甚至相信他们应该为世上的不公正和不平等现象负责,他们应该为自己的"罪恶"而受到惩罚。

抑郁症患者消极悲观,内心十分痛苦、绝望,感到生活是负担,不值得留恋,以死求解脱,可产生强烈的自杀念头和行为。

**(三)动机症状**

抑郁症患者的动机症状体现在做任何事情都缺乏动力。我们不同的人有不同的动机水平。大多数人,都能够做到早晨按时起床,按时去工作或上学,能够积极寻找各种方法来娱乐我们自己以及他人。但是,对抑郁症患者来说,不要说积极寻找各种方法来娱乐自己,他们要开始做任何事情都是一件极其困难的事,需要做巨大自我斗争。严重的抑郁症患者,每天会披头散发躺在床上一动不动,终日茶饭不思,眉间紧锁,寡言少语,甚至以泪洗面。即使他们有所动作,动作也明显缓慢。患者常用"精神崩溃""泄气的皮球"来描述自己的状况。

**(四)躯体症状**

隐藏得最深的是抑郁症的躯体症状。食欲或体重改变是抑郁症的另一个标志。随着抑郁症状的发展,一切生物的、心理的快感都遗失殆尽。一些患者的胃口会异常大增,而更多的抑郁症患者的胃口常常不佳,即使是平时爱吃的人,美酒佳肴也勾不起他的食欲。抑郁症患者常常会变得消瘦。很多抑郁症患者都经历过持续的恶心、腹泻或便秘。睡眠也出现各种问题,晚上难入睡,即使睡着了,睡眠质量也很差,典型的睡眠障碍是早醒,比平时早 2～3 小时,醒后不复入睡,陷入悲哀气氛中。胃口不佳,睡眠不好,患者渐渐变得虚弱、疲劳。抑郁症患者的性生活也会受到影响,男性的勃起障碍和女性的性冷淡都是常见的现象。而各种躯体症状的出现,往往会削弱患者对躯体疾病的抵抗力。约有 65％的患者报告称抑郁症会伴有疼痛,包括头痛、背痛、肌肉触痛、关节痛。疲倦、眩晕及睡眠过多或过少也都是常见症状。

**(五)其他**

抑郁发作时也能出现幻觉、妄想、人格解体、现实解体等精神病性症状。因思维联想显著迟缓及记忆力下降,易影响老年患者的认知功能,出现抑郁性假性老年痴呆症。

(王 淼)

# 第四节 评估与诊断

与很多内外科疾病不同的是,由于抑郁症目前病因未明,因此临床至今还没有一种或者一系列的检查或者化验可以进行诊断,一些症状评估的量表可有助于医师对抑郁症状严重程度有量化的参考,但并不能作为诊断的依据。

## 一、抑郁症诊断标准

抑郁症目前诊断还是以临床诊断为主,目前使用的三个主要分类系统 CCMD-3、ICD-10(WHO,1992)和 DSM-Ⅳ-TR(美国精神障碍诊断与统计手册第四版,2000)。DSM-Ⅳ-TR 中诊断抑郁发作需要 9 条症状中至少符合 5 条。ICD-10 中诊断抑郁发作需要列出的 10 条症状中至少满足 4 条。

### (一)CCMD-3 抑郁发作诊断标准

抑郁发作以心境低落为主,与其处境不相称,可以从闷闷不乐到悲痛欲绝,甚至发生木僵。严重者可出现幻觉、妄想等精神病性症状。某些病例的焦虑与运动性激越很显著。

1.症状标准

以心境低落为主,并至少有下列中 4 项:①兴趣丧失、无愉快感;②精力减退或疲乏感;③精神运动性迟滞或激越;④自我评价过低、自责,或有内疚感;⑤联想困难或自觉思考能力下降;⑥反复出现想死的念头或有自杀、自伤行为;⑦睡眠障碍,如失眠、早醒,或睡眠过多;⑧食欲降低或体重明显减轻;⑨性欲减退。

2.严重标准

社会功能受损,给本人造成痛苦或不良后果。

3.病程标准

(1)符合症状标准和严重标准至少已持续 2 周。

(2)可存在某些分裂性症状,但不符合分裂症的诊断。若同时符合分裂症的症状标准,分裂症状缓解后,满足抑郁发作标准至少 2 周。

4.排除标准

排除器质性精神障碍,或精神活性物质和非成瘾物质所致抑郁。

诊断标准还根据症状严重程度、发病形式和病程转归,将抑郁症分为不同亚型,如轻性抑郁症(社会功能损害轻微),无精神病性症状的抑郁症(无幻觉、妄想或紧张综合征等精神病性症状),有精神病性症状的抑郁症(存在幻觉、妄想等症状),复发性抑郁症(2 个月前有类似抑郁发作),环性心境障碍(反复出现心境高涨或低落,病程 2 年以上),恶劣心境(持续存在心境低落,病程 2 年以上,很少有持续 2 个月的心境正常间歇期)。

### (二)ICD-10 抑郁发作诊断标准

抑郁发作有 3 种不同形式(轻度、中度、重度),各种形式的典型发作中,通常有心境低落、兴趣和愉快感丧失,导致劳累增加和活动减少的精力降低,稍做事情即觉明显的倦怠也是很常见的症状,其他常见症状包括:①集中注意和注意的能力降低;②自我评价和自信降低;③自罪观念和无价值感(即使在轻度发作中也有);④认为前途暗淡悲观;⑤自伤或自杀的观念或行为;⑥睡眠障碍;⑦食欲下降。

### 1.轻度抑郁发作

具有典型的抑郁症状,所有症状都不应达到重度。整个发作持续至少2周。轻度抑郁发作的患者通常为症状困扰,继续进行日常的工作和社交活动有一定困难,但患者的社会功能大概不会不起作用。

### 2.中度抑郁发作

整个发作至少持续2周。通常,中度抑郁患者继续进行工作、社交或家务活动有相当困难。

### 3.重度抑郁发作,不伴有精神病性症状

重度抑郁发作的患者常表现出明显的痛苦或激越。如以激越或迟滞这类主要症状为突出特征时,上述表现可不明显。自尊丧失、无用感、自罪感可以很突出。在极严重的病例,自杀是显而易见的危险。重度抑郁发作中几乎总是存在躯体症状。抑郁发作一般持续2周,但在症状极为严重或起病非常急骤时,依据不足2周的病程作出这一诊断也是合理的。

### 4.重度抑郁发作,伴精神病性症状

符合重度抑郁发作的标准,并且存在妄想、幻觉或抑郁性木僵。妄想一般涉及自罪、贫穷或灾难迫在眉睫的观念,患者自认对灾难降临负有责任。听幻觉常为诋毁或指责性的声音;嗅幻觉多为污物腐肉的气味。严重的精神运动迟滞可发展为木僵。若有必要,妄想或幻觉可进一步标明为与心境协调或与心境不协调。

### 5.复发性抑郁症

反复出现抑郁发作中所标明的抑郁发作历史,不存在符合躁狂标准的心境高涨和活动过度的独立发作。抑郁发作的起病年龄、严重程度、持续时间、发作频率等均无固定规律。发作间期一般缓解完全。

### 6.持续性心境障碍

表现为持续性并常有起伏的心境障碍,每次发作极少(即或有的话)严重到足以描述为轻躁狂,甚至不足以达到轻度抑郁。它们一次持续数年,有时甚至占据个体一生中的大部分时间,因而造成相当程度的主观痛苦和功能残缺。但在某些情况下,反复和单次发作的躁狂以及轻度或重度的抑郁障碍可叠加在持续的心境障碍之上。

### 7.恶劣心境

基本特征为相当长时间存在的低落心境,无论从严重程度还是一次发作的持续时间,目前均不符合轻度或中度复发性抑郁障碍的标准,但过去(尤其是开始发病时)可以曾符合轻度抑郁发作的标准。通常始于成年早期,持续数年,有时终生。若在晚年发病,通常为一次独立抑郁发作的后果,与居丧或其他明显的应激有关。

### (三)DSM-Ⅳ诊断标准

#### 1.抑郁发作诊断标准

(1)在连续的2周内有5(或更多)项下述症状,并且使原有功能的改变,其中至少有一项是心境抑郁或对活动失去兴趣或愉快感。不包括显然由于躯体情况所致的症状,或与心境不协调的妄想或幻觉。①几乎每天大部分时间心境抑郁,主观体验(例如,感到悲伤或空虚)或他人观察到(例如,流泪)。儿童和少年可以是易激惹。②几乎每天大部分时间对所有的或几乎所有活动的兴趣或愉快感显著减低(主观体验或他人观察到)。③没有节食时体重明显下降,或体重明显

增加(例如,一个月内体重变化超过 5%),或几乎每天都有食欲减退或增加。儿童要考虑体重没有得到预期的增加。④几乎每天都有失眠或睡眠过多。⑤几乎每天都有精神运动性激越或迟滞(不仅主观感到坐立不安或迟滞,而且他人能观察到)。⑥几乎每天都感到疲倦或缺乏精力。⑦几乎每天都感到自己无用,或有不恰当的或过分的内疚(可达到罪恶妄想的程度;不仅是为患病而自责或内疚)。⑧几乎每天都有思维能力或注意力集中能力减退,或者犹豫不决(主观体验或他人观察到)。⑨反复出现死的想法(不只是怕死),反复出现自杀意念但无特定的计划,或有自杀未遂,或有特定的自杀计划。

(2)症状不符合混合发作标准。

(3)症状引起具有临床意义的苦恼或者社交、职业或其他重要功能的损害。

(4)症状不是由于物质(如成瘾药物、处方药物)或躯体情况(例如,甲状腺功能减退)的直接生理效应所致。

(5)症状不能用居丧反应(即失去亲人的反应)来解释,症状持续 2 个月以上,或症状的特征为显著的功能损害、病态地沉浸于自己无用感、自杀意念、精神病性症状或精神运动性迟滞。

2.心境恶劣障碍诊断标准

(1)一天的大部分时间存在抑郁心境(主观体验或他人观察到)的天数比没有抑郁心境的天数多,至少已 2 年。

注:儿童和少年可以是易激惹,并且持续时间至少 1 年。

(2)抑郁时存在 2(或更多)项如下症状:①食欲减退或增加;②失眠或睡眠过多;③精力不足或疲倦;④自我评价过低;⑤注意难以集中或犹豫不决;⑥绝望感。

(3)在 2 年(儿童和少年为 1 年)中,不存在(1)、(2)项的时间一次不超过 2 个月。

(4)在障碍的最初 2 年(儿童和少年为 1 年)中,不存在重性抑郁发作,即症状不能用慢性重性抑郁障碍或重性抑郁障碍,部分缓解来解释。

注:可能先前有过重性抑郁发作,但在心境恶劣障碍发生之前已完全缓解(无明显症状已 2 个月)。此外、在心境恶劣障碍发生 2 年(儿童和少年为 1 年)后,可能附加重性抑郁障碍的发作,此时应下两个诊断。

(5)从未有过躁狂发作、混合发作或轻躁狂发作,从不符合环性情绪障碍的诊断标准。

(6)症状不仅发生于慢性精神病性障碍,如精神分裂症或妄想性障碍的病程中。

(7)症状不是由于物质(例如,成瘾药物、处方药物)或躯体情况[例如,甲状腺功能亢进症(甲亢)]所致之直接生理性效应所致。

(8)症状引起具有临床意义的苦恼或者社交、职业或其他重要功能的损害。

标明:(对于最近 2 年的心境恶劣障碍)。

美国精神疾病诊断与统计手册第五版(DSM-Ⅴ)与 DSM-Ⅳ 比较,外延变宽,内涵变细。DSM-Ⅳ中抑郁障碍和双相障碍均属心境障碍,而 DSM-Ⅴ 将其分为两类精神疾病。DSM-Ⅳ中抑郁障碍包括重性抑郁障碍(包括单次、反复发作)、心境恶劣障碍和其他未标明的抑郁障碍 3 种亚型。DSM-Ⅴ中抑郁障碍包括破坏性心境失调障碍、重性抑郁障碍(包括单次、反复发作)、持续性抑郁障碍(心境恶劣)、经前期烦躁障碍、物质和/或药物导致的抑郁障碍、由其他躯体问题引起的抑郁障碍、其他特定的抑郁障碍、非特定的抑郁障碍 8 种亚型。DSM-Ⅴ 还在典型抑郁障碍中增加了很多伴随症状,如伴焦虑症状、伴混合特征、伴忧郁特征、伴非典型特征、伴与心境一致的精神病性特征等。DSM-Ⅴ 将心境恶劣障碍和慢性抑郁障碍合并,称为持续性抑郁障碍。它要求成人病史持续 2 年以上,儿童和/或青少年持续 1 年以上,符合食欲紊乱、睡眠紊乱、精力不足和/或疲劳、自卑感、注意力和/或决策力差以及绝望这 6 条症状中 2 条以上的症状。DSM-Ⅴ将抑郁障碍和双相障碍从 DSM-Ⅳ的心境障碍中分别独立出来,它更强调与诊断和临床治疗相关的因素,并推荐 PHQ-9 作为抑郁严重程度的评估工具。

## 二、标准化评估

评定抑郁障碍的临床评定量表较多,但从其性质上看,大体可分为自评量表与他评量表两类。其中属于前者的有 Zung 抑郁自评量表(SDS),属于后者的有汉密尔顿抑郁量表(HAMD)。而从功能上看,抑郁症的评定量表又可分为症状评定量表和诊断量表。前者只能用于评估某些抑郁症状是否存在及其严重程度,多用于疗效评定、病情观察及精神药理学研究,不具有诊断功能,不能作为诊断依据(如贝克抑郁自评量表和汉密尔顿抑郁量表)。后者是伴随诊断标准编制的,为诊断标准服务的量表,使依据诊断标准而进行的诊断过程及资料收集标准化。属于诊断量表的工具主要有:①世界卫生组织(WHO)编制的《复合性国际诊断交谈检查(CIDI)》(1990),其依据的诊断标准为 ICD-10 系统;②DSM-Ⅳ轴Ⅰ障碍用临床定式检查(研究版,SCID-Ⅰ)(First 等,1996,目前已有中文版),主要与 DSM-Ⅳ配套使用;③《健康问题和疾病定量测试法》(RTHD),这是由我国自主知识产权的诊断评估工具,可与 CCMD-3、DSM-Ⅳ、ICD-10 等配套使用。

**(一)抑郁自评量表**

抑郁自评量表(self-rating depression scale,SDS)由美国心理学家 Zung 于 1965 年编制。

SDS 由 20 条以第一人称表述的陈述句组成,每个条目相当于一项症状,采用 1～4 四级评分,主要用于评定患者的主观情绪体验。20 个条目可以分四组,相当于抑郁症的四组特征性症状群:①抑郁心境,包含情绪低落、无用感、无望感、生活空虚感和无价值感等 5 条;②生理改变,包括晨重夜轻、睡眠障碍、食欲减退、性欲减退、体重减轻、便秘、心悸、易疲劳等 8 条;③心理效应,包含思考困难、能力减退、决断困难和兴趣丧失等 4 条;④行为改变,包括易哭啼、坐立不安和易激惹等 3 条。SDS 在许多国家都有修订本,中国也有相应的修订本(王春芳,1986)。全国量表协作组 1340 名正常成人测试结果总粗分为(33.46±8.55)分,标准分为(41.88±10.57)分,与国外报告结果接近。

SDS 属自评量表,一般情况下由被试自己填写,特殊情况下可有主试通过询问代为填写,通常适用于成年人、小学以上文化的人群,国内刘贤臣等已制定了青少年常模,故也适用于 12 岁以上儿童青少年人群。SDS 可在基层卫生机构、综合医院和学校等作为抑郁和焦虑的筛查工具,专业人员在临床或科研中可用于抑郁和焦虑严重程度定量评估和干预效果评价,评定时限为"目前"或"最近一周"。国内全国量表协作组建议:SDS 以粗分 41 分、标准分 53 分为划界值。可按标准分和指数分判断症状严重等级:标准分 50(指数分 0.60)以下为正常,50～59 分(0.60～0.74)为轻度抑郁,60～69 分(0.75～0.86)为中度抑郁,70 分(0.87)以上为严重抑郁。在用于评价治疗效果时,可根据减分率判断治疗效果,减分率=[(治疗前得分-治疗后得分)/(治疗前得分-20)]×100,减分率<25% 为无效,25%～50% 部分改善,50%～75% 为显著改善,75% 以上为临床缓解。

**(二)Beck 抑郁问卷**

Beck 抑郁问卷(Beck depression inventory,BDI)由 Beck 等(1961)编制,是最早被广泛使用的评定抑郁的量表,该量表最初是由检查者评定的他评量表,但后来已被改编成自我报告形式的自评量表。BDI是目前最常用的抑郁自评量表,它适用于成年之各年龄段,也有适用于儿童与少年的版本。在用于老年人时会有些困难,因为BDI涉及许多躯体症状,而这些症状在老年人可以是与抑郁无关的其他病态甚或衰老的表现。

Beck(1967)将抑郁表述为21个"症状-态度类别",Beck抑郁问卷的每个条目便代表一个类别。这些类别包括:心情、悲观、失败感、不满、罪感、惩罚感、自厌、自责、自杀意向、痛哭、易激惹、社会退缩、犹豫不决、体象歪曲、活动受抑制、睡眠障碍、疲劳、食欲下降、体重减轻、有关躯体的先占观念与性欲减退。其目的是评价抑郁的严重程度。

在最新的版本中,每一分数只有一种描述,21个类别的每类都分0、1、2、3四级评分,总分范围为0~63。尽管判断抑郁程度的临界值因研究目的而异,但作者提出的以下标准可作为参考:得分4分,无抑郁或极轻微;5~13分,轻度;14~20,中度;21分或更高,重度。

### (三)汉密顿抑郁量表

汉密顿抑郁量(HAMD)表由Hamilton于1960年编制,是目前使用最为广泛的抑郁量表,属于他评量表,评定抑郁症患者躯体和精神症状的临床访谈问卷。最初用于评估抑郁症患者症状的严重程度和治疗性改变,现在广泛用于各种抑郁障碍,包括躯体疾病伴发的抑郁症状,但最适合评估内源性抑郁症的临床症状。

国内有4个版本:HAMD-24、HAMD-21、HAMD-17和HAMD-6,其中HAMD-17最常用,Bech的HAMD-6包括抑郁心境、罪恶感、工作与兴趣、阻滞、精神焦虑、全身症状等6个条目。HAMD每个条目相当于一项症状,并有明确定义、实施方法、评分标准,24个条目可分成7组临床症状群(因子结构):①焦虑/躯体化,包含精神性焦虑、躯体性焦虑、胃肠道症状、疑病、自知力等5条;②体重,仅含体重减轻1条;③认知障碍,包含自罪感、自杀、激越、人格解体和现实解体、偏执症状、强迫症状等6条;④日夜变化,仅含日夜变化1条;⑤阻滞,包含抑郁情绪、工作和兴趣、阻滞、性症状等4条;⑥睡眠障碍,包含入睡困难、睡眠不深、早醒等3条;⑦绝望感,包含能力减退感、绝望感、自卑感等3条。评定时限为最近一周,一次评定约需15~20分钟。

HAMD具有很好的信度和效度。多数条目采用0~4五级评分,部分条目采用0~2三级评分(0=无症状,1=轻中度,2=重度),评定时限为"目前"或"最近一周"。原则上有精神科医师或相关专业人员实施,评定者不仅需有精神病理学知识,还需接受专门培训。评定时除直接询问来访者或知情人外,有些条目需通过观察或结合观察评分,目前国外有标准化结构式访谈指导。

统计指标包括总分、因子分和单项分。总分为各条目得分之和,因子分为所属条目得分之和,得分越高表示症状越严重。不同版本的划界分分别为:HAMD-21总分超过35分为严重抑郁、20~35分为中度抑郁、8~19分为轻度抑郁、小于8分为症状;HAMD-17总分超过24分为严重抑郁、17~24分为中度抑郁、7~16分为轻度抑郁、小于7分为症状;一般门诊患者的得分17~23分、住院患者通常大于24分,在研究中通常以16分为入组标准。HAMA的划界分为:超过29分为严重焦虑、21~29分为显著焦虑、14~20分为中度焦虑、7~14分为轻度焦虑、小于6分为正常,在研究中通常以14分为入组标准。

在用于评价治疗效果时,可减分率判断治疗效果,减分率=[(治疗前得分−治疗后得分)/治疗前得分]×100,减分率<25%为无效,25%~50%为部分改善,50%~75%为显著改善,75%以上为临床缓解。

### (四)认知偏差问卷

认知偏差问卷(cognitive bias questionnaire,CBQ)是为测量假定与抑郁有关的负性认知偏见而设计的。该量表测定两个维度：①抑郁；②认知歪曲。CBQ 试图评价 Beck（1967,1970）所提出的特定的认知歪曲，如过分泛化、断章取义、武断臆测性的推理判断方式、无视优点或好结果而夸大缺点或坏结局。该量表描述了常见于大学生或精神科患者的 6 种处境，其中 3 个针对人际关系，3 个针对自我成就。每种处境之后提出 3～4 个问题，这些问题代表了抑郁与歪曲两个维度的 4 种可能的组合：抑郁-非歪曲、抑郁-歪曲、非抑郁-非歪曲、非抑郁-歪曲。要求受试者回答当他处于这种境遇时的体验方式。得分是将抑郁-歪曲四种组合的得分值分别相比,分值范围为 0～23 分。

### （五）自动思维问卷

自动思维问卷（automatic thoughts questionnaire,ATQ）是为评价与抑郁有关的自动出现的消极思想的频度而设计的。用以找出抑郁患者表达自己认知体验的内在自我描写（Hollonetal,1980）。

ATQ 涉及抑郁的四个层面：①个体适应不良及对改变的渴求；②消极的自我概念与消极的期望；③自信不足；④无助感。所有条目均为抑郁消极体验，得分与抑郁程度呈正相关，也就是说，频度越高抑郁越重（例如："我毫无价值""我的将来毫无希望""我让人失望"）总分范围为 30（无抑郁或抑郁极轻）到 150（极度抑郁）。在原始文献中，未给出抑郁临界值，只给出抑郁者评分为 $79.6\pm22.3$,而非抑郁者为 $48.6\pm10.90$。

### （六）PHQ-9 抑郁症筛查量表

DSM-Ⅴ推荐使用患者健康问卷（patient health questionnaire,PHQ）-9 量表。PHQ-9 仅 9 个条目，但信效度比较好，更适合在临床实践中常规使用。它提供了量化指标，有助于临床决策。PHQ-9 可用于抑郁症的筛查，也可用于评估抑郁严重程度。

总分分类：0～4 分，没有抑郁症,注意自我保重；5～9 分，可能有轻微抑郁症，建议咨询心理医师或心理医学工作者；10～14 分，可能有中度抑郁症，最好咨询心理医师或心理医学工作者；15～19 分，可能有中重度抑郁症，建议咨询心理医师或精神科医师；20～27 分，可能有重度抑郁症，一定要看心理医师或精神科医师。

抑郁症的评定量表是临床诊断与评估过程中有用的工具，使用各种量表要适当掌握各量表的优缺点，取长补短。以上介绍的几种量表中，HAMD 最为流行，其他几个量表各有侧重点。应该注意，在使用这些量表时，必须结合病史、精神检查，并与诊断标准和定式检查相配合，才能发挥其应有的作用。

## 三、鉴别诊断

### （一）精神分裂症

精神分裂症病程中可出现抑郁症状,应注意鉴别。抑郁症是以情感障碍表现为主导症状并贯穿于整个病程，持续的情绪低落，伴随思维和行为改变，发作间歇期正常。而精神分裂症表现是以幻觉、妄想、思维逻辑障碍等为主要表现，与内心体验和周围环境不协调，发作间歇期多残留不同程度社会功能缺损。

### （二）继发性抑郁

抑郁症状可由脑器质性疾病、躯体疾病、某些药物和精神活性物质（如酒精、冰毒等）引起，二者鉴别点如下：继发性抑郁障碍应有明确的脑器质性疾病史、躯体疾病史，有药物和精神活性物质使用史；体格检查和实验室检查有相应的改变，可出现意识、记忆、智能问题；抑郁症状随原发疾病病情好转而好转,随原发疾病病情的加重而加重。

**(三)神经衰弱**

轻性抑郁常有头晕、头痛、无力和失眠等主诉,易误诊为神经衰弱,后者起病前有一定的心理社会因素,如长期紧张、用脑过度等,情感以焦虑、脆弱为主,主要临床相是与精神易兴奋相联系的精神易疲劳、心情紧张、烦恼和易激惹等情绪症状,及肌肉紧张性痛和睡眠障碍等生理功能紊乱症状。自知力良好,症状被动性大,求治心切。而抑郁障碍以情绪低落为主,伴思维迟缓,自卑、自罪、想死,及生物学症状(如情绪昼夜轻重,食欲、性欲下降等),自知力常丧失,不主动求治,可资鉴别。

**(四)躯体疾病**

隐匿性抑郁症是一种不典型的抑郁症,主要表现为反复或持续出现各种躯体不适和自主神经症状,如头疼、头晕、心悸、胸闷、气短、四肢麻木和恶心、呕吐等症状,抑郁情绪往往被躯体症状所掩盖,故又称为抑郁等位症。患者多不找精神科医师,而去其他科就诊。躯体检查及辅助检查往往无阳性表现,易误诊为其他躯体疾病。对症治疗一般无效,抗抑郁治疗效果显著。

**(五)单相抑郁和双相障碍鉴别**

单相抑郁与双相抑郁因治疗原则不一样,应加以鉴别。双相障碍,指发病以来,既有躁狂或轻躁狂发作,又有抑郁发作。典型发作表现:为发作性病程,间歇期正常。躁狂发作时,情感高涨,言语增多,活动增多,即协调性精神运动性兴奋;抑郁发作时,情绪低落,思维迟缓,活动减少等,即协调性精神运动性抑制。

双相障碍分为:双相Ⅰ型:躁狂发作明显且严重,又有重性抑郁发作;双相Ⅱ型:躁狂发作一般较轻,其抑郁发作明显而严重。

（王　淼）

# 第五节　治　疗

## 一、治疗原则

当前抑郁障碍主要是抗抑郁药治疗,其总体有效率为 $60\%\sim70\%$;心理治疗在于提高药物治疗的依从性、改变患者的负性自动思维、提升内在动力,对于轻症患者是重要的治疗手段,对于中至重度患者是有效的增效方式;物理治疗例如 MECT,可以作为抑郁障碍急诊状态,例如消极自杀行为的首选方法。同时,与 MECT 相类似,rTMS 对于难治性抑郁障碍患者有一定的疗效。

(1)治疗的每个阶段都应该对患者进行评估:对症状特点、诊断、治疗,以及影响药物治疗的躯体状况、患者社会功能、生活质量、药物经济负担等进行充分的评估。

(2)药物治疗时机的选择:对于本人不接受药物治疗或专业医务工作者认为不需要治疗干预也可以康复的轻度抑郁障碍患者,需要谨慎对待,通常应该在 2 周内进一步评估以决定是否用药;中至重度抑郁障碍患者应尽早开始药物治疗。

(3)个体化用药原则:全面考虑患者的症状特点、年龄、躯体状况、药物耐受性、有无合并症等个体的临床特征。

(4)单一用药原则:尽可能采用单一、足量、足疗程的治疗,当单药治疗以及换药治疗无效的情况下,可考虑两种作用机制不同的抗抑郁药物合并治疗。

(5)剂量滴定原则:起始剂量尽可能采用最小有效剂量、使不良反应减少,提高依从性,当疗效不佳时可以考虑增加至足量(有效药物的治疗剂量上限)。

(6)换药原则:如果用药时间充分(6~8周或8周以上)但仍无效或者疗效不佳,可以考虑换用同类另一种药物或作用机制不同的另一类药物。

(7)附加治疗、强化治疗原则:当换药治疗无效时,可考虑2种作用机制不同的抗抑郁药物联合使用以增加疗效,联合米氮平、米安色林或安非他酮的证据最充分;多种抗抑郁药联合治疗效应的证据较少。附加治疗/强化治疗包括锂盐、非典型抗精神病药以及甲状腺素 $T_3$ 等。

(8)停药原则:维持期治疗结束后在数周内逐渐停药,如果存在残留症状,最好不停药。在中止治疗后2个月内复燃危险最高,应在停药期间坚持随访。

(9)药物监管原则:治疗前应该向患者及其家人阐明药物治疗的具体策略、可能的药物反应或不良反应,需要家属或监护人监管药物及随访其反应,发现不良反应需要及时处理。

(10)共病治疗原则:积极治疗与抑郁发作共病的焦虑障碍、躯体疾病、物质依赖等。

(11)心理-社会-生物医学模式下的多途径联合治疗原则:心理应激是重要的发病因素,需要辅助心理治疗,同时积极处理患者的躯体疾病的共病。

## 二、治疗目标及理念

### (一)治疗目标

(1)提高临床治愈率,最大限度地减少病残率和自杀率,减少复发风险。随访发现,病情完全缓解(HAMD≤7)的患者复发率为13%,部分缓解(HAMD减分>50%)的患者复发率为34%。

(2)提高生存质量,恢复社会功能,达到真正意义的痊愈,而不仅是症状的消失。

(3)预防复发:药物虽非病因治疗,却可以减少复发风险,尤其对于既往有发作史、家族史、女性、产后、慢性躯体疾病、缺乏社会支持和物质依赖等高危人群。这与美国精神病学会(APA)2010年提出的3个总治疗目标"获得临床治愈,改善功能损害,提高生活质量"相符合。

### (二)治疗理念

治疗倡导全病程的理念,分为急性期治疗、巩固期治疗和维持期治疗。

1.急性期治疗(6~12周)

控制症状,尽量达到临床治愈。

2.巩固期治疗(4~6个月)

在此期间患者病情不稳定,复燃风险较大,原则上应继续使用急性期治疗有效的药物,剂量、用法保持不变。

3.维持期治疗

维持治疗时间的研究尚不充分,一般倾向至少2~3年,多次复发者主张长期维持治疗。持续的、规律的治疗可以有效地降低抑郁症的复燃/复发率。维持治疗结束后,病情稳定,可缓慢减药直至终止治疗,一旦发现有复发的早期征象,应该迅速恢复原治疗。

### 三、治疗策略

#### (一)急性期治疗

急性期优化治疗策略首要步骤是对症状的评估,包括评估症状严重程度和进展,以及既往药物和其他治疗方式及疗效的全面回顾。在此基础上采取多元化的治疗方式,包括药物治疗、心理治疗和物理治疗等。影响治疗方式选择的因素包括临床症状特点(轻度、中度或重度);伴随疾病和目前用药情况;患者的意愿;治疗费用及患者的治疗依从性。治疗中对治疗效果的充分评价也是非常重要的一步。治疗中监测的项目:①症状严重程度,对自己或他人的"危险"程度,是否有残留症状影响社会功能及生活质量;②对治疗的反应;③治疗的不良反应;④合并其他精神障碍,包括酒精依赖或其他物质依赖;⑤躯体状况;⑥转躁的线索。

#### (二)巩固期治疗

巩固期治疗的目的是预防复燃。有证据表明,对于首次发作并已经在急性期使用抗抑郁药治疗的患者,在患者症状缓解后需要继续巩固治疗,原则上应该继续使用急性期治疗有效的药物,治疗剂量不变。目前的研究显示,三环类抗抑郁药物及新型抗抑郁药物均能有效预防复燃,锂盐对于预防复燃也有一定的作用,认知行为疗法作为巩固期治疗的合并治疗方式之一,能有效降低复燃风险。对于电抽搐治疗有效的患者,可以继续给予 MECT 治疗巩固,尤其是使用药物和心理治疗进行维持治疗无效的患者。

#### (三)维持期治疗

为了降低抑郁症的复发风险,在巩固期疗程结束后,应该进入维持期的治疗。维持期治疗应当继续使用在急性期及巩固期有效的抗抑郁药,继续使用急性期治疗的剂量。当患者抑郁复发时,临床医师通常使用增加药物剂量、换药、合并用药或联合心理治疗来增加疗效。尽管维持期心理治疗疗效的相关研究很少,但有些研究仍然显示维持期的心理治疗是有效的。

#### (四)终止治疗

停止治疗之前,应告知患者存在抑郁症状复发的潜在危险,复发概率最高的时间是在结束治疗后的 2 个月内,并应确定复发后寻求治疗的计划。在 2 个月内逐步减量直到停药可以降低撤药反应。停药后,仍应对患者进行数个月的监督随访是否有症状复发。

抑郁障碍治疗及预后的 5"R"标准。

1.有效(response,R)

抑郁症状减轻,HAMD 减分至少达 50%或者 MADRS 减分率至少达到 50%。

2.临床治愈(remission,R)

抑郁症状完全消失 2 周以上,6 个月以下,HAMD≤7 或者 MADRS≤10,并且社会功能恢复良好。

3.临床痊愈(recovery,R)

患者完全恢复正常或缓解至少 6 个月。

4.复燃(relapse,R)

患者抑郁症状未达缓解或未达临床痊愈便出现反复和症状加重。

5.复发(recurrence,R)

痊愈后一次新的抑郁发作。

(王　淼)

# 第六节 预 防

随着社会平均寿命的增加,常常与抑郁症共病的慢性患者的寿命延长,广泛用药使得医源性的抑郁症的患病率增加。同时由于家庭照料减少,独居人数的增加,以及社会应激因素的升高,和人们对于精神健康的关注,对于精神疾病进一步深入的研究与更广泛的认识,抑郁症的患病率近年来出现明显增加的趋势。目前有 1.21 亿人患有抑郁症,患抑郁症的女性是男性的两倍,且患该病的年轻人也越来越多。每年有 80 多万人死于自杀,其中年轻人处于高风险范围中,占所有自杀人数的一半以上。与此同时,该病的负担在不断增加,抑郁症是精神残疾中的主要疾病,目前已成为全球疾病中给人类带来负担的第二位重要疾病。由于疾病本身导致的患者劳动力的丧失其患病还常常累及家庭及集体,不可避免地影响到劳动生产引发或加剧贫困。同时对患者的管理、安排和治疗护理,均会增加庞大的财政支出。各国付出的代价昂贵,美国每年因精神病的耗资大约占国民生产总值的 2.5%(1480 亿美元)。在英国精神病的总费用估计为 320 亿英镑。其中因工作能力降低和有关生产率损失,大约占这些费用的 45%。根据 WHO 推算,我国神经精神疾病负担到 2020 年将上升到疾病总负担的 1/4。抑郁症已成为各国均面临的一个重要的公共卫生问题。多年来各国的实践证明,只有较好地运用公共卫生的手段,才能做到早期发现、及时治疗,甚至将预防疾病的发生付诸实际。国际上随着疾病模式的转变和健康概念的更新,精神卫生服务的发展趋势和方向,不论发达国家还是发展中国家,正由传统的疾病人群的临床诊疗,拓展到亚健康人群的社区预防和干预;而纵观世界各国卫生经费的投入,均在加强专业预防理论、预防技术的研究和服务上加大了力度。因此,开展社会人群的预防,加强疾病的控制,建立和发展覆盖面更广、遏止精神疾病患病率上升更有效的预防和控制网络,必将成为全球性的趋势。但是由于精神病学的发展起步较晚,同时由于本专业自身基础理论的复杂性,有相当多的精神疾病的病因和内在的发展机制至今未明,其中也包括了抑郁障碍。迄今为止对于抑郁障碍的预防还处于探索的阶段。

## 一、抑郁障碍三级预防的主要内容

在 20 世纪 50 年代后期,Leavell 和 Clark 提出了"三级预防"概念。

### (一)一级预防

消除或减少病因或致病因素,防止或减少精神疾病的发生。一级预防为病因学预防,在于进行病因探索,预防危险因素,提高疾病的知晓率,加强患者的抵抗力,促进健康。是在发病前采取预防措施。从时间顺序上看,最早的预防应始于遗传期和胎儿期。同时,儿童早期的心理社会性生活环境对于精神疾病的预防也有较大意义。精神医学的预防工作涉及家庭、居住环境、学校教育、计划生育等方面,并且要重视教育—心理治疗方面的咨询。例如,一个早期预防的例子是对悲伤反应的处理,正常悲伤反应在内外致病因素的作用下,有可能发展为病态的悲伤反应。Clark(2001)进行的一项研究提示通过对抑郁症患者子女采取认知干预,抑郁症年发病率减少68%。一级预防的主要内容包括以下几点。

1.增进精神健康的保健工作

大力宣传重视精神健康、保持情绪稳定的重要意义,把预防、保健、诊疗、护理、康复、健康教育融为社区医护工作的一体。目的在于提高服务对象自我精神健康的保健水平,开展社会、心理及环境精神卫生工作,注意营养及科学的生活方式等。

2.特殊防护和预防工作

开展疾病监测、预防接种,减少因心理因素导致的疾病,消除精神疾病,减少致病因素,提高个体及家庭成员的适应能力,保护高危人群。

3.健康教育及心理咨询

注意心理卫生教育,培养个体的应变及适应能力,加强各生理阶段的精神卫生指导;开展各年龄阶段的精神卫生、心理咨询门诊,如家庭咨询、青春期少年心理咨询、高危儿童咨询、婚姻咨询、父母咨询,为某些教育者某些社会方案制订者开设咨询等。

我国提出了有关一级预防的目标,其主要项目有:2005年普通人群心理障碍健康预防知识知晓率达到30%,2010年达到50%;2005年,在校学生心理保健知识知晓率达到40%,2010年60%;2005年老年人及其家庭成员和照料者对老年性痴呆抑郁等精神疾病的常见症状和预防知识知晓率达到30%,2010年50%。

**(二)二级预防**

早发现,提高对抑郁障碍的识别率、早诊断、早治疗,提高治疗率,减少并发症(解决共病问题),争取良好预后,预防复发,对预测因子探索。二级预防的服务对象为精神健康危害发生前期及发病期患者,或需紧急照顾的急性期和危重患者,防止疾病进一步发展。

二级预防的主要内容包括以下几点。

(1)精神健康调查:定期对社区居民进行精神健康调查,确认引起精神健康的危险因素和相关因素。

(2)精神健康自我评定。

(3)指导疑似病例及早诊治:对有精神疾病的人群,要指导其及时就诊,明确诊断,接受治疗。要定期进行家庭访视,提供咨询及相应的医护干预。指导患者坚持治疗、合理用药,教会家庭成员观察病情、预防暴力行为和意外事件发生的方法。

(4)缩短住院期,早返家庭和社区:缩短患者住院时间,给予及时的治疗护理,使服务对象早日返回家庭及社区。

我国二级预防的目标为2005年,妇幼保健机构孕产妇心理行为问题识别率达到30%,2010年50%;2005年,重大灾害后受灾人群获得心理救助的比例达20%,2010年,50%;2005年,精神分裂症治疗率达50%,2010年达60%;2005年地市级及以上综合医院的抑郁症识别率达到40%,县级30%,2010年60%、50%;2005年抑郁症接受治疗的比例在现有基础上提高60%,2010年120%;2005年试点区老年性痴呆防治早期发现率达到50%,50%得到干预,2010年60%、60%得到干预。

**(三)三级预防**

做好精神残疾的康复,减少功能残疾,延缓衰退,减轻痛苦,提高生活质量,把精神残疾的预防和康复作为重要内容纳入初级卫生保健系统中去。三级预防的服务对象为需要康复和长期照顾患者,主要是发病后期的危机预防、特殊治疗、防止恶化、防止残疾。帮助患者最大限度地恢复社会功能,指导患者正确对待所患的疾病,使患者减轻痛苦,提高患者生活质量。

三级预防的主要内容包括以下几点。

1.防止疾病恶化

为做到患者在家庭、社会生活时能继续治疗,要指导慢性病患者或老年患者坚持治疗,督促患者按时按量服药,给患者心理上的支持,帮助患者创造良好的治疗、生活环境。使患者情绪稳定,配合疾病的治疗和康复。

2.防止病残

在医护过程中尽可能防止或减轻病残发生,使患者最大限度恢复心理和社会功能,预防疾病复发,要采取减少后遗症及并发症的有力措施。

3.做好康复医护工作

如建立各种工娱治疗站、作业站、娱乐站,对患者进行各种康复训练,同时进行健康教育、精神康复、疾病咨询等,使患者早日恢复家庭生活和回归社会。

4.指导并协助家庭成员调整出院患者的生活环境等

制订生活计划,努力解决患者的心理健康问题。

5.做好管理工作

做好管理工作包括康复之家、患者公寓、寄养家庭的环境布置、设施装备以及患者医疗护理文书管理等。帮助患者享受社会生活,预防疾病复发,减轻医院及家庭负担。同时结合工作中所获得的信息,分析社区服务对象的精神健康问题,制定出比较完善的社区医疗、护理、管理内容及相关制度。

我国三级预防的目标和相关措施主要有:2005 年精神疾病防治康复工作覆盖人口达 4 亿,2010 年 8 亿;2002 年建立国家精神卫生工作领导小组或办公室,2003 年省级,2005 年地市县级;2002 年建立国家精神卫生服务体系和网络,2003 年省级,2005 年地市、县级;2005 年培训 50% 精神卫生专业人员 2010 年 80%;2005 年完成 50% 基层医疗卫生机构和综合性医院从事精神卫生工作的人员培训,2010 年 80%;2005 年 70% 的直辖市和地市级至少 1 所综合性医院提供精神卫生服务,201 年 50% 以上县级至少有 1 所综合性医院能提供精神卫生服务。

## 二、抑郁障碍三级预防的具体措施

值得一提的是,抑郁障碍的预防和及时必要的治疗,常受到各种错误舆论和偏见的影响。因此,对精神疾病的预防前提是做好公众舆论工作和纠正错误与偏见。这些错误舆论和偏见的存在,是由于缺乏心理卫生知识,错误地把抑郁障碍当作对个人的威胁或危险加以防御,或者否认抑郁障碍的严重程度及拒绝治疗,造成患者耻到精神科的医疗机构去就医,耽误了疾病的及时治疗,有时甚至出现自杀和无法挽回的严重后果同时当抑郁障碍患者在急性病期过后,返回家庭和工作岗位时也会因此造成额外的困难。

三级预防的具体措施如下。

**(一)政府**

(1)将精神卫生服务纳入公共卫生体系建设。

(2)制定精神卫生政策,精神卫生立法。

(3)环境保护,维护社会安定和谐,减少来自社会的压力。

(4)提供更多的社会支持系统。

(5)在卫生院校及卫生工作人员在职期间的培训中引进有关抑郁障碍的教育性计划,以确保抑郁障碍的患者获得充分帮助与治疗。

(6)督促媒体致力于将有关抑郁障碍的健全信息带给普通大众,消除偏见。

**(二)医疗机构及专业组织**

(1)要发展抑郁障碍患者的综合治疗和康复计划。

(2)开展基础研究,病因学探讨。

(3)开展流行病学调查。

(4)宣传健康的生活方式,减少疾病。

(5)加强精神卫生知识的宣传,消除偏见。

(6)心理咨询,心理健康促进。

(7)心理热线/危机干预。

(8)早期干预。早期发现早期治疗、缩短病程、防止复发。

(9)指导做好康复护理工作。

(10)高危人群干预。

**(三)个人和家庭**

(1)了解精神疾病相关信息,消除偏见。

(2)树立健康的人生观,乐观积极的生活态度,情绪控制调节,及时缓解心理压力,促进心理健康。

(3)建立可靠的人际关系,增强自我的社会支持系统。

(4)日常活动规律的重要性:注意睡眠、饮食和运动。

(5)减少应激源,家庭成员的关心支持。

(6)及早发现,及早治疗。

(7)持续治疗,坚持门诊随访。

(8)其他合并疾病包括睡眠障碍,躯体疾病的治疗。

(9)制订自己可能存在的但必须预防的症状问卷,以明确自己疾病复发的早期迹象。

(王 淼)

# 第七节 抑郁障碍与人类免疫缺陷病毒

## 一、识别和治疗 HIV 阳性患者的重要性

有许多原因使抑郁成为感染人类免疫缺陷病毒患者的常见症状。抑郁障碍会使人易于出现性行为和吸毒行为,从而使其更容易被感染或传播 HIV。获知自己患了一种慢性、有潜在致命性的疾病,也会导致个体患抑郁障碍。HIV 是一种亲神经性病毒,在感染初期就能进入中枢神经系统并长期寄居,病毒本身就能导致抑郁症状。研究显示抑郁障碍使个体不愿接受逆转录治疗,加速了 AIDS 的发展,并导致早期死亡。

### 二、HIV 阳性患者的高抑郁障碍患病率

22％～51％携带 HIV 的个体患有抑郁障碍,由于研究方法和人群不同得出的比率也不。在 HIV 感染的人群中抑郁障碍是最常见的向精神科转诊的原因。转诊到精神科的 HIV 感染患者中,抑郁障碍的患病率在 8％～67％之间,超过 85％HIV 血清反应阳性的个体报告有抑郁症状。根据对已经发表研究的元分析,Ciesla 和 Roberts(2001)报道 HIV 患者患抑郁障碍的概率是血清检测阴性个体的两倍,在有症状和无症状的 HIV 患者中抑郁障碍的患病率相同。来源于社区的 HIV 阳性患者患抑郁障碍的比率较低,静脉注射药物和有高危行为女性的患病率最高。

### 三、HIV 患者抑郁障碍的低识别和低治疗率

在世界各个地方,包括美国,HIV 患者的精神障碍治疗率很低。如 HIV 成本和服务利用研究(HCSUS)所包括的样本中,将近一半患者被筛查出患有精神障碍,然而其中不到 1/3 的患者曾服用过精神科药物。该研究还发现非洲裔美国人和其他人群相比,治疗抑郁的药物处方量也存在明显的差距。越来越多的注意力开始关注对抑郁障碍的识别,这对于改善 HIV 病程有非常重要的意义。

用第 1 卷第三章的诊断标准可以来筛查个体是否患有抑郁障碍,然而抑郁障碍躯体症状标准对于在 HIV 患者中诊断抑郁障碍并不能发挥很好的指导作用,因为疲乏和失眠在 HIV 进展期也非常普遍。因此,关注抑郁障碍的心理学表现有助于在 HIV/AIDS 患者中更精确地诊断和评估抑郁障碍。

### 四、抑郁对 HIV 患者的疾病发展及结局有负性影响

抑郁障碍可以发生在 HIV 的任何病程(McDaniel and Blalock 2000),尽管抑郁症状的出现在该病的几个重要的关键点上可能性很大,如 HIV 最初检测抗体阳性,免疫系统的负性改变,以及机会性感染的出现。快速进展性患者,尤其是那些住院的患者,抑郁障碍的患病率更高。抑郁障碍与 HIV/AIDS 患者的患病率和死亡率有关联。实际上,抑郁障碍与 HIV 阳性患者的低免疫反应有关联。抑郁障碍的诊断与低 CD4 细胞计数及快速免疫功能减退和增加的死亡率有关联,即使患者有很好的依从性。抑郁症状与接受高效的抗反转录病毒治疗而依从性差有关联。

### 五、抑郁障碍对患者抗逆转录和其他治疗依从性有负性作用

很多研究发现抑郁障碍是 HIV 患者不依从治疗的重要预测因素。接受抗抑郁治疗的患者对抗逆转录治疗的依从性显著高于这些未接受治疗的患者,即使在诊断为抑郁障碍后间隔任何时间开始抗抑郁治疗,与没经过治疗的患者相比,疗效更好。Fogel 和 Mor(1993)比较了抑郁和非抑郁 AIDS 患者,发现抑郁的 AIDS 患者很少去护理之家寻找帮助,或者接受任何必需的帮助。然而,经过抗抑郁治疗,他们会改变主意。这些研究结果发现,适当的抗抑郁治疗,可以改善 HIV 阳性的抑郁患者对各种治疗的依从性。

### 六、抑郁障碍对于与 HIV 传播和预防的相关行为有负性影响

负性情绪状态,尤其是抑郁和焦虑一直被认为与危险性性行为有关,包括强迫性性交易、男

性之间的性行为或青少年期发生性行为或苯丙胺注射,以及与其他人群发生的性行为。抑郁障碍患者很少使用安全套或者使用方法不正确。

## 七、HIV/AIDS 患者中的抑郁障碍和自杀风险

HIV 阳性患者中自杀观念非常普遍(19%),与抑郁症状有关。AIDS 患者的自杀风险是普通人群的 16~66 倍,即使作为慢性疾病长期治疗后,自杀风险依然很高。

临床病例

D 女士,65 岁,被诊断为 HIV14 年,有很长的抑郁障碍病史,8 年前因为她从小要好的表姐因 AIDS 患肺炎死亡后,出现了自杀企图,过量服药。虽然目前没有主动要自杀,她称有一种持续的感觉,即如果她能"消失"的话,会更好。

## 八、HIV/AIDS 患抑郁症的常见危险因素

该病患抑郁障碍的危险因素,包括抑郁障碍病史、物质滥用、失业、缺少社会支持、使用消极的应对策略、HIV 相关的躯体症状以及多重损失。

## 九、HIV/AIDS 患者的抑郁障碍和常见共患躯体疾病

通常,与 HIV 共患的躯体疾病有结核(尤其在发展中国家)、丙型肝炎(全世界),这些疾病通常在对 HIV 患者进行常规医学检查时被发现。治疗与 HIV/AIDS 共患的躯体疾病的药物,例如丙型肝炎的治疗药物,常会引起抑郁症状。大约 20%~30% 使用聚乙二醇干扰素和利巴韦林治疗的患者,在治疗期间有出现抑郁症状,因此识别患者之前已患的抑郁症状,并且在治疗期间监测所有患者的病情变化、完整描述 HCV 治疗中的并发症非常重要。

## 十、常见精神疾病共患病

在患有抑郁障碍和 HIV 的人群中,患其他精神类疾病很常见,但是治疗 HIV 的人员很难识别出这些精神疾病,而无法给这些患者提供治疗帮助。在发达国家,物质滥用等问题,是 HIV/AIDS共患抑郁障碍患者最常见的精神疾病,并且同时患有物质滥用和精神疾病的患者,感染 HIV 的风险要比患单一精神障碍患者更高。例如,根据 CSUS 研究数据,估计大约 13% 的样本共患精神疾病和酒或药物依赖或酗酒。其中 69% 的物质依赖患者患有其他精神疾病,27% 患精神疾病的患者患有物质依赖。因此,在任何医疗机构,应当很谨慎地在患精神障碍的患者中认真筛查患者是否同时患有另一种精神疾病。

临床病例:K 先生,是一位 45 岁男性 AIDS 患者,从 20 多岁就有情绪和精神症状,在其30 岁后期和 40 岁初,他天天吸食可卡因,出现了严重的持续的偏执表现、幻觉、抑郁、社会性退缩。在过去两年,他已经戒掉了可卡因,虽然他还有一些夸大观念和对躯体症状的过度关注,他的幻觉和妄想消失了,并且社会功能明显改善。

## 十一、鉴别诊断

对 HIV 患者进行抑郁障碍的诊断,需要仔细的鉴别诊断,以排除其他可治疗的躯体疾病。抑郁障碍必须要与患者的悲伤、沮丧以及痴呆引起的淡漠相鉴别。抑郁和认知损害经常共存,这种情况下,应该对这类患者的抑郁障碍进行治疗。还需要排除中毒和戒断症状。

鉴别抑郁障碍患者的躯体症状和 HIV 的躯体症状或 HIV 治疗中出现的躯体症状非常困难。如,关注患者的快感缺失、有罪感和自杀观念,要比关注其睡眠和食欲紊乱重要得多。在 HIV/AIDS 患者中,最常报告的症状是抑郁和疲劳,患者因疲乏和抑郁寻求诊治时,需要评估上述两种症状。

正如 Bartlett 和 Ferrando(2006)所描述的那样,随着疾病的进展,HIV 对大脑的直接影响所致的神经精神并发症越来越多。常见的问题,包括注意力减退、精神动力迟缓、信息处理速度减缓、执行功能障碍等,以及在病情进展很快的患者中常见的言语记忆损害。神经精神症状的严重程度从亚临床表现到特异性的障碍,最普通的是轻微认知-运动障碍(MCMD)和 HIV 相关的痴呆(HAD)。与 HIV 相关的精神疾病症状表现,从淡漠到抑郁、躁狂和精神病性症状,类似于功能性精神病性障碍,需要彻底的鉴别诊断,排除所有其他可能的躯体因素,包括机会性感染、代谢问题、抗逆转录药物的不良反应,以及物质滥用或戒断症状。

临床病例:J 女士,32 岁,没有明显的躯体和精神疾病病史,因为咳嗽、发热以及消瘦来初级保健诊所诊治。因为患者有明显的情绪平淡、言语迟缓,尽管患者自称情绪很好,但是初级保健诊所的医师认为她有严重的抑郁,所以向精神专科咨询服务机构求助。磁共振影像检查显示其大脑前额叶有一较大范围的环状损伤,患者同时存在 CNS 弓形虫病和淋巴瘤。

## 十二、抗抑郁药治疗 HIV/AIDS

无明显症状和未接受抗逆转录治疗的 HIV 患者,其抗抑郁治疗与未患躯体疾病的抑郁障碍患者完全一样。进展期的 HIV 感染患者往往对药物的不良反应更敏感。如果患者接受着抗逆转录治疗或其他躯体疾病的治疗,进行抗抑郁治疗时需要考虑药物间的相互作用。在很多贫困国家,尤其是抗结核治疗,为 HIV/AIDS 患者选择抗抑郁药物治疗决策的研究证据很少,因为几乎没有这方面设有对照和大样本的临床试验。有小样本研究,纳入了不同严重程度和不同 HIV 病期的患者,结果显示很多三环类抗抑郁药物、所有的 SSRIs 类、米氮平、安非他酮、右旋安非他命有治疗效果。

为躯体疾病患者或者服用治疗 HIV 药物的患者开抗抑郁药处方时,最大的关心是药物间相互作用和药物重叠造成的毒性。对于已有肝脏疾病的患者、酒精滥用与丙型肝炎患者来说,后者尤其令人担心。考虑到与抗逆转录治疗药物间的相互作用,最大的关注是,与服用蛋白酶抑制剂,尤其是利托那伟和利托那伟强化药之间的药物相互作用。利托那伟是一种很强的 CYP2D6 酶抑制剂,能够降低去甲米帕明的清除率达 59%,从而导致去甲米帕明血药浓度较高。这只是少数几项研究抗抑郁药和抗逆转录药之间相互作用的体内研究中的一项研究数据。

大部分药物相互作用是从理论上预测的,结果可能与临床实践不同。如上所述,药物间相互作用的风险最常见于蛋白酶抑制剂,包括抗抑郁药血药浓度升高,以及相应的毒性。通常,接受蛋白酶抑制剂的患者开始抗抑郁药治疗时,最好是小剂量起始,缓慢增加剂量。虽然不常见,但是某些蛋白酶抑制剂可以降低一些抗抑郁药的血浆水平,如洛匹那伟/利托那伟可以降低安非他酮的血药浓度。从这个特殊的例子来看,最好是利用一些在线资源来检查药物间潜在的相互作用,因为目前一些新的抗逆转录药物不断上市,很难记住这些药物和精神药物间所有潜在的相互作用。

和对许多其他躯体疾病的影响一样,一些抗抑郁药的不良反应在癌症患者有时候可以被利用。如失眠是 AIDS 患者最常见的表现,镇静性抗抑郁药可能对这些问题的患者有效。神经性疼痛也很常见,三环类抗抑郁药物可以缓解。因此,考虑到患者的躯体症状有时可以指导最佳抗抑郁药的选择。

睾酮缺乏在男女性 HIV/AIDS 患者中均很常见,可以导致较严重的疲乏和其他躯体症状,这些症状可能会和抑郁障碍混淆。尽可能地检查和纠正这种缺乏非常重要。

### 十三、其他治疗 HIV/AIDS 患者抑郁障碍的有效方法

在贫穷国家,由于抗抑郁药供应不足,某些简短的心理治疗如人际间心理治疗和认知疗法,和其他心理教育项目可有效治疗 HIV/AIDS 患者的抑郁症状,改善患者的应对技能。在发达国家,HIV 患者经常服用多种药物,而这些非药物治疗方法也是重要的辅助治疗手段。

### 十四、结论

为 HIV 患者的抑郁障碍治疗提供社会-心理干预和药物干预,应该是 HIV 综合治疗的一部分。初级保健诊所努力改善 HIV 患者的结局,应该包括全程有效地治疗其精神障碍,如抑郁障碍,因为成功治疗这些精神障碍可以降低 HIV/AIDS 患者的共患病率和死亡率,改善其疾病结局,改善患者的生活质量,并降低 HIV 的传播。

（刘　　帅）

# 第八节　抑郁障碍与疼痛

### 一、抑郁和疼痛的关系

疼痛是一个复杂的、多维度的感知觉实体,不仅包括患者躯体方面具体的伤害体验,还受到个体人格、情感、认知、行为和社会关系等多种因素的影响。国际疼痛研究协会(International Association for the Study of Pain,IASP)把疼痛定义为"令个体感到不愉快的感觉和情绪体验,这种体验和实际发生的或潜在的组织损伤有关,也包括那些让患者有不愉快情绪体验的组织损伤。因为疼痛存在着显著的情感成分,因此疼痛通常被认为是主观的,当个体存在显著的情绪波动时,例如抑郁发作,那么疼痛感也会发生变化。

大量研究表明疼痛和多种心理因素之间存在着显著的相互影响。尽管有关抑郁障碍和疼痛的相互关系已经很明确,但是两者之间相互作用的具体方式还不是很清楚。个体对"疼痛程度"的认知受到心理因素,以及个体对疼痛意义的理解的显著影响。同时疼痛也影响着抑郁症状的发生及严重程度。前期研究表明,疼痛对功能影响的严重程度,对个体情绪的负面影响,比疼痛本身对个体情绪的负面影响更强。当疼痛和抑郁同时出现的时候,其治疗更加困难,原因在于两者之间相互促进。因此,有效治疗疼痛需要一种多模式的干预。

### 二、疼痛共患抑郁症的患病率

疼痛会显著增加抑郁症状的发生或抑郁障碍的患病率。约 30% 遭受持续疼痛折磨的患者会发展到临床水平的抑郁,且这些抑郁症状是因疼痛所致。一项世界卫生组织(WHO)的研究

表明,慢性疼痛的患者要比这些没有疼痛的患者,发展到符合诊断标准的焦虑与抑郁障碍的风险高出 4 倍。特别是,46%有胸痛主诉的患者、43%主诉腹痛的患者、40%报告头痛的患者、38%主诉背痛的患者以及 34%主诉关节与四肢疼痛的患者,都存在着心境障碍。事实上,研究者将抑郁与疼痛的相互影响与作用,称为"抑郁疼痛综合征"。而且,抑郁程度越严重,患者更可能报告疼痛,超过 50%的抑郁障碍患者会遭受明显的疼痛折磨,包括头痛、腹痛、咽喉疼痛、骨盆痛、面、颈、背痛与四肢疼痛。

许多躯体疾病,例如癌症、多发性硬化症、纤维肌痛、关节炎、人类免疫缺陷病毒(HIV)、慢性背部疼痛、肠易激综合征和头痛,通常会导致疼痛性躯体症状,增加患抑郁障碍的风险。例如,主诉疼痛的癌症患者与没有明显疼痛的癌症患者相比,更容易发展为精神障碍(主要是抑郁或焦虑症状的适应障碍或抑郁障碍)。反过来,悲伤情绪会引起患者的疼痛加重,尤其在癌症晚期。同样,疼痛治疗是使 HIV 和艾滋病患者保持其健康生活的核心部分,特别是在过去的 10 年间,治疗手段有很大的进步,可以显著增加患者的预期寿命。近期的研究估计 HIV 感染者,其疼痛患病率约为 30%到 90%以上,在疾病晚期,患病率更高。Rosenfeld 等(1996)证实了疼痛对生活质量的显著影响,他的研究表明在急诊 AIDS 患者中,疼痛的存在与严重程度与抑郁症状显著相关。

据估计,慢性疼痛患者(国际上认为是一种综合征,Bonica 1953)抑郁障碍的发生率在 22%到 87%之间。抑郁通常被认为是慢性疼痛的结果而不是原因,已有研究发现心理社会因素会增加慢性疼痛障碍发生的风险。在纤维肌痛(一种以广泛性疼痛、触痛、疲劳为特征的慢性疾病)患者中,终身患抑郁障碍的比例约为 34%到 62%。

## 三、共同的病因和通路

尽管疼痛与抑郁障碍之间相互作用的证据确凿,然而研究者也面临着挑战,就是识别其主要病因,以及谁因谁果。疼痛会促发抑郁障碍,反之亦然。慢性疼痛会导致功能和社会残疾,使患者产生挫败感、失去自尊、愉快感和注意力减退,这些会引起抑郁障碍发生。前瞻性研究也提示,抑郁会导致随后的躯体疼痛综合征,包括慢性肌肉骨骼疾病、头痛和胸痛。

抑郁与疼痛在生理机制和中枢脑区方面都明显的重叠。VonKorff 和 Simon(1996)提出了两种可能的模式来理解疼痛和抑郁的相互作用关系:某些个体对生理和心理症状具有遗传易感性,更可能将低落的情绪放大为躯体不适;明显疼痛造成的应激诱发或恶化心理症状。"疼痛门控原理"是一种长期以来被广泛接受的概念,用于理解情绪和躯体因素是如何相互作用,影响着疼痛的知觉。这个理论提出,伤害感受(例如疼痛)是"闸门",受到脊髓内传导疼痛信号的不同神经纤维类型、来自躯体的非疼痛刺激和来自大脑下行到脊髓的信号的调节,三者共同起作用,抑制或增强传入的伤害信息。其他有关疼痛和抑郁关系的理论强调了神经生物和生物行为过程,如皮质边缘敏化和点燃效应。疼痛也可作为抑郁的神经生物学的诱导剂。例如,长期的疼痛会导致中枢神经系统的结构改变,造成对慢性疼痛的易感性增加,进一步加大应激,触发一些化学变化诱发抑郁综合征。此外,5-羟色胺和去甲肾上腺素是调节情绪障碍症状和大脑疼痛调节环路起重要作用的神经递质。这些神经递质增强了内源性的疼痛抑制功能。一项有关对照治疗临床试验的荟萃分析结果显示,抗抑郁药可以显著减轻纤维肌痛、头痛、自发性疼痛、耳鸣和胃肠综合征的疼痛。同样,当5-羟色胺和去甲肾上腺素被阻断,抗抑郁药的疼痛缓解作用也随之被抑制。

### 四、评估问题和危险因素

抑郁和疼痛与许多危险因素和结局有独特的关联,当抑郁和疼痛同时发生时,这些关联就被加强。慢性疼痛的患者时常会存在人格障碍和不良的应对方式。在初级诊所就诊的患者中,不同疼痛部位的数量可能是预测抑郁障碍的最强因子。针对癌症患者的研究发现,抑郁障碍和疼痛与不同的社会-心理因素有关,如无助感、更严重的认知损害和快速死亡的愿望。抑郁和疼痛共病也与睡眠障碍、较差的职业功能和较低的生活质量相关联。疼痛和抑郁的治疗很复杂,因为情绪低落对疼痛治疗的依从性有负面影响,会增加不依从治疗和滥用药物的风险。对于临床医师来说,要意识到抑郁和疼痛共病患者的高自杀风险尤其重要,当存在这些风险因素时,要为患者提供积极的治疗和严密的监测。

临床病例:疼痛和抑郁症状的相互作用。

S女士,是一位57岁的已婚女性,广告公司的主管,有反复发作的抑郁障碍病史。从二十几岁患了抑郁障碍开始就断断续续有过几次抑郁障碍复发,接受抗抑郁药和长期心理治疗的联合治疗有中等疗效。S女士在四年前被诊断为宫颈癌,并且接受了手术和化学治疗。她的病情得到了缓解,近期病情复发,并且转移到了骨盆、肝脏和脑。当S女士感到骨盆疼得越来越厉害时,她对周围越来越感到无望。她有时甚至想,照这样下去不如一死了之。她避免与她的医师和家人谈论疼痛和未来的情况。她认为这是她的抑郁障碍复发了,而这最终能够过去。不到一周,S女士因为骨盆的不适感到行走越来越困难。她丈夫对于她残疾的加重和疼痛的程度变得非常关注,鼓励她找肿瘤科医师。S女士在她后来的就诊中报告了她的症状,对于疼痛的治疗,医师给她提供了几个选择,并将她转诊到精神肿瘤学的精神科医师接受治疗。S女士开始规律地服用镇痛类药物并定期到精神科医师就诊,医师给她开处了度洛西汀(因为它具有缓解疼痛和抑郁症状的作用)。4周内,S女士报告说躯体的疼痛明显减轻,情绪改善,可以与她的家人共享快乐时光,重新参加有意义的活动。

### 五、鉴别情感障碍与疼痛

在因躯体疾病所致疼痛的患者中进行抑郁障碍的诊断很困难,因为躯体疾病的症状和抑郁综合征的症状有重叠。尽管一半过度使用医疗资源的患者有精神痛苦,但是在初级保健诊所中,有疼痛的患者很少被诊断为抑郁,而这是最常见的精神痛苦。据估计约50%的抑郁障碍患者从未被初级保健诊所医师诊断出抑郁障碍,有疼痛的抑郁患者,这也是经常使用医疗服务资源的患者,却很少使用精神卫生服务资源,因此,这些患者常不能得到适当和足够的治疗。

抑郁最适合的评估是系统的诊断性访谈,使用自我报告的评估方法或视觉模拟评分量表,例如痛苦测量计,也可以提供一些有用的辅助性信息。当不能进行完整的评估时,大体评估抑郁和疼痛也有助于识别这些需要进一步评估或治疗的患者。患有虚弱性疾病的患者,当患者存在快感缺失时(这是抑郁障碍诊断标准中两种核心症状之一),医师更应该仔细考虑,因为躯体疾病患者经常存在功能减退而限制其参加活动。如果患者还对活动丧失兴趣,包括丧失与家人和朋友交往的兴趣时,就达到了抑郁障碍的诊断标准,在满足抑郁障碍临床诊断标准的患者中,出现的难以解释的躯体疼痛(包括头痛、胃肠痛和背痛)常被作为具有文化特征的痛苦来描述。在此情况下,应当用系统和敏感的评估来识别其精神症状。由于在初级保健诊所很少用系统和敏感的精神访谈诊断工具,因此抑郁障碍在全球都可能被低估了。然而,当躯体因素没有被确定时,临床医师应该谨慎不要过度依赖于心理因素来解释那些持续性疼痛或对治疗缺乏疗效的疼痛。

### 六、文化因素的考虑

传统上,研究者们认为非西方国家的患者更可能报告其躯体症状,否认精神症状,这种现象主要是因为当地文化认为精神科疾病的病耻感所致。例如,在中国很多地方,流行病学研究发现"抑郁障碍"的诊断被视作:"道德上不能接受,经历中毫无意义",患者常忍受着症状的不适,"内心感受着很大压力",以及身体上的疼痛和疲乏,但是不承认悲观和绝望(Kleinman 2004)。值得注意的是,最近一篇对社区调查和临床研究的综述,对上述理论的实用性提出挑战,综述发现西方和非西方国家,精神和躯体症状近乎相似。研究者因此开始调查全球其他造成抑郁诊断不一致的预测因素。

世界卫生组织(WHO)对 14 个国家(5 大洲)初级保健诊所评估的 5447 例抑郁和躯体形式障碍的患者数据进行分析,发现 45%～95%符合抑郁障碍标准的患者报告了躯体症状。在这些抑郁的患者中,如果直接询问患者,11%的人会否定其抑郁症状。不到初级保健诊所医师定期随诊的患者,躯体症状更常见,这提示除了文化背景的差异,可利用的健康保健服务体系的特征也会明显影响抑郁障碍患者是否会报告其躯体症状。

研究发现,疼痛的体验和表达受到种族、人种以及在某些社会中性别组成等因素的影响。需要指出的是种族和人种有时能反映患者的社会-经济状态,种族和人种本身也是残疾、疼痛体验和表达、是否能获得健康保健的重要预测因素。种族和文化因素的影响也受到卫生保健专业人员的反应以及交流障碍的调节。

(刘　帅)

# 第九节　内分泌疾病与抑郁障碍

## 一、概述

最早被发现出现抑郁症状的内分泌疾病是库欣和艾迪生综合征,在那以后文献中多有提到。激素水平过高(或激素缺乏),尤其是肾上腺激素和甲状腺激素,可以直接引起或通过神经肽而导致抑郁障碍。

除了按照第一卷中推荐的抑郁障碍的一般治疗方法外,医师应该在内分泌疾病全程监测患者的情绪波动情况。这些患者会自杀,或故意拒绝治疗、绝食、拒绝其他维持生命的必要治疗或处理,这往往会掩饰其抑郁障碍。一个例子就是糖尿病患者拒绝使用胰岛素。食欲和睡眠紊乱也是内分泌疾病中经常出现的症状,但这些症状并不能鉴别患者是否伴有或不伴有抑郁障碍。但是在内分泌疾病伴有抑郁症状的患者中,更常见的症状是思考能力下降、犹豫不决等症状。

糖尿病患者会限制饮食,高催乳素会伴有阳痿,肢端肥大会出现形体障碍,这些都可能引起患者的紧张、敌对、坐立不宁或淡漠,很多病例还可能出现厌恶社会的反应(Lipowski 1985)。任何症状都会使抑郁障碍进一步恶化。

## 二、库欣综合征

抑郁症状常出现在库欣综合征的躯体症状之前，易激惹是主要特征，占86％。库欣综合征经常被误诊为难治性抑郁障碍。类固醇抑制剂，如美替拉酮，治疗库欣综合征患者的抑郁症状的疗效要比抗抑郁药疗效好。治愈库欣综合征后绝大多数患者的抑郁症状自行痊愈。

## 三、糖尿病

糖尿病是最常见的内分泌疾病，一般人群的患病率为1％～2％。糖尿病患者患抑郁障碍的比例在9％～27％之间，社区一般人群的患病率为4％。据报道超过40％的糖尿病患者有明确的和持续的抑郁症状。糖尿病患者出现抑郁症状与一系列因素有关，包括糖尿病本身给患者身体上造成的痛苦和对社会功能的影响。已经有人提出了假说，认为抑郁障碍和糖尿病有相同的病因，包括HPA轴活性增强、组织缺氧、遗传异常和自身免疫过程异常。

值得注意的是患抑郁障碍的糖尿病患者很可能不依从糖尿病的重要治疗过程，包括持续监测血糖、体育锻炼、饮食、药物和剂量调整、对症状和潜在并发症的监测，以及保持与卫生保健提供者的联系。已经发现抑郁对糖尿病预后有明显的负性影响，大血管并发症的风险增高2.5倍，微血管并发症增高11倍，死亡率增高5倍。

非胰岛素依赖型糖尿病（NIDDM）患者的抑郁障碍常先于糖尿病症状出现，和其他躯体疾病一样，其实是增加了非胰岛素依赖性糖尿病的发病风险。另外，来自大型流行病学研究的资料显示抑郁障碍疾病严重度和2型糖尿病的发生风险显著正相关。中重度抑郁障碍患者患2型糖尿病风险是普通人群的2倍；最严重的抑郁患者2型糖尿病的发病风险超过60％。相反，在胰岛素依赖型糖尿病患者中，抑郁症状更有可能出现在糖尿病（IDDM）发病后，高糖血症的程度与抑郁障碍的严重度相关。

糖尿病患者中抑郁障碍的临床特征包括抑郁障碍、心境恶劣和躯体性抑郁，发生率分别是59％、26％和15％。2型糖尿病患者心境恶劣通常更多见，常出现在患糖尿病后不久。在1型糖尿病、2型糖尿病患者中抑郁障碍和躯体性抑郁的发生率近似。躯体性抑郁常发生在重度糖尿病患者（如糖尿病病史较长，超过10年以上，有较高的急慢性并发症、糖尿病昏迷和酮症酸中毒），主要特征是虚弱症状。

在糖尿病患者中诊断抑郁症状时，医师要意识到两种疾病有很多相同的症状。这些重叠的症状需要医师的特别注意，因为可能使医师对糖尿病症状估计过重，这些症状可能完全或部分是抑郁障碍的症状表现。识别抑郁障碍"纯粹的"躯体症状有助于诊断和监测糖尿病患者的抑郁。

治疗糖尿病患者的抑郁症状时，应该意识到去甲肾上腺素能抗抑郁药（如三环类抗抑郁药、文拉法辛）会增加胰岛素抵抗并恶化糖尿病。另一方面，SSRIs类药物可以减轻胰岛素抵抗并有助于控制糖尿病。

## 四、抑郁障碍的神经激素理论

研究库欣综合征抑郁障碍的发病原因激发了一系列关于抑郁障碍神经激素机制的研究。这些研究提示内分泌和精神障碍存在共同的病因学机制。20世纪60年代早期，Sachar（1967）报道抑郁障碍 HPA 轴活性亢进,表现为基础皮质醇分泌增加、尿游离皮质醇水平升高与生物节奏紊乱,进一步研究使用地塞米松抑制实验(DST),是 Liddle in 在 1955 年引进,作为库欣综合征的诊断性试验,发现抑郁障碍患者,尤其是在那些有明显生物学和心理学特征的患者,有很高比例的地塞米松脱抑制。Carroll 使用上述方法作为诊断抑郁障碍的特殊方法。最近研究发现地塞米松抑制实验对抑郁障碍患者自杀行为有一定的预测作用。

Reus(1984)提出了一个心理躯体谱,描绘了从间歇和短暂的库欣症状到间脑性库欣综合征,其抑郁障碍患者的病理范围,即 HPA 轴活性从轻度异常到极度亢进。Fava(1994)提出了一个"两阶段模型"来解释抑郁障碍的病理机制和库欣综合征。第一阶段为主要机制,两种疾病都常见;在此阶段,应激性生活事件增加了糖皮质激素释放激素(CRF),造成生物胺神经递质异常,导致垂体细胞间-肾上腺激素水平变化。第二阶段,抑郁障碍和库欣综合征随 HPA 轴激活而表现出来,在抑郁障碍中 HPA 轴的激活是可逆的,而在库欣综合征中却不可逆。

## 五、艾迪生病

与库欣病相似,抑郁症状也先于艾迪生病症状出现,抑郁障碍的病理与 CRF、促肾上腺皮质激素(ACTH)的分泌增多有关,因为缺少糖皮质激素造成生物胺神经递质失衡。各种原因所致的肾上腺皮质激素不足是抑郁障碍的高危风险因素。艾迪生病患者中抑郁障碍和情感障碍的患病率是其他肾上腺皮质激素不足疾病(如骨质疏松患者)抑郁障碍患病率的 2 倍。类固醇替代治疗能快速改善轻中度患者的抑郁症状,对于极重度的患者应该选用 ECT。

## 六、甲状腺功能亢进症(甲亢)

Kathol 和 Delahunt(1986)报道有 30% 的甲亢患者患有抑郁障碍,40% 患者有焦虑障碍和惊恐发作。这些患者出现精神症状的病理机制可能与甲状腺激素的神经调节作用有关,以及 α 肾上腺素受体对儿茶酚胺类激素的反应有关。甲状腺激素水平过高会造成患者焦躁,而促甲状腺激素释放因子(TRH)是脑内源性有增强作用的物质,诱导一些行为效应,如觉醒水平增高。应激性生活事件是造成甲亢的原因之一。

大部分患者的抑郁症状随着甲状腺抑制治疗和甲状腺功能正常化后缓解,严重患者可以选用抗抑郁药和 ECT 治疗。心理治疗用于甲亢伴抑郁的治疗往往无效。

Lahey(1931)的一项早期研究中描述了一种冷甲亢,这种患者并不表现出甲状腺激素增多的典型临床症状;相反,患者表现为淡漠、心血管症状和抑郁障碍。这种情况下,抑郁症状随着甲亢的治疗逐渐缓解,但对抗抑郁药治疗反应差。

## 七、甲状腺功能减退症(甲减)

抑郁障碍、偏执性障碍和痴呆常发生在甲减患者中,而且先于躯体症状出现。抑郁症状会在甲状腺切除术、甲状腺炎和锂治疗后甲减状态下发生(尽管停止锂治疗后会逆转)。大约 10% 的抑郁障碍患者表现出一定程度的甲减,表现为亚临床特征,进行 TRH 检测时才能发现。锂盐治疗后和女性产后出现无症状性自身免疫性甲状腺炎和亚临床性甲状腺炎,这些患者患抑郁障碍的风险更大。

甲减所致的抑郁症状不会随甲状腺替代治疗而改善,常需要联合抗抑郁药治疗。对于难治性抑郁障碍,包括快速循环型双相障碍,甲状腺素或三碘甲状腺原氨酸可以和抗抑郁药合用,这些药应逐渐增加剂量,起始用低剂量,避免产生心血管问题或药源性精神病性障碍。

## 八、甲状旁腺障碍

甲状旁腺障碍的抑郁症状与高钙血症或低镁血症有关。钙、镁浓度调整正常后,抑郁症状会在几周内缓解,有些病例需要抗抑郁药治疗。

甲状旁腺功能减退常出现在甲状旁腺切除术后,1/3 的患者可能出现焦虑、易激惹,以及意识模糊,Fourman 等(1967)报道 40%的甲状旁腺功能低下患者易患中重度抑郁障碍,钙治疗后症状会改善。

## 九、高催乳素血症

高催乳素血症的显著特征是性欲下降,且会引起抑郁和焦虑障碍。发现儿童期被忽略或被虐待,易使患儿长大后患抑郁障碍和内分泌疾病。高催乳素血症导致闭经的女性患者与其他闭经但催乳素水平正常的女性相比更易出现抑郁症状、敌对和焦虑。与对照组相比,高催乳素血症男性患者更易出现抑郁症状,并且更严重,抑郁症状的严重程度与其他疾病中的抑郁障碍相似。这些发现提示与高催乳素血症相关的行为主要依赖于性激素的相互作用。

一些研究发现高催乳素血症的产后女性比正常催乳素的产后女性更易产生敌对情绪。但是,Abou-Saleh 及其同事发现(未发表资料,1997),与非产后和非抑郁女性相比,产后抑郁症状、低催乳素水平和低催乳素/黄体酮比例相关。高催乳素血症的抑郁障碍对抗抑郁药治疗的效果较差。溴隐停会减少催乳素水平,抑郁症状会随着催乳素水平降低而好转,然而溴隐停是多巴胺类药物,会加重妄想或精神病性症状。

## 十、治疗内分泌疾病的药物

下列药物经常用于治疗某些内分泌疾病,可能会诱发抑郁症状。

### (一)皮质醇激素

使用皮质醇激素会产生皮质醇代谢障碍,诱发情绪、思维和行为的改变。危险因素包括:女性、系统性红斑狼疮、剂量变化过快和使用高剂量。抑郁症状可能出现在治疗早期或停药后。高剂量糖皮质醇激素会诱发躁狂或妄想,需要积极治疗。

处理糖皮质激素治疗所致的抑郁障碍包括减缓剂量滴定速度、尽可能避免使用高剂量。隔天一次类固醇激素治疗比每天治疗更适宜。三环类药物可能会加重类固醇激素诱发的精神病性症状,因此应该避免使用类固醇激素时使用 TCAs。

### (二)合成类固醇

抑郁和躁狂综合征与使用合成类固醇有关。这些药物常处方治疗强直性肌肉营养不良、性腺机能减退及相关障碍;举重和其他运动员经常滥用此药。仅在美国就有超过 1 百万人使用过合成类固醇。22%使用上述药物的人有情绪障碍,且有剂量依赖性。戒断会产生抑郁症状;合成类固醇戒断后出现的抑郁症状经 SSRI 类药物治疗有很好的疗效。

(刘　帅)

# 第十节 儿童青少年与抑郁障碍

儿童青少年抑郁障碍较少见,但发病率近年有升高趋势。少年中有社交焦虑障碍和抑郁症状的人,在青年阶段发展为抑郁障碍的危险增加。儿童和青少年抑郁障碍对患者生理和心理发育不利。多数儿童青少年抑郁症患者在今后仍会复发,一些青少年的抑郁障碍可持续到成年。儿童青少年情感障碍通常分为原发性情感性障碍和继发性情感障碍。原发性情感性障碍又分为单相和双相情感性障碍;继发性包括由于躯体疾病、脑器质性病变或其他精神病所致情感性障碍。发病除遗传易感因素外,儿童心理上的"丧失",如丧失亲人、与父母分离、母爱丧失及家庭欢乐的丧失等,对发病具有重要影响。

儿童和青少年抑郁症表现与成人基本相同。临床主要表现为心境抑郁、兴趣减少;自我评价低,认为自己是坏孩子,有自责、自罪及无价值感;精神运动性抑制,言语和动作减少,反应迟钝;不愿意和小朋友玩,较孤独;乏力、食欲减退和睡眠障碍等。但儿童和青少年可能不会像成人一样描述自己的悲伤或抑郁情绪,有时通过厌烦、孤僻甚至愤怒表现来表达悲伤。儿童还不具备和成人一样的描述及理解情绪的语言能力,因而,他们往往通过行为来表达抑郁心情。不同的发育阶段常见的表达抑郁的行为或方式为:①学龄前期,违拗行为、攻击行为或退缩行为、与其他儿童交往困难、睡眠和饮食问题;②小学期,不愿上学、学习成绩差、躯体疾病如头痛和胃疼、与伙伴和成人关系不良、做白日梦、躯体攻击行为;③青少年期,进食障碍(尤见于女孩)、躯体攻击(尤见于男孩)、自杀念头、酒精等物质的使用、反社会行为如偷窃、撒谎,一些类似于成人的抑郁症状(如悲伤、自我感觉差以及对以往喜欢的活动丧失兴趣等)。

(刘 帅)

# 第十一节 女性与抑郁障碍

抑郁障碍患者有明显性别差异,女性与男性之比为 2∶1 女性抑郁障碍的临床表现与男性是不同的。由于性腺功能改变的影响,抑郁障碍女性往往伴有焦虑、烦躁、激动等症状。非典型抑郁症(表现多眠,体重增加,食欲和性欲亢进,对药物反应不典型)女性多见。下述为女性与抑郁情绪有关的几个特殊时期。

## 一、月经期与抑郁障碍

月经周期与抑郁情绪有关,女性在月经期可出现易激惹或其他心理和行为的改变,经前期女性常出现烦躁、易激惹,易与他人或家人发生矛盾,对紧张的工作感到力不从心。经前期综合征是育龄期妇女在经前出现一系列精神和躯体症状,随月经来潮而消失的一种疾病。临床以经前7～14天出现烦躁易怒、精神紧张、神经过敏、水肿、腹泻、乳房胀痛等一系列症状,除此以外,经前期女性还有许多躯体不适,如头痛、失眠、注意力不集中、疲乏、无力、感觉异常等。少数严重者,其症状可能符合抑郁症标准,并随月经周期性发作为其特点。经前期综合征常见于30～40岁的育龄期妇女。典型的临床表现为经前1周开始,症状逐渐加重,至月经来潮前2～3天最为严重,月经来潮后症状突然消失。有些患者的症状持续时间较长,一直延续到月经开始后的3～4天才完全消失。经前期综合征的妇女往往身体上出现多种不适,严重者伴有精神症状,其中以焦虑症状居多,占70%～100%。60%的患者有乳房胀痛或体重增加;45%～50%的患者有低血糖症状;约35%患者有抑郁症状,个别伴有消极念头。经前期综合征的病因目前还不十分清楚,推测与内分泌、大脑内神经递质、前列腺素、遗传、心理、社会因素等因素有关。

## 二、分娩与抑郁障碍

在分娩后的第一周,50%～75%的女性出现轻度抑郁症状,10%～15%的产妇罹患产后抑郁障碍。产后一个月的抑郁障碍发病率3倍于非分娩的女性。除了分娩后血中激素的剧烈变化外,心理社会因素也与产后抑郁症的发生密切相关。早年家庭关系、婚姻问题、不良的生活事件、缺少家庭支持等均为产后抑郁症发生的危险因素,以往患抑郁障碍史或有阳性家族史也是重要的危险因素。此外,甲状腺功能紊乱与产后抑郁障碍有关,因此对产后抑郁症患者需进行甲状腺功能的检查。

## 三、产后抑郁障碍

产后抑郁障碍在症状、病程、病期和结局与其他抑郁障碍相似。抑郁症的母亲往往不能有效地照顾婴儿,患者往往会由此感到自责自罪。有严重抑郁障碍的母亲可能有伤害自己或婴儿的危险。

人工流产或自发性流产后也可发生抑郁障碍,患者往往会有"后悔、苦恼、失落"等情绪,有调查发现,流产后住院的女性中,几乎一半出现精神障碍,其中主要是抑郁障碍。临床上表现为明显的失落感、内疚感、自责等。而先前患过抑郁障碍的人,流产后再次发生抑郁障碍的危险更高,比预期发病率高出2.59倍。对是否流产存在有矛盾心理的人,抑郁更明显。

## 四、更年期与抑郁障碍

更年期综合征指更年期妇女由于卵巢功能减退,垂体功能亢进,分泌过多的促性腺激素,出现精神心理、神经内分泌和代谢等方面的变化,引起各器官系统的症状和体征。更年期综合征的症状主要有以下4个方面。

### (一)血管运动障碍症状

患者常阵阵发热,或忽冷忽热,出大汗,称为"潮热",有时伴有头晕,每天可发生几次或几十次并多在夜间发作。有的妇女甚至出现发闷、气短、心跳加快、血压升高等症状,均由于血管功能失调引起。

### (二)精神神经系统症状

患者多有情绪不稳,易激动,易紧张,失眠,多梦,记忆力衰退等症状。精神症状主要表现为焦虑、抑郁、偏执和睡眠障碍。

#### 1.焦虑症状

患者主要表现为终日焦急紧张、心神不定,无对象、无原因的惊恐不安。严重者可见坐立不安,搓手跺脚;并伴有多种自主神经系统症状和躯体不适感。

2.抑郁症状

抑郁症状表现为情绪低落、缺乏动力、缺乏能力、对事物缺乏兴趣和乐趣、生活无愉快感、感到懒散、思维迟钝、睡眠障碍、忧郁悲观、消极言行等。这些症状有的全部都有,有的部分表现。如果患者的症状严重,持续时间超过2周,应诊断为抑郁症。

3.偏执症状

不少患者表现为敏感多疑、对人不信任、多思多虑、无事生非、猜疑丛生,这是更年期综合征患者常见的偏执症状。疑病观念、恐癌、对自己的健康有不安全感亦很常见,导致患者不断检查,不断就医,不断治疗。

4.睡眠障碍

睡眠障碍主要表现为入睡困难、睡眠浅、易惊醒和睡眠时间减少。

**(三)泌尿生殖系统症状**

大约40%的绝经后妇女出现应力性尿失禁。绝经期前,月经紊乱是更年期妇女典型症状。生殖器官方面有阴毛及腋毛脱落,性欲衰退,阴道分泌物减少,性交时出现疼痛感。

**(四)新陈代谢变化引起的症状**

1.肥胖

尤其是腹部及臀部等处脂肪堆积。

2.关节疼痛

尤其是膝关节疼痛较为明显,为更年期妇女的普遍症状。

3.骨质疏松

主要表现为腰背痛。

## 五、围绝经期与抑郁障碍

围绝经期间抑郁障碍的患病率并不增加。但在有紧张性生活事件、缺少社会支持、既往有抑郁障碍史及社会经济地位低下的情况,则绝经期女性患抑郁障碍的危险会有所增加。围绝经期抑郁障碍常伴有明显的易激惹症状。

（刘　帅）

# 第九章

# 强 迫 障 碍

## 第一节 概 述

强迫障碍(obsessive compulsive disorder,OCD)是一种既古老(早在 15 世纪就有文献记载)又新型的疾病;1980 年代前一直认为 OCD 是一种罕见的难治性心理障碍(终身患病率 0.05%),现在它是精神卫生领域第四种常见的、可治的神经精神障碍(终身患病率 2.5%)。莎士比亚悲剧《麦克白》中的主人公就是典型强迫障碍(强迫性洗手),莎士比亚描述到:"麦克白有一种习惯动作,那就是不停地洗手,每次要洗一刻钟。"18 世纪另一位患有强迫障碍的剧中人是约翰逊,他在跨过门槛时,双手保持一种特殊的姿势或古怪的姿势,在石板路上行走时,决不能踩到石头缝,每根柱子都要摸一下,如果踩到石头缝或有一柱子未摸,就得从头开始。在医学文献中,1838 年法国精神病学家 Esquirol 首次报道一例强迫性怀疑的病例,当时称为单狂;1861 年 Morel 创用"强迫观念"一词,认为它一种情感疾病,1866 年将其命名为强迫障碍;1887 年 Westphal 总结前人的看法,提出了强迫障碍的定义:一种不由自主的或与意志对立的思想,这种思想不是外来的,也不是特殊情感状态的产物,而且智力正常。1936 年 Lewis 对强迫障碍概念做了系统回顾,指出认识到强迫体验没有意义,并不是强迫障碍的必要特征,主观上感到必须加以抵制才是主要的。

早在 100 多年前人们(Janet,1903)对强迫障碍就有了初步的认识,近年来医学上对该病又有了新的认识,但还有许多问题未被认识。在几个主要诊断系统中,对强迫障碍也存在不同的看法,目前对强迫障碍的基本看法是:强迫障碍是一种以强迫障碍状为主要表现的心理障碍,其强迫障碍状有下列特点:有意识的自我强迫和反强迫并存,这种尖锐和强烈的心理冲突是患者痛苦的根源;患者体验到观念或冲动是他自己的,但违背了自己的意愿,虽极力抵抗,却无法控制;多数患者能意识到强迫障碍状的不合理性,但无法摆脱;强迫障碍状严重影响患者的日常生活和社会功能。

### 一、流行病学调查

#### (一)患病率和发病年龄

19 世纪 80 年代前,由于患者害怕或羞耻而不寻求治疗,以致人们认为 OCD 是一罕见的疾病,患病率为 0.05%。事实上,最早 Roth 和 Luton(1942)在田纳西州调查显示 OCD 患病率

0.3%,另一项早期研究(Brunetti,1977)发现法国农村 OCD 患病率为 1%。1980 年代开始用标准化工具调查 OCD 患病率,1988 年,美国运用 DSM-Ⅲ诊断标准和定式精神检查方法在 5 大城市的大规模流调显示 OCD 在普通成人的终身患病率为 2.5%,6 个月的时点患病率为 1.6%(Karno MG 等,1988)。Fontenelle 等(2006)总结世界各地区非专业人员用诊断访谈问卷(DIS)调查获得的终身患病率依次为 0.7%(中国台湾,1989)、1.1%(中国香港,1993)、1.9%(韩国,1990)、2.0%(冰岛,1991)、2.1%(德国,1992)、2.2%(新西兰,1989)、2.3%(美国和加拿大,1988)、2.5%(波多黎各)和 2.7%(匈牙利);年患病率依次为 0.4%(中国台湾,1989)、1.1%(韩国,1990)、1.6%(德国,1992)、1.1%(新西兰,1989)、1.3%(美国,1988)、1.4%(加拿大,1988)和 1.8%(波多黎各)。然而由专业人员采用复合国际诊断工具(CIDI)按 DSM-Ⅳ标准获得患病率则相对较低,如加拿大月患病率 0.6%(DSM-Ⅳ,1997)、德国年患病率 0.7%和月患病率 0.4%(DSM-Ⅳ,2004)。儿童和青少年患病率因地区、年龄、诊断工具和诊断标准变异很大(0～4.0%),青少年 OCD 患病率与成人相似,预计为 2%,儿童患病率相对低些,在 0.2%～0.8%,如按 DSM-Ⅳ获得的终身患病率分别为 0.2%(英国,2001)、0.5%(希腊,2003)、0.7%(德国,1998)、1.9%(美国,1996)、2.3%(以色列,1996)。大多数研究报道以 DSM-Ⅲ为标准,OCD 年发病率(0.69%～0.79%)显著低于终身患病率(1.9%～3.3%),少数研究报道的年发病率更低(0.12%～0.2%)。

1982 年中国大陆 12 地区神经症流调资料显示强迫障碍的患病率为 0.03%,2001－2005 年全国四省流调结果显示 OCD 月患病率为 0.084%(DSM-Ⅳ标准),比 20 年前明显增加,比西方国家(0.4%～0.6%)低 5～10 倍,也低于台湾(年患病率 0.4%)和香港(终身患病率 1.1%)的患病率。2005 年河北省 18 岁以上成人流调结果显示 OCD 终身患病率为 0.26%、时点患病率为 0.246%(DSM-Ⅳ标准)。2001 年浙江省 15 岁以上人群流调结果显示 OCD 时点患病率为 0.102%(男性 0.197%,女性 0.014%)(DSM-Ⅳ标准)。国内目前还没有儿童和青少年的流调资料。

OCD 首次发病年龄从儿童到成人都有,20 岁前后是发病的高峰期,也有 2 岁发病和 70 岁发病的案例报道,男性发病年龄(13～15 岁)早于女性(20～24 岁)。Rasmussen 等报道:OCD 患者的平均发病年龄为(19.8±9.6)岁,男性患者(17.5±8.7)岁,女性患者(21.2±9.8)岁,83%的患者在 25 岁以前起病;Castle 等(1995)报道:男性 OCD 患者的平均发病年龄为 22 岁,女性 OCD 患者的平均发病年龄 26 岁,首次就诊的平均年龄男性 32.8 岁、女性 34.6 岁;林雄标等收集的 40 例临床样本的发病年龄为 9～30 岁,平均(18.9±5.5)岁,男性[(18.3±5.4)岁]略早于女性[(20.2±5.5)岁],85%的病例在 25 岁以前起病。在成人中女性 OCD 患病率高于男性,Weissman 等(1994)的七国联合调查资料显示女性患病率是男性的 1.2～3.8 倍;Castle 等(1995)临床样本的男女比例为 1∶1.35;国内几个临床研究样本都是男性多于女性,在儿童中男性患病率明显高于女性,男女比例为 2∶1。2005 年河北省流调结果显示时点患病率女性(0.263%)略高于男性(0.229%),城市(0.667%)明显高于农村(0.187%),20～29 岁(0.41%)和 30～39 岁(0.37%)为患病高峰。

**(二)病程和预后**

OCD 通常是逐渐发展的,发病时间难以确定,也有少数案例是亚急性起病的,有明确的起病时间。OCD 的典型病程是逐渐加重——保持高水平波动——缓慢改善或消退,具有这种典型病程的病例约占 1/2,约 1/3 的患者持续波动,另有 10%左右的患者病情不断恶化。许多 OCD 患者在寻求治疗时已有数年病程,有研究发现患者从有明显症状到首次就诊的平均时间在 7 年以上。Skoog 等(1999)对 122 例 OCD 患者的 40 年随访观察发现:20%的患者完全恢复,28%的患者明显改善,35%的患者虽有改善,但仍有明显的临床症状,48%患者的病程超过 30 年。国内有些临床资料显示 OCD 患者从有明显症状到首次就诊的时间为 1~15 年,平均 6.2 年。

在不加干预的自然状况下,只有少数 OCD 患者能在 1 年内缓解,多数患者病情持续波动数年,甚至终身不愈。1970 年前,OCD 几乎缺乏有效的药物治疗,心理治疗是主要的干预手段,当时中国的心理治疗专家寥寥无几,加上当时的社会环境也无法开展心理治疗,OCD 患者基本上属于自然转归。1980 年代发现氯米帕明对 OCD 有独特的疗效,国内也于 1990 年代初用于临床,OCD 结局显著改善。1990 年代后期,选择性 5-羟色胺再摄取抑制剂(SSRI)用于治疗 OCD,尽管疗效与氯米帕明相当,但不良反应明显减少,加上心理治疗的广泛开展,OCD 患者的预后有明显的改观。预后不良可能与下列因素有关:有强迫障碍家族史者、病前有偏执型、精神分裂样和分裂型等人格障碍者的预后差,表演型、自恋型、边缘型、回避型、依赖型和强迫型人格障碍者则不能预测预后。治疗前有社会功能低下、持续病程、有抽动症状、高水平超价观念和无明显反强迫动机者的预后也差。妊娠、产后、流产和经前期等均可恶化强迫障碍状。

### (三)谱系障碍与共病

强迫谱系障碍是一个疾病家族,相互间存在一定程度的重叠,是一个疾病的连续谱。Hollander认为强迫谱系障碍可以看作一条直线,一端是强迫端,一端是冲动端,谱系障碍中的不同疾病则按疾病症状的性质差异处在直线的不同位点上。强迫端的行为是强迫行为或思维,以寻求安全为目的,过分估计伤害事件发生的可能性,代表疾病是强迫障碍;冲动端的行为是冲动行为,以冒险为目的,不能充分考虑行为可能带来的不良后果,代表疾病是反社会型人格障碍。二者存在相同神经环路但结果相反的大脑神经生化功能改变,强迫障碍患者前额叶功能亢进、中枢 5-羟色胺能系统功能敏感性增加,后者相反,前额叶功能降低、中枢神经系统突触前 5-羟色胺功能水平低下。虽然强迫障碍、冲动控制障碍在谱系中位置相反,但都表现出相似的对冲动行为抑制或延迟的缺陷。

强迫性谱系障碍的各种疾病在连续谱中从强迫端向冲动端移行,靠近强迫端疾病的症状具有强迫性质,靠近冲动端疾病则表现冲动行为的特征。强迫性谱系障碍主要包括 4 个群组:①与体表或体感有关的先占观念,包括躯体变形障碍、疑病症、神经性厌食症和人格解体障碍;②冲动控制障碍,包括病理性赌博、拔毛癖、强迫性性行为、自伤行为和偷窃癖;③神经系统疾病,包括孤独症、Sydenham 症、舞蹈症、Tourette 综合征;④其他疾病,包括抽动障碍、分裂-强迫障碍、进食障碍和分离性障碍等。

DSM-V 将强迫障碍从焦虑障碍中分离出来,把"强迫及相关障碍"作为独立疾病单元,包含强迫障碍、躯体变形障碍、拔毛癖(拔毛障碍)、抓痕障碍(皮肤搔抓)、物质/药物所致强迫与相关障碍、躯体疾病所致强迫与相关障碍及其他特定强迫与相关障碍。

强迫障碍最常见的合并症是抑郁症,文献报道的共病率差异很大,从 19%到 90%不等(Milanfranchi等,1995),但多数流行病学研究报道:约 1/3 的 OCD 患者合并抑郁发作。在临床样本中,强迫障碍与抑郁症的共病率超过 60%(Crino et al.,1996)。Rasmussen(1994)报道 1/3 的 OCD 患者就诊时合并抑郁症,2/3 的 OCD 患者在人生的某个时期可能合并抑郁症。多数患者(38%)先有强迫障碍后有抑郁症,少数患者(11%)先有抑郁后有强迫。

人格障碍是 OCD 的另一常见并发症,有文献报道有 2/3 的 OCD 患者合并人格障碍,而且患者亲属的人格障碍发生率也高于普通人群,合并人格障碍的 OCD 患者治疗效果一般较差

(Pigott,1998)。有人怀疑人格障碍诊断的效度,Ricciardi 等(1992)研究显示 17 例 OCD 合并人格障碍患者在系统治疗后,有9 例不再符合人格障碍的诊断标准。另有研究发现 54%的 OCD患者并发惊恐障碍,30%的 OCD 患者并发特定的恐惧症,42%的患者并发社交恐惧症。最近研究报道 10%的女性 OCD 患者并发神经性厌食症,33%的患者并发暴食症。另外抽动秽语综合征和其他抽动障碍与 OCD 有关,20%~30%的 OCD 患者自己报告曾经或目前有抽动行为,抽动秽语综合征与 OCD 的共病率在 36%~52%。

## 二、病因和病理机制

强迫障碍的发生有一定的性格基础,这类患者过于不接受自己,甚至苛求自己,这才导致自我强迫与自我反强迫的尖锐冲突,有研究提示强迫障碍患者个性特征的形成具有一定的遗传基础。弗洛伊德把强迫人格称为肛门性格:爱整洁、吝啬和顽固。近年来研究发现强迫障碍有其生物学基础,如 5-羟色胺能神经元功能增强和额叶功能病理性增强;家系调查表明强迫行为的某些素质是可以遗传的。生化研究发现,具有抑制 5-羟色胺再摄取的药物(如氯米帕明、氟西汀)对强迫障碍状有良好的效果,强迫障碍状减轻常伴有血小板 5-羟色胺含量和脑脊液 5-羟吲哚醋酸含量下降,提示 5-羟色胺系统功能增强与强迫障碍发病有关。

### (一)遗传学证据

有关强迫障碍的遗传学研究很多,试图了解遗传因素在患者个性形成或脑内神经递质改变中所起的作用。到目前为止,这方面的研究还没有获得实质性的突破,但通过家系调查、双生子研究、分离分析和基因关联研究,已积累了大量的提示性证据。

#### 1.家系调查

强迫障碍患者有家族聚集现象是一个不争的事实。Rasmussen 等从 44 名符合 DSM-Ⅲ标准的 OCD 患者的家族史中,发现有 7 名患者的父母具有强迫障碍的指征。有一项对 46 例强迫障碍患者及其家属的 2~7 年的随访研究显示,13%的一级亲属符合 DSM-Ⅲ-R 的强迫障碍诊断标准。Pauls 等(1995)对 100 例强迫障碍先证者的 466 名一级亲属进行了直接的访谈,结果发现强迫障碍和亚临床强迫障碍的发生率(10.9%和7.9%)显著高于对照组(分别为 1.9%和 2.0%)。最近,国内有研究报道(杨彦春,刘协和,1998)OCD 患者一级亲属强迫障碍和亚临床强迫障碍的患病率分别为11.5%和 34.5%(合计 46%)、二级亲属亚临床强迫障碍患病率为 3.9%,另外一级亲属其他精神疾病的患病率也明显高于普通人群,如精神分裂症(25.9%)、情感障碍(14.4%)、轻型抑郁症(11.5%)、广泛焦虑障碍(25.9%)、其他神经症(17.2%)和抽动障碍(23%)。家族聚集现象与疾病的遗传没有必然的因果关系,因为家族不仅是一个遗传单元,也是一个社会文化单元,因此只提示有遗传倾向的可能性,需做进一步研究证实。

#### 2.双生子研究

双生子研究比家系调查更有说服力。早期日本学者曾做过一个小样本的双生子调查,报道双卵双生子(DZ)的同病率为 20%,而 10 对单卵双生子(MZ)的同病率为 80%;Rasmussen 等(1986)调查发现,MZ 的强迫障碍同病率为 65%;Carey(1981)报道 15 对 DZ 强迫思维的同病率为 47%,而 15 对 MZ 为 87%。这些研究支持特殊环境因素和基因因素对强迫障碍的行为表现起重要作用,说明遗传因素在强迫障碍的发病中起到一定的作用。

#### 3.遗传模式

既然遗传因素在强迫障碍的发病中起到一定的作用,那么它是通过什么方式遗传的,是显性遗传、隐性遗传,还是多基因遗传。近年研究者用分离分析对这些问题进行了探索,尽管没有明确的结论,但还是为我们提供了许多想象的空间。Calvallini 等从 101 个确诊的强迫障碍先证者家系的研究结果中找到了证据,证明了一个主基因的作用,但是无法确定确切的遗传模式;对意大利的 107 例强迫障碍家系进行了分离分析,并运用 Logistic 回归验证可能的基因遗传模式,发现显性遗传模式最为适合,但当强迫障碍伴有 Tourette 综合征(TS)或慢性运动抽动症(CMT)时则表现出不严格的遗传模式。Alsobrook 等对 100 例成人强迫障碍先证者家系的进行综合分离分析,发现了"追求对称和整齐"的主基因位点,但这不能确定为确切的孟德尔模式。Nestadt 等通过对 153 个家系(实验组 80 例,对照组 73 例)的综合分离分析证明存在一个主基因,"有性别和轻微家庭影响的孟德尔显性遗传模式"可以对所得资料进行最恰当的解释,按先证者性别进行分离分析的结果同样显示,强迫障碍最可能的遗传模式是有轻微家庭影响的孟德尔显性遗传。在这些家系中存在一种混合的传递模式,这种混合模式在多基因的背景上显示出一个起主要作用的基因,因此多基因可能影响强迫障碍的症状表现。

4.候选基因

家系调查及双生子研究揭示强迫障碍有遗传倾向,分离分析提出了强迫障碍的遗传模式。近年来,随着分子遗传学的发展,许多学者对强迫障碍潜在的候选基因进行了研究,提出强迫障碍候选基因的设想来自强迫障碍药物治疗及神经生化的研究,多数基因与 5 羟色胺(5-HT)、儿茶酚胺(CA)及多巴胺(DA)等神经递质的代谢过程有关,最新研究报道了 $GABA\text{-}A\text{-}\gamma2$、$HLA\text{-}CAR$、$MOG\text{-}4$、$MOG\text{-}2$ 等基因也与强迫障碍有联系。

5-HT 转运子(5-HTT)在 5-HT 再摄取过程中起重要作用,可能是强迫障碍的候选基因。DiBella 等研究发现 $5\text{-}HTT$ 基因第 4 内含子的突变及 Leu255Met 多态性与强迫障碍均有关联;McDougle 对 35 个欧美核心家系用传递不平衡检验(TDT)发现,$5\text{-}HTT$ 基因 SlC6A4 多态性 L 等位基因与强迫障碍呈正相关,且与 SSRI 类药物的疗效呈负关联趋势,提示 $5\text{-}HTT$ 基因 SlC6A4 多态性的 L 等位基因是强迫障碍发病的危险因子及 SSRI 疗效不佳的预测因子;Bengel 发现病例组 $5\text{-}HTTLPR$ 的长等位基因 I 与对照组有明显差异(46.7%∶32.3%),也提示 5-HTT 与强迫障碍的易感性有关联。

5-HT 是通过 5-HT 受体发挥其效能的,因此 5-HT 受体基因有可能是强迫障碍的候选基因。根据受体亲和力和功能不同,5-HT 受体可细分成 14 种亚型,目前的研究多集中于 $5\text{-}HT_{2A}$、$5\text{-}HT_{2C}$、$5\text{-}HTID\beta$ 等受体,Enoch 发现强迫障碍患者 $5\text{-}HT_{2A}$ 启动子多态性-1438G/A 等位基因频率增加比对照组大(病例组 0.50,对照组 0.41),支持 $5\text{-}HT_{2A}$ 受体基因与强迫障碍发病有关;Mundo 等发现 $5\text{-}HTID\beta$ 等受体基因 G861C 变异与强迫障碍之间有明显的连锁不平衡及 G 等位基因优先传递至患病的受试者,Pauls 等也报道了同样的结果,提出 $5\text{-}HTID\beta$ 等受体基因可能为强迫障碍候选基因之一。

Nicolini 发现伴抽动障碍的强迫障碍患者的 $D_2$ 受体基因 $TaqIA$ 多态性的基因型 A2/A2 频率与对照组相比有显著差异,提示 $D_2$ 受体基因 $TaqIA$ 多态性主要影响有抽动障碍的强迫障碍患者的易感性。Cruz 研究发现伴抽动障碍的强迫障碍患者与不伴抽动障碍的强迫障碍患者含有等位基因 A7 的比率为 91% 和 48%,认为等位基因 A7 是伴有抽动障碍的强迫障碍的一个危险因子。Billett 等的研究发现第 36~42 密码子上 21 bp 序列缺失的多态性在强迫障碍与对照组间有明显差异,认为该多态性与强迫障碍的易感性有关。未发现 $DAT$ 基因多态性的等位基因及基因型频率与强迫障碍易感性有关联的证据。

强迫障碍与 COMT 关系的研究有许多阳性发现。Karaytogou 发现 *COMT* 基因的等位基因与强迫障碍易感性呈显著负关联,尤其在男性患者,同时在强迫障碍与 *MAO-A* 等位基因关系的研究中也得到了性别间差异的结果;Schindler 发现 *COMT* 等位基因的纯合子与强迫障碍之间有一定的关联趋势,支持 COMT 在强迫障碍发病中的作用;Camarena 等发现 *MAO-A* 基因与强迫障碍的发病有一定的关联倾向,并且性别间也有显著差异,支持不同性别的强迫障碍可能为不同的遗传亚型。

除传统的 5-HT、CA、DA 系统基因之外,最近尚有许多关于其他基因在强迫障碍发病中作用的研究,涉及 MAO-A(单胺氧化酶)、MOG-2、MOG-4(髓磷脂少突胶质细胞糖蛋白,其基因与人类白细胞抗原及 GABA-B 基因位点相邻)、HLA-CAR(人类白细胞抗原),GABA-A-γ2 等,但大部分没有得到阳性结果。

**(二)神经生物学研究**

在强迫障碍的神经生物学机制方面有过许多研究,发现某些递质、受体以及一些其他物质与强迫障碍有些关联,但目前证据最充分的还是 5-羟色胺假说。

1.5-羟色胺假说

5-羟色胺假说最初的证据来自三环类抗抑郁药氯米帕明对 OCD 的治疗作用,因为氯米帕明能抑制5-HT的再摄取,Thoren 等(1980)年研究发现:氯米帕明能有效降低 OCD 患者脑脊液(CSF)中 5-HT 代谢产物 5-羟吲哚乙酸(5-HIAA)含量和改善强迫障碍状。尽管氯米帕明的代谢产物也有抗去甲肾上腺素能的作用,但 Zohar 和 Insel(1987)发现氯米帕明治疗 OCD 比地昔帕米明显有效,表明氯米帕明的抗强迫作用是通过 5-HT 系统实现的。Flament 等(1987)发现氯米帕明也能有效降低儿童与青少年强迫障碍患者血小板 5-HT 浓度而发挥抗强迫作用,表明 OCD 的确存在 5-HT 系统异常。

近年研究者又对 5-HT 受体激动剂做了深入的研究。Zoher(1987)及 Hollander(1992)的研究显示 m-氯苯哌嗪(mCPP)能加重强迫障碍状,而 MK-212 却没有这种作用,认为 mCPP 对 5-HT(1D)受体有更强的亲和力。然而其他研究者用选择性 5-HT(1D)受体激动剂(舒马曲坦或佐米曲坦)没有发现 5-HT(1D)受体在 OCD 病理生理机制中特异作用。

还有研究者对 5-HT 受体拮抗剂进行了研究。Broocks 等(1998)比较了奥氮西隆和 mCPP 的作用,发现 mCPP 导致焦虑、强迫障碍状加重及自我认知改变,患者提前服用奥氮西隆并没有改善这些症状,表明 mCPP 引起的反应不能被奥氮西隆调整。另外有研究发现 OCD 患者还存在 5-HT 转运蛋白、蛋白激酶 C(PKC)和 5-HT 受体敏感性异常。

2.多巴胺系统异常

多巴胺系统可能在 OCD 发病中发挥重要作用,因为 OCD 动物模型显示 DA 可导致动物产生刻板行为。Szechtman 等的研究表明长期给老鼠服用喹吡罗产生的行为与人类的强迫性核查相似,抗强迫药氯米帕明会显著减少这种行为,而 MAOI 不但能阻止喹吡罗效应的发生,而且反转已经出现的强迫核查行为。这说明 DA 在 OCD 的发病中发挥重要作用,MAOI 可能是取代喹吡罗结合位点发挥作用的。

Brambilla 等(1977)通过多巴胺激动剂阿扑吗啡激发的生长激素(GH)反应来检测 OCD 患者与对照组 DA 功能,结果显示基础血浆 GH、SMD-C 浓度及 GHRI 激发的 GH 反应,阿扑吗啡对催乳素的抑制反应两组无差别,OCD 组的阿扑吗啡激发的生长激素反应迟钝,这一研究提示多巴胺能系统功能失调。临床试验前期显示多巴胺系统与 5-羟色胺系统之间有重要的相互作用(Kapur et al.,1996),并且有研究证明能增加 DA 量的 SRI 对难治性 OCD 有很好的效果(McDougle et al.,1994)。

### 3.其他神经生物学因素

可能还有其他的神经生化系统参与 OCD 的发病机制。如阿片肽、类固醇、缩宫素和抗利尿激素(Altemus et al.,1992)。

### (三)心理机制研究

尽管遗传假说或递质受体假说能够解释强迫障碍部分发病机制,尤其是 5-HT 假说为药物治疗提供了科学依据,但无法理解强迫障碍患者的内心痛苦。只有了解强迫障碍的心理机制,才能用心理学方法解除患者的心理痛苦,100 多年来,心理学研究者和实践家提出许多不同解释。

### 1.精神分析理论

强迫障碍患者的关键心理特点是超我过度理想化,不能容忍本我的许多基本需求,自我既想把本我的欲望压制下去,又想说服超我接受本我的需求,然自我的力量不够强大,无法协调超我与本我之间的冲突而感到痛苦。有研究提示强迫障碍患者的家庭教育过分严格,这种过分严格的教育内化患者的超我,表现为极端的完美主义、过分依赖外部标准、刻板、缺乏包容性,使自我充满许多不确定性、怀疑性和不安全性。更重要的是所有这一切过程是在潜意识中进行的,患者并未意识到,他们为自己的强迫性思维和行为感到痛苦,但却不知道自己为何要这样想、这样做,认为自己的所作所为是毫无意义的。其实"在强迫行为中,一切都是有含义并能够被解释的"。强迫行为"最后可以根据病史或象征意义得以解释"。精神分析理论认为"强迫性观念总是变相的自我谴责,它从压抑中重现出来,往往与某些性行为有关"。继发出现的强迫动作,是成功防御"压抑内容重现"的结果。强迫障碍患者在进行强迫动作的内在驱力与他明了这样做其实是多余或毫无意义的认知之间,存在思想与情感的分离。

精神分析关于强迫思维和强迫行为是源于性创伤的观点,重新获得当今研究者的重视。多年前,一项关于童年虐待的理论和实验性研究,明确了性或躯体虐待的创伤对于成年病理心理的形成有重要作用,不少强迫障碍患者的病史中有性虐待经历。对于这些患者,正如弗洛伊德所说,心理治疗必须着重于这一创伤经历的理解和修通。

目前文献的一个主要的论点是,强迫思维和强迫行为从病因学角度可以是有意义的,但从患者的角度而言,这些行为最初是没有意义的。但精神分析理论强调强迫障碍患者潜意识中仇恨和施虐性驱力的重要性。即"有潜意识仇恨的情况下,与生俱来的爱的施虐性部分较强地发展后,随之经历了成熟期前的完全压抑"。强迫障碍现象一方面来自意识中情感的感觉,另一方面源于一直存在于潜意识,表现为仇恨的施虐部分。尽管当今的学者很少注意潜意识仇恨这一观点,但研究者正更多地注意强迫障碍与冲动—攻击障碍之间的关系。与弗洛伊德一样,Jones 也认为对爱和恨的麻木不清是患者摇摆于强迫和怀疑的基础。他也试图在肛门性欲和全能性思想之间建立起联系,而弗洛伊德曾认为这些是强迫障碍的特征。

1926 年,弗洛伊德指出自我和超我在强迫障碍症状形成过程中有重要作用。当自我在防御对抗伊迪帕斯情结的力比多要求时,它只能退行到较早的施虐性的肛门期水平。结果超我变得特别严肃和不友好,自我屈从于超我,通过反向形成,表现为富有责任、遗憾和清洁等形式。

### 2.行为学习理论

解释强迫障碍心理机制的行为假说源于 Mowrer 的两阶段学习理论(1939)。该理论最初用于解释恐惧症患者恐惧和回避行为,在第一阶段,当一个中性事物(观念、想法)与能够引起焦虑或躯体不舒服的刺激同时出现,通过经典条件反射原理,这个中性事物(观念、想法)就具备了让人焦虑或不舒服的能力;在第二阶段,为了减少痛苦或恐惧,人们自然采用回避或逃避行为,如果回避或逃避能成功地降低焦虑,这些行为就会得到强化而固定下来。

Dollard 和 Miller(1995)首次用 Mowrer 的两阶段学习理论来解释强迫障碍的发展过程。强迫障碍患者的一些观念在正常人也是常见的,这些观念多数带有性色彩,如果把它视为罪恶而自责,就会感到痛苦或烦恼;为了减轻痛苦或烦恼,就会采用措施制止这些念头,由于强迫思维往往具有闯入性质难以真正回避,采用恐惧症患者类似的回避行为难以有效控制强迫思维所带来的痛苦,所以他们倾向于采取更主动的方式(如仪式行为)来减轻焦虑,这些仪式行为也因能够暂时减轻痛苦而持续存在。Rachman 等(1972)认为,强迫行为常常由某些环境因素引起,当强迫障碍患者暴露于相应的环境时,他会有逐渐增强的不适或焦虑,而采用强迫行为后,常常体会到不适的感觉明显减轻了。

关于为何某种环境会引起焦虑反应,众说不一。Eysenk(1979)提出准备-潜伏假说。简言之,对某些外界情景的焦虑或不适的反应要追溯史前人类进化的过程,这些情景曾经对人类有死亡或伤害的威胁,唯有逃离方得安全。种系进化过程中,这些反应方式被记忆在皮质下结构中。某些患者的大脑皮质对皮质下的"抑制"不足,于是在某种境遇中这些人遂出现类似自动发作的焦虑反应。

3.认知理论

Carr(1974)提出,强迫障碍患者会高估未来发生的负性结果,Beck(1976)认为强迫思维是对未来危险的担心。强迫障碍患者担心的问题(如健康、死亡、性、道德)与正常人没有本质的区别,关键在于他们对强迫思维的危害性和责任性的评价,正是这种认知评价使强迫思维成为一种不适的体验,也成为一种要采取行动的指令。接着就出现的强迫动作,对患者来说,可以压抑或抵消强迫思维,减轻了要负责任的感觉,这样患者的不适和焦虑也随之减轻。如此,便逐渐形成了强迫行为并持续存在。Rachman 提出:强迫思维只有当其触及当事者特殊的情感时,才会变得异常的重要。他说,尽管大多数人对于自己不喜欢的侵入性思想、念头,可以不在意或忽略,但对有的人,一旦令其感到意义重大,即会产生情绪的变化并固定于此。McFall 和 Wollesheim(1979)提出,强迫障碍患者持有错误的信念,如一个有价值的人必须在各方面都很出色、不完美就应该受到责备、某些仪式行为可以阻止灾难的发生。这些错误信念导致对事件的错误认识,从而引起焦虑;强迫障碍患者会低估自己应对威胁的能力,进一步强化了这个过程。这些不确定感、不适感和无助感通过仪式行为得以减轻,结果使患者以为仪式行为是缓解焦虑和痛苦的唯一有效方法而不断地巩固和发展。

Salkovskis(1985)对强迫障碍提出了更为详细的解释,指出闯入性强迫思维是引发某些负性自动想法的刺激源。当难以接受的闯入性思维与患者的信念系统相互作用引发负性自动想法后,才会导致焦虑、烦恼等痛苦体验。夸大的责任感和自责是强迫障碍患者信念系统的中心主题,认知和行为上的强迫是为了减轻这些责任感和阻止自责。大多数强迫障碍患者认为想到那些难以接受的想法,与做了那些行为的罪过相同,如想到偷情与实际越轨一样道德败坏,想到一些犯罪行为就等于犯罪。

Salkovskis 还进一步提出了强迫障碍患者的 5 种功能失调信念,这些信念可以将强迫障碍患者同正常人区分开来:①想到什么行为,这个行为就可能会作出来;②如果不能够制止对自己或别人的伤害,其罪过与实施伤害的罪犯等同;③其他因素(如事件发生的可能性很小、客观原因等)不会削弱自己所担负的责任;④如果一个闯入想法发生了而没有压制下去等于希望那样的事件发生;⑤人应该学会控制自己的思想。所以,强迫思维可以是自我不协调的,表现出冲突是变形的、没有意义的,而强迫思维所引发的自动想法则是自我协调的。这个模式认为强迫障碍的治疗主要识别和诊断认知错误,以及矫正自动想法。

Salkovskis 的理论引发了研究者注意强迫障碍患者的责任心,但研究未获得一致的结论。强迫障碍患者在高责任情境下强迫障碍状并没有明显增加,在低责任情境下强迫障碍状却有所减少。Foa 等研究发现,与社交焦虑和正常人相比,强迫障碍患者在低危险情境下体验到更多的痛苦、更强的责任感和强烈改变情境的愿望,在高危险情境下却没有明显的差异,提示强迫障碍患者对风险缺乏正确的估计。但在临床中却发现,强迫障碍患者不敢承担责任,在两难情境中不愿作出决策,怕承担失败的后果。

4.神经心理学研究

Hartmann(1933)运用因子分析的方法,检测强迫障碍的神经心理功能。他对 Zeigarnik (1927)的工作特别感兴趣,后者发现人们对不完整测定项目的回忆要优于对于完整测定项目的回忆。Hartmann 注意到,不完整或无能力终止是强迫障碍性神经症状的特点。尽管样本量较小,Hartmann 发现强迫性神经症患者对于不完整性测试项目的回忆并不优于完整性项目。相反,Zeigarn 发现,冲动型的受试者回忆不完整项目比其他类似受试者更快。这一发现与强迫障碍患者不满意自己的表现的结果相一致,即使是对主观完整性项目也如此,这正如 Hartmann 所注意到的"主观性的不完整感觉和重复的倾向肯定影响了回忆过程"。不论我们是否接受这种观点,Hartmann 的工作打开了走向强迫障碍神经心理学实验研究之路。这一领域的研究结果至今仍有其重要性。

有研究提示,强迫障碍患者对外界信息的解释机制受到破坏,如果情境缺乏安全信息,即便这个情境完全没有危险性,也会导致患者感到危险。他们不能根据情境中缺乏危险的信息去推断这个情境是安全的,其后果就是重复那些不会真正提供安全的仪式行为来减轻焦虑。

强迫障碍的临床表现可归纳为 4 个主要的症状群:①单纯强迫观念;②强迫怀疑/强迫检查;③强迫恐惧/强迫洗涤,强迫回避;④强迫性重复动作。

其相应的病理心理:①联想过程的强迫性体验;②病理性怀疑;③对危险的过高的非现实估计;④不确定与不完美感。强迫障碍的基本症状群并不意味着每一组症状都是独立的临床亚型,从症状的病理心理研究提示,强迫障碍是一组多维的异源性障碍,但是共同的病理心理基础涉及意志过程障碍,即注意、联想、思维、行为的自主性受到损害,但并没有像精神分裂症那样人格自主性的完全丧失,出现自我功能的全面受损,而是成为与自我相对抗的部分意志过程的异常,因而自我的失谐性是本病的核心。

(张春艳)

# 第二节　临　床　表　现

按美国《精神疾病诊断与统计手册》(第四版)(DSM-Ⅳ)的说法,强迫障碍是一种严重影响个体日常生活的疾病,主要表现为周期性强迫思维和(或)强迫行为。强迫思维指在人生某一历程中体验过的思想、意念或表象,反复地或持久地闯入头脑,以致引起显著的焦虑、烦恼或痛苦,如反复考虑是否被污染、是否会伤害别人、行为是否恰当、门窗或煤气是否关好;强迫行为指各种用来阻止或降低焦虑或痛苦的行为或精神活动,如反复洗手、检查或计数。

## 一、强迫理念

强迫理念是反复闯入人们脑海的、不想要的念头、表象或冲动,虽然是自己脑子产生的、不是外来的,但这些念头与自己的本性是不相符的、不想要的、感到痛苦的,即与自我不协调的。最常见的强迫理念有害怕伤害别人、害怕伤害自己、害怕被污染、追求对称或精确、性和宗教念头、怕举止行为失当、怕做错事等,按强迫理念的性质可分以下几种。

### (一)强迫观念

强迫观念包括强迫性怀疑,强迫性穷思竭虑和强迫性对立观念等,是最常见的原发性症状。强迫性怀疑是怀疑自己,而不是怀疑别人,刚说过一句话或做过一件事,总怀疑是否说过或做过,或怀疑说错了或做错了,而反复检查、反复验证。强迫性穷思竭虑可以表现为老是想同一件事或问题,也可以是碰到什么想什么,所想的问题是没有实际意义的,也不会有结果,但患者控制不住,非想不可。对立观念是指患者每出现一个观念,马上出现跟它完全对立的另一个观念,如听说某人住院了,理智上想说"他不会有事的,很快会好",同时心理突然冒出另外一种念头"该死,肯定是癌症",因怕自己说出后一种想法,十分痛苦,甚至不敢说话。

### (二)强迫表象

强迫表象与强迫观念不同,强迫表象是一种生动、鲜明的形象,有时是一种强迫性回忆,但形象很鲜明,出现的表象是令患者难堪或厌恶的,所以感到痛苦。

### (三)强迫恐惧

强迫恐惧是患者对自己的恐惧,害怕自己丧失控制能力,害怕自己会发疯,害怕自己会做出违反习俗、道德、甚至伤天害理的事,但没有马上要行动的内力驱使。

### (四)强迫意向

强迫意向是指患者感到有一股强大的内力驱使,有立即行动起来的冲动感,实际并未直接转变为行动,患者怕自己失去控制,真的转变为实际行动。患者想要做的可以是无关紧要的动作,如想对别人吐一口痰、想摸一下别人的臀部,也可以是拿刀砍自己或刺杀别人的严重行为。

### (五)强迫缓慢

强迫缓慢比较少见,患者的行动变得异常缓慢,且有明显的仪式化特征,如签名要花 10 分钟,刷牙要花半小时,穿衣要 1 小时,在厕所或浴室一站就是几小时。患者似乎在思考行动的计划和步骤是否恰当,但很少感到焦虑。

## 二、强迫行为

强迫行为是有特定目的驱动的、反复性的、刻板的行为或心理活动,目的在于中和强迫理念所激发的焦虑,但这些行为本身绝对不是令人愉快的,也没有任何实用功效。

强迫行为从动力角度可分两种主要类型:屈从性强迫行为和对抗性强迫行为。屈从性强迫行为和强迫理念在内容上是一致的,如强迫怀疑引起反复的检查核对行为,污染性强迫观念导致反复洗涤;对抗性强迫行为是患者抵制强迫理念的结果,开始可能比较单一,如摇头、计数、踩脚等,以后可能发展成复杂的仪式化程序。

强迫行为从形式上可分外显强迫行为和内隐强迫活动。外显强迫行为是指别人能观察到的反复的、仪式性的行为,如反复打扫、洗涤,反复洗手、洗澡、反复检查、核对、关门,反复分类、整理、反复收藏,反复询问和确认。内隐强迫活动是指别人观察不到的重复性和仪式性的心理活动,如反复计数、祈祷、沉思、默念、中和思维或自我否定。

### 三、情绪反应

所有的强迫障碍患者都有不同程度的情绪反应,如果只有强迫思维或行为,而没有相应的情绪反应,诊断强迫障碍要特别慎重。情绪反应的性质和强度与强迫思维内容有密切的关系,与性、道德、宗教和伦理相关的强迫思维可能会引起羞耻、不安、罪恶和抑郁等情绪反应;与污染和安全相关的强迫思维可能引起焦虑、害怕和痛苦等情绪反应;与冲动和伤害相关的强迫思维可能会引起害怕、恐惧和愤怒。

### 四、生理反应

在强迫思维出现之后,个体除出现上述情绪反应外,还伴有某些生理反应,如脸红、出汗、心跳呼吸加快、性唤起、血压升高、肌肉紧张等。生理反应性质和强度可能与强迫思维的内容有关,如强迫思维内容与性有关,可能会出现脸红、心跳加快、生殖器官膨胀或勃起、分泌物增加等性唤起反应。如果做脑电图或认知相关电位检查,也会发现一些与内容相关的电生理变化。

### 五、认知反应

为减轻痛苦、减少怀疑和不确定感,患者必然会思考强迫思维和行为的意义,弄清为什么会有这些想法,在脑子里展开激烈自我辩论。我老是出现这些怪想法和行为,他们一定是有意义的。我真的是那样的人吗?如果我真像想的那样去做,那该怎么办呢?最终会产生自我贬低、自我责备。

### 六、症状特征和内在联系

无论是何种动力或形式的强迫行为,开始都是偶然的、随意的,但后来又都具有强迫性和仪式性的特点。到这时,即使患者不情愿,也不得不强迫自己按既定的规矩办,违反这套规矩,哪怕是细枝末节,患者也会感到焦虑不安,从头做起。

强迫观念与强迫行为有一些共同的特征:一种观念或思想反复地出现在患者意识中;伴随的焦虑情绪使患者采取对抗措施;强迫观念和强迫行为都是自我挫败性的,即对自己思维和行为有效性的否定;多数患者自己认为这些强迫观念或强迫行为是荒谬的、不合理的、没有意义的;患者有强烈的抵抗,因抵抗无效而深感痛苦。

强迫理念是原发性的,是诊断强迫障碍必备的症状,几乎所有强迫行为是继发性的,是强迫理念的产物,两者之间有可理解的联系。单有强迫动作,没有强迫理念不能诊断强迫障碍;单有强迫理念,没有强迫动作和心理痛苦,诊断强迫障碍也是危险的。

### 七、一些特殊的强迫障碍状

#### (一)性强迫思维

性强迫思维指那些自己厌恶的、闯入的、与性相关的思想和表象,性行为的方式可以是亲吻、抚摩、献媚、性交、强奸、口交或肛交,性行为对象可以是陌生人、熟人、父母、子女、兄妹、朋友、同事、神话人物,可以是异性恋、也可以是同性恋。这类强迫思想在临床并不少见,大约 1/5 个强迫障碍患者有强迫性淫秽思想,例如,一位女子想和她的母亲口交;一位父亲想强奸自己幼小的女儿;一位小伙子看到别的男人从身边走过时,就想伸手去摸别人的生殖器;一位少妇遇见陌生的帅哥,就想同他上床。

### (二)强迫之强迫

所谓强迫之强迫是指患者担心和害怕的不是原发性强迫思维和行为的后果,他担心的是强迫思维和行为本身,思考的是自己怎么排除不了强迫思维,这种没完没了强迫思维会毁了自己一生。强迫之强迫的最常见形式是,患者原有的强迫思维(如注意到自己的呼吸、想到某一首歌、闪现某一幅图像)是中性的、本身是没有危险的,他的问题是自己怎么不能排除这些想法,自己的生活怎能毁于这些琐碎之事,他们在治疗中不是为了排除这些思维,而是设法实现这些想法。另一种特别危险的形式是变相的强迫思维,患者原有的强迫思维虽然具有危险性,但他们最害怕强迫思维会没完没了。例如,某患者担心微波炉会引起火灾而反复检查微波炉,但对此进行暴露和行为阻止治疗却毫无效果,事实上他在治疗中不是暴露原有的强迫思维,而是一直在想如何制止这种强迫思维,暴露治疗成为他的另一种仪式行为。

### (三)其他特殊强迫障碍状

DSM-Ⅴ还提到一些其他强迫障碍状,如强迫性嫉妒(非妄想地感受到配偶不忠的先占观念),体臭恐惧(Jikoshu-kyofu,感受到躯体散发恶臭的先占观念),丑陋恐惧(Shubokyofu,感到自己异常丑陋影响别人的情绪),恐缩症(Koro,极度害怕阴茎、乳头或外阴会缩进体内)。

(张春艳)

# 第三节　诊断与评估

典型病例根据症状特点和有关诊断标准(CCMD-3 和 DSM-Ⅳ),诊断并无困难,但单纯的疾病诊断对治疗的指导价值不大,尤其是心理治疗。典型的强迫障碍只要有 1 年临床经验的医师都能诊断,患者也知道自己是强迫障碍,一个高级临床心理学家的诊断水平在于他对非典型病例的诊断,在于他对疾病背后心理社会因素的了解,在于他对症状形成和保持机制的合理推测,在于他对治疗方案的选择和有效性的预估。

## 一、强迫障碍的诊断标准

### (一)ICD-10 诊断标准

(1)必须在连续两周中的大多数天子里存在强迫观念或强迫动作,或两者并存。

(2)强迫障碍状引起痛苦或妨碍活动。

(3)强迫障碍状必须具备以下特点:①必须被看作是患者自己的思维或冲动;②必须至少有一种思想或动作仍在被患者徒劳地加以抵制,即使患者不再对其他症状加以抵制;③实施动作的想法本身应该是令人不愉快的(单纯为缓解紧张或焦虑不视为这种意义上的愉快);④想法、表象或冲动必须是令人不愉快地一再出现。

（4）排除抑郁症、精神分裂症、Tourett 氏综合征和器质性精神障碍。

（5）以优势症状把强迫障碍分为几种亚型：以强迫思维或穷思竭虑为主（F42.0），以强迫动作或仪式行为为主（F42.1），混合性强迫思维和动作（F42.2），其他强迫障碍（F42.8），强迫障碍，未特定（F42.9）。

**（二）DSM-Ⅳ的诊断标准**

（1）存在强迫观念和（或）强迫行为。

强迫观念的定义：①在患病以来某些时候，体验到反复的、持久的思维、冲动和表象，这些内容是闯入性的、不适当的，并引起明显焦虑或痛苦；②思维、冲动、表象并非是单纯对现实生活问题的过度担心；③患者企图不理会或压制这些思想、冲动或表象，或用一些其他的思想、行动来中和它们；④患者认识到这些思维、冲动或表象是自己的头脑中产生的（不像思维插入那样是外力强加的）。

强迫行为的定义：①重复的行为（如洗手、整理东西、检查）或内心活动（如祈祷、计数、无声地重复的词语），患者感到这些行为是为抵制强迫观念而做出的，或按照刻板的规则进行的；②这些行为或内心活动目的是为减轻痛苦或预防某些可怕的事件或情景发生，然而，这些行为或内心活动与打算中和或预防的事件或情境缺乏现实的联系，或明显过分了。

（2）在患病过程中的某些时候，患者能认识到强迫观念或强迫行为是过分和不合情理的（注：此点不适用于儿童）。

（3）强迫观念或强迫行为导致明显的精神痛苦和消耗过多的时间（每天 1 小时以上），或明显干扰患者的日常生活、职业功能（如学习成绩）或社会活动和人际关系。

（4）如存在其他轴Ⅰ障碍，强迫观念和强迫行为的内容并不限于轴Ⅰ的精神障碍（如进食障碍者对食物的强迫观念；拔毛癖者对拔毛的强迫观念；体象障碍者对身体外貌的强迫观念，精神活性物质滥用者对药物的强迫观念；疑病者对患有严重疾病的偏见；性变态者对性冲动和性幻想的偏见；重性抑郁障碍者的自罪偏见）。

（5）这种障碍不是由于精神活性物质（如成瘾类或医用药物）或一般躯体疾病的直接结果。

**（三）CCMD-3的诊断标准**

1.症状标准

（1）以强迫障碍状为主，至少有下列 1 项：①以强迫思维为主，包括强迫观念，回忆或表象，强迫性对立观念，穷思竭虑，害怕丧失自控能力等；②以强迫行为（动作）为主，包括反复洗涤、核对、检查或询问等；③上述的混合形式。

（2）患者称强迫障碍状起源于自己内心，不是被别人或外界影响强加的。

（3）强迫障碍状反复出现，患者认为没有意义，并感到不快，甚至痛苦，因此企图抵抗，但不能奏效。

2.严重标准

社会功能受损或无法摆脱的精神痛苦，促使其主动求医。

3.病程标准

符合症状标准至少已 3 个月。

4.排除标准

（1）排除其他精神障碍的继发性强迫障碍状，如精神分裂症、抑郁症或恐惧症等。

（2）排除器质性疾病，特别是基底节病变的继发性强迫障碍状。

## 二、诊断性评估

诊断性评估主要是收集与强迫诊断和鉴别诊断有关依据,包括患者目前存在哪些强迫思维,这些强迫思维给患者造成哪些烦恼和痛苦,患者为减轻所采取哪些抵抗性行为或仪式性行为,患者对强迫思维或行为合理性或意义的认识,患者对疾病原因和后果的解释,疾病的发生和发展历程,症状对社会功能和日常生活的影响。

**(一)症状问题**

(1)DSM-Ⅳ明确指出强迫思维和强迫行为是相互联系的、结伴而行的,ICD-10 和 CCMD-3 对此没有明确的态度。有研究发现单纯的强迫思维罕见,只有 2%的患者为单纯的强迫思维,不伴强迫行为。如果考虑某些内隐或患者没有意识到的抵制行为,单纯的强迫思维可能更罕见,另外如果患者对强迫思维不加任何抵抗,可能就不会感到痛苦和烦恼。这样看来只有强迫思维,没有发现强迫行为,诊断强迫障碍要特别慎重。单纯的强迫行为可能不存在,有些患者只是以强迫行为为主要临床表现,只要仔细询问肯定能发现强迫思维,所以只有强迫行为,没有强迫思维,不足以诊断强迫障碍。

(2)DSM-Ⅳ强调强迫行为包括外显的行为和内隐的心理活动,目的都在于预防或降低强迫思维带来的痛苦或焦虑,ICD-10 和 CCMD-3 对此没有做明确的区分。外显的强迫行为容易发现、容易识别,患者也会主动表述,而内隐的强迫行为可能不容易发现,某些对抗性思维与强迫性思维难区别,患者某些内隐对抗性行为可能是潜意识,患者自己也不明了,识别起来更困难。在暂时没有发现强迫行为,千万不要轻易放弃寻找,因为识别仪式性行为或仪式性心理活动对行为治疗具有重要意义,识别强迫思维背后的心理冲突对分析性心理治疗具有重要的指导价值,识别强迫思维背后的认知偏差是认知治疗的关键。

(3)所有强迫障碍患者都能意识到强迫观念来源于自己的内心世界,不是外界某种力量强加给他的。这种强迫观念是自己不想要的、不能接受的、感到痛苦的,所以才采用某些行为加以抵抗。尽管这些强迫性抵抗行为能暂时缓解强迫观念带来的心理痛苦,但这些行为也是自己不想做的,事后常觉得这些行为是无意义,正是这些强迫行为消耗了患者大量的时间和精力,严重干扰患者的日常生活和社会功能,给患者增添了另一层痛苦。

(4)无论是强迫观念,还是强迫行为,都必然会给患者带来心理痛苦。强迫思维和强迫行为没有导致心理痛苦和社会功能下降不足以诊断强迫障碍,应与其他神经症、精神病、强迫人格及某些正常行为模式相鉴别。因为精神分裂症和抑郁症患者可能存在强迫障症状,正常人(尤其是儿童)也存在类似强迫障症状的观念和行为,如数电线杆、踩石板等。

**(二)自知力问题**

(1)传统观点认为患者能清楚地认识到自己的强迫思维或强迫行为是不必要的、没有意义的、不合理的,也就是说强迫障碍患者的自知力是完整的。国内权威专家、CCMD-3、国内所有教科书都把自知力完整作为诊断强迫障碍的必备条件。实际上许多强迫障碍患者在就诊时自知力是不完整的,有不少患者认为他们担心的事情是有可能发生的,但他们的自知力还没有丧失,对强迫障症状的必要性和合理性还是有怀疑。

(2)DSM-Ⅳ不把自知力作为必备的诊断标准,只是提到"在患病过程中的某些时候,患者能认识到强迫观念或强迫行为是过分和不合情理的"。也就是说患者曾经对强迫障症状有批判能力,在就诊时可以没有自知力,并特别注明自知力标准不适用于儿童。DSM-Ⅴ要求在诊断时表明自知力情况,即具有良好或一般自知力,自知力较差,自知力缺失/妄想信念。ICD-10 的诊断要点中没有明确提到自知力问题,但在强迫障碍状必须具备特点中提到"必须至少有一种思想或动作仍在被患者徒劳地加以抵制",也就是说,强迫障碍患者的自知力可以不完整。

（3）自知力是一个连续谱,很难用全或无来判断,但患者对症状必要性或合理性的认识水平与患者的治疗动机有密切的关系,而治疗动机直接影响治疗效果,因此治疗前评估患者的自知力水平还是必要的,最好采用等级评估。

**（三）病程问题**

强迫障碍是一种慢性疾病,有些患者有明确的起点,但也有些患者没有明确的起点。对没有明确起点的患者,以患者为强迫思维或行为感到痛苦或烦恼的时间为疾病的起点,一般是可以接受的。多数患者从起病到就诊都有数月或数年,也有十余年才就诊的病例,一些研究报道,从起病到初次就诊的平均时间为 7 年。

在相关诊断标准中,对病程的规定不一样,CCMD-3 规定病程为 3 个月,ICD-10 规定病程为连续 2 周,DSM-Ⅳ 和 DSM-Ⅴ 对病程没有明确的规定。一般情况下,这些病程规定不会影响诊断,因为强迫障碍患者从起病到初次就诊的时间相对比较长,通常超过 3 个月。如果患者就诊时,病程不足 3 个月,症状标准和社会功能标准符合,患者要求治疗,如果我们能肯定患者的症状在 3 个月内不会缓解,诊断强迫障碍,也无可非议;如果对病程不能作出肯定的预测,可以暂时诊断为强迫状态,给予相应的治疗,尤其是心理治疗。

**（四）社会功能问题**

相关诊断标准都提到疾病对社会功能影响的问题,疾病对强迫障碍患者社会功能有广泛和严重的影响,受影响的社会功能包括日常生活功能、婚姻和家庭功能、人际交往功能、学习和职业功能。强迫障碍患者的强迫思维和仪式行为消耗大量的时间（每天消耗 1 小时以上）和精力,必然对所有社会功能造成不同程度的影响。多数强迫障碍患者的学习和工作效率明显减退,部分患者失业、辍学或无法就业;人际交往受到严重影响,婚姻和家庭关系也受到影响,未婚或离婚率明显高于一般人群。

## 三、标准化评估

临床诊断性晤谈确定疾病的性质以后,还需要用标准化测量工具评定疾病的严重程度,同时也可以帮助治疗师了解治疗的进展情况。对强迫障碍的标准化评估包括几个方面:①强迫障碍状的严重程度;②强迫障碍状所致的痛苦程度（焦虑和抑郁）;③疾病对社会功能和日常生活的影响程度。

**（一）症状严重程度**

评定强迫障碍状的严重程度可以采用自评和他评的量表,目前常用的他评有耶鲁-布朗强迫障碍状量表（Yale-Brown obsessive compulsive scale,Y-BOCS）,自评量表有强迫活动检查表（compulsive activity checklist,CAC）。

1.耶鲁-布朗强迫障碍状量表

Y-BOCS 是标准化的半结构式的临床晤谈表,完成评估大致需要 30 分钟。量表包含 10 个条目,每个条目采用 0～4 五级记分,其中 5 个条目评估强迫思维,另 5 个条目评估强迫行为,每个条目评估症状的不同侧面:频度——每天强迫思维或强迫行为所占据的时间,影响度——症状对社会功能和日常生活的影响程度,痛苦度——强迫障碍状给患者带来的痛苦或焦虑程度,抵制度——患者对强迫障碍状的抵制程度,控制度——患者对症状的控制程度。该量表评定的时间范围为目前和过去一周的情况,每个项目的评分是综合所有症状的总体效应做出的,不是单个症状的评定,量表总分为各条目得分之和。结果以总分的高低来评定病情的严重程度,总分越高病情越严重,具体标准为:0~7分亚临床水平;8~15分轻度强迫障碍;16~23分中度强迫障碍;24~31分重度强迫障碍;32~40分极重度强迫障碍。该量表具有较好的信度和效度,在临床和研究中广泛应用,是评定强迫障碍状严重程度和评价药物和心理治疗效果的理想工具。

2.强迫障碍状调查表

强迫障碍状调查表(CAC)是以强迫障碍状访谈表为基础编制的,是临床心理学家用来监测强迫障碍状变化情况的量表。CAC最初的条目有62条,后来发展了许多简式版本。这里介绍强迫活动检查表(compulsive activity checklist,CAC)48个条目的版本。这个版本在临床上比较常用,具有较好的信度和效度,对治疗改变也比较敏感。

**(二)强迫障碍状所致的痛苦程度**

强迫障碍状会给患者造成不同程度的痛苦、焦虑和抑郁,有不少患者可能伴发抑郁。这些症状的量化评估不仅是治疗计划的重要依据,也是考查治疗效果的重要指标。焦虑症状评估可以采用Hamilton焦虑量表(HAMA)和Zung焦虑自评量表(SAS),抑郁症状评估可以采用Hamilton抑郁量表(HAMD)、Zung抑郁自评量表(SDS)和Beck抑郁量表。焦虑和抑郁分过高可能会影响EX/RP治疗的效果,也可能伴发抑郁症或其他焦虑障碍,不管何种情况,采用适当的抗抑郁或抗焦虑治疗是必要的。痛苦程度可以采用主观烦恼单位量表(SUDS)评定,评定各种症状和情境所致的痛苦程度,并按SUD值进行排序,制定暴露等级表。

**(三)疾病对社会功能的影响**

与疾病诊断有关社会功能主要包括人际交往、学习与工作、婚姻家庭、日常生活和生活自理等方面的功能,强迫障碍患者除基本的生活自理很少受到影响外,其他社会功能都有可能受到影响。受影响的程度与症状内容有密切的关系,如怕把病菌传给别人、害怕自己做出不礼貌的举动等会明显影响人际交往,怕工作出差错或怕写错字而反复检查会影响工作和学习效率,反复的仪式行为和回避行为消耗大量的时间和精力会影响多方面的社会功能。约有半数强迫障碍患者的婚姻家庭功能会受到影响,强迫障碍患者的未婚率和离婚率明显高于一般人群。对于上述功能可以采用不同的量表进行评定,如社交回避及苦恼量表(SAD)、人际信任量表(IT)、家庭功能量表(FAD)、中国人婚姻质量问卷(CMQI)和生活满意度评定量表(LSR)。

## 四、诊断和鉴别诊断

**(一)诊断**

依据相关诊断标准,典型强迫障碍的诊断并无多大困难,但在诊断时必须注意以下几点。

(1)不论症状是否典型,详细病史资料和系统精神检查是必须的,不能仅满足于诊断需要,要发掘患者所有可能存在的症状,包括对鉴别诊断有价值的阴性症状。

(2)有些强迫障碍状比较隐晦,不仔细询问和观察很难发现,有些症状会引起焦虑、痛苦或羞耻感,患者不愿意暴露,有些问题患者并不认为是疾病的症状,尤其是一些对抗性思维或行为,所以采集病史时必须全面、深入。

(3)强迫障碍的典型特征是强迫与反强迫并存,只有强迫行为、没有强迫思维,不能诊断强迫障碍,单纯的强迫思维罕见,当只有强迫思维、无强迫行为时,诊断强迫障碍要特别慎重。

（4）强迫障碍可以合并其他障碍,如抑郁症、抽动障碍、人格障碍和其他焦虑障碍,在诊断主要疾病的同时,对其他共病也要作出相应的诊断。

（5）正常人也存在一些强迫现象,尤其是儿童这种现象更常见,所以只有使患者感到痛苦和烦恼的强迫现象才可能是强迫障碍状。

（6）强迫障碍患者可能存在自知力不健全,尤其是儿童患者,所以对自知力问题要做具体分析。

**（二）鉴别诊断**

对不典型病例,症状比较复杂的患者,临床上需要与下列疾病进行鉴别。

1.抑郁症

抑郁性沉思与强迫性思维的区别在于思维的内容和思维的抵制程度不同。抑郁性沉思的内容是悲观的,最后陷入沉思,强迫性思维内容是虚构的,患者也认为是不适当的;抑郁症患者不太会努力压抑这些悲观的想法,强迫障碍患者会努力压制这些想法;当抑郁症与强迫障碍共病时,两种症状可能会同时存在,但在暴露治疗中只有强迫思维获得改善。

2.焦虑障碍

广泛焦虑与强迫障碍在过度忧虑上有很多相似之处,但是广泛焦虑者过度忧虑的内容一般在现实生活中存在,而且患者认为他的忧虑是适当的（自我协调的）、必要的,强迫障碍的思维内容是虚构的,自己也认为是不适当的（自我不协调的）、不必要的;强迫障碍患者注意事情的本身,焦虑障碍者担心事情的后果。强迫障碍与特定恐惧症也有很多相似之处,如对细菌和老鼠的恐惧及回避,恐惧症患者能通过成功回避来降低焦虑,而强迫障碍患者即便不存在害怕细菌感染也会反复洗涤。

3.疑病症与身体变形障碍

疑病症与身体变形障碍患者确信目前已经患某种疾病或身体某部位发生了畸形而焦虑不安,强迫障碍患者害怕将来会感染上疾病;疑病症与身体变形障碍患者关注的只是某一方面的问题,而强迫障碍患者害怕多方面的问题。

4.抽动秽语综合征和其他抽动障碍

区分抽动障碍的刻板行为和强迫障碍的仪式行为,主要分析行为与强迫思维的关系;抽动通常是自动的,患者本身并不感到痛苦和焦虑,而仪式行为主要是压制强迫思维带来的焦虑和痛苦;没有强迫思维的强迫障碍很少（2%）,而强迫障碍并发抽动障碍的概率很高（20%～30%）仪式行为阻止法只对强迫动作有效。

5.妄想症和精神分裂症

有些强迫障碍患者的强迫思维具有坚信和怪诞等妄想和分裂的特点,但强迫思维常伴有强迫动作,在疾病过程中对症状的合理性有过怀疑,尽管强迫思维是自我不协调,但强迫行为是自我协调的,妄想症和分裂症在疾病的初期就没有自知力,分裂症状与其他心理活动和环境都是不协调的,同时伴有其他精神症状。

6.脑器质性精神障碍

中枢神经系统的器质性病变,特别是基底节病变,可出现强迫障碍状,这种情况主要依据神经系统病史、体征和相关实验室检查结果进行鉴别。

### 五、治疗方案选择

目前有许多药物对强迫障碍有效,有些心理治疗(如暴露和反应阻止法)也有较好的效果,有效率都在70%以上。对每个具体患者而言哪种方案最合适却是一个难题,到底选择药物治疗,还是选择心理治疗,或者是两者联合使用,我们很难给出一个具有普遍意义的指导原则,因为我们也不知道什么样的患者最适合哪种治疗方法,只能在实践中不断探索。没有一种治疗方法适合所有的患者,也没有一种方法绝对无效,以往治疗有效不等于这次肯定有效,以往效果不佳,并不等于这次无效,关键在于针对具体病情具体分析、准确判断、灵活选择。除非某种治疗方法以往对患者特别有效或绝对无效,一般参照下列因素来选择治疗方法:治疗方法的便利性,患者的治疗动机和需求,患者的经济状况和时间,患者对治疗方法的接受性和耐受性,治疗师本人的经验和专长。

心理治疗需要较多的时间和精力,那些不能定时接受治疗性晤谈或没有时间完成家庭作业的患者不适合心理治疗;暴露和反应阻止疗法会引起暂时的痛苦和焦虑,那些拒绝进行暴露练习或不能忍受暂时痛苦的患者不适合暴露治疗;认知治疗或精神动力治疗需要一定的悟性和心理学头脑,那些不能从心理学角度看问题或文化程度低的患者不适合认知和精神动力治疗;对这些类型的强迫障碍患者,建议采用药物治疗,也可以在药物治疗的基础上,辅以心理治疗。

有些患者特别担心药物治疗的不良反应和药物治疗的远期效果,尤其是男性患者担心服药会影响性功能;有些患者害怕长期服药,又担心停药会复发,那些计划要生孩子的女性患者更担心这个问题;目前使用的SSRI类药物都比较贵,有些患者不能担负长期服药的经济压力,尤其是那些无业或失业的患者,但他们有时间;对这些类型的强迫障碍患者,建议采用心理治疗,尤其是暴露和反应阻止治疗。

目前认为药物治疗和心理治疗具有同样的效果,没有足够证据说明联合药物和心理治疗可以明显提高疗效,但联合治疗法肯定不会降低治疗效果,如果没有反对证据,可以采用联合治疗。有些患者就诊前已在别处接受药物,患者没有特别要求停药企图,治疗师可建议在继续服药的基础上,接受心理治疗,因为研究显示药物并不影响心理治疗的效果。如果服药已超过半年,症状没有明显的改善,或患者不能忍受药物的不良反应要求停药,可以考虑停药接受心理治疗,或在接受心理治疗的过程中逐渐停药。对于合并严重抑郁症或其他精神病患者,建议在心理治疗前,先进行药物治疗。

(张春艳)

# 第四节　药　物　治　疗

目前有许多药物对OCD具有较好的效果,少数患者单纯服药就能解决问题,多数患者服药能减轻症状,部分患者单纯服药效果有限,需要联合心理治疗。尽管药物能改善多数患者的症状,但很少能永久性治愈,而且存在一些药物不良反应。多数患者服药时症状会有明显改善,但停药后症状可能反复,即便患者愿意长期服药,药物的长期效果也不是非常确切、不能完全阻止症状反复;即便药物治疗有效,患者也可能因种种原因(药物不良反应、认识问题、经济负担、结婚怀孕)中途停药、引起症状反复。目前最好的治疗方案是 SSRI 类药物与认知行为治疗联合使用。

## 一、药物选择

目前最有效的抗强迫剂有两类:三环类抗抑郁剂(TCAs)中的氯米帕明能抑制 5-羟色胺(5-HT)再摄取,选择性 5-羟色胺再摄取抑制剂(SSRI)。5-羟色胺是脑内的一种神经递质,OCD 与脑内 5-HT 失平衡有关。两类药物都非常有效,但一般首选 SSRI 类药物,因为它的不良反应小、比其他药物更安全。SSRI 类药物包括氟西汀、氟伏沙明、舍曲林、帕罗西汀、西酞普兰、艾司西酞普兰。

还有一些药物也能用于治疗 OCD,或作为 SSRI 和 TCAs 类药物的增效剂,包括单胺氧化酶抑制剂(MAOIs)和非典型抗抑郁剂,MAOIs 不能与 SSRI 类药物合用。尽管 MAOIs 有抗强迫作用,但这方面的研究不多,已有研究的结论也自相矛盾,一些临床试验显示它们的治疗效果与 TCAs 类相当,也有研究显示它的效果并不优于安慰剂。目前没有一种 MAOIs,包括苯乙肼和反苯环丙胺被美国食品与药品管理局认可作为抗强迫剂。非典型抗抑郁剂包括安非他酮和文拉法辛常作为 SSRI 的增效剂。安非他酮的化学结构与其他抗抑郁剂不同,SSRI 作用于5-HT,而安非他酮主要作用于多巴胺,对 5-HT 和去甲肾上腺素也有一定的作用。它的不良反应也不同于 SSRI,SSRI 可以引起性功能障碍,而安非他酮不仅不引起性功能障碍,反而能减轻或逆转其他药物引起的性功能障碍,在其他药物治疗无效或出现性功能障碍时,可以考虑使用。

此外,医学文献还报道一些其他药物也有抗强迫作用,如丁螺环酮、溴隐亭、氯硝西泮、阿普唑仑和曲唑酮。也有少数文献报道一些其他增效剂,如可乐定、利培酮、氟哌啶醇和匹莫齐特。

## 二、药物作用机制

SSRI 类药物于 20 世纪 80 年代上市,目前已成为最常用抗强迫药物。早期的抗抑郁剂是偶然发现的,SSRI 类药物是根据心境障碍的 5-HT 假说专门研制的,OCD 和其他焦虑障碍也被认为是 5-HT 含量不足,所以 SSRI 类药物也有抗强迫和抗焦虑作用。

SSRI 类药物主要抑制突触前膜对 5-HT 的再摄取,增加突触间隙内 5-HT 的含量。SSRI 对 5-HT 再摄取的抑制作用是选择性的,一般不影响去甲肾上腺素和多巴胺等其他神经递质,但不是完全选择性的,有些药物也影响其他神经递质。不同类型 SSRI 药物的作用部位和作用强度是不同的,对张三有效的药物不一定对李四有效,因此当一种药物无效时可以改服另一种药物,当然有的患者可能对所有的 SSRI 类药物都没有反应。

TCAs 类药物中只有氯米帕明具有抗强迫作用,效果与 SSRI 相当,由于其不良反应比较多,SSRI 类药物问世以后,很快失去市场。氯米帕明主要抑制突触前膜对 5-HT 的再摄取,增加突触间隙内 5-HT 的含量,起到抗抑郁和抗强迫的作用。其代谢产物去甲氯米帕明能阻断去甲肾上腺素的再摄取,增加突触间隙中游离的单胺类神经递质浓度,使突触后膜受体保持足够的兴奋性,发挥抗抑郁作用,但没有抗强迫作用。虽然现在不再作为首选的抗强迫剂,但当 SSRI 类药物效果不好时,可以考虑氯米帕明,另外,它可以静脉给药,可用于治疗难治性强迫障碍。

## 三、药物不良反应

药物不良反应是患者停药的主要原因,但强迫障碍患者对药物不良反应的耐受性比抑郁症和其他焦虑障碍患者大。

TCAs 类药物的常见不良反应包括体重增加、口干、神经过敏、头昏眼花、睡眠困难和性功能障碍。这些类似焦虑的症状使患者感到烦躁不安,性功能障碍是患者最担心的不良反应,这些不良反应是使患者停药的主要原因。

SSRI 类药物的常见不良反应包括恶心、呕吐、便秘、瞌睡、头痛、口干、失眠和睡眠紊乱,这些症状一般比较轻微和短暂。最麻烦的不良反应是性功能障碍,无论男性或女性服用该类药物,性欲减退和快感缺失的发生率约 50%,勃起功能障碍有许多药物可以处理,如万艾可。

## 四、药物剂量

强迫障碍患者对药物的耐受性比常人或其他心理障碍患者大,因此治疗剂量通常比较大,如抑郁症者百忧解的剂量是 20 mg/d,强迫障碍可能要用到 60~80 mg/d。具体用量的个体差异很大,取决于患者的体重、症状严重程度和其他因素,在混合或配伍用药时还要考虑到代谢的交互作用。西酞普兰、舍曲林和氟西汀等药物的不良反应比氟伏沙明和帕罗西汀轻。临床上,一般从小剂量开始,逐步加量,4~6 周起效,10~12 周达到最佳疗效,维持用药 4~6 个月。下面是一些药物治疗 OCD 的常规剂量。

### (一)氯米帕明

过去氯米帕明是治疗强迫障碍的首选药,SSRI 类药物出现后使用率明显下降。治疗剂量为 75~300 mg/d,150~250 mg/d 为 OCD 的最有效剂量,体重在 50 kg 以下者用量最好不要超过 200 mg。从 25~50 mg 开始,隔天增加 25 mg,一般 2~4 周起效,6~12 周达到最大疗效,药物生效后应维持治疗量 3~6 个月,以后缓慢减量至治疗量的 1/3~1/2 维持治疗一段时间,以防过早停药而复发。用药第一周药物反应较明显,常因不能耐受不良反应而中断治疗,男性患者最不能接受的不良反应是性功能抑制,心动过速、心慌也较普遍,从小剂量开始,缓慢加药或配合小剂量苯二氮䓬类药,可增强患者的耐受性。

### (二)氟西汀

氟西汀治疗 OCD 的有效剂量为 40~80 mg/d,最佳有效剂量为 60~80 mg/d,从 20 mg 开始,逐渐加量,2~3 周起效,10~12 周达到最大疗效。由于该药的半衰期较长,换药时要注意。

### (三)氟伏沙明

氟伏沙明是非常有效的抗强迫药物,美国 FDA 批准的第一个非 TCA 类抗强迫剂。有效治疗剂量为 100~300 mg/d,最佳有效剂量为 200 mg/d,初始剂量 25~50 mg/d,每 3~4 天增加 50 mg,最高剂量 300 mg/d。2~4 周起效,10~12 周达到最大疗效。

### (四)舍曲林

舍曲林也有较好的抗强迫作用,而且有其他药物不具备的优点,它是 SSRI 类药物中最安全的,可以和其他药物配伍使用,半衰期短。它另一个特点是最低剂量就是最有效剂量,50 mg 与 200 mg 的治疗效果相同,但在低剂量无效时,可以试用最高剂量(200 mg)。

### (五)帕罗西汀

帕罗西汀是有效的 SSRI 类药物,有效治疗剂量为 40~60 mg/d,初始剂量为 10 mg/d,以后每周增加 10 mg。帕罗西汀的半衰期非常长,因此不良反应也比较大。

### (六)西酞普兰

西酞普兰用于治疗 OCD 的资料不多,但治疗抑郁症同其他 SSRI 类药物一样有效,少数研究提示西酞普兰有较好的抗强迫作用。有效治疗剂量为 40～60 mg/d(初始剂量 20 mg/d,最大剂量 80 mg/d),与其他药物有较好的交互作用。

## 五、治疗方案

### (一)氯米帕明

以前认为氯米帕明是最好的治疗强迫障碍的药,氯米帕明的活性代谢产物具有 5-HT 和 NE 回收抑制作用,治疗剂量为 150～250 mg/d,一般要 2～3 周才显效,最大疗效要在 2～3 个月才达到。用药第一周药物反应较明显,常因不能耐受不良反应而中断治疗,男性患者最不能接受的不良反应是性功能抑制,心动过速、心慌也较普遍。从小剂量开始,缓慢加药或配合小剂量苯二氮䓬类药,可增强患者的耐受性。强迫障碍是一种慢性的病程,药物生效后应维持治疗量 3～6 个月,以后缓慢减量至治疗量的 1/3～1/2 维持治疗一段时间,以防过早停药而复发。

### (二)选择性 5-HT 再摄取抑制剂(SSRI)

具有较强的抗强迫作用,且没有氯米帕明的抗胆碱不良反应,对心血管的不良反应也较小,较少诱发癫痫发作,已成为一线抗强迫药的趋势。常用的药物有氟西汀(20 mg/d)、帕罗西汀(20 mg/d)、舍曲林(50 mg/d),一般 2 周后显效,最大疗效 6～8 周后达到。

### (三)SSRI 合并氯米帕明

单用氯米帕明不良反应较大难以耐受,SSRI 与氯米帕明合用,除治疗强迫障碍状外,还可改善睡眠、抑郁情绪,减少不良反应。二药合用剂量应相应减少,SSRI 的半衰期长(2～3 天),且抑制 P450 细胞色素氧化酶活性,使氯米帕明降解受抑制,药物浓度增加 1 倍以上。若氯米帕明与 SSRI 合用的剂量过大可出现严重药物不良反应——5-羟色胺综合征。

### (四)抗强迫增强剂

氯硝西泮作为一种高效价苯二氮䓬类药,能作用于 GABA 和 5-HT 系统。与上述抗强迫药合用,可有增强抗强迫的作用,未见有报道单独使用有抗强迫作用。氯硝西泮事实上除增加抗强迫作用外,还有改善睡眠、减轻焦虑和抗抑郁的作用。与氯米帕明合用还可以预防氯米帕明的诱发癫痫的作用,是治疗强迫障碍较好的辅助药。碳酸锂是另一种认为有增强抗强迫作用的增强剂,单独使用也无法抗强迫作用,但与氯米帕明合用有增强抗强迫作用,特别是合并有抑郁者。

（张春艳）

# 第五节　心　理　治　疗

强迫障碍的治疗是非常困难的,心理治疗者和患者都要有充分的思想准备,准备经受挫折,以防发生严重的沮丧,即使是有效的治疗方法显效时间也在几个月以后。何况治疗方法的有效性因人而异,强迫障碍患者的治疗依从性差,对治疗的有效性常抱着怀疑的态度,所以治疗效果更难以预测。强迫障碍的治疗目标有几个方面:解除伴发的生理功能障碍(头痛、失眠或精神症状);控制强迫动作和各种仪式化行为;排解强迫理念(强迫观念、强迫表象、强迫恐惧和强迫意向等)及这些症状背后的心理冲突;最终目的是要改变适应不良的人格,这是很难达到的,因为这种人格在病前就已存在,且根深蒂固。

强迫障碍曾经被认为是一种神经症,精神分析之父弗洛伊德对此投入大量的精力,认为OCD是介于强迫性人格与精神病之间的一种疾病,他采用精神分析治疗,也是以后几十年唯一的心理治疗方法,但治疗效果有限,因此 OCD 是一种罕见的难治性疾病。尽管如此,精神分析和以后发展的精神动力治疗还是最常见的心理治疗方法,这种治疗的目的有两个:暴露潜意识的动机、领悟症状与潜意识冲突的关系,所以有称为领悟定向的心理治疗。经典精神分析治疗已很少使用,而短程动力治疗由于疗效快越来越受到人们关注。现在研究发现,单纯的领悟并不能治愈强迫障碍,因为 OCD 患者除了心理冲突外,还有生物学原因,所以现在倾向于药物与认知行为治疗联合使用,而且具有较好的效果,至少 80% 的患者在一年内能获得明显的改善。

认知行为治疗(CBT)是一类心理治疗的总称,能有效地治疗强迫障碍。虽然不能完全治愈,但却是目前能长久改善强迫障碍状的最好方法,有大量的科学研究表明 CBT 不仅能缓解症状,还能改变脑的生物学特性。CBT 治疗目标有两个:改变思维和改变行为。认知技术是确认、分析和改变不合理的思维,行为技术是改变强迫思维和行为。最重要的行为技术包括暴露反应阻止(也称为暴露仪式阻止,简称 ERP)和系统脱敏。

## 一、ERP 治疗 OCD

暴露和反应预防(exposure and response prevention,EX/RP)治疗由 Meyer(1966)首次报道,它通过对引发强迫性思维的线索进行长时间暴露,同时严格阻止抵制强迫性思维的行为反应(如回避、洗手、祈祷、计数等行为和心理反应),取得显著的治疗效果。这种治疗方法在实施前,对暴露线索和等级、反应阻止的程序要严格设计,通常采用现场暴露,对一些无法采用现场暴露的情境或线索可以采用想象暴露。例如一个害怕煤气没有关好会引起火灾而反复检查的患者,强制他在不做检查的情况下离开房子,并且令其想象可能出现的可怕后果,不做任何抵抗行为,直到紧张焦虑消失,对每一线索进行反复多次的暴露,直至不再引起紧张焦虑。现场暴露或想象暴露都是为了消除强迫思维带来的烦恼和痛苦,长时间暴露于恐惧的想法和情境中,能使患者获得更多正性的信息,打破原来的错误联结,矫正原有的负性评价,最终打破患者对威胁性刺激的习惯化环路。EX/RP 疗法一般遵循先易后难、循序渐进的原则,从一个中等难度的情境开始,两次治疗之间布置暴露练习作业,并要求阻止仪式行为。

### (一)ERP 的作用机制

ERP 缓解强迫思维和强迫行为涉及 3 种机制:行为机制、认知机制和自我效能改变。从行为理论角度看,OCD 患者的恐惧或焦虑是通过经典条件反射获得的,而回避或仪式行为通过操作性条件反射(负性强化)获得或保持的,ERP 通过阻止抵制反强迫行为,可使恐惧性条件反应熄灭,尤其是重复地连续暴露于恐惧刺激可以产生习惯化(条件性恐惧自然降低)。反应预防通过阻止抵抗焦虑的仪式性行为可以促进习惯化,当害怕的强迫思维与不抵抗行为和最终焦虑减轻反复结合,条件性焦虑最终被熄灭。从认知理论角度看,患者的症状是不合理信念所致,ERP通过向患者呈现信念不合理性的证据就能矫正功能失调性信念(过高估计威胁性),例如,当患者面对恐惧情境和抵制仪式性行为时,他会发现强迫性害怕会自然消退(习惯化),害怕的负性后果不再发生。这些证据被加工整合到患者的信念系统中,抵抗焦虑和预防灾难性后果的强迫行为就没有必要了。最后,ERP 帮助患者不依赖回避和安全行为控制焦虑和恐惧,能显著增强患者的自我效能,这种控制感是 ERP 生效的不可忽略的因素。

Foa 和 Kozak 注意到 ERP 期间有 3 个指标发生了变化:①在暴露期间,生理唤醒和主观害怕被激发;②在每次暴露期间,恐惧反应逐渐消退(习惯化);③每次暴露开始时的恐惧反应逐次降低。

### (二)ERP 治疗 OCD 的效果

三十多年来,世界各地开展了众多 ERP 治疗 OCD 效果的调查研究,包括英国、荷兰、希腊和美国等,众多治疗师用 ERP 治疗 500 多名 OCD 患者,一致证明 ERP 能有效治疗 OCD。随机对照试验显示 ERP 效果显著优于其他治疗技术,如渐渐肌肉放松训练、焦虑管理训练和安慰剂对照,还发现强化 ERP 治疗效果优于氯米帕明(OCD 最有效药物)。ERP 治疗后患者 Y-BOCS 减低 50%~60%,平均后测分为 9~13 分,只有轻微的残留症状。

ERP 不仅对伴随外显强迫仪式患者具有很好的治疗效果,对那些所谓纯强迫思维(可能伴有内隐心理仪式)患者也有较好的治疗效果。最近研究显示,让患者重复暴露于强迫思维的描述(放强迫思维录音带),并禁止心理仪式,治疗后 Y-BOCS 分数从 25.1 分降至 12.2 分(降低 52%),3 个月后随访时平均得分为 10.8 分。如果增加认知治疗技术(矫正功能失调信念)和放松训练技术,治疗效果还将进一步提高,总有效率(Y-BOCS 分数降低 30% 以上)在 85% 以上。因此 ERP 是目前治疗 OCD 的最有效方法,一般包括治疗前评估、治疗前准备、强化治疗、家庭随访和巩固疗效防止复发等 5 个阶段。

## 二、治疗前评估

在明确诊断后,治疗师要花 2~3 小时同患者晤谈,为制定治疗计划收集必要的信息,如引发痛苦和焦虑的刺激或威胁性线索,患者采用的回避行为或仪式行为,患者担心的负性后果,了解患者强迫信念的强度,以及停止强迫仪式可能导致的负性后果。

### (一)威胁性线索或刺激

威胁性线索可以分为两类:①在现实环境中确实存在的线索或刺激(外部线索);②威胁性线索是患者的一些想法、想象的情境或患者自己体验到的冲动(内部线索),这类线索在现实生活中并不存在。消极回避和仪式行为(主动回避)都是为了减轻与威胁性线索相关的痛苦和焦虑,外显的仪式行为容易识别,内隐性(心理的)仪式有时不容易识别,治疗师必须教会患者区分强迫思维和内隐仪式行为。两类问题的处理方式是不同的,强迫思维采用暴露疗法,仪式行为采用反应阻止法。

1.外部线索

多数强迫障碍患者恐惧的对象是周围环境中的某些具体事物,如物体、人或情境,但每个强迫障碍患者对具体事物的恐惧又有自己的特点。如同样是污染恐惧,有的是害怕污染物中的病菌,有的是害怕污染物本身,有的是担心自己得病,有的是担心把病菌传给别人;又如害怕厕所污染物,有些患者害怕所有厕所,有的只害怕公共厕所,有的则害怕抽象的厕所。这些具体的特殊信息是暴露治疗成功的关键,治疗师在制定治疗计划前,必须收集这些特殊信息,确定患者恐惧的具体对象和具体情境。多数患者的恐惧对象不是单一的,有些患者开始只对单一的对象感到恐惧,以后恐惧的对象可能会泛化,因此,治疗师必须对引发强迫思维的物体、情景、场所以及症状发展情况作出全面的评估,同时还要指导患者对所有害怕对象或情境进行主观不适感评定(SUDS)。只有这样才能制定合理的暴露等级表。

2.内部线索

有些患者恐惧的对象是自己内在想法、表象或冲动,这些内部线索使患者心烦、感到羞耻或感到厌恶,从而引发焦虑和痛苦。患者常不愿意报告引起痛苦的内部线索,而是反复述说内心的痛苦或烦恼,若不仔细询问,可能会遗漏这些重要信息。此类例子很多,如伤害亲人或强奸自己子女的冲动、想着亲人会出意外、想同陌生人上床的念头等。治疗者要鼓励患者说出这些想法,强调说出这些想法对治疗是有帮助,告诉患者正常人也经常有一些不被社会接受的想法,强调想法与现实是有区别的,想法不等于行动。

### (二)回避与仪式行为

EX/RP治疗禁止所有回避和仪式行为,即便是最微小的动作,因此在治疗前要全面收集回避行为和仪式行为的信息。需要收集的信息包括患者在疾病过程中采用过哪些回避和仪式行为,患者逃避哪些情境,每种仪式行为分别是对抗或顺应哪些强迫思维,这些行为缓解痛苦和焦虑的有效性如何,哪些强迫思维、情景、事物或情境是患者无法回避或用仪式行为对抗的。有些人、事和情境可以引发强迫思维和不愉快的情绪体验,强迫障碍患者常常回避它们,如某青年看到老年妇女,就害怕她会拿针扎他的生殖器,所以极力回避老年妇女,看到老年妇女,就用手握住生殖器绕道而行,回家后反复检查衣物,尤其是内裤和生殖器;有些患者害怕上厕所或碰到垃圾桶会沾上病菌,或害怕把病菌传给别人,所以他们回避上公共厕所、回避倒垃圾,若不得已上厕所或不小心碰到垃圾桶,就反复洗手或洗澡,或者回避与别人接触。

那些对抗外部线索的回避和仪式行为容易发现,而一些对抗内部线索的回避和仪式行为则不容易发现,但却是暴露和阻止治疗所必需的,治疗师必须仔细询问和观察。如从来不敢把钱放在口袋里,穿不系鞋带不用拔鞋跟的大鞋或拖鞋,从来不用公共场所的茶杯或餐具,经常换班或调班,反复搓手、眨眼、无声计数或祈祷,这些都是治疗中需要处理的。

如果治疗师对某个回避行为与强迫障碍的关系有疑问,可以设计一个行为实验进行验证,让患者暴露他所害怕或回避的情境中,如果患者感到焦虑、痛苦或难受,并试图逃避,那么该逃避行为是治疗需要阻止的行为。如果通过询问未能发现患者是否对某强迫思维采用回避或仪式行为,治疗师可以设计一个实验来调查回避或仪式行为,让患者暴露于他害怕的思维、情景或场所,而且尽可能想象最糟糕、最害怕的后果,如果患者采用某种行为对抗这种处境,那么该行为就是回避或仪式行为。如果不能确定某个行为是否为仪式行为,治疗师也可以通过行为实验来验证,如果停止该行为会引起患者焦虑或痛苦,这个行为就是仪式行为。

### (三)不合理信念及其强度

在临床实践中,我们体会到患者对不合理信念的坚持程度与治疗效果有密切的关系,患者对强迫信念的后果越坚信,暴露治疗效果越差。顽固坚持错误信念的患者在讨论他们所恐惧的强迫思维时,他们可能会欺骗治疗师,治疗的依从性比较差,在暴露练习时可能不按要求进行。

在评估患者信念强度时,要注意多数患者对信念的坚持程度是波动的,因此进行动态观察可以获得更可靠的信息。有些患者虽然口头上承认他们的强迫思维是不合理的、采用的强迫行为是无意义的,但他们还是为他们的思维感到痛苦和烦恼,说明他们内心还是相信他们担心的后果是有可能发生的。有些患者可能坚信他们的强迫思维或强迫行为是合理的、他们担心的后果确实会发生的,在治疗中他们不敢暴露他们的强迫思维、不愿放弃他们的仪式行为。

### (四)恐惧的后果

约有2/3的强迫障碍患者害怕他们的想法会变成现实,害怕停止仪式行为会发生严重的后果。强迫性洗手患者害怕他们不洗手会感染不治之症,或会把病菌传给别人,导致别人生病、残废或死亡。强迫性检查患者害怕停止检查或检查不细致,会导致灾难性后果,如房屋失火、家庭失窃、开车撞死人。有些强迫障碍患者不清楚或不确定会发生什么样的负性后果,但肯定有不好事情发生。有 1/3 的患者并不是害怕会发生灾难性后果,而是怕停止仪式行为会让他们感到非常痛苦,他们无法忍受这样的痛苦,除非他们进行仪式行为,否则焦虑和痛苦会持续上升,直到他们完全垮掉。确切了解强迫障碍患者所恐惧的后果,对制定治疗计划是非常有帮助的。

### 三、治疗前准备

心理治疗是一项计划性很强的工作,所以在治疗前要做好充分的准备。准备工作包括建立良好的治疗关系、治疗原理和治疗过程的介绍以及其他一些必要的准备工作。

#### (一)建立有效治疗关系

无论采用何种治疗,建立良好的治疗关系和激发患者的治疗动机是最基本的,所以治疗正式开始前,首先要评估患者的症状特点、患者对疾病和治疗的态度及患者家属的态度。强迫障碍患者既有改变的一面,也有抗拒改变的一面,他只愿意同治疗者谈症状本身,不愿意谈症状以外的事和放弃强迫动作,有些患者每次找不同治疗者看,避免与同一治疗做深入的交谈。认知技术要指出和改变患者的不合理思维,暴露和仪式阻止必然引发患者的痛苦和焦虑,没有良好的治疗关系,将会影响治疗的实施和效果。

在认知治疗中,治疗者与患者的关系是一种协作性同盟关系,协作同盟对保证治疗者与患者有共同的目标,减少阻抗和避免误解是非常重要的。这种关系的发展要求治疗者是可信的,交流是开放和真诚的,及治疗者显示充分的自信。治疗者同患者必须就下列问题形成共识,如焦点问题、治疗日程安排、总体治疗计划和目标、信息反馈的重要性和信息反馈方式等,并共同收集资料,发展和修正假说。

#### (二)治疗原理和过程介绍

向患者介绍治疗原理和治疗的具体过程是一件非常重要的事情。认知行为治疗要求患者放弃他的不合理思维和强迫习惯,必然会引起暂时的焦虑和痛苦。如果患者不知道为什么要经受这样的痛苦,或不相信 CBT 的治疗效果,他们可能会不配合治疗,不能遵守治疗要求。

一般可以这样向患者介绍治疗原理:"你曾提到,你有许多自己不想要的想法和行为,这些症状叫作强迫思维或强迫行为,它们让你感到非常不舒服或烦恼,并浪费了你大量的时间和精力,而且以你个人的能力难以驱除它们。那些令你不舒服的想法、表象或冲动反复地闯入你的脑子里,而你又不想要它们,所以你感到非常痛苦或焦虑,总想做点什么来减轻这份痛苦。为了去掉那些不想要的想法,你会采取一些措施,包括一些对抗性或顺从性的行为和思维,并养成了习惯,如反复洗手、关门、检查、计数、祈祷等,我们把这些行为叫作仪式性行为。

正如你所知道的那样,这些仪式性行为并不总是管用,它们虽能暂时减轻痛苦,但这些烦恼很快就会回来,有时会更痛苦。最后你发现需要做更多的仪式行为才能缓解痛苦,结果还是暂时的,你只好采用更复杂的仪式行为。慢慢地,那些复杂的行为也不管用了,无奈,你只好采用更多的时间和精力去做那些仪式行为,以致你学习和工作毫无成效、生活受到严重干扰。

我们将要进行的治疗叫作认知行为治疗,这种治疗方法包括 3 个部分。第一部分是要改变你的错误思维或不合理思维,许多心理问题与我们的错误观念有关,比如有些人特别害怕细菌,事实上并不是所有的细菌都是有害的,有些细菌对人体健康是有益的;第二部分是打破痛苦或焦虑与引起这些痛苦的物体、情境或想法之间的联系,比如,你每次出门前明知煤气已关好,但总是不放心,使你感到非常烦恼和痛苦;第三部分是打破仪式性行为与焦虑和痛苦缓解之间的联结,换句话说,你反复关煤气的仪式行为暂时缓解了你的焦虑和痛苦,因此使你经常反复地做那些动作。我们的治疗就是要打破仪式行为与你的焦虑或痛苦等感受之间的联结。这种方法还会帮助你学会在焦虑时不采用仪式行为。"

在介绍治疗原理之后,接着就要向患者解释治疗过程,同时签订治疗协议,安排治疗时间。

"现在我要针对你的强迫思维和行为问一些问题,了解每种情境和想法给你带来了多大的烦恼或痛苦,并按痛苦的大小排队。我们按100分制评定痛苦或焦虑的程度,0分表示没有一点痛苦或焦虑,100分表示最大的痛苦或焦虑。"

"你本来想到煤气没有关好,会感到焦虑,就要去检查。现在,我们要你看到煤气没有关,且不让你去关,你肯定会感到很焦虑和痛苦,但只要坚持不去关,焦虑和痛苦也会逐渐减轻。通过多次练习,就会打破焦虑与强迫思维之间的固有联系,以后即使怀疑煤气没关好,也不会感到焦虑和痛苦了。"

有些强迫障碍患者的强迫思维只是脑子里想法或表象,在现实生活中很少出现,因此难以将这些患者放在真实情境中进行暴露治疗,但可以进行想象暴露治疗。如果你害怕的情境不是真实存在的,我会让你想象那些恐惧的情景,想象那些情景正在发生,想象最恐惧的后果,想象事件的每个细节,但不要采用仪式行为进行抵抗,让焦虑和恐惧达到顶峰,此时你会发现你担心的后果并没有发生,你的焦虑和痛苦将随之减轻。

当不想要的想法或表象闯入脑海时,强迫障碍患者感到紧张、焦虑和痛苦,他们会采取某些仪式行为驱散那些害怕的想法或表象,以减轻痛苦和焦虑。暴露练习同样会引发类似的焦虑和痛苦,你肯定想用一些仪式行为来减轻痛苦,但治疗中禁止你这样做。当你直接面对恐惧而不求助于仪式行为时,你的焦虑和痛苦会暂时升高,但随后会逐步减轻。通过反复的暴露练习,焦虑缓解与仪式行为之间的联结就被打断了,最终不用任何仪式行为,你也能控制焦虑,你将重新获得自由。

### (三)行为记录和监测

在治疗前,我们还要训练患者准确监测和记录仪式行为。仪式行为的监测不仅可以反映治疗的进展,也使患者看到治疗性改变的真实性,仪式行为并不像他们想象那样管用,因此监测是暴露治疗的重要成分、监测本身可以减少仪式行为、具有治疗意义。我们可以这样对患者说:"在暴露治疗过程中,准确监测记录强迫思维和强迫行为的频度和严重程度是非常重要的,掌握这些资料有助于我们及时地调整暴露目标和治疗程序。这个星期我们在收集信息制定治疗计划的同时,你要每天记录强迫障碍状产生频度和占据的时间。当然这不是一件容易的事,但我相信你能做到。这是一张症状记录表,你先拿去看看,试着做些记录,下次我们专门讨论如何监测和记录。"

治疗师要告诉患者如何使用症状记录表、具体记录那些内容,解答患者提出的一些问题。同患者一起回顾昨天的情况,按回忆的内容填写症状记录表,并说明监测仪式行为的原则。

(1)在症状记录表上,随时记录你所做的仪式行为和在每项仪式行为上所花的时间。

(2)不要估计仪式行为所花的时间,一定要准确记录。

(3)立刻在记录表上记录下你监测到的时间,不要耽搁。

(4)直到一天结束前或第二天开始前,不要把你的记录放进抽屉,要随身带着记录表和笔。

(5)用一句简短的话记录引发仪式行为的原因。

治疗师要注意检查患者的自我监测表,包括检查引发仪式行为的情境。如果需要的话,提供建设性意见。患者要学会用简明的语言描述引发仪式行为的情境或刺激,治疗师要评估患者时间估计的准确性,并强调准确记录的重要性。

### (四)确定治疗支持者

在治疗前,患者要确定一名在强化治疗过程中提供支持的人,如父母、伴侣或朋友。患者可以依靠这个人的支持和鼓励完成暴露练习,另外要让支持者监测患者是否按照治疗要求制止自己的仪式行为。如果患者进行仪式行为的渴望非常强烈,阻止仪式行为有困难时,支持者要提供支持、鼓励和帮助。由于需要支持者参与和配合,所以治疗师需用一定时间专门与支持者讨论治疗原理和治疗过程。

在治疗前,患者与支持者必须在治疗师的指导下就双方的权利和义务达成口头或书面协议。患者要授予支持者督查和建议的权利,并愿意接受支持者的帮助、听取支持者的建议、接受支持者的督查;支持者必须承诺:不管出现什么问题、遇到什么困难,都不指责和批评患者,在患者遇到困难时,及时提供帮助和支持。

支持者要定时与治疗师取得联系,每周至少两次向治疗师汇报患者的治疗进展和治疗过程中遇到的问题,遇到特殊问题要及时向治疗师汇报,以使治疗师及时掌握患者在治疗情境外的情况,更好地帮助患者完成家庭作业。如果出现违背治疗要求的情况,如拒绝完成家庭作业、进行仪式行为,在取得患者同意的情况下,支持者要与治疗师取得联系。

### (五)制定治疗计划

强化认知行为治疗,一般需要 3 个星期,每周有 5 次暴露治疗,每次两小时,同时在家里还要完成一些认知练习和暴露练习。

在决定做认知行为治疗前,首先要确定患者是否适合 CBT 治疗。不伴其他心理障碍和严重躯体疾病的强迫障碍患者,一般都能从 EX/RP 治疗获益;如果伴发其他心理障碍(如抑郁症、酒依赖、物质滥用),在接受 EX/RP 治疗前最好先接受相关的治疗,否则会影响 EX/RP 的治疗效果;如果其他心理障碍是继发的,预计强迫障碍状改善能促进继发心理障碍的改变或其他治疗的效果,也可以先实施 EX/RP 治疗。实施 EX/RP 治疗,患者需要投入大量时间和精力,还要忍受暂时焦虑和痛苦,在治疗实施前须向患者解释清楚,使患者有充分的思想准备,对那些治疗动机不强或没有足够时间的患者可以采用其他心理治疗或药物治疗。

治疗师要向患者强调暴露治疗是有效缓解强迫障碍状的重要方法。比如,一个害怕强奸自己亲生女儿的患者,治疗师可以告诉患者,想象把自己置身于害怕的情境中,尽可能想象所有可能的细节和后果,坚持不逃避,直到焦虑和痛苦完全消除。如果做到这一点,以后即使想到同样的细节,就不会有更多的痛苦和焦虑了。对患者而言,最重要的是理解 EX/RP 的治疗原理——忍受暂时的痛苦和焦虑,将换得永久的自由。告知患者,治疗的第一周可能会体验到明显的焦虑和痛苦,随着治疗的进行,痛苦和焦虑将逐渐消退,强迫障碍状将逐渐减轻。

治疗师还要向患者说明治疗过程中需要完成一定数量的家庭作业。每天除了两个小时的治疗外,还需在支持者的帮助下完成 2~3 个小时的家庭作业。家庭作业并不局限在家里完成,完成的地点或场所视强迫障碍状的内容而定。如果强迫障碍状的内容与家庭情境有关(如关门、检查煤气等),暴露场所可以在家里;如果强迫障碍状涉及的情境是在家庭以外(商店、公共场所等),那么暴露场所应选择相应的地点。我们建议每次暴露 1 个小时,每天暴露 2~3 次,在暴露练习时,每隔 10 分钟记录一次 SUDS,直到 SUDS 降至 20 以下。在某些场所,要进行 1 小时的暴露练习可能做不到,遇到这种情况,治疗师要帮助患者设计合理的治疗方案。比如,一个害怕公共厕所污染物的患者,要他在公共厕所待 1 小时,显然不可能,也不合理,治疗师可以建议患者用手绢擦公厕的墙壁或门窗,并把这块"被污染"的手绢放在自己的口袋里,这样就可以延长暴露时间。

### (六)治疗设置

多数强迫障碍患者可以在门诊接受治疗,只有少数患者需要住院治疗。患者在接受治疗期间,应尽可能保持正常的生活,特别是那些害怕的刺激与日常生活有关时,坚持正常生活尤为重要。医院是一个人为的具有保护性的场所,尤其对强迫检查患者来说,在医院里他们不需要承担任何责任,可能就不会产生反复检查的冲动。如果是外地患者,无法每天到门诊接受治疗,可以建议他们在诊所附近公寓或旅社住下,每天到门诊接受治疗。有自杀危险、伴有其他精神病、病情严重无法在门诊治疗或没有有效支持者等患者,建议住院治疗。

如果患者是在职人员,而且强迫障碍状与工作有关,建议患者继续上班,这样可以进行相关的暴露,但治疗需要时间,每周有几个半天要接受治疗,因此要求患者要合理安排时间,或每天工作半天。如果症状与工作无关,不强调患者要继续上班,最好要有一个月的时间接受系统治疗,如果患者工作时间比较自由,能拿出足够的治疗时间,可以继续上班。

## 四、强化治疗

EX/RP 强化治疗期一般为 3 周,每周 5 次,每次 2 小时。特殊情况下,可以适当变通,但一般不能少于每周 3 次,总次数为 15 次。每次治疗开始先用 15 分钟讨论家庭作业和患者的行为监测表,接着进行 45 分钟的想象暴露和 45 分钟的现场暴露,最后用 15 分钟布置家庭作业。这是治疗的一般程序,治疗师可以根据具体情况进行调整,比如,现场暴露不能在治疗场所进行,需要去比较远的地方(商店、教堂),想象暴露和现场暴露可以交替进行(一次进行想象暴露,一次进行现场暴露)。原则上能够进行现场暴露的,尽可能采用现场暴露,因为现场暴露比想象暴露效果更好,有些患者在想象暴露中难以唤起焦虑或痛苦的体验,最好采用现场暴露。

每次治疗开始时,要向患者提出明确的要求,明确本次暴露的具体任务和要达到的目标。强迫障碍患者对参加暴露治疗本身就非常害怕,治疗师要做正向引导,相信患者能完成,不要过多讨论暴露可能引发的痛苦或安全性,更不要强调治疗的危险性,但对这些问题治疗师自己要做到心中有数,做好必要防范准备。

想象暴露是现场暴露的前奏,在想象暴露时,患者坐在舒服的沙发或有靠背的椅子上,解除一些不必要约束、装饰品、眼镜或假牙等,尽可能地全身放松,治疗师提供以下指导。

"今天,我们要开始做想象暴露,我希望你闭双眼,想象你害怕的情景(如门窗没关好,煤气没关),尽可能想象事件的每个细节、可能产生可怕后果,同时认真体会你在那种情景中内心感受(焦虑、害怕或痛苦),每隔 10 分钟我会让你报告你的感受,你可以按 100 分制报告,注意不要离开想象的场景,也不要采用任何措施进行抵抗。"

治疗师要把想象暴露过程中的对话用录音机录下来,让患者带回家听这盘磁带,继续做想象暴露练习。

每个患者害怕的情境是不同的,无论是想象暴露还是现场暴露,治疗师所给指导语都要有针对性,尽可能对患者所害怕的情景作生动的描述,这里列举两个现场暴露指导语的实例,供大家参考。

从治疗的第一天开始,对暴露和仪式行为阻止方法要给予专门的指导,以后每次都要不断提醒和强调,最好打印一份暴露和行为阻止规则给患者,以帮助患者记住这些规则,或便于患者每次暴露前复习这些规则。

## 五、家庭随访

家庭随访是考察治疗情境中获得的应对技能或效果能否用于日常生活的重要步骤。通常,在治疗过程中做两次家访,治疗结束后的 1 个月内,每周做 1 次家访,每次家访约 4 个小时。

EX/RP 的家庭随访有几个目的:有些患者的症状只能在家庭里才能进行现场暴露,如强迫性整理,睡觉前强迫性检查门窗、电源和煤气,强迫性储藏等,治疗师可以让患者开关煤气或门窗,然后不检查就离开房子。有些强迫性清洗患者在家庭有一块特殊的安全地带,治疗师可以让患者把这些地方弄"脏",陪着患者接触以前不敢接触的东西,或陪患者逛商场接触超市里的东西。有些外地患者在住院治疗期间不能回家进行暴露练习,无法检验治疗获得的效果能否用于日常生活情境,在治疗结束前,治疗师要与患者讨论家庭训练和家庭随访计划,以扩大治疗效果的范围和巩固治疗效果,治疗师要定期家访以考察家庭作业完成情况和取得的效果。家访还提供一个机会,治疗师和患者能够在一起讨论正常行为的范围。

## 六、巩固疗效,防止复发

治疗结束后,为了进一步巩固疗效、防止复发,除了患者继续坚持暴露练习外,治疗师还要帮助患者制定一个巩固疗效的计划。这个计划包括后续家庭暴露练习、支持性心理治疗、建立正常行为指导规则、讨论症状缓解后的生活适应问题。

有研究提示后续治疗和支持计划,能巩固治疗效果、防止复发和提高患者的生活质量。有一项研究发现,强化治疗后继续参加 12 周的支持性心理治疗(每周一次,没有暴露练习),可以减少患者症状的复发率。

(张春艳)

第十章

# 焦 虑 障 碍

## 第一节 惊 恐 障 碍

惊恐障碍于1980年首次作为独立诊断出现在 DSM-Ⅲ之中,是一种以反复出现的突如其来的惊恐体验为特征的急性焦虑障碍。惊恐障碍的起始症状往往是患者自我感受到的表现,患者在某些情况下突然感到惊恐、失控感、发疯感、崩溃感、濒死感,同时伴有严重的自主功能失调。该障碍起病快,终止也快,表现为持续数分钟到几十分钟的急性症状,发作呈自限性。其核心特点是惊恐发作的出现,即突然发作以躯体症状为主的焦虑,同时伴有将要发生严重后果的强烈担心。

### 一、流行病学

根据 DSM-Ⅲ中诊断统计惊恐障碍的人群发病率发现:惊恐障碍1个月、6个月和终身患病率分别为0.5%、0.8%和1.6%。女性的惊恐障碍发病率要高于男性,约是男性患者的两倍;最近的流行病学调查显示惊恐障碍的一年和终身患病率分别为2.1%和5.1%。惊恐障碍常发生于年轻成年人,30岁年龄段尤其多见,少数可以在老年期发病。

### 二、临床表现

#### (一)惊恐发作

典型惊恐发作往往发生在日常活动时(例如吃饭、看电视、逛街等),患者体验到突然发作的、不可抗拒的害怕、恐惧、忧虑和一种厄运将至的感觉。其主要症状包括气促和窒息感、哽噎感、心悸和心率增加、胸部不适或疼痛、出汗、眩晕、失去平衡感或要昏厥、恶心或腹部不适、人格解体或现实解体、麻木或针刺感、潮热或发冷、震颤或发抖、害怕即将死亡、害怕发疯或失去控制。临床上患者不会同时出现上述所有症状,而是仅出现其中的某一种或某几种。每次发作通常持续5~20分钟,很少长至1小时。惊恐发作的突出特点为突然产生的焦虑,反应严重且担心会有灾难性的后果,有些患者有惊恐障碍性的过度换气,这可使症状进一步加重。

#### (二)预期焦虑与回避行为

多数患者在首次惊恐发作后和两次发作的间歇期,常表现为反复担心再次出现相似发作,因而惶惶不可终日,有时出现自主神经功能亢进。因担忧再次发作时会发生危险,常寻求他人陪伴,或回避一些自认为可能再次出现惊恐发作的活动和场合,如:不愿独自外出,不愿去人多拥挤的场所;或者外出必须有人陪伴。

## 三、诊断与鉴别诊断

### (一)诊断

当患者反复出现意外的惊恐发作,且伴有持续的预期性焦虑或与发作相关的显著行为变化达 1 个月以上,且此类障碍并非由物质或躯体疾病所导致,也不能由其他精神类疾病所解释,则可诊断为惊恐障碍(诊断标准如下)。

(1)反复出现不可预期的惊恐发作:一次惊恐发作是突然发生强烈的害怕或强烈的不适感,并在几分钟内达到高峰,发作期间出现下列 4 项及以上症状(这种突然发生的惊恐可以出现在平静状态或焦虑状态)。①心悸、心慌或心率加速。②出汗。③震颤或发抖。④气短或窒息感。⑤哽咽感。⑥胸痛或胸部不适。⑦恶心或腹部不适。⑧感到头昏、脚步不稳、头重脚轻或昏厥。⑨发冷或发热感。⑩感觉异常(麻木或针刺感)。⑪实解体(感觉不真实)或人格解体(感觉脱离了自己)。⑫害怕失去控制或"发疯"。⑬濒死感。

可能观察到与特定文化有关的症状(例如,耳鸣、颈部酸痛、头疼、无法控制的尖叫或哭喊),此类症状不可作为诊断所需的 4 个症状之一。

(2)至少在 1 次发作之后,出现下列症状中的 1～2 种,且持续 1 个月(或更长)时间。①持续地担忧或担心再次的惊恐发作或其结果(例如,失去控制、心肌梗死)。②在与惊恐发作相关的行为方面出现显著的不良变化(例如,设计某些行为以回避惊恐发作,如回避锻炼或回避不熟悉的情况)。

(3)这种障碍不能归因于某种物质(例如,滥用毒品、药物)的生理效应,或其他躯体疾病(例如,甲状腺功能亢进、心肺疾病)。

(4)这种障碍不能用其他精神障碍来更好地解释。例如,像未特定的焦虑障碍中,惊恐发作不仅仅出现于对害怕的社交情况的反应;像特定恐怖症中,惊恐发作不仅仅出现于对有限的恐惧对象或情况的反应;像强迫症中,惊恐发作不仅仅出现于对强迫思维的反应;像创伤后应激障碍中,惊恐发作不仅仅出现于对创伤事件的提示物的反应;或像分离焦虑障碍中,惊恐发作不仅仅出现于对与依恋对象分离的反应。

### (二)鉴别诊断

惊恐障碍的核心症状是惊恐发作,但惊恐发作并非该病所特有的症状,可出现于任一种焦虑障碍的背景下,也可出现于其他精神障碍(例如,抑郁障碍、创伤后应激障碍、物质使用障碍)中,以及某些躯体疾病(例如,心脏的、呼吸系统的、前庭的、胃肠的)之中。当惊恐发作被确认后,应该被记录为标注(例如,创伤后应激障碍伴惊恐发作),而不单独诊断惊恐障碍。

临床上在作出惊恐障碍的诊断前,应首先排除前述的精神障碍和躯体疾病。在与其他精神障碍的鉴别中需要特别注意与广泛性焦虑障碍伴惊恐发作、抑郁症伴惊恐发作、躯体形式障碍的鉴别。惊恐障碍患者随着病程的延长可以出现继发的慢性广泛性的焦虑情绪和典型抑郁症状,此时应仔细询问症状发生发展的时间顺序。躯体形式障碍的患者可表现出显著的自主神经亢进症状或类似于急性焦虑症状,但往往症状是持续存在,而非发作性。躯体疾病需要鉴别的有甲状腺功能亢进、甲状腺功能减退、心律失常、冠状动脉供血不足、二尖瓣脱垂、低血糖等。其中特别容易混淆的是二尖瓣脱垂,该病也可突然发生心悸、胸痛、气急、头昏及濒死感、失控感等症状,借助超声心动图可鉴别。

## 四、病程和预后

### (一)自然病程

一般而言,惊恐障碍若不做治疗,病程是非常多变的。目前没有可靠的方法了解病程的发展。病程中可能出现自发的痊愈,但是几个月或几年之后却又再度爆发,甚至有患者几年或几十年不能离家的情况存在。惊恐障碍长期频繁发作后也可能发展成真正的心血管疾病。有结果显示,惊恐障碍患者大约33%痊愈,50%伴有限的功能损害,20%或更少的患者有较重的功能损害。

### (二)预后

由于惊恐障碍发展不稳定,因此预后也较不稳定。研究发现大多数社会功能良好,而伴焦虑或抑郁的患者则不稳定。预后较差的危险因子包括更严重的初始惊恐发作、更严重的初始广场恐惧、疾病持续时间较长、共病抑郁、曾经与父母分离、人际敏感性高、单身等。

## 五、病因和发病机制研究

### (一)生物学因素

惊恐障碍的生物学病因假说包括蓝斑过度反应、5-羟色胺系统功能紊乱、γ-氨基丁酸(GABA)-苯二氮䓬受体复合体结合力下降、脑干二氧化碳($CO_2$)化学受体敏感性增高、乳酸钠水平的异常、下丘脑-垂体-肾上腺轴系统异常等。神经影像学研究认为惊恐障碍与以杏仁核为基础的恐惧网络有关;研究显示与健康对照相比,惊恐障碍者静止状态下双侧杏仁核、海马、丘脑、中脑、脑桥、延髓和小脑的葡萄糖吸收明显增高。目前的临床药物研究结果也支持5-羟色胺系统在惊恐障治疗中的重要作用。

### (二)心理因素

行为理论及学习理论的学者认为焦虑是以对某些环境刺激的恐惧为条件的。因此惊恐障碍的形成与条件反射密不可分。认知理论则认为惊恐发作的患者更为担心严重的躯体或精神疾病的出现。当代精神分析理论中依然以焦虑的内在冲突模型作为主要原则,但是缺乏证据以及无法解释器质性因素的作用使得精神分析理论在解释惊恐障碍存在很多不确定因素。也有研究发现儿童时期严重的创伤事件和父母的不良态度与惊恐障碍有关。

## 六、治疗

惊恐障碍的治疗目标为控制急性发作,减轻发作间歇期的焦虑症状,减少回避行为,预防再次发作。

### (一)药物治疗

1.抗抑郁剂

选择性5-羟色胺再摄取抑制剂(SSRI)、5-羟色胺-去甲肾上腺素再摄取抑制剂(SNRIs)等抗抑郁剂是目前治疗惊恐障碍的首选药物。但需要注意此类药物起效较慢,在用药初期,可能需要合并使用苯二氮䓬类药物。

2.苯二氮䓬类

尽管抗抑郁剂成为惊恐障碍的一线治疗,苯二氮䓬类的高效能在急性期治疗中非常有效,并且不良反应较小、容易耐受。首选为阿普唑仑、氯硝西泮。

3.其他药物

目前临床上使用并证明有效的药物还包括丁螺环酮、可乐定、吲哚洛尔、丙戊酸钠,以及非典型抗精神病药物等。

（二）心理治疗

1.认知行为治疗

认知行为治疗可减轻患者对焦虑所带来的躯体反应的害怕,而这种害怕被认为是此病的基础。并且能帮助个体面对恐惧性场景,并成功减少回避行为。当前较为主流的方法包括内观暴露、情景暴露、认知重构、呼吸控制、应用放松训练。

2.支持性心理治疗

向患者解释疾病的性质及预后,以减轻患者的心理负担和发作间歇期的焦虑情绪,同时可鼓励患者坚持治疗计划。

3.精神动力学治疗

传统精神动力学治疗可能对那些缺乏独立和自信的患者有所帮助,对某些患者来说是一种有用的辅助治疗,但不适合急性期使用。

## 七、预防和康复

（一）预防

惊恐障碍的影响因素较多,因此需要从以下多方面进行预防。包括平时注意锻炼身体,因为惊恐障碍主要与担心躯体状况有关;关注儿童的幼年早期发育,有研究发现惊恐障碍与童年创伤有关;降低不确定性,更多了解各种可能发生的情况,以降低焦虑。

（二）康复

惊恐障碍的康复不仅需要适当的药物和心理治疗,也需要社会系统的支持,比如亲人的关心、支持及陪伴。

（王万军）

# 第二节　分离焦虑障碍

分离焦虑障碍是指当与生活中重要的依恋对象分离或预期分离时所出现的不恰当的、过度的恐惧、害怕或焦虑。长期以来该病一直作为儿童情绪障碍的一种,而在成人中没有该诊断。但越来越多的证据显示,这种焦虑障碍并非儿童所特有,成人也可以有类似的临床症状。因此,在DSM-Ⅴ中分离焦虑障碍被作为焦虑障碍的一个亚型单独列出。

## 一、流行病学

早年的研究数据多来自儿童,研究发现分离焦虑障碍在青春期之前的发病率为 3.5%～4.1%。而女童发病率约为男童两倍。近年来的研究发现成年人分离焦虑的患病率达 6.6%,且其中 77.5%起病于成年之后。

## 二、临床表现

通常分离焦虑障碍表现为患者因分离而出现的过度焦虑、抑郁以及一些不安行为,如哭泣,躯体不适、逃避或是采取能获得安全的行为。常见的临床表现为坐立不安、避免目光接触、小声说话、拒绝工作(求学)、与分离相关的噩梦及躯体症状等。这些症状往往造成患者个人的痛苦,并对其社会功能有显著影响,且对成年人的影响远大于儿童。

## 三、诊断与鉴别诊断

### (一)诊断

分离焦虑障碍的诊断要点包括在与重要的依恋对象分离时产生过度焦虑、恐惧等情绪反应和回避行为,症状持续 6 个月(儿童为 4 周)以上无法改善,对生活造成严重影响,且不是由其他精神障碍所导致的(诊断标准如下)。

(1)个体与其依恋对象离别时,会产生与其发育阶段不相称的、过度的害怕或焦虑,至少符合以下表现中的 3 种:①当预期或经历与家庭或与主要依恋对象离别时,产生反复的、过度的痛苦。②持续性和过度地担心会失去主要依恋对象,或担心他们可能受到诸如疾病、受伤、灾难或死亡的伤害。③持续的、过度地担心会经历导致与主要依恋对象离别的不幸事件(例如,走失、被绑架、事故、生病)。④因害怕离别,持续表现不愿或拒绝出门、离开家、去上学、去工作或去其他地方。⑤持续和过度地害怕或不愿独处或不愿在家或其他场所与主要依恋对象不在一起。⑥持续性地不愿或拒绝在家以外的地方睡觉或不愿在家或其主要依恋对象不在身边时睡觉。⑦反复做内容与离别有关的噩梦。⑧当与主要依恋对象离别或预期离别时,反复地抱怨躯体性症状(例如,头疼、胃疼、恶心、呕吐)。

(2)这种害怕、焦虑或回避是持续性的,儿童和青少年至少持续 4 周,成人则至少持续 6 个月。

(3)这种障碍引起有临床意义的痛苦,或导致社交、学业、职业或其他重要功能方面的损害。

(4)这种障碍不能用其他精神障碍来更好地解释,例如,像孤独症(自闭症)谱系障碍中的因不愿过度改变而导致拒绝离家,像精神病性障碍中的因妄想或幻觉而忧虑分别,像广场恐怖症中的因没有一个信任的同伴陪伴而拒绝出门,像广泛性焦虑障碍中的担心疾病或上海会降临到其他重要的人身上,或像疾病焦虑障碍中的担心会患病。

### (二)鉴别诊断

分离焦虑障碍的主要特点在于由现实的或预期的分离所引起,导致焦虑以及各种为了缓解焦虑伴发的症状。需要与以下疾病鉴别。

1.社交焦虑障碍

该病患者常为了回避社交场合而不愿离开家,与重要依恋对象的出现或缺失没有相关性;而分离焦虑障碍患者只要依恋对象存在,通常在社交场合并不出现严重的焦虑或担忧。

**2.惊恐障碍**

该病主要表现为急性焦虑发作,患者常由于担心惊恐发作而要求亲人陪伴,但其核心的担忧并非亲人的离开,而是惊恐发作时无法自我救助,而其所要求的陪伴者往往不具有不可替代性。但需要注意,分离焦虑障碍患者在依恋对象突然离开时也可出现惊恐发作。

## 四、病程和预后

一般认为,婴儿在 7～24 个月的时候是分离焦虑最明显的时候,随着孩子慢慢成长,尤其是到学前期,分离焦虑逐渐减弱。儿童分离焦虑是必然出现的,但是如果其表现异乎寻常或是过于强烈则可能形成分离焦虑障碍。儿童分离焦虑障碍的预后较为良好,接受治疗的儿童青少年患者通常能顺利度过该阶段,即使未予治疗,80%～95%的儿童青少年患者会自行缓解。但部分可能在青少年早期再次出现并可能持续到成年,影响到正常的工作和生活。成人分离焦虑障碍患者约 2/3 起病于成年后,通常接受治疗后症状缓解较好,但长期预后尚缺乏相关数据。

## 五、病因和发病机制研究

分离焦虑障碍的病因主要与家庭教育和养育方式有关,与家庭中重要客体的依恋关系相关,一般而言,父母的过度保护和焦虑可能是产生分离焦虑障碍的影响因素之一。同时遗传易感性也在该病的发展中扮演重要角色,但是尚缺乏相关证据。总体而言,该病的病因和发病机制研究仍不足,其具体病因尚不明确。

## 六、治疗

### (一)认知行为治疗

认知行为治疗被认为是治疗分离焦虑的最好方法,目前比较流行的方法有交感互动疗法,改变父母(重要依恋对象)与患者之间的互动方式,从而减少分离焦虑行为、增强自控同时减少依恋对象的焦虑。成年分离焦虑患者可采用逐级暴露疗法,提高患者对于分离所产生的焦虑的耐受度和控制能力。

### (二)家庭治疗

目前认为,分离焦虑障碍的关键在于家庭结构模式,因此家庭治疗也是治疗分离焦虑的最佳方法之一,从家庭角色的视角出发改善家庭关系。家庭治疗对成年患者同样有效。

### (三)药物治疗

对于恐惧、焦虑症状严重者,也可采用药物治疗缓解期焦虑症状,所用药物以 SSRI、SNRIs 为主,某些情况下也可短期使用苯二氮䓬类药物。

## 七、预防和康复

分离焦虑障碍的预防关键在于患者的依恋对象。对儿童而言,父母担心分离造成的焦虑往往会遗传给孩子;因此,父母学会如何在保护好孩子的前提下又适当地使其自然成长非常重要。分离焦虑的预后良好,但是要完全康复依然需要患者的依恋对象对自己曾经的照顾/相处方式有所认识和改变,形成新的家庭结构并将其稳定。

**(王万军)**

# 第三节　社交焦虑障碍

社交焦虑障碍是对社交或公开场合感到强烈恐惧或忧虑,并因而尽力回避的一种心理疾病。其核心特征是显著而持续地害怕在社交场合、公众面前可能出丑或陷入尴尬的场景。

## 一、流行病学

根据 DSM-Ⅲ-R 诊断标准的研究发现社交焦虑障碍的终身患病率为 13.3％,年发病率为7.9％,月发病率为 4.5％,并且女性较男性更为常见(15.5％、11.1％)。根据《精神疾病诊断与统计手册》(第四版)(DSM-Ⅳ)进行的流行病学调查显示社交焦虑障碍的一年和终身患病率分别为2.8％、5.0％。

## 二、临床表现

社交焦虑障碍患者在处于被关注并可能被评论的情境下可产生不恰当的焦虑。患者有回避这些场景的倾向,且不完全的融入其中,如他们回避交谈或坐在最不显眼的地方。甚至只是想象可能遇到的物体或场景也会引起严重的焦虑。社交恐惧者常有会被别人挑剔的先占观念,尽管他们也知道这种想法是毫无根据的。不同患者表现均不相同,需要指出的是排尿恐惧和呕吐恐惧也是社交恐惧的一种。

## 三、诊断与鉴别诊断

### (一)诊断

社交焦虑障碍的诊断要点为有明显的害怕或回避会暴露于陌生人的场景,或者害怕尴尬、害怕丢脸的行为举止;患者会意识到害怕是过分的或不合理的,影响功能或引起明显的痛苦并且不是由其他疾病引起的(诊断标准如下)。

(1)个体由于面对可能被他人审视的一种或多种社交情况时而产生显著的害怕或焦虑。例如,社交互动(对话、会见陌生人),被观看(吃、喝的时候),以及在他人面前表演(演讲时)。儿童的这种焦虑必须出现在于同伴交往时,而不仅仅是与成人互动时。

(2)个体害怕自己的言行或呈现的焦虑症状会导致负性的评价(即被羞辱或尴尬;导致被拒绝或冒犯他人)。

(3)社交情况几乎总是能够促发害怕或焦虑(儿童的害怕或焦虑也可能表现为哭闹、发脾气、惊呆、依恋他人、畏缩或不敢在社交情况中讲话)。

(4)主动回避社交情况,或是带着强烈的害怕或焦虑去忍受。

(5)这种害怕或焦虑与社交情况和社会文化环境所造成的实际威胁不相称。

(6)这种害怕、焦虑或回避通常持续至少 6 个月。

(7)这种害怕、焦虑或回避引起有临床意义的痛苦,或导致社交、职业或其他重要功能方面的损害。

(8)这种害怕、焦虑或回避不能归因于某种物质(例如,滥用的毒品、药物)的生理效应,或其他躯体疾病。

(9)这种害怕、焦虑或回避不能用其他精神障碍的症状来更好地解释,例如惊恐障碍、躯体变形障碍或孤独症(自闭症)谱系障碍。

(10)如果其他躯体疾病(例如,帕金森病、肥胖症、烧伤或外伤造成的畸形)存在,则这种害怕、焦虑或回避是明确与其不相关或是过度的。

### (二)鉴别诊断

#### 1.回避型人格障碍

两者之间在回避行为上有类似之处,回避型人格障碍的核心恐惧也是他人的拒绝、嘲笑或羞辱,但是人格障碍的患者所针对的场景更为广泛,社交焦虑障碍患者则相对局限,且能认识到这种焦虑或担忧是过度的和不合理的。

#### 2.抑郁症

两者都可出现社交行为的减少,但抑郁症患者因情绪低落和动力不足所致,且除回避社交外,还有抑郁症的其他核心症状;本病患者则主要由于为避免社交场合的预期焦虑而采取回避的行为。

#### 3.广场恐惧症

两种均存在对人多场合的恐惧和回避,但广场恐惧症患者所担忧的是在人多拥挤的场合出现危险是无法及时逃脱,即两者之间的主要区别在于焦虑的对象不同。

## 四、病程和预后

### (一)病程

通常起病于 17~30 岁,平均发病年龄为 15 岁,主要是青少年期和成人早期,且疾病的病程常呈慢性,约 80% 的人从未接受治疗。社交焦虑障碍通常隐匿起病,没有明显的诱因,第一次发作是在公共场所,以后则在类似的场所出现焦虑;也有少数患者在一次出丑的社交经历之后急性起病。该病的病程呈慢性化,且发作逐渐加重,回避性也逐渐增强。

### (二)预后

由于病程较长,因此该障碍的痊愈常常较晚,一般在发病 25 年后痊愈。社交焦虑障碍常常与其他疾病共病,尤其情绪障碍多见;该病患者发生抑郁障碍的风险增加 3~6 倍。社交焦虑障碍是一种高度致残的精神障碍,它对社会功能和生活质量的影响在过去很大程度上被低估了。因此,如不能获得及时有效的治疗,患者的生活治疗将受到极大的影响。

## 五、病因和发病机制研究

### (一)生物学因素

社交焦虑的生物学病因目前并未明确,许多研究的重复性较差。可能的机制包括去甲肾上腺素系统的功能亢进、5-HT 系统敏感性升高、HPA 轴过度反应等。影像学研究提示以杏仁核为核心的条件性恐惧网络超敏可能与该病的发生有关。也有研究提示遗传因素也是可能的病因之一。

### (二)社会-心理因素

过分关注和在意别人的评价是该障碍的基本认知因素。成年前的一些负性经历可能会导致社交恐惧的发生,例如:父母婚姻冲突、父母过度保护或抛弃、儿童期虐待、儿童期缺乏与成人的亲近关系、儿童期频繁搬迁、学校表现差等因素均可能导致社交焦虑障碍。

## 六、治疗

### (一)药物治疗

研究证实多种类型的药物对社交焦虑障碍有明确的疗效,临床常用的药物包括 SSRI 类抗抑郁剂、苯二氮䓬类,也可使用 β 受体阻滞剂、单胺氧化酶抑制剂、5-羟色胺和去甲肾上腺素再摄取抑制剂(SNRI)、去甲肾上腺素及特异性 5-羟色胺能抗抑郁剂(NaSSA)等。

1.选择性 5-羟色胺再摄取抑制剂(SSRI)

SSRI 是社交恐惧的一线用药;疗效及耐受性好;每天一次用药;对共病抑郁、惊恐、广泛性焦虑障碍或强迫症均有效。

2.其他新型抗抑郁剂

文拉法辛、米氮平等也有一定疗效。

3.苯二氮䓬类

临床上广泛应用并在开放性试验中被报道有效;一般耐受良好;在某些患者中使用时要考虑药物依赖的可能及撤药反应(常用药物:氯硝西泮、阿普唑仑)。

4.β 受体阻滞剂

对于表演前焦虑高度有效,可以在表演事件前 1 小时左右按需服用。对于广泛性社交焦虑障碍的患者大部分没有帮助(常用药物:普萘洛尔、阿替洛尔)。

5.单胺氧化酶抑制剂(MAOIs)

研究中显示出高度有效性;但耐受性较差,且需要饮食限制;对一些共病抑郁、社交恐惧和惊恐等有效;对于难治的患者可以尝试。

6.其他药物

加巴喷丁、丁螺环酮、安非他酮、托吡酯、普瑞巴林、非典型抗精神病药等均有研究报道有效。D-环丝氨酸被认为与暴露疗法联合使用有效。

### (二)心理治疗

1.认知行为治疗

该疗法是目前最为常用的社交焦虑障碍的心理治疗方法,包括 3 种主要的认知行为技术:暴露疗法、认知重建和社交技能训练。暴露疗法应从较低焦虑的场景开始,包括想象暴露与真实暴露两种形式;认知重建主要针对自我概念差、害怕别人负性评价的患者,与暴露疗法联合使用效果会更好;社交技能训练主要采用模仿、角色表演和指定练习等方式,帮助患者学会适当的社交行为,减轻在既往恐惧的社交场合的焦虑。

最近,虚拟现实技术的发展为社交焦虑障碍的治疗提供了新的暴露治疗途径,这种计算机模拟技术提高了暴露场景的真实感和可操作性。

2.动力性心理治疗

虽然随着药物治疗和认知行为治疗的发展,该疗法不再像以前受欢迎和受关注,但动力性心理治疗能够识别出那些与社交焦虑和回避行为相关的潜意识冲突,通过对这些冲突的探索将使患者长期获益。

### (三)联合治疗

药物与心理治疗的联合对于急性期的治疗并没有显著优势,但对于长期预后可能有一定帮助。近些年来,N-甲基-D-天冬氨酸受体激动剂 D-环丝氨酸与暴露疗法联合治疗社交焦虑获得了初步成功,被认为是一种有前途的联合治疗方法。

## 七、预防和康复

### (一)预防

由于社交焦虑障碍的发病年龄较早,且患者往往存在一定的个性基础,因此该病的预防重点在于青春期前的心理教育,以及对于敏感人群的早期识别。对可能引起社交焦虑的因素有所意识,并针对性地进行社交技能的练习,指导某些社交技能欠佳的个体对某些重要场合的活动事先进行必要的准备,减少预期的紧张。

### (二)康复

由于社交焦虑病程较长,因此康复需要的时间也较长,此时不仅是继续接受常规的治疗,还需要家人和社会的帮助、鼓励和包容,带其在实践中克服因恐惧担心产生的焦虑以及因此带来的回避行为,只有回归到日常的工作生活中,该病才能真正康复。

(王万军)

# 第四节　广泛性焦虑障碍

广泛性焦虑障碍是以持续的显著紧张不安,伴有自主神经功能兴奋和过分警觉为特征的一种慢性焦虑障碍。该障碍是在没有惊恐障碍的情况下,表现出的显著的慢性焦虑。与其他焦虑障碍不同,广泛性焦虑障碍不受任何特定环境的限制或因环境而持续加重。通常患者具有特征性的表情,并且表现出坐立不安,甚至有颤抖、皮肤苍白,手心、脚心及腋窝汗水淋漓。该病通常始于儿童或青少年期,但也可以在任何年龄开始。广泛性焦虑障碍与正常人"焦虑"的区别在于,该病的担忧是明确过度的、普遍且难以控制的,且伴有明显的痛苦和社会功能损害。

## 一、流行病学

美国的一项调查发现广泛性焦虑障碍的年患病率为1.5%,亚临床广泛性焦虑障碍的年患病率为3.6%,在女性(2.7%)和老年(2.2%)人中患病率更高。Blazer等的报道显示其终身患病率为4.1%～6.6%,女性两倍于男性。同时,广泛性焦虑障碍与其他精神障碍有较高的共病率,如59%与抑郁症共病,56%与其他焦虑障碍共病。

## 二、临床表现

广泛性焦虑障碍的症状具有持续性,而且对患者而言带来持续性的伤害和痛苦。主要表现为经常或持续的,无明确对象或固定内容的紧张不安,或对现实生活中的某些问题过分担心和烦恼。这种紧张担心与现实很不相称,使患者感到难以忍受,但又无法摆脱;常伴有自主神经功能亢进、运动型紧张和过分警惕。也可以出现抑郁症状、强迫症状和人格解体,但不是主要临床表现。

### (一)焦虑体验

焦虑表现为对未来可能发生的、难以预料的某种危险或不幸事件的持续、过度担心。担心的内容可以是一些明确的非现实的威胁或可能发生的不幸事件,如亲人是否会发生意外,自己的钱财是否会意外损失;也可以是无法明确描述的对象或内容,而只是一种莫名的提心吊胆或惶恐不安。这种焦虑与惊恐障碍、广场恐惧症等疾病中出现的"预期焦虑"不同,后者是对现实中将要发生的某种情景提前出现的焦虑体验;如惊恐障碍是对再次惊恐发作的担忧,广场恐惧症是要进入恐惧环境前出现的担忧。

### (二)运动不安

运动不安表现为坐立不安、来回走动、面部表情不自然、四肢的轻微震颤,肌肉紧张,有时出现肌肉抽动或动作僵硬,患者常感到疲乏。

### (三)自主神经功能亢进

患者常有心悸、心慌、气急、胸闷、头昏、头痛,多汗、面赤、口干、胃部不适、腹泻、尿频、尿急等症状。

### (四)警觉性增高

警觉性增高主要表现为易激惹、易惊吓、入睡困难、易惊醒、惊跳反应亢进、注意力难以集中等。

## 三、诊断与鉴别诊断

### (一)诊断

广泛性焦虑障碍的诊断要点:持续 6 个月以上的慢性焦虑,没有固定内容的过分的担心和紧张不安,给患者带来明显的痛苦和功能损害,且这些症状并非继发于其他精神障碍或躯体疾病。广泛性焦虑障碍一直存在诊断扩大化的担忧和争论,因此需要特别区分个体的表现属于正常"焦虑"反应还是广泛性焦虑的症状。除了焦虑"持续 6 个月以上"的时间限定外,在作出诊断之前还需要仔细判断焦虑表现是否是合理的、是否其他个体在面临相似情景时也会出现相同的表现,以及焦虑现象是否给个体带来了痛苦体验及对其社会功能造成严重影响。需要特别注意的是,当某些特殊的不良刺激因素持续存在时,一些个体的"正常焦虑"也会带来痛苦体验及功能影响,且持续时间超过 6 个月。广泛性焦虑障碍诊断标准如下。

(1)在纸上 6 个月的多数天子里,对于诸多事件或活动(例如工作或学校表现)表现出过分的焦虑和担心(焦虑性期待)。

(2)个体难以控制这种担心。

(3)这种焦虑和担心与下列 6 种症状中至少 3 种有关(在过去 6 个月中,至少一些症状在多数天子里存在),儿童只需 1 项。①坐立不安或感到激动或紧张。②容易疲倦。③注意力难以集中或头脑一片空白。④易怒。⑤肌肉紧张。⑥睡眠障碍(难以入睡或保持睡眠状态,或休息不充分、质量不满意的睡眠)。⑦这种焦虑、担心或躯体症状引起有临床意义的痛苦,或导致社交、职业或其他重要功能方面的损害。⑧这种障碍不能归因于某种物质(例如,滥用的毒品、药物)的生理效应,或其他躯体疾病(例如,甲状腺功能亢进)。⑨这种障碍不能用其他精神障碍来更好地解释。例如,像惊恐障碍中的焦虑或担心发生惊恐发作,像社交焦虑障碍(社交恐怖症)中的负性评价,像强迫症中的被污染或其他强迫思维,像分离焦虑障碍中的依恋对象的离别,像创伤后应激障碍中的创伤性事件的提示物,像神经性厌食症中的体重增加,像躯体症状障碍中的躯体不适,像躯体变形障碍中的感到外貌存在瑕疵,像疾病焦虑障碍中的感到有严重的疾病或像精神分裂症或妄想障碍中的妄想信念的内容。

## （二）鉴别诊断

### 1.抑郁障碍

抑郁症常常伴有一定的焦虑症状,尤其老年抑郁症患者焦虑症状或激动不安非常多见,广泛性焦虑障碍患者由于长期的紧张不安也可以出现不愉快、自责等抑郁症状。但广泛性焦虑障碍患者通常先有焦虑症状,随着病程的迁延才出现抑郁症状,且无昼重夜轻的规律,失眠以入睡困难多见,早醒较少;且食欲通常不受影响,也较少出现兴趣缺乏等症状。

### 2.惊恐障碍

该病以惊恐发作为核心症状,是急性焦虑障碍,症状更为剧烈,并且持续时间常常较短,与广泛性焦虑障碍相反。其发作间歇期的担忧往往为预期焦虑,有明确的担忧对象,很少泛化。

### 3.躯体疾病

有些躯体疾病可能具有会被误认为是焦虑障碍的症状。所有的案例在作出该诊断前都应该考虑到躯体疾病的可能性。此外,许多患者由于对躯体疾病预后的过分担心,可以出现典型的广泛性焦虑障碍的表现,当符合该病的诊断标准后仍可作出该病的诊断。

## 四、病程和预后

### （一）自然病程

广泛性焦虑障碍起病缓慢,病程多迁延数年之久,较惊恐障碍的病程更为漫长。往往无明显诱因。许多患者常记不起何时开始出现症状,认为从小就是如此;在其一生中从来就没有不焦虑的时候。起病年龄越早,焦虑症状越重,社会功能也较多受到损害。

一般而言,由于广泛性焦虑障碍不存在特定的对象,这类患者似乎只是随着病程的不断延长才逐渐认识到他们的慢性紧张、反应增高、担忧和焦虑体验是过度的、不合理的,或者认识到需要治疗。这些患者常常觉得生命之中时时刻刻都处于焦虑之中。

### （二）预后

该病自行缓解较少,甚至可能随着病程迁延愈发严重影响到正常的生活和社会功能。有关预后的研究结论大相径庭,有研究认为痊愈和好转率占 75%,有的认为占 50% 以下。然而,尽管慌张症状常迁延不愈,但通常不会导致明显的精神残疾和社会功能丧失。但若发展为重性抑郁障碍则需要特别关注。

## 五、病因和发病机制研究

### （一）生物学因素

### 1.遗传

双生子研究显示本病的遗传度约为 30%,Noyes 等则报告广泛性焦虑障碍患者的亲属中本病的患病风险为 19.5%,而正常对照组该风险为 3.5%。有关该病的分子遗传学研究较少,仅有的研究提示该病可能与多巴胺 $D_2$ 受体基因、5-羟色胺转运体基因、多巴胺转运体基因存在关联。

### 2.神经生化

基于苯二氮䓬类药物对焦虑的良好疗效,研究发现 γ-氨基丁酸（GABA）———苯二氮䓬受体系统是广泛性焦虑的发病基础之一;5-HT$_{1A}$ 激动剂治疗焦虑有效,提示 5-羟色胺系统在该病的发展中也有重要作用;也有研究提示 GAD 患者存在去甲肾上腺素能调节紊乱,如与健康对照相比,GAD 患者血浆去甲肾上腺素及其代谢产物水平升高。

3.神经影像

研究显示 GAD 患者表现出杏仁核体积增加,功能磁共振研究发现 GAD 患者表现出前额叶皮质活动增强及基底神经节活动降低。

### (二)心理因素

1.精神动力性理论

弗洛伊德认为焦虑是一种生理的紧张状态,起源于未获得解决的潜意识冲突。该理论认为当外部世界、本我和超我对自我造成压抑,而自我不能运用有效的防御机制时,便会出现病理性焦虑。在广泛性焦虑障碍中,焦虑通过未经修饰的防御机制而被直接地体验到。

2.认知行为理论

Aeron Beck 的认知理论认为焦虑是个体面临危险的一种反应,信息处理的持久歪曲导致对危险的误解和焦虑体验,如果个体具有自主神经系统过度反应的遗传素质,且对以前的神经刺激的焦虑条件化的广泛反应,则会出现广泛性焦虑障碍。

此外,约 1/3 的广泛性焦虑患者伴有人格障碍,如依赖型人格障碍、回避性人格障碍患者等,也与焦虑人格特质有关。

## 六、治疗

### (一)药物治疗

目前临床上对于广泛性焦虑障碍的药物治疗主要有选择 5-羟色胺再摄取抑制剂、5-羟色胺和去甲肾上腺素再摄取抑制剂、苯二氮䓬类、丁螺环酮、三环类抗抑郁剂等。

1.5-羟色胺和去甲肾上腺素再摄取抑制剂(SNRI)

一线治疗;文拉法辛缓释剂和度洛西汀被 FDA 批准用于 GAD 的治疗,其疗效在大型对照试验中得到证实;每天一次用药;文拉法辛推荐起始剂量 75 mg/d,这个剂量可能对一些患者已经足够;度洛西汀推荐剂量为 60 mg/d。

2.选择性 5-羟色胺再摄取抑制剂(SSRI)

一线治疗;帕罗西汀被 FDA 批准;总体上耐受性良好;每天一次用药;推荐起始剂量 20 mg/d,这个剂量可能对许多患者已经足够;其他 SSRI 也有效。

3.苯二氮䓬类

该类药物对 GAD 的疗效众所周知并被广泛使用;似乎都有相似的效果;部分患者有依赖和撤药反应问题;可能对广泛性焦虑障碍的躯体症状比认知症状更为有效。

4.丁螺环酮

耐受性好;与苯二氮䓬类相比,起效时间较长;最近曾使用苯二氮䓬类治疗者可能疗效和依从性较差。

5.三环类抗抑郁药(TCAs)

很少试验证明其疗效;比苯二氮䓬类、丁螺环酮和新型抗抑郁药更多不良反应;与苯二氮䓬类相比起效延迟;可能对焦虑的认知比对躯体症状更有效。

6.其他药物

(1)曲唑酮:治疗本病有效,剂量 150～300 mg/d,不良反应较苯二氮䓬类和丁螺环酮多。

(2)普萘洛尔:在有明显心悸和颤抖的患者中加用可能有效。

## (二)心理治疗

与其他焦虑障碍相比,对广泛性焦虑障碍心理治疗的研究较少,因此目前没有足够循证医学证据证明心理治疗对于治疗该病的有效性。但是根据现有的研究结果和临床实践的经验治疗发现心理治疗对 GAD 有较明确的疗效。

### 1.支持性心理治疗

通过心理教育向患者解释有关疾病的知识,降低患者对疾病的继发焦虑,通过倾听、鼓励、支持等技巧向患者传递积极情绪,增进治疗依从性。

### 2.认知行为治疗

目前普遍认为认知行为治疗是治疗广泛性焦虑障碍的最优选择。根据前文描述的广泛性焦虑障碍认知特点,这一疾病的许多方面都可作为 CBT 干预的焦点。包括对威胁感知升高的倾向;对于可能灾难性后果的预期;面对矛盾或模棱两可情景时解决问题困难;担忧的核心特征及焦虑的躯体症状。针对广泛性焦虑障碍已发展出多种治疗,包括认知重构;行为焦虑处理,例如放松和再呼吸技巧;伴或不伴认知成分的暴露疗法。有研究提示,单纯的行为治疗疗效欠佳,而单纯的认知治疗可有效改善患者症状。

### 3.生物反馈治疗

运用生物反馈信息指导和训练患者进行放松练习,可减轻焦虑,对广泛性焦虑的治疗有效。

## 七、预防和康复

目前对于广泛性焦虑障碍成因的机制尚未明确,因此无法有针对性有效地对其进行预防。但是在日常生活中做好放松、保持积极的心态依然是针对焦虑障碍的有效方法。除了常规的药物和心理治疗之外,仍然需要强调亲人朋友的支持和鼓励。

(王万军)

# 第五节　特定恐惧症

特定恐惧症是指对特定物体、场景或活动的局限性恐惧。其临床表现主要由 3 个部分组成:将要面对恐惧事物时的预期焦虑、恐惧事物本身,以及患者为减少焦虑而产生的回避行为。在特定恐惧症中,恐惧的对象通常不是事物本身,而是患者所相信的与该事物接触或处于其中时可能产生的可怕后果;如动物恐惧者会担心被它们伤害,飞行恐惧者担心飞机失事等。虽然特定恐惧症患者认识到这种害怕是过分的、不合理的,但却无法控制恐惧,即使向患者保证也不能减少他们的恐惧。

## 一、流行病学

在根据 DSM-Ⅲ-R 诊断标准所做的调查研究中发现,特定恐惧症的终身患病率为11.3%,平均发病年龄为 15 岁,女性患病率是男性的两倍多。在一次针对青少年的社区研究中,发现特定恐惧症的患病率为3.5%,女孩高于男孩,并且与抑郁症和躯体形式障碍的共病率高达 1/3。

## 二、临床表现

特定恐惧症的恐惧对象主要有 5 种类型：动物、自然环境、血液-注射-损伤、场景和其他刺激因素。一般而言，患者的恐惧只针对一种特定类型的事物，少数情况也会出现同时对多种对象的恐惧；与这些事物的接触往往会引起患者强烈的情绪反应及生理反应，并采取一定的回避行为。

## 三、诊断与鉴别诊断

### （一）诊断

特定恐惧的诊断要点：对一个或少数特定事物、情景或活动存在不合理的恐惧，在接触这些事物前会产生预期性焦虑，并因此引起回避行为，且这些现象不是由于其他精神障碍或躯体疾病所致（诊断标准如下）。

（1）对于特定的事物或情况（例如，飞行、高处、动物、接受注射、看见血液）产生显著的害怕或焦虑。注：儿童的害怕或焦虑也可能表现为苦恼、发脾气、惊呆或依恋他人。

（2）恐惧的事物或情况几乎总是能够促发立即的害怕或焦虑。

（3）对恐惧的事物或情况主动地回避，或是带着强烈的害怕或焦虑去忍受。

（4）这种害怕或焦虑与特定事物或情况所引起的实际危险以及所处的社会文化环境不相称。

（5）这种害怕、焦虑或回避通常持续至少 6 个月。

（6）这种害怕、焦虑或回避引起有临床意义的痛苦，或导致社交、职业或其他重要功能方面的损害。

（7）这种障碍不能用其他精神障碍的症状来更好地解释，包括惊恐样症状或其他功能丧失症状；与强迫思维相关的事物或情况；与创伤事件相关的提示物；离家或离开依恋者；或社交情况等所致的害怕、焦虑和回避。

### （二）鉴别诊断

特定恐惧症患者均存在明确的恐惧对象，很少泛化，其回避行为的动机在于害怕会产生严重不良后果，而不是害怕惊恐发作时无人帮助或处境窘迫，通常与其他焦虑障碍较容易鉴别。如有人陪伴并不能减轻焦虑，可与广场恐惧症和社交焦虑障碍鉴别；强迫症也可能与特定恐惧之间有相似之处，但强迫症患者的恐惧是受其强迫观念的影响（如怕脏的强迫患者因反复担心身上被污染而不断清洗）。对于有潜在抑郁可能的患者需要在问诊时加以区分。

## 四、病程和预后

### （一）自然病程

动物恐惧症通常始于童年早期，而场景恐惧症多数始于青春晚期或成人早期，患者通常较少主动求治。虽然系统的前瞻性研究较少，但现有证据显示儿童期动物恐惧症大多数可以不经治疗而自行缓解，其他特定恐惧症若不进行治疗则病程较长，都有向慢性化发展的趋势；一般病程越长则治疗效果越差。

### （二）预后

近期的随访研究发现即使在初次治疗后获得临床痊愈的患者中，也有大约一半随访中仍存在临床症状；而在初次治疗后症状无改善的患者中在随访调查时仍未出现好转。其原因可能是患者对于治疗存在抵触情绪，不愿配合治疗。

### 五、病因和发病机制研究

#### (一)生物学因素

研究发现特定恐惧症有高度的家族传递性,一级亲属中同病的风险大约是对照的 3 倍。神经生物学研究显示杏仁核介导的条件恐惧反应回路在特定恐惧的发展中也有重要作用,视联合皮层、躯体觉皮层、边缘系统、岛叶、扣带回可能也参与了特定恐惧的产生。例如,神经影像研究发现特定恐惧症患者视联合皮质和躯体觉皮质过度激活,提示视觉和触觉意象是恐惧反应的组成部分;此外,特定恐惧患者于恐惧有关的刺激可引起前额叶皮质、扣带回及岛叶激活,而健康对照中则未激活。

#### (二)精神动力学理论

关于恐惧症的理解主要源于弗洛伊德的小汉斯假设,理论认为恐惧与明显的外界刺激无关,而是与内在的焦虑有关。并且认为恐惧症状的出现是作为对本能冲动,超我禁忌和外界现实约束之间内心冲突的部分消解;当这种潜意识冲动可能要突破时,自我会体验到焦虑的信号。

#### (三)认知行为理论

认知行为理论认为恐惧性焦虑是通过恐惧的物体(即条件刺激)和创伤性经历(即非条件刺激)的结合而获得的一种条件反射。随后 Fyer 对该理论进行了补充,认为很多恐惧症患者记不起那个最初令人厌恶的事件,提示如果这样的事情发生,它一定是由基于杏仁核的情绪记忆编码而不是基于海马的事件记忆编码;很少一部分物体足以说明大多数人的恐惧症,说明恐惧存在进化的生物学因素;仅少数人暴露于某个刺激中会有恐惧反应,提示遗传易感性或童年经历也起到一定作用。

### 六、治疗

#### (一)药物治疗

药物治疗对特定恐惧症的疗效不佳,但是在临床上也会使用选择性 5-羟色胺再摄取抑制剂,并发现对缓解患者的焦虑体验有一定疗效。目前较为主流的观点是使用药物时要结合心理治疗。

#### (二)心理治疗

特定恐惧症的主要心理治疗方法是暴露疗法,可针对性的消除恐惧症状。暴露治疗可以根据暴露于恐惧物体是"实景中的"还是"想象中的"分成"真实暴露"和"想象暴露"。真实暴露包括患者在治疗中和实际生活中与恐惧事物的接触。想象暴露则是通过治疗师对恐惧刺激的描述以及患者对其想象进行暴露。但是事实上,报道的暴露疗法的失访率高达 50%。由于暴露过程中会诱发比较强烈的恐惧或焦虑体验,患者本身对于治疗还是存在不少抵触情绪的。为减少治疗中患者因难以耐受焦虑情绪而退出治疗,应在治疗前对患者进行详细的解释,并在治疗初期教会患者进行降低焦虑水平的放松训练,且暴露应逐级进行,从诱发焦虑最轻的场景开始。

近年来,随着互联网技术的发展,已经发展通过网络实施的自助式暴露程序;此外,虚拟现实技术也极大地促进了暴露治疗的可操作性,如已有研究报道了利用虚拟现实技术在驾驶恐惧和飞行恐惧患者中获得良好的疗效。而通过 D-环丝氨酸与暴露疗法(包括传统暴露方法和虚拟现实技术)的结合,更进一步改善了患者的预后。

## 七、预防和康复

### (一)预防

根据目前对于特殊的恐怖的病因研究,如果需要有针对性地预防则可能需要更多地关注到早年可能引发恐惧的一些不利因素,减少童年、青少年期一些不良心理刺激。

### (二)康复

对于特定的恐怖而言,实际上完全康复的案例并不多,主要原因在于患者自身可能对治疗的抵触和不愿配合,并且特定的恐怖很多情况并不会影响到正常的生活。但是如果需要康复彻底,则必须在治疗的基础上结合生活中的暴露,这就需要来自亲人朋友的支持、鼓励和配合。

（王万军）

# 第十一章

# 创伤及应激相关障碍

## 第一节　创伤后应激障碍

创伤后应激障碍(post traumatic stress disorder,PTSD)是应激相关障碍中临床症状严重、预后不良、可能存在脑损害的一类应激障碍。它是指个体面临异常强烈的精神应激后较迟发生的一类应激相关障碍。主要表现为创伤性体验反复闯入意识或梦境中,高度的焦虑状态以及回避任何能引起此创伤性记忆的场景,患者的心理、社会功能严重受损。据国内外的流行病学资料报告,50%以上的女性和 60%以上的男性一生中会经历一次严重的精神创伤性事件;而经历过这种创伤性事件的个体,平均 8%左右会发生 PTSD(不同的创伤性事件 PTSD 发生率不同)。患PTSD 后,至少 1/3 以上的患者因为疾病的慢性化而终生不愈,丧失劳动能力;1/2 以上的患者常伴有物质滥用、抑郁、各种焦虑性障碍等;自杀率是普通人群的 6 倍。尤其该病的发生常与灾难和公共突发事件有关,常导致社会医药资源的过度消耗,影响善后处理,给生活的重建造成很大困难与阻碍。

### 一、临床表现与评估

#### (一)主要临床症状

1.创伤再体验症状

在意识清晰的情况下反复出现闯入性的回忆或脑海里重现创伤性事件;或者睡眠中反复出现与创伤事件有关的噩梦;或面对与创伤性事件有关的事件、场景、人物等触景生情并产生严重的精神痛苦或生理应激反应即称为创伤再体验症状。创伤性体验的反复重现是 PTSD 最常见也是最具特征性的症状。儿童患者较成人更多出现短暂的"重演"性发作,又称闪回,即再度恍如身临其境,可伴随出现错觉、幻觉及意识分离性障碍。

2.警觉性增高

几乎每个患者都存在这种症状,为一种自发性的持续高度警觉状态。表现为过度警觉,惊跳反应增强,可伴有注意力不集中,激惹性增高以及焦虑情绪。焦虑的躯体症状如心慌、出汗、头痛、躯体多处不适等症状很明显,睡眠障碍表现为入睡困难、易惊醒和噩梦,而且持续时间较长,治疗较困难。

3.回避或麻木

患者表现为长期或持续性极力回避与创伤经历有关的事件或场景,可分为有意识回避和无意识回避。有意识回避可表现为极力不去想有关的创伤性经历中的人与事;避免参加能引起痛苦回忆的活动,或避免去到会引起痛苦回忆的地方。无意识回避可表现为对创伤性事件的选择性/防御性遗忘、失忆,而与创伤性事件无关的记忆则基本保持完整。无意识回避也可表现为创伤性事件发生后拼命地工作,这些人往往不会认识到他们拼命地工作其实也是一种回避、逃避行为,有时他们会认识到只要自己一旦停下来,创伤性事件就会不由自主地在脑海中浮现(病理性重现)。

患者也可出现情感麻木,对周围的环境刺激普遍反应迟钝,出现社会性退缩。对以往的爱好失去兴趣,疏远周围的人。对未来生活、学习、工作都失去憧憬。外表上给人木讷、淡然的感觉,但机体实质上处于警觉状态。

**(二)其他症状**

除上述三联症外,PTSD常有其他一些症状,如分离症状、兴趣范围的缩窄、人际关系的改变、人生观、价值观的改变,乃至人格的改变、抑郁、自杀、攻击言行,酒精和安定类药物等精神活性物质的有害使用或滥用甚至精神病症状等。这些症状虽然没有单列出来作为诊断标准,但在临床中发生率较高,有些症状常常成为残留症状而影响疾病恢复。

在诊断PTSD中分离症状并非必须存在,但临床很常见(如无法回忆创伤相关的重要方面或人格解体、现实解体等),而且分离症状表示应激反应的严重程度,恢复较困难。有人认为,如果急性应激障碍期间分离症状比较明显,往往会迁延为PTSD。

睡眠障碍是PTSD最常见的症状之一,列在症状标准第二项"高警觉性"类。其实到目前为止,并没有确凿的证据表明,PTSD的睡眠障碍仅仅是焦虑的表现之一。PTSD的睡眠障碍发生率非常高,据研究报道高达60%以上,在临床实践中,几乎所有的PTSD患者似乎创伤后都有过睡眠障碍,临床表现包括:与高警觉性关联的入睡困难或易惊醒;创伤性内容的噩梦;无噩梦回忆的觉醒;睡眠潜伏期延长,治疗比较棘手,且不一定随着PTSD的其他症状的缓解而缓解,常常成为主要的残留症状,而使患者难以获得彻底治愈。

**(三)精神创伤的临床评估**

PTSD的临床评估与其他精神障碍不同的是,除详细的体格检查、实验室检查和精神状况检查外,还包括对精神创伤性事件的详细评估。

1.评估的注意事项

如果是在大规模的群体创伤性事件或者大规模的灾难过后不久就莅临现场进行PTSD或者心理创伤的筛查与评估,因其工作量大,工作条件差,此时需要尽快对可疑患者进行筛查性分类,确定是躯体损伤还是心理损伤,再开始进行创伤性事件和临床症状的评估。在此期间,主要取决于精神科医师的基本访谈技能和简易操作的评估工具。这种初始的评估还应包括对创伤的反应程度、基本照顾和情绪支持的一般医疗服务和精神科服务资源,被评估者对自身或他人的潜在危险等。

评估过程中应该始终注意,在创伤性事件发生后,过早或不恰当地深入探寻事件或患者的体验可能增加患者的痛苦,引发对生动和细致的创伤事件回忆,此时评估应限于先收集与治疗有关的重要信息。因为医师在不恰当的时机进行深入探寻会导致患者对治疗的抵抗。所以精神科医师应对经历创伤事件个体的敏感性把握适当的时机,对创伤性事件的探讨和患者情感的宣泄应该在客观危险结束和主观的恐惧有所缓解后进行。

2.评估的基本内容

创伤性事件的评估包括事件发生的整个过程以及被评估者在这个过程中的反应以及对创伤事件的态度和认识等。还应该注意评估症状与创伤相关事件的时间关系。其他包括是否可获得各类资源(如安全的住宅、社会支持系统、伴侣照顾、食物、衣服、医疗服务等),确定既往创伤经历和共存的躯体或心理疾病,包括抑郁障碍和物质依赖等。一般来讲,对被评估者经历的事件评估最重要的是要评估事件是否具有突发性、负性、严重性与不可控性。

3.常用的创伤评估工具

临床评估中,医师除了根据临床经验进行评估外,最好同时使用具有敏感性和特异性的标准化评估方法,如定式诊断访谈、自评量表和心理生理检测等,以利于提高评估的准确性以及对疾病严重程度的变迁做出纵向的标准化监测。同时,临床医师可能还需要复习病历记录、询问多个知情者以更为准确地了解被评估者的行为和经历。下面介绍几个常用的评估工具。

(1)临床用创伤后应激障碍诊断量表(clinician-administered PTSD scale,CAPS):是用来评估和诊断 PTSD 症状严重性的一种常用的结构式晤谈工具。自从 1990 年美国 PTSD 国立研究中心开发此工具以来,已经成为创伤领域应用最广泛的标准化诊断测量工具,非常适合在创伤应激领域的临床和研究中使用,已在许多不同的创伤人群中得到成功应用,有很好的信效度。目前 CAPS 以及 CAPS-CA(儿童以及青少年版本)有两个版本,覆盖了 PTSD 的所有症状。

(2)DSM-Ⅳ定式临床访谈(structure clinical interview for DSM-Ⅳ,SCID-P):SCID-P 可定式评估轴Ⅰ、轴Ⅱ的所有精神障碍,按照 DSM-Ⅳ诊断标准分为相应的独立评定模块。每个定式问题由访谈者提问,紧接着有详细的询问提示,需要由经过专业培训的专业人员进行访谈。SCIDP 中评定时将询问被访谈者对其"最严重创伤经历"的心理反应症状。由于使用全版本 SCID-P 是很费时的,临床医师可有选择性地使用部分模块去评估常常与 PTSD 共病的状态,推荐使用如焦虑障碍、情感障碍或物质滥用等模块。筛查条目的使用有助于根据设计需要排除一些精神障碍。

SCID-P 经检验对 PTSD 的诊断有很好的信度、效度及一致性。但是 SCID-PTSD 也存在一些使用上的限制:①评分是两分法,即存在此症状或不存在此症状,而不是多维度的分析;②不能够评估症状的频率或严重性;③症状只是针对最严重的创伤性事件,可能会忽略到很多其他相关创伤事件的重要信息;④SCID 的创伤筛查可能错过重要的创伤事件。

(3)PTSD-17 清单(PCL-17):PCL-17 由 17 项自评的 PTSD 症状构成,不同的记分方法可用于症状严重度的连续性评估,也可用于判定符合还是不符合 PTSD 状态诊断,但最主要是用作 PTSD 的筛查,不作为最终诊断工具使用。是与否的两分法包括划界分及分群法的划定。原量表是基于 DSM-Ⅲ-R 而设计的自评式量表,现用的 PCL-17 是按照 DSM-Ⅳ标准修订后的,有平民版本(PCL-C,civilian),也有军方版本(PCL-M,military)。PCL-C 版本中的创伤经历重现及回避症状适用于一生的创伤事件,而 PCL-M 的创伤经历重现及回避症状仅适用于与战争有关的创伤事件。PCL 广泛地应用于研究及临床,需时仅 5～10 分钟。需要时,源于 CAPS 的 17 项生活事件清单(识别潜在的创伤经历)可同 PCL 一起使用。杨晓云等(2007)在中国一年级医学生中进行了 PCL-C 信效度检验。

## 二、诊断与鉴别诊断

### (一)诊断

PTSD 的诊断过程中,病史采集及上述的临床评估至关重要。患者的自知力多存在,因此病史采集和临床评估时,医患沟通最好是开放性提问,耐心倾听,才能真正了解创伤性事件的细节,有助于明确诊断。

PTSD 患者起病前有一个或多个明确的严重精神创伤性事件,继之出现上述的"三联症":创伤再体验症状、警觉性增高、回避与麻木,内容与创伤性事件息息相关,持续一个月以上,社会功能受损。体格检查、实验学检查不能发现特异性的病理生理异常。根据 DSM-Ⅳ 诊断标准,可根据不同的病程诊断为急性创伤后应激障碍(病程 3 个月内)、慢性创伤后应激障碍(病程 3 个月以上)、延迟性创伤后应激障碍(在创伤性事件 6 个月后才发病)。如果合并抑郁症、焦虑症和物质滥用等,可下共病诊断。如果辅助临床诊断评估工具如 CAPS 或者 SCID-Ⅳ,可使诊断更为标准化。

目前国际上通用的 PTSD 诊断标准主要有 ICD-10 和 DSM-5。

### (二)鉴别诊断

1.与正常心理反应的鉴别

对重大灾难性事件的正常心理反应,一般持续时间较短,社会功能保持相对完整,通过有效的心理危机干预能迅速缓解,多表现为一过性的生理心理反应。

2.与急性应激障碍的鉴别

急性应激障碍在创伤性事件发生后紧接发生,除了可以出现 PTSD 的创伤后再体验、焦虑、回避与麻木等症状外,分离症状也比较多见。达到诊断的症状群至少持续 3 天,但大多会逐步缓解,不会超过 4 周,超过 4 周则诊断 PTSD。而 PTSD 大多在创伤事件发生后数天直至半年内才逐渐出现症状,病情至少持续 1 个月以上,有些可持续多年,病程迁延。有研究发现创伤性事件后急性应激障碍的发生在某种程度上可预测 PTSD 的发生,因为一部分会演变为 PTSD,但并没有证据表明急性应激障碍必然会发展为 PTSD。许多发生 PTSD 的患者创伤性事件后没有即刻发生急性应激障碍。

3.与适应性障碍的鉴别

适应性障碍的应激源主要是生活环境或社会地位的改变,而且这些改变是长期存在的,患者的人格基础在此病的发生、发展过程中起了重要作用,临床表现以抑郁、焦虑、害怕等,伴有适应不良的行为或生理功能障碍。而创伤后应激障碍的应激源几乎对每一个人来说都是严重的、异乎寻常的,临床表现是与创伤性事件有关的"三联症"。

4.与抑郁症的鉴别

抑郁症的核心症状是情绪低落和兴趣丧失。通常没有明显的生活事件,也没有与创伤事件相关的"三联症"之一的创伤后再体验症状。创伤后应激障碍患者有前述的特征症状,也可出现明显的抑郁症状,如丧失性创伤事件后失去亲人,内疚、自责。如果超出居丧反应的范畴,符合重型抑郁发作的诊断标准,可下抑郁症的共病诊断。

5.与强迫症的鉴别

强迫症患者,特别是有强迫思维的患者,其脑中也会不由自主地出现挥之不去的强迫思维,多数患者往往能认识到这些思维是没有必要的,从而出现反强迫的症状。而且这些强迫思维出现之前通常没有明显的创伤性生活事件,即使存在,其强迫思维也不一定与生活事件密切相关,这类患者多具有明显的强迫人格特征。创伤后应激障碍患者的"再体验症状"不是强迫观念,闯入脑海中的是既往发生过的创伤性事件,是相对固定不变的,而且患者并不会认为这种闯入性记忆是不恰当的,他只是希望这些痛苦的经历不要再出现。

6.与惊恐障碍的鉴别

惊恐障碍可以表现为发作性焦虑、恐惧感、窒息感,持续约数分钟缓解,有时容易与 PTSD 的再体验症状混淆。鉴别的要点是有无强烈的精神创伤史,惊恐症状是否与创伤有关。

**(三)诊断中需注意的几个问题**

从临床表现和诊断标准来看,PTSD 的诊断似乎比较简单明了。但临床工作中,PTSD 应该说是一个难以诊断的疾病,这种困难来自 PTSD 的不同表现形式,比如儿童 PTSD 与成人就有很多不同之处;此外,PTSD 经常与各种躯体、精神疾病共病,使患者的临床表现显得错综复杂,增加了 PTSD 诊断的难度。

1.儿童 PTSD

尽管不少儿童遭遇过成年人的虐待、校园暴力、自然灾害和人为灾害,但仅有少部分儿童完全符合 PTSD 的诊断标准,较多的儿童则是体验到 PTSD 的症状以及与之相关的功能损害,如不敢上学、怕见人。Simons D&Silveira WR(1994 年)报道,儿童观看了带有创伤性事件的电视节目后都有可能出现 PTSD,因此,诊断儿童 PTSD 需注意以下几点。

(1)暴露于特殊的创伤性事件:除了成年 PTSD 常见的创伤性事件,评估儿童 PTSD 时,还要注意经历的特殊创伤性事件,如儿童性虐待的问题。尽管儿童性虐待并不一定威胁到他们身体的完整性或遭受明显的暴力(如仅仅是对生殖器的抚摸,而并没有阴茎的插入)。此外,儿童目睹尸体或尸体一部分也可能带来心理创伤。

(2)再现症状:儿童一般至少会持续以下列方式之一的再现创伤性事件。①可能对创伤性事件具有重现性;或出现紊乱的思维、记忆和想象;或出现与创伤性事件有关的身体感觉联想。低龄儿童(一般指小于 9 岁)可以出现重复的与创伤性事件有关的游戏,如在 2001 年美国遭受9·11恐怖袭击"世界贸易中心"后,目睹恐怖现场的儿童反复出现玩"飞机"撞"大楼"的游戏;遭受性虐待的儿童反复出现玩不恰当接触身体的游戏等。②反复做噩梦,其内容可以与创伤性事件有关或无关。③可能感到创伤性事件似乎就在眼前(一种闪回);其极端形式为他们可能会在数秒、数天体验到分离状态;低龄儿童可以出现与创伤相关的活动,如遭受性虐待的儿童可能将物体插入自己或其他小孩的阴部。④当他们暴遇到与创伤性事件相似的人和事时,容易出现心理紊乱或躯体症状。如经历过水灾的 PTSD 患儿可能听到下雨声就出现惊恐反应或不敢入睡。

(3)回避和麻木:儿童一般至少会持续体验到以下 3 个回避和麻木症状。①尽量回避与创伤性事件有关的想法、感觉或话题,并回避勾起让他们回忆创伤性事件的人和事;②难以回忆起创伤性事件的某些方面,存在心理遗忘;③对外部世界的兴趣减低,存在精神麻木;④年长的儿童对未来缺乏长远打算;⑤低龄儿童则很少出现这种情况,因为他们本身对未来想法的能力有限。

(4)过分警觉:儿童一般至少会持续体验到以下两个过分警觉症状。①难以入睡或易醒,而不论是否存在与创伤有关的梦;②显得过分警觉(如每晚要父母多次检查家里的门是否锁好)或出现明显的惊跳反应(如听到电话铃声便跳起来)或者不敢离开父母的怀抱;③容易发脾气、易激惹;④难以集中注意力或难以完成功课。

(5)一般认为,对小于 9 岁的低龄儿童使用"成人式样"的诊断晤谈是不适合的,因为他们难以详细描述事件的发生、经过与体验。因此，对于低龄儿童PTSD的诊断标准不仅取决于医师对其观察和交流，也要注意低龄儿童的自我报告。在评估受虐低龄儿童的过程中要加强照管。

2.阈下创伤后应激障碍

有关阈下PTSD的定义及其相应的诊断标准一直是一个颇有争议的问题。研究发现，创伤性事件后受影响人群出现部分PTSD临床症状的比例明显高于符合诊断标准的个体，有些个体可能症状持续或发展为符合诊断标准的PTSD，如果给予及时干预有可能促进病情的尽早恢复。但是目前尚无公认的阈下创伤后应激障碍的诊断标准。

3.影响诊断的其他相关因素

(1)性别与文化因素：男性与女性经历创伤性事件种类略有不同，男性的创伤性事件倾向于战争、躯体损害，而女性则多见于遭受强奸、性侵害。对遭受性侵害的女性在诊断评估时，应始终保持开放的态度，有助于在评估时与受害者讨论性侵害后的相关问题：如艾滋病、怀孕、避孕、愤怒、自责、自罪等伴随情绪，有时诊断评估者(如医师)的性别至关重要。有报道：评定者/治疗者与被诊断者性别的差异可能有助于受害人在事发后更容易接受和配合评估，也有助于治疗。

不同民族中创伤事件的发生和PTSD的形成也不尽相同，在PTSD的诊断、评估过程中应始终考虑家庭、社会、文化因素对PTSD形成的影响。创伤事件发生后，个体角色、创伤经验、生活方式、价值取向、文化环境都可作为缓冲因素，影响PTSD的发生。上述因素可通过对创伤性事件的解释和提供社会文化环境，而促进或者抑制个体自身应付应激的潜能，提供或者削弱社会支持系统。创伤事件发生后，社会结构的破坏会影响个体对生活的态度。

(2)共病与合并躯体损伤：PTSD常常会合并躯体疾病。有报道：儿童期遭受性虐待和躯体虐待的个体，在成人期发生更多的住院、外科手术、躯体主诉和疑病症。慢性PTSD常常导致肠激惹综合征、慢性疼痛和纤维性肌痛，有时，PTSD的部分症状类似于心血管、神经系统症状，因此，常常造成误诊和漏诊。

在躯体疾病急诊留观患者中(如大面积烧伤、截肢、颅脑损伤)，PTSD常常作为伴随疾病。在急诊状态时，虽然生命体征的观察优先于PTSD的诊治，但急性期后，对PTSD的评估和社会心理干预应成为重点。有时，PTSD患者的陪伴亲属中也出现类似症状。此时，在建立信任的基础上，也应对亲属进行评估。

PTSD患者常常合并其他精神障碍，如情绪障碍、物质滥用、人格障碍、焦虑障碍等。大量研究表明，遭受强奸后出现的PTSD可增加共病抑郁症、自杀观念、自杀企图的发生率；与身体受侵害有关的PTSD常共病物质滥用。PTSD合并物质滥用时，常引发新的应激事件(如工伤、交通事故等)，加重PTSD。如物质滥用在PTSD之前就存在，发生PTSD后物质滥用现象会加剧。

合并躯体或精神障碍的PTSD患者，其症状更重，持续时间更长，诊断容易混淆，更易导致新的应激性事件。诊断评估过程中，应先评估这类患者的理解判断能力，必要时应待心理功能重建后再进行评估。

## 三、治疗

总体上来讲，PTSD的发病机制还没有完全阐明，因此目前的治疗方法基本上还是经验性治疗。包括药物治疗、心理治疗与物理治疗。从循证医学研究的证据看，目前更倾向于各种治疗方法的联合应用，比如心理治疗与药物治疗的联合使用。用通俗的话来说，就是药物治疗针对患者的症状，心理治疗解决患者的实际存在的问题。从流行病学的资料看，50%以上的PTSD患者一年之内可以自愈,但医学的干预肯定可以提高治愈的比例和加快治愈的速度;积极的治疗对于慢性化的患者也是有效的,尽管有一部分患者终身不愈。

**(一)治疗前需要特别关注的问题**

对确诊为PTSD的患者需尽早治疗,在制订治疗方案前,需要对患者的状况如年龄、性别、生活背景、创伤史、共病情况、有无自杀倾向等影响治疗的因素进行综合评估和分析,以提高治疗的有效性。

1.年龄

创伤暴露及由此导致的PTSD,可以发生在所有年龄阶段,但所有形式的创伤暴露率在青春期晚期最高。虽然年龄和发生PTSD的相关性研究结果不一致,但在治疗过程中,年龄是需要考虑的重要因素。例如,在成年早期遭遇导致肢体缺失的创伤会引发如何长期适应残疾的问题;而相同的创伤如果发生在人生的晚期,可能引发恐惧,依赖、丧失灵活性及需要家庭照料,这两种情况的治疗计划显然是不同的。儿童PTSD的治疗因其心理应对能力相对不成熟而具有其特殊性;而年龄大的PTSD患者合并躯体疾病(如高血压、肾衰、心脏病)及合并用药的情况较多,老年人心理应付机制僵化、刻板,较难采取灵活的办法处理创伤影响,而且躯体状况不良时常放大心理创伤的效应。尤其是心血管疾病、神经系统疾病患者。这些都是治疗前需要充分考虑的问题。

2.性别

女性多见的创伤性事件是被强奸或性侵犯。不同性别在创伤暴露上的后果也是治疗时需考虑的因素。如对强奸或性侵犯后的最初评估需要积极主动地以开放的状态去听取患者的倾诉,从而获得必需的体格检查和研究的资料以及建立信任感;制订治疗计划时要充分考虑这类创伤的特殊后果,如性传播疾病、怀孕、自尊的伤害、愤怒或内疚的情绪等。孕妇的治疗尤其是药物治疗有诸多限制,需要考虑。

3.生态-社会-文化因素

生态环境因素极大地影响创伤性事件的性质、强度、修复和重建的难度,进而影响社会动员、紧急救援和恢复重建的可能性与有效性,影响灾难相关人群的士气和信心,因此也可能会影响到PTSD患者对治疗的信心。民族或亚文化群体的文化传统、精神风貌,以及他们与其他民族、群体的关系,会影响这些群体中的个体在面临危机时的态度、价值观、心理防卫机制及应对行为,因而可能放大或减轻灾难应激的身心后果。例如文化和社会支持系统的保护性作用,可能通过提供一个能够使患者体验到社会支持和对创伤事件进行解释的背景来实现,潜在地给患者提供一个正性的自我评价,缓冲应激性事件的负性影响。文化规范也可能促成创伤性的知觉的形成(例如:一位强奸受害者的家庭成员可能因为受害者使得他们"蒙羞"而避开受害者)。所以,制订和实施治疗计划时,应该注意创伤事件发生地的概况、患者民族文化背景、习俗、社会经济地位、性别及家庭角色,以及政策、法律、传媒等因素对患者当前临床情况的影响。治疗最好在不远离患者的文化环境和家庭环境的状况下进行。

4.躯体和精神疾病的同病

PTSD患者常表现出复杂的症状组合和共病状态。这种混杂可能导致PTSD治疗的不充分,也可能导致不适当地提供了内科或外科治疗,包括不必要的成瘾药物的应用。因此,在制订这类PTSD患者的治疗方案时,应该和其他内科医师协作进行,以利于正确诊断和治疗。

与精神疾病或躯体疾病共病的PTSD患者一般来说症状更严重,成为慢性PTSD的可能性更大。这样的个体经常需要较长的治疗时间,这与共病的种类和严重程度相关。而且,因为躯体和精神状况虚弱,这些患者需要高水平的治疗和支持来完成日常生活活动。一些治疗手段可能使他们非常疲惫不堪。所以,有共病的 PTSD 患者需要一个循序渐进的治疗计划,这个治疗计划从初级的支持途径开始并发展以恢复病前功能为目标的治疗方案。

5.创伤史与进行性创伤

对后发的创伤来说,过去的创伤可能增加易损性、促进 PTSD 的发展,而且使治疗和痊愈复杂化。一般情况下,只要伤害还在持续,患者就不易康复(例如患者持续处在暴力伤害的环境中,或者地震的幸存者持续处于余震的环境中),所以要对次生或者持续性创伤是否存在需要评估。在治疗过程中尤其是心理治疗,提供一个安全的环境使患者脱离持续的伤害至关重要。如果患者持续处在暴力伤害的环境中,药物是否对症状有效也不清楚。

6.自伤和自杀行为

研究发现,PTSD 在初期企图自杀的可能性是其他焦虑障碍的两倍,约占心境障碍的 50%。人格障碍、严重的 PTSD 症状、抑郁、精神活性物质使用问题、注意力缺陷/多动障碍以及社会支持不良均为额外的自杀风险因素,当患者沉浸在躯体残疾、自责自罪、羞耻感、愤怒以及在同一创伤事件中亲人受伤或死亡的悲痛反应中时,自杀危险度可能增加。因此,在对任何一位 PTSD 患者制订治疗计划前,都必须评估是否有自杀的风险。

有自杀倾向的患者需要在能确保安全的环境中接受恰当的药物以及心理治疗。这些患者疗程有可能比单独治疗 PTSD 疗程要长。在一些罕见的情况下,抗抑郁药物在治疗初期可导致躁动不安以致加重或触发自杀或攻击性行为,应予注意。

7.失眠或噩梦

失眠和噩梦是创伤后应激障碍常见的睡眠障碍症状,因此对治疗创伤后应激障碍的一线药物有效。然而,睡眠障碍或者噩梦也常常在 SSRI 治疗后仍持续存在,甚至因为这些药物的使用而加重。在这些情况下,我们首先要评估患者的生活模式,如是否有咖啡因类物质的大量使用造成睡眠紊乱。在药物疗效持续不佳的情况下,要考虑与睡眠相关的呼吸障碍,如睡眠呼吸暂停综合征(OSA),夜间周期性肢体运动障碍,或者其他睡眠障碍;必要时可进行多导睡眠图检查。

8.患者的依从性

研究显示创伤后应激障碍患者的药物不依从率很高。所以治疗开始时需要建立良好的医患关系,向患者和家属提供必要的治疗信息,尽可能与患者和家属一起制订治疗计划,了解患者对治疗的态度和期望值。当治疗无效时,医师应考虑到药物不依从性。如果患者正在与创伤相关的法律诉讼程序中,症状很可能因为对创伤事件的回忆而恶化,尤其是当情况对患者不利时。如果创伤幸存者认定赔偿是康复的必要条件,这对药物治疗反应与患者的依从性也会有一定影响。

**(二)药物治疗**

1.药物治疗的基本方法

当确定创伤后应激障碍诊断,并决定采用药物治疗之后,针对 PTSD 的主要三大症状,目前首选 SSRI(舍曲林、帕罗西汀、氟西汀),它们有较多的临床治疗证据。起始剂量小(氟西汀 10 mg,舍曲林 25 mg,帕罗西汀 10 mg 等)。低起始剂量一般更适用于对躯体化症状较为敏感的患者。也可用正常起始剂量(氟西汀 20 mg,舍曲林 50 mg,帕罗西汀 20 mg)。其他 SSRI 类药物对创伤后应激障碍也有疗效,只是证据水平较低。SNRI 类药物文拉法辛对创伤后应激障碍也有证据表明有较好的疗效,但应注意高血压和其他心血管系统的不良反应(尤其是在高剂量时）。米氮平也有研究报告对 PTSD 有效。老一代抗抑郁药物,例如三环类或单胺氧化酶抑制剂对创伤后应激障碍也是有效的,如果因费用的限制而不能使用 SSRI 或 SNRI 时,可以使用三环类如丙咪嗪或阿米替林。不过应该注意毒副作用,包括心血管系统不良反应、癫痫风险、抗胆碱能不良反应、饮食限制等。一般不把单胺氧化酶抑制剂作为首选药物。

在药物治疗一段时间后,治疗反应可分为充分有效、部分有效或无效。其治疗反应有以下几种。①无效:很少或无症状改善(<25％变化);②部分有效:症状改善在 25％~50％;③充分有效:症状改善>50％。在持续治疗 3~6 个月,许多患者可能达到临床治愈状态,即症状缓解>70％,这也是药物治疗的目标。从已发表的数据来看,在大部分临床试验中具有统计学和临床学意义的疗效在 2~4 周出现。达到充分药物疗效所需要的时间是 6~12 周。但如果剂量充分,部分疗效至少应在 4~6 周内出现。

部分有效:如果 4~6 周治疗后,达到部分有效,此时应对持续无反应的症状及患者的症状结构和共病情况进行一次评估。值得注意的是,SSRIs 对有些患者可能出现焦虑的不良反应。有焦虑障碍的患者一般对药物的不良反应更加敏感,因此用药时应考虑从较低剂量开始滴定。此时医师可以考虑是改换药物还是加大原有的药物剂量治疗。在改换药物或在原来药物加大剂量的基础上,可针对目前存在的主要症状采用辅助药物进行治疗,如哌唑嗪、曲唑酮、丙咪嗪或阿米替林等。上述辅助药物不仅对睡眠障碍有效而且对创伤后应激障碍的其他症状也有治疗作用。在某些情况下,医师同时考虑加大基本药物剂量与添加辅助药物。

无效:如果患者经过 6~12 周治疗,药物剂量已达最高,症状仍继续存在,患者的症状对治疗没有反应,后续措施的选择将会根据临床判断来决定,因为这时指导医师的数据有限。重要的是要系统性地回顾可能造成这种无反应的各种因素,包括:原治疗方案的细节以及它的目标和原理,患者对治疗效果的感知,患者是否理解并坚持了治疗方案,如果患者没有坚持治疗那么导致他或她这么做的原因是什么。对这些无治疗反应的患者,其他需要考虑的因素包括:联合治疗中的问题,心理或环境困难的存在,早年生活经历如童年被虐待或以前的创伤经历,以及并发的精神疾病共病,如物质滥用所致精神障碍和人格障碍。有些患者在治疗的初始阶段可能会出现症状恶化。这可能是因为选择性 5-羟色胺再摄取抑制(SSRI)的激活作用导致焦虑所致。也可能是由于讨论和揭开从前的心灵创伤所致,而不一定是药物无效。有时病情在治疗初始会有一个短暂的好转,但很快消失,这有可能是"安慰剂"作用或"非特异性"反应,类似的现象在抑郁障碍治疗文献中也有所报道。此类反应在创伤后应激障碍治疗中占何比例,应如何治疗目前仍不清楚。如果患者有自杀或者伤人的倾向,应立即住院治疗。提供有效的社会支持也是非常必要的,但要注意过度支持或"补偿"心理对疾病康复会产生负面影响。

如果确定是药物对症状不敏感,应该在保留原有药物的基础上辅加第二种药物治疗。药物的选择要根据病症的存在与否及共病,包括持续性创伤后应激障碍的核心症状(例如再体验症状、回避、麻木和警觉过高)、睡眠障碍、精神症状、情感障碍和精神活性物质滥用等。比如,患者有警觉过高、多动或分离性症状,可辅加抗肾上腺素能类药物;如果有攻击性、冲动性或行为不稳定,可辅加抗惊厥类药物或心境稳定剂。有恐惧、多疑、过度警觉和精神症状的患者可能获益于抗精神病药物。治疗的成功与否取决于药物的疗效及其不良反应。如对 SSRI 治疗无效的患者,建议首先辅加单一治疗有效的药物,如三环类抗抑郁药、非典型抗精神病药物。如果上述辅助药物无效,则可考虑证据水平相对低的药物例如抗惊厥药物、可乐定或普萘洛尔等。如果患者同时患有其他疾病,则共病在很大程度上决定辅助药物的选择。例如共病情感障碍或焦虑障碍的患者应考虑使用能同时治疗创伤后应激障碍和共病的药物（如抗抑郁药物同时治疗创伤后应激障碍和抑郁症）。

充分有效：经过 12 周的药物治疗，很多患者都会出现 50％以上的症状缓解。然而，进一步的好转则需要通过持续治疗。持续治疗不仅能使创伤后应激障碍症状进一步改善，而且能够使患者的整体功能得到提高，减少复发。由于创伤后应激障碍的迁延性与反复发作性，并且 50％的患者在停药后症状出现恶化，建议药物治疗至少要持续 1 年。

越来越多的证据表明非典型抗精神病药物对创伤后应激障碍的辅助治疗有效，因此应该对这类药物有所重视。共患其他精神疾病的 PTSD 患者，非典型抗精神病药（如奥氮平，喹硫平，利培酮，阿立哌唑）有效。与老一代抗精神病药物相比，新一代抗精神病药物产生锥体外不良反应和急性心血管不良反应相对较低，但其他的不良反应，尤其是体重增加和代谢综合征包括高血脂，高血糖，糖尿病，以及由此而产生的远期心脏不良反应应予重视。

2.睡眠障碍的药物治疗

越来越多的证据显示睡眠紊乱是 PTSD 的重要症状之一。所以治疗一开始就要进行睡眠评估，而且如果睡眠问题一直存在且总体治疗效果不满意，在治疗路径的每一步都要进行睡眠再评估。有些专家认为，只要在治疗睡眠紊乱的基础上，开展针对 PTSD 其他核心症状的治疗，才可能有效。也即首先是针对睡眠障碍的治疗，然后才考虑 SSRI 等药物针对 PTSD 其他症状的治疗，其理由是，SSRI 类抗抑郁药对 PTSD 的疗效并没有预期的好，而且性功能障碍的不良反应明显，有时还会加重睡眠障碍。

PTSD 的睡眠障碍最常见为噩梦和失眠。有研究认为，睡眠中和入睡时脑内 NE 活动增加被认为是 PTSD 睡眠紊乱的重要生化机制，目前已有许多文献资料证明唯一可以通过血-脑屏障的作用 $\alpha_1$-肾上腺素受体拮抗剂哌唑嗪不但对 PTSD 常见症状的治疗效果要优于通常被认为有效的药物（SSRIs 和 SNRIs），而且对噩梦是首选。哌唑嗪用于 PTSD 以 1 mg 每晚睡前开始；在耐受前提下，以每周 1 mg 递加；一般最大推荐剂量为每晚 4 mg 左右，也有的研究报告使用到每晚 10 mg。哌唑嗪的这种缓慢滴定可以大大减少常见的低血压不良反应。

入睡困难的患者目前建议首先使用曲唑酮。有时也可以两者合用，但曲唑酮与哌唑嗪合用可能还会导致血压问题，应予注意。曲唑酮的起始剂量通常是在睡前服用 50 mg，如果镇静作用太强可以指导患者减量至 25 mg。曲唑酮用于改善睡眠的用药剂量范围是 12.5～300.0 mg。

如果哌唑嗪和曲唑酮无效或不能耐受，可考虑其他催眠药物，但有关研究证据不多。①三环类（TCA）治疗 PTSD 风险性较高，但有证据显示小剂量多塞平对失眠有效，2010 年美国 FDA 已批准它用作催眠药，然而其机制可能与 $H_1$ 受体阻滞有关，易耐受不宜长期应用。②苯二氮䓬类（BZs）是 PTSD 失眠的常用药，但研究提示 BZs 对 PTSD 核心症状可能无效且会增加滥用的风险。临床应用 BZs 似乎见效快，但无法排除其安慰剂效应，因此目前不赞同临床习惯应用。建议若明确无滥用史可使用 BZs，否则应先予小剂量 BZs 试验，再决定用否。③喹硫平也被广泛用于 PTSD 的睡眠治疗，但与剂量无关的体重增加作用应予注意，而且耐受性低于哌唑嗪，不宜作为 PTSD 失眠的一线用药。④其他药物证据太少，不宜作为首选。

**（三）心理治疗**

现有的研究证据大多是正面评价各种心理治疗方法对 PTSD 的疗效。如 Sherman 等对所有心理治疗对照研究作的 Meta 分析显示，总体上目前常用的一些心理治疗方法如认知行为治疗、精神动力学治疗、团体心理治疗等，对经历战争创伤的士兵、遭暴力袭击的女性受害者，以及其他创伤事件受害者等均有疗效。以下介绍几种常用于 PTSD 的心理治疗方法。

**1.精神动力学心理治疗**

到目前为止,精神动力学心理治疗尚缺少随机对照方法治疗 PTSD 疗效的研究资料。尽管如此,临床上仍一致地认为精神动力学心理治疗可以帮助患者理解过去的经历是如何影响现在的体验,使患者将过去的创伤整合成能适应性或建设性地应对危险、缺乏信任、预防和保护的结构,由此减少 PTSD 的核心症状。

**2.认知与行为治疗**

认知与行为治疗常被用于个体、团体和家庭治疗的形式中。通常将行为治疗和其他形式的治疗合并运用,如认知行为治疗(CBT),包括什么是正常的应激反应教育,放松和焦虑管理技术,对病理信念的认知治疗,对创伤事件的想象和情境暴露,以及复发的预防。这样的联合治疗可以增加疗效。目前循证医学的研究证据和临床经验提示认知行为治疗是对急性和慢性 PTSD 核心症状最有效的心理疗法。

有研究结果显示,CBT 还有早期干预的作用。一项研究显示,在大规模的暴力袭击后马上进行 CBT 干预,可以起到早期干预作用,但需要增加治疗次数,并且有躯体严重损伤的案例相对疗效较差。针对交通事故或工业事故的幸存者以及强奸或暴力受害者的认知行为疗法研究表明,患者在受创后 2～3 周开始接受治疗,若干疗程的治疗可以加速康复并阻止 PTSD 的形成。

**3.眼动脱敏再处理**

近十几年来,眼动脱敏再处理(Eye movement desensitization and reprocessing,EMDR)作为一种新的、在时间上非常经济的心理治疗技巧开始得到广泛应用。该技巧主要与创伤性的记忆症状相关。EMDR 是治疗 PTSD 的基础方法,而不是一个孤立的方法。因此,EMDR 是否是 CBT 中的一些元素在起作用,这个问题一直很难被确切回答。在许多有关 EMDR 治疗 PTSD 疗效的研究报告中,EMDR 在改善急、慢性的 PTSD 症状方面都是有效的。

**4.团体心理治疗**

许多人希望和有类似经历的人讨论他们的创伤。和别人一起分享自己的经历有助于谈论创伤并应对症状、记忆及其他情况。在团体中患者之间可以在理解的基础上建立人际关系。患者可以在小组中学习处理羞耻、罪恶感、愤怒、害怕等情绪。和小组一起分享有助于患者建立自尊和信任。

随机、对照设计的团体心理治疗研究非常少,团体心理治疗与其他方法的比较研究也非常少。团体心理治疗可以分为支持性的、精神动力性的、各种 CBT、焦虑管理、严实暴露、自信训练、认知重建等,因此很难就团体心理治疗的疗效得出一个总体的结论。团体心理治疗研究主要集中在战争退伍军人和有儿童期受性虐待经历的女性。疗程 10～24 次不等,持续 3～6 个月。值得一提的是一项有关海湾战争退伍军人团体心理治疗研究,接受 12 天住院高强度团体心理治疗,采用一些结构式小组晤谈的形式。随访一年结果显示,原来符合 PTSD 诊断的患者只剩下 14.4% 的还符合诊断标准。

**5.其他早期社会心理干预策略**

早期的支持性心理治疗,心理教育和个案管理都显示对急性创伤个体有所帮助,因为这些方法注重及时的治疗并且有利于下一步进行心理治疗与精神药物治疗。鼓励严重受创的患者首先要依靠自身的内在力量、周围的支持网络以及他们自己的判断,这样也可能减少更多的治疗。对于那些反复多次经历创伤的患者,鲜有证据表明单独实施的早期支持治疗能够长期地抑制

PTSD 的症状。然而也没有证据表明早期支持治疗是有害的。相对地,单次治疗不值得推荐,在某些情况下会加剧症状,而且在 PTSD 的预防上似乎并没有效果。

个案全程管理、心理教育和其他支持性治疗可能有利于下一步的治疗,它们似乎并不会使 PTSD 症状恶化。一些研究表明它们与 PTSD 症状的减轻有关。关注现时和创伤为中心的集体治疗也可能减轻 PTSD 的症状。

在创伤后的早期,结构式小组晤谈是否能减少急性应激障碍的症状或 PTSD 的发生,尚未得到确切的结论。有不少文献报道了早期干预的各种方法,如电话支持,个案管理,单次的心理辅导等,这些方法还需要和已经被证明的方法进行对照研究。

6.其他心理治疗

近年来也有研究者用一些新方法,在探索对 PTSD 的治疗效果。有研究表明,依靠互联网进行的干预和开展以集体外出进行创造性活动的方式进行干预,可以减轻 PTSD 症状并改善其社会功能。

有研究者尝试"侵入性回忆监测法",也有研究者尝试写作法等来治疗 PTSD,取得了一些疗效,但样本量均较小,无法显示统计学意义。

另外,有研究表明,有些文化宗教仪式对治疗创伤有益,提示在已经被证明是有效干预方法的基础上结合文化特性开展治疗,是值得倡导的。

**(四)其他治疗**

1.生物反馈

生物反馈是借助于生物反馈仪,将机体内环境的生理变化加以描记,如皮肤温度、肌电、心率、血压以及脑电活动,放大并转换为人们可视或者可听到的信号,加以认识与体验,并学会自我调节,来达到整合心身平衡的目的。生物反馈一般分为肌电、皮肤电、心率、血压、脑电反馈。生物反馈放松训练 4～8 周为 1 个疗程,每周 2 次,每次 20～30 分钟。对消除应激、紧张、焦虑有较好的作用。

PTSD 的核心症状表现为创伤性事件的再体验、持续性回避和警觉性增高,除了这些心理反应外,患者还可出现心血管、消化、神经系统等躯体的生理病理症状。针对 PTSD 的这些症状,单纯药物治疗的效果有时不够理想。生物反馈治疗通过传感器把所收集到的内脏器官活动信息加以处理和放大,及时转换成人们熟悉的视觉和听觉信号。通过学习和训练,使患者学会在一定范围内对内脏器官活动(如心率、血压、皮温、肌电等)的调整,矫正患者偏离正常范围的生理活动,来达到心身反应的平衡状态。

2.无抽搐 ECT 治疗(MECT)

目前认为,MECT 对抑郁症特别是难治性抑郁症有效。也有人认为,MECT 对伴有精神病性障碍的抑郁症与 PTSD 共病患者疗效欠佳。有项研究($n=26$)结果显示,PTSD 与抑郁症共病在接受 MECT 治疗后,抑郁症状有明显的改善。MECT 治疗亦可以显著减轻 PTSD 的闪回反应、警觉性增高、紧张恐惧、焦虑抑郁等临床症状。这项研究中,所有患者的症状都较严重,病程长,抗抑郁药物治疗无效;MADRS 和 PTSD 检查项目(PCL)平均得分分别为 40.5 分和 71 分;本次抑郁发作持续时间超过 3 年,PTSD 症状持续超过 22 年。因此,这一结果提示对严重或难治性 PTSD 患者具有一定的适用性。每周 MECT 治疗 3 次,隔天 1 次,疗程 6～10 次。治疗参数的选择因人而异。

3.经颅磁刺激疗法

经颅磁刺激(rTMS)是一项近年来新开展的无痛无创治疗技术,它利用一定时变磁场在脑内诱发电磁场,产生感应电流,以此刺激提高大脑细胞的兴奋性,并影响脑内多种代谢和电生理活动。

有研究发现,PTSD患者再体验症状时,右侧边缘系统和额叶皮层结构脑血流和代谢增加。而rTMS(1~5 Hz)可以使正常受试者的区域性脑代谢降低。McCann等(1998)根据这一理论,对两例PTSD患者进行了为期4周的治疗,其PTSD症状均有显著改善,疗效持续1个月。Grisaru等(1998)做了一项10例PTSD患者的开放性研究,结果发现经过单次rTMS治疗后24小时,患者的CGI评分明显下降,回避、焦虑和躯体化症状也有明显改善。rTMS对焦虑症状改善持续4周,对其他症状的疗效维持数天。这些研究表明,rTMS可以改善PTSD的临床症状,但是其疗效是短期的。因此,重复治疗或缩短间隔治疗时间,可能会取得较好的疗效。当然,rTMS的快速效应(24小时)可用于急性期的干预治疗措施。

对PTSD与抑郁障碍共病患者,Rosenberg等(2002)认为,rTMS(特别是左前额被外侧)可以发挥与抗抑郁剂相似的作用,可改善患者的情绪和PTSD症状。在rTMS治疗PTSD与抑郁障碍共病患者的开放性研究中,结果表明rTMS可以产生明显的疗效和持续性的情绪改善。第2个月随访时仍表现症状的持续性改善(HAMD平均减分率50%),这一结果优于其他抗抑郁剂治疗PTSD的研究结果。其机制可能是rTMS对左前额叶刺激可以有效地改善PTSD常见的抑郁、焦虑和激越症状,但对PTSD核心症状改善不明显。此外,rTMS还可显著改善患者的睡眠障碍。Osuch等(2008)采用rTMS与暴露疗法联合治疗PTSD患者,结果显示,治疗组的警觉性增高症状有明显改善。其耐受性良好,无明显的不良反应。

（王　淼）

# 第二节　急性应激障碍

急性应激障碍是指个体在突然遭遇强烈的精神应激后立即出现的(1小时之内)、持续时间3天以上的一过性应激反应,ICD-10又称为急性应激反应。但突然遭遇精神应激事件后是否出现急性应激障碍及其严重程度则取决于个体的易感素质和心理应付方式,因为大多数人在面临同样的精神应激后即使发生心理应激反应,依然达不到急性应激障碍的程度。当面临这些突发的严重精神应激事件时,个体最常用"回避"等心理应付方式和"否认"等心理防御机制,表现为避免谈论、回想或回避某些事件的情景以缓解痛苦;常常觉得应激性事件并没有发生过,或记不起事件是否曾经发生过。这些应付机制经常持续到焦虑减轻和能够面对或谈论这一事件时。当然,也有些个体应用其他一些心理应付或防御机制,如过度使用烟、酒、镇静药等成瘾物质,退行、误植、投射等方式。

## 一、临床特点

在遭遇强烈的精神创伤后数分钟至数小时之内起病,历时短暂,可在几天至一周内恢复,临床症状完全消失,预后良好。部分患者病程可达1个月,但最终可完全缓解。

临床症状最初多表现为茫然,意识清晰度下降,注意力不集中,对周围的事物理解困难,事后有遗忘现象。也可在意识清晰的情况下反复出现闯入性的回忆或脑海里重现创伤性事件;或者睡眠中反复出现与创伤事件有关精神痛苦或生理应激反应即称为创伤再体验症状。

几乎每个患者都存在持续的高度警觉状态。表现为过度警觉,惊跳的噩梦;或面对与创伤性事件有关的事件、场景、人物等触景生情并产生严重的反应增强,可伴有注意力不集中,激惹性增高以及焦虑情绪。焦虑的躯体症状如心悸、出汗、头痛、躯体不适、入睡困难、易惊醒和噩梦也很常见。

患者竭力不去想创伤经历中的人与事;避免参加能引起痛苦回忆的活动,或避免去可能引起痛苦回忆的地方,或表现为对创伤性事件的选择性/防御性遗忘、失忆。病情严重的患者可出现短暂的思维联想松弛、片断的幻觉、妄想达到精神病的程度,则称为急性应激性精神病(曾称反应性精神病)。

## 二、诊断和鉴别诊断

### (一)诊断

急性应激障碍的诊断主要依靠临床特征,目前的实验室技术及其他辅助检查多无阳性发现。具体包括以下内容。

(1)有严重的精神创伤。

(2)在遭遇精神刺激后若干分钟至若干小时内发病。

(3)主要有闯入性创伤再体验、回避、警觉性增高、分离症状。

(4)社会功能严重受损。

(5)满足诊断标准的症状至少持续 3 天至 1 个月内。

### (二)鉴别诊断

#### 1.谵妄状态

某些非成瘾物质中毒、中枢神经系统感染、躯体疾病在急性期常出现谵妄状态,患者表现为精神运动性兴奋、恐惧、意识障碍,有些患者还可追溯到发病前有某些应激事件,应注意鉴别。一般来讲,急性应激障碍不会有意识障碍;其次,详细的病史和体查、实验室检查确定有无器质性病因很重要;第三,谵妄患者即使病前有应激事件,程度也不强烈,与症状的关系不密切。

#### 2.情感障碍

多数情感障碍发病也与某些应激事件有关,主要症状也可表现为精神运动性兴奋或抑制状态,需与急性应激性障碍相鉴别。情感障碍的精神运动性兴奋或抑制为协调性,病程一般较长,常循环发作;抑郁心境涉及较广,包括平时兴趣,日常喜好,个人前途等各方面,没有固定的应激事件,且消极、自卑或自杀企图也常见,整个临床相有晨重夜轻的变化规律,应激性障碍无上述特征。

#### 3.分离性障碍

分离性障碍是既往曾称为癔症的一个亚类。也常在精神应激性事件后发病,且症状表现短期内有时难与急性应激性障碍区别。但癔症表现更为多样化,带有夸张或表演性,并给人以做作感觉,病前个性有自我中心,富于幻想、外向等特点,其中很重要的一点为暗示性较强,病情反复多变。

## 三、治疗

急性应激障碍的治疗因患者和创伤性事件的特点而有所不同。基本原则是及时、简洁、紧扣重点。除帮助患者尽快脱离创伤性情境外,主要有减轻情绪反应,学习面对应激事件,使用有效的应付技能,帮助解决其他相关问题。多数患者通过基层医院或社区医师的及时有效处理能得到恢复而不需看精神科专科医师。

### (一)减轻情绪反应

如果病情不是很严重,患者又有很好的社会支持系统,那么和亲友或应激事件相关人员(如发生交通事故后的事故处理人员,得急病后的急诊科医师)的有效交流和心理支持,往往就可以使患者的负性情绪得到缓解。如果缺少这样的支持系统或应激事件的内容很难与人交流(如被人强奸),或病情很严重,则需要专业的心理危机干预。焦虑或抑郁严重者,还需短期的抗焦虑或抗抑郁药物治疗,有睡眠障碍者可短期给予镇静催眠药。

### (二)学习面对应激事件

逐步地和患者讨论应激事件,让患者体验和表达相关的情感,认识到自己可能存在的消极感受和应付方式,有助于防止患者因过久地应用回避或否认机制而延缓疾病的恢复或使其转化为恐惧症或创伤后应激障碍。

### (三)使用有效的应付技能

如果发现患者应用不健康的应付方式或防御机制,如过度使用烟、酒、镇静药等成瘾物质,应指导患者学习有益的应付技能。一般来讲,应激性障碍的患者其情感反应都是呈过度唤起状态,过高或过低的情感唤起状态都会干扰应激问题的解决。因此第一步是帮助患者把情感反应调整到接近正常水平。例如与患者逐步讨论应激性事件,教会患者如何在回顾应激事件时学会调节自己的焦虑情绪,鼓励调动自主性,严重者可以短期服用抗焦虑药。第二步是仔细评估患者的问题和采用的应付技能。第三步则是和患者讨论各种有效的应付技能,鼓励患者自己选择新的有效的方法。医师在这个过程中不是告诉患者如何做,而是帮助和鼓励患者自己选择和自己做。如果经过治疗后患者觉得自己已经学会了一些应付技能来处理未来的应激事件,治疗就可以结束了。一般治疗的时间不需很长。

### (四)帮助解决相关问题

有时一种应激事件可以带来其他的后果,如严重的交通事故导致患者肢体的残疾。因此除了处理患者因交通事故本身带来的应激反应外,还应该帮助患者改变和适应今后作为残疾人的行为方式。此外,对患者有问题的家庭支持系统给予必要的心理干预,使患者能得到来自家庭的有效支持,是十分重要的。

(吴 婷)

# 第三节 适应性障碍

适应性障碍是个体在经历程度较轻,但较持久的精神应激事件后,尤其是生活的变迁如迁居、移民、地位的显著变化后出现的情绪障碍或适应不良行为,导致社会功能损害,持续时间相对较短,随着应激性生活事件的消除或个体适应能力的改善而恢复(不超过 6 个月)。本病患病率的报道差异很大。男女无明显差异,任何年龄皆可发生,一般认为年龄越小,发生适应性障碍的机会越多。

适应性障碍的发生与应激源和个体适应能力有关。应激源可以是单一的或多重的,可以突然而来或逐渐产生的。与急性应激障碍和 PTSD 不同的是,适应性障碍的应激源强度较弱,多为日常生活中常见的生活事件。青少年最常见的应激源是父母不和或离婚、迁居远方、学习环境的改变(如从农村中学升入城市大学);成年人中最常见的应激源是婚姻冲突、经济问题或残疾子女出生等;老年人最常见的应激源是退休、社会地位的变迁及丧失子女等。但是,面对这些需要适应的应激性事件,多数人能很好适应而不发生适应性障碍,因此适应性障碍的发生还与个体的适应能力有关。适应能力包括个性心理特征、应对应激的方式,过去经历和克服类似处境的经验和技巧,获取社会支持的能力及个体的生理状态等因素。只有在应激源较强而个体适应能力较弱时,才可能发生适应性障碍。

## 一、临床特点

适应性障碍的表现形式多样,主要以情绪障碍为主,如抑郁、焦虑,也可以表现为适应不良的品行障碍为主,这与年龄有某些联系。成年人多见情绪症状,焦虑、抑郁以及与之有关的躯体症状都可出现,但达不到焦虑症或抑郁症的诊断标准。青少年以品行障碍为主,如侵犯他人的权益或行为与其年龄要求不符,逃学、偷窃、说谎、斗殴、酗酒、破坏公物,过早开始性行为等。儿童可表现为退化现象,如尿床、幼稚言语或吮拇指等形式。症状表现不一定与应激源的性质相一致,症状的严重程度也不一定与应激源的强度相一致。一般而言,症状的表现及严重程度主要取决于患者的病前个性特征。

病程一般不超过 6 个月。若应激源持续存在,病程可能延长,不论病程长短,起病急缓,预后都是良好的,尤其是成年患者。

## 二、诊断与鉴别诊断

### (一)诊断

(1)有明显的生活事件作为诱因,特别是生活环境或社会地位的改变,精神障碍通常开始于事件后1个月之内。

(2)有证据表明患者的社会适应能力较弱。

(3)以情绪障碍为主要临床相,如烦恼、焦虑、抑郁等,同时有适应不良的行为(如不愿与人交往、退缩等)和生理功能障碍(如睡眠不好、食欲缺乏等)。但严重程度达不到焦虑障碍、抑郁症或其他精神障碍的标准。

(4)社会功能受损。

(5)病程至少 1 个月,最长不超过 6 个月。

### (二)鉴别诊断

1.抑郁症

抑郁是适应性障碍患者的常见症状,应与抑郁症相鉴别。一般来讲,抑郁症患者的抑郁症状较重,常出现消极念头,甚至自杀企图和行为。症状有昼夜节律变化,且发病时精神因素不甚明显,既往有抑郁或躁狂发作史,也可有家族史。

2.人格障碍

人格障碍一般发病于早年,且无明显的应激源,常有多年持续的人际适应不良史。有时人格障碍患者可被应激源所加剧,但应激源不是人格障碍形成的主导因素。如果人格障碍患者在应激源作用下出现了新的症状,且符合适应性障碍的诊断标准,则应作出适应性障碍和人格障碍的双重诊断。

### (三)治疗

**1.消除应激源**

一些症状较轻的适应性障碍患者在改变环境或消除应激源后,精神症状可逐渐消失。因此,应尽可能减少或消除应激源。如对住院的儿童应提倡家长陪护,以减少对医院的恐怖感。

**2.心理治疗**

对适应障碍的治疗主要是采用心理治疗措施,减少应激源,如应激源无法减少或消除则增强患者应对能力、建立支持系统以达到最佳适应状态。治疗的首要目标就是关注应激所致的明显的功能障碍,帮助患者调整这种失衡。很多应激是可以避免或最小化的(比如:承担了超过个人承受能力的责任,与陌生人缺乏保护、有风险的性生活)。其他一些应激可能在部分患者身上会引发过度的反应(如被爱人抛弃)。患者就可能企图自杀,或不与人交往,收入受到严重影响。在这种情况下,治疗师就要尽力帮助患者把他们的愤怒或者其他情绪转化为言语而不是破坏性行为,帮助他们以最佳状态适应应激,管理创伤性应激。言语化的作用在减少应激压力和提高应激应对能力时不能过度夸大。治疗师还必须澄清和解释应激源对患者的含义。如乳房切除术破坏了患者的形体美和形体的完整性,这时就很有必要向患者澄清她仍然是女性,仍然能够与人建立完整的关系,包括性关系。并告诉她癌症是可以治疗或切除的,不会再复发。否则,患者的绝望想法"一切都完蛋了",可能会占主导地位,取代其他的应激(如乳房切除术)反应,严重影响工作和(或)性生活,陷入痛苦的处境,丧失工作能力。

可运用心理咨询、心理治疗、医学危机干预、家庭治疗、团体治疗这些方法,鼓励患者把应激所致的恐惧、焦虑、愤怒、绝望、无助感,用言语表达出来。治疗的目标就是帮助患者正视他们正在遭受的担忧和冲突,找出减少应激源的方法,提高他们的应付能力,帮助他们从不同角度来看待应激源,建立关系(如支持网络)来帮助他们管理应激源和他们自己。比如,认知行为治疗在处理年轻新兵的适应方面就很有效果。

**3.药物治疗**

心理治疗是治疗适应障碍的主流,但 Stewart 等(1992)强调药物治疗的重要性,他们主张应广泛推荐药物治疗,虽然研究数据并不完全支持他们的观点,但是在该患者接受心理治疗或支持性治疗 3 个月后仍然没有缓解时,药物治疗依然是很重要的。

关于适应障碍的随机对照的药物临床试验很少。对于那些既往或目前有严重酒精滥用的患者,推荐使用抗抑郁药或丁螺环酮来代替苯二氮䓬类药物,因为这些患者对苯二氮䓬类药物依赖的风险比较高。需要注意的是,新型抗抑郁药不良反应小,最小不良反应和药物相互作用的剂量就能有效减轻恶劣心境。在治疗伴有焦虑情绪的适应障碍患者时,除了心理治疗,也需要考虑药物治疗,并且需要考虑使用抗焦虑药物。心理治疗或者药物治疗不管是单独使用还是联合使用,医师都需要特别留意治疗的重点,当患者被诊断为适应障碍时往往提示该患者可能处于重性精神障碍的早期,症状还没有完全表现出来。因此,如果症状继续恶化,症状更明朗化,疗效欠佳时,就需要回顾患者的全部症状,重新考虑诊断某一重性障碍的可能性。

对于有自杀企图或暴力行为的适应性障碍患者,应转入精神病专科医院,既有利于脱离应激源,又利于系统专科治疗。

（吴　婷）

# 第十二章

# 精神疾病的护理

## 第一节　基本护理技能

### 一、治疗性护患关系的建立

人与人接触交往,彼此产生互动,通过沟通,双方在思想、情感与行为上相互交流,即形成了人际关系。护士在医院利用专业知识和技能,有目的、有计划地与患者接触沟通,所形成的关系称为治疗性护患人际关系,简称护患关系。护患关系的特征为护士对患者表达接纳、同情、支持和帮助,具有工作性、专业性和帮助性。在精神科领域,精神疾病患者因为疾病的原因,思维、情感、意志活动偏离正常,自知力缺乏,不能正确认识和评价自己,社会功能受损,尤其是人际交往的功能受损,因此建立良好的护患关系就更困难和更有必要。所以,如何建立好与患者的治疗性护患关系,并借此关系达到维持患者基本生理需求、减轻焦虑、增强自信与自尊、促进与他人沟通及自我开放、学习适应社会的行为模式的目的,是每一个精神科护士的入门基本功。

#### (一)建立治疗性护患关系的要求

1.正确认识精神病及精神病患者

(1)精神病是一种疾病,是由于各种原因所导致的一种脑功能紊乱,必须及早治疗。但在现实社会中存在着对精神病患者的歧视和偏见,有的被认为是"疯子""花痴",用"跳大神"或"冲喜"来对待;有的被认为是脾气怪,思想狭隘或好吃懒做等,影响了患者的治疗,导致病情迁延。

(2)精神疾病患者并不是大脑所有的功能异常,只是功能的一部分偏离正常,他们的行为是有目的、有意义的,是为了满足某种需要而表现的,特别是神经症患者,其自知力基本存在,社会功能良好,因此要学会同患者沟通,了解其真实的欲望和需求,帮助他解决问题。

(3)精神疾病患者的离奇怪异行为或荒诞不稽的表现是疾病的表现,就像躯体疾病所具有的相应症状和体征一样,无好坏之别,无对错之分,与人品道德无关,不能以常人的标准来评判。

(4)许多精神疾病患者不会主动求助,甚至回避和拒绝他人帮助,这就使得他们的疾病难以被发现和得到治疗,也使他们的生存处境更为困难,因此,要勇于关爱他们,为他们的康复和生活提供一个有利的空间。

2.了解、熟悉患者的情况

(1)一般情况:患者的姓名、年龄、性别、相貌、民族、籍贯、宗教信仰、文化程度、职业、兴趣爱好、个性特征、生活习惯、婚姻家庭情况、经济状况等。

(2)疾病情况:患者的精神症状、发病经过、诊断、治疗、护理要点、特殊注意事项等。

3.接触患者应具有的态度

(1)理解患者的感受,设身处地为患者着想:这是指护士要主动对患者的思想、感觉、心态、处境与需要进行观察,客观地加以判断,并将它表达出来,采取相应措施,为患者解决问题,简单地说就是同情理解患者,这是精神科护士最起码的职业道德要求。患者住院初期对周围环境感到陌生恐惧,住院中期药物不良反应使患者感到身体不适和焦虑,住院后期患者会为出院后的处境及所要面临的问题感到担忧,因此,护士良好的、支持性的、明确的态度可以减轻患者的恐惧和焦虑,帮助患者度过这些痛苦的时期。良好的护患治疗性关系也就从中得到发展和巩固。

(2)尊重患者的人格,维护患者的权益:精神疾病患者一方面有自卑心理,另一方面自尊心又特别强,比健康人更渴望被尊重、被重视、被关怀,因此在接触交往中,要特别注意尊重患者,以增强患者的自信心。了解他们的职业,通过个别交谈或座谈会征求患者的意见,及时改进和采纳患者提出的方案,使患者感到被重视;当患者主动协助护士时,要诚恳地说"谢谢你的帮助";当需要患者配合协作时,要"请"字在先,以商量的口气向患者提出;当上班第一次见到患者时要问好;当患者的病态行为有所改变时,要及时予以肯定。进行治疗护理和有关检查时,视病情尽可能向患者介绍、说明,尊重患者的知情权,以求得患者合作。对患者的病史、隐私要予以保密,不可在闲聊时作为话题。总之,在与患者接触交往的过程中,要让患者感受到护士对他的尊重,这样患者才会尊重护士、信赖护士,护患治疗性关系才能够得到发展。

(3)持续性和一致性的态度:持续性是指患者在住院期内有相对固定的护士与其经常性地接触沟通,使其得到关心、支持、安慰。随着接触交往频率增加,护患治疗性关系将逐步得到发展,因此护士必须有意识地每天安排时间与责任床位的患者接触交谈。一致性是指护士对同一患者应前后一致或对不同患者要始终以一样的真诚态度接纳、对待;一致性还指病区内护士都要以一致性方式处理患者的问题,都要以接纳、真诚的态度对待患者。这将有利于建立或发展良好的治疗性关系。反之,则会影响治疗性关系,甚至破坏治疗性关系。

4.良好的自身素质

护理活动是在护患关系中实现的,其中护士起着主导作用。而护士的主导作用发挥程度是以护士对患者的影响力大小决定的。具有良好素质的护士对患者的影响力大,在患者心目中威信高,有利于护患关系的建立和发展。护士对患者的影响力,来自护士自身的言行、仪表、知识、技能给患者的感受而形成的。因此护士必须意识到自己的作用,努力完善"自我"。在日常护理工作中,护士精神饱满、情绪愉快、仪表整洁、谈吐文雅,会使患者感到愉快、舒适、亲切;护士行动敏捷利索,操作轻柔熟练,患者就会有安全感。

**(二)建立治疗性护患关系的过程**

治疗性护患关系的建立,从患者住院即已开始,整个过程可分为3个阶段,即初期、工作期、解除期,3个阶段既独立,又有重叠,贯穿于患者住院的整个过程。

1.初期

此阶段护士的主要任务如下。

(1)确立相互了解信任的工作基础。

（2）确定患者寻求医疗帮助的原因，对医院的期望。

（3）做好入院评估，制订护理计划。

开始时护患双方因为陌生都会有焦虑的感觉，成为关系建立的阻力。此时护士应主动给患者以关心的信息，如介绍环境、日程安排、病室规则、自己的角色与职责、其他与医疗有关的人员等，以争取患者的信任。精神病患者需反复进行说明，才能确切了解护士发出的信息。某些患者因为精神症状的原因，会对护士产生敌视、违拗或淡漠不理等行为表现，护士应根据情况选择适当的方法与患者沟通。在反复沟通的过程中，护士在不断观察评估患者，患者也在评估护士，他们会根据护士的言行举止来判断护士对自己的关心程度，可信任度，如果护士表现出较高的素质和工作能力，将会使患者感到安全可靠而愿意与之配合，从而奠定了护患关系的基础。了解患者住院的原因，要求解决的问题，对医院的期望，如果有些问题不能解决或患者对医院期望值过高，要有理有节地指出，并协商解决的办法。在入院评估中需要收集有关患者躯体、心理、社会文化及精神疾病方面的信息和资料，列出主要的护理问题，制订出相应的护理计划。

2.工作期

此阶段护士的主要任务是应用护理程序解决患者的各种身心问题。

（1）和患者一起订立治疗目标，制订达标协议。

（2）讨论患者潜在的需求和功能失调的原因。

（3）鼓励患者学习新的行为方式，贯彻自我护理。

随着患者对护士的认可和接受，患者会逐渐配合护士，依赖护士，遵循护士的建议，此时，护士要根据健康问题与患者共同订立治疗目标，可以先订立较易达成的目标，如每餐要坚持进食100 g以上；上午、下午各参加活动0.5小时等，达标协议是以帮助患者达到治疗目标为目的，护患双方都必须共同遵守的规范。协议的内容包括护患双方的责任，对彼此的期望，达到了目标应怎样奖赏，没有达到目标该怎样处理，会谈的方式（次数、时间、地点），协议终止的时间，机密性等，做成书面形式，双方签字以示负责。当护患之间已有了较深入的了解，患者对护理人员已感到非常的信任和安全时，就是问题的解决阶段。此时会谈内容应更广泛，制定的目标应更加深入，可和患者较深入地谈论他的行为、感觉、期望、挫折及困难，并一起讨论某些问题的处理方式及其住院的护理计划。护士要指出患者的能力和潜力，鼓励患者变得更加自信，同时提供健康保健知识。此阶段患者逐渐开始坚持以自己的方式做事，正在重新恢复身体和精神健康的自信。

3.解除期

此阶段护士的主要任务如下。

（1）建立分离事实，共同探讨分离的感觉。

（2）再次评估患者的健康状态和护理目标是否达到，制订出院计划。

当护患之间通过密切合作达到了预期目标，患者的各种症状得到了控制或改善，预备出院，护患治疗性关系即进入了解除阶段。这时应让患者接受分离的事实，护理措施也应有所改变，如减少会谈的次数，缩短会谈的时间；会谈的内容导向未来，让患者渐渐地适应分离。回顾治疗的进展和达成的目标，与患者讨论发病过程及其问题所在，提供健康教育和出院指导，指出将来若发生类似情况应如何处理、找谁帮助。可以试着让患者回家、返校，使其面对社会独立处理。遇到不能解决的问题可回医院，护士协助他解决，以保证护理工作的连续性。患者对终止关系常会产生分离焦虑，甚至出现退化、愤怒等不良的行为表现，对此护士不应采取回避的态度，而要与患者沟通，帮助患者看到护患关系期间的收获，使患者恢复对未来的希望，向着新的目标努力。

### (三)治疗性护患关系的沟通

治疗性沟通是建立护患治疗性关系的重要手段,也是精神科护理工作中最重要的内容,表现形式就是护患间的切题会谈。切题会谈既包含语言性沟通,又包含了非语言性沟通,因其具有收集资料、满足患者需求、解决健康问题和促进健康的治疗作用,因而称为治疗性沟通。切题会谈一般分为 4 个阶段。

1.准备与计划阶段

此阶段主要是熟悉资料,准备环境,安排时间,确定目标。

2.开始交谈阶段

此阶段主要是给患者一个良好的首次印象,使患者愿意敞开心怀说出自己的想法。这时护士要注意以下几点。

(1)身体姿态表情要自然,姿态要稳重,语言要有修养,眼神要正视对方。

(2)有礼貌地称呼对方,作自我介绍。

(3)向患者说明本次交谈的目的和大约所需的时间。

(4)告诉患者在交谈的过程中希望他随时提问和澄清问题。当患者已了解交谈的意义,并且已无紧张情绪时可开始交谈。

3.引导交谈阶段

此阶段是治疗性沟通的重要部分,会谈成败的关键所在,也是护患治疗性关系能否形成和发展的关键所在,护士应运用技巧进行交谈。可采用以下技巧。

(1)提出问题:护士可提一些开放式的问题启发患者谈话,如:"你哪不舒服""你在哪里"等。为使患者便于理解和回答,提问时应注意:①一次只提一个问题。②把问题说得简单清楚。③尽量少提"为什么"的问题以免患者回答不出,陷入僵局。④尽量少问用"是"或"不是"回答的封闭式问题。

(2)注意倾听:倾听是指全神贯注的听话方式,倾听是交流的基础,通过倾听了解患者的基本情况,存在的问题,对某些问题的想法及产生的根源,才能有针对性地为患者提供帮助。倾听能力在治疗性沟通中非常重要,以下一些方法可以帮助护士成为一个有效的倾听者:①专心致志地听。②不要打断对方谈话,不要因患者讲话不清或速度慢而分心。③不要急着做判断,仔细体会"弦外之音",以了解对方要表达的真实内容。④及时做出反应,如时不时地点头,或说"是""哦"等,表示对患者的谈话感兴趣,希望能继续说下去,然后针对诉说的内容对患者进行疏导、鼓励、帮助,使患者感到安慰和有知己感,以增加沟通的效果。

(3)核实自己的感觉:为核实你对所听、所见的理解与患者所想表达的意见是否一致,可采用以下方法进行核实。①重述:其一是把患者的话重复说一遍,要注意不加判断地重复重点及关键内容。如患者说"总有人骂我",护士可以说:"有人骂你,是吗?"以促使患者重整自己的思绪,引导会谈继续进行。其二是护士将患者所说的话,用自己理解后的方式将重点重述一遍,表示护士了解患者所表达的事,如有误解可以获得澄清。②归纳:当交谈告一段落或一个主题结束时,将患者所述内容按事情的轻重或发生的先后顺序进行归纳,有助于找出患者问题的症结,还可以引导患者整理混乱的思绪,反省自己的问题。③澄清:帮助护士将一些模棱两可、含混不清的陈述弄清。澄清时,常用"我不了解你所说的意思,你是否告诉我……""你的意思是不是……"等,大多数患者不会在乎多次重复的询问,躁狂症患者可能因烦躁而放弃沟通,应加以注意。

核实后,应注意留有一些停顿的时间,以便对方进行纠正、修正。核实技巧的适当运用有助于信任感的建立。

(4)引导话题延续:除了要善于倾听,护士还要适时地对话题做必要的引导。利用简短的字句加入沟通的过程,如"然后呢""继续说下去",使患者觉得护士对话题感兴趣,已参与其中。应注意,对患者不愿意交谈的问题切忌追问,否则会使谈话陷入僵局。对思维散漫的患者漫无边际的话题,要抓住机会引向预定目标。

(5)鼓励患者描述感受:患者描述自己的异常感受,可以协助了解患者的病情。精神病患者的幻觉、妄想往往与他周围的人和事有关,从这些问题的描述中可以找到问题的症结。也可通过描述感受发现某些危险行为的前兆,如自杀、外走等,以及早采取一些防范措施,述情困难的患者要高度专注领会,切勿表示不耐烦或敷衍,要以期待的目光鼓励患者慢慢说。

(6)鼓励患者做比较:鼓励患者比较其所遭受的经验异同之处,如问患者"你以前有没有类似的经验"或"这两种遭遇有什么不同",如此不但提供护士感受患者的机会,也可使患者反省自己的经验。

(7)呈现事实:精神病患者常有幻觉症状,尤其是听幻觉,患者可能会说:"总统在和我说话"或"有人在哭",针对患者的病态思维和感受要表示怀疑,让其知道此情况不可能存在,但态度要委婉,不必过分坚持与患者成对立的关系,可以回答:"我可以理解你真的听到有人在说话,但事实上没有。"有时患者会生气,觉得在欺骗他,会再问别的人,经过几次验证后,患者的病态思维会慢慢动摇。因此,护士不能为讨好患者而赞同患者的话。

(8)适当运用沉默:沉默可以给患者一个考虑的机会,使其能充分宣泄自己的情感,并调节沟通气氛,也给护士提供了观察时间。在对方焦虑时,对有些问题不愿答复,保持一段时间的沉默可以使对方感到你理解他的心情,真心听取他的意见。当患者谈及痛苦体验而哭泣时,劝慰的话反而使患者感到被同情而更加悲伤,这时,护士保持一段时间的沉默是十分必要的。

(9)与患者合作与分享:护士与患者以平等的关系来分析问题、分享经验,一个问题的解决,应由患者想出比较好的方法。护士应暗示患者"这是你的问题,你应自己作出决定"。当患者提出自己的建议后,护患双方再一起讨论,交换意见、经验,沟通思想,最后确定解决问题的方案。

(10)特殊情况下的沟通技巧:①对妄想患者,要启发其诉述,以便了解其病情,以听为主,对患者所述之事不进行否定或肯定,更不与其争辩,以避免患者的猜疑,甚至被牵入为妄想的对象,待病情好转时再帮助其认识。②对消极抑郁患者,护士要诱导患者诉说内心的痛苦,多安慰鼓励,启发患者回顾以往成功或快乐的事,并表示赞誉和敬重。③对缄默不语的患者,尽管他不言语,护士关切地静坐其身旁,患者亦会感到安慰和被重视。④对有攻击行为的患者,护士不能单独与患者共处一室,避免激惹性语言,不与患者争论,不要站在患者正面,以防患者突然冲动;若遇患者有冲动行为时,要以冷静的态度握住患者打人的手臂,并轻拍其肩,以温和而坚定的语言劝说患者,并暗示可控制局面。⑤对木僵患者,虽然患者看来对外界毫无反应,但意识是清楚的,因此,护士切忌在患者面前随意谈论病情,做任何治疗护理仍应事先向患者介绍清楚,获得患者的同意。⑥对异性患者,护士态度要自然、谨慎、稳重,避免患者把正常的关心误认为恋情,产生麻烦。

4.结束交谈阶段

顺利地结束交谈常为今后的交谈和护患治疗性关系的建立打下良好的基础,由于开始已说明所需要的时间,所以最好能在结束前事先提醒时间快到,不要提出新问题以便能按时结束。当交谈结束时,把交谈的内容小结并要求患者提出意见核实其准确性,并说些安慰鼓励的话,可以表示由于患者配合,交谈很成功,对制订护理计划很有帮助,并相约下次交谈的时间和内容。不可突然停止交谈,说走就走,更不可在交谈冷场之际,无缘无故离开,这会使患者感到不安,产生疑虑,影响下次交谈。

护士应培养自己能流畅而准确的记录能力。最好在交谈间歇时及时记录,以免补记时遗漏。应告诉患者记录是为了制订护理措施,隐私的内容会保密。

## 二、精神疾病的护理观察与记录

精神疾病的护理观察与记录是精神科护理的重要环节。护士严密观察病情,及时书写护理记录,目的是能及时掌握动态的病情变化,了解患者的需要,使护理活动有目标、有针对性,以便及时提供有效的护理服务。

### (一)精神疾病的观察

1.观察的内容

(1)一般情况:患者的仪容、衣着、步态及个人卫生情况;生活自理的程度;睡眠、进食、排泄、月经情况等;接触主动或被动,交谈热情或冷淡,集体活动中合群或孤僻等;对住院及治疗护理的态度。

(2)精神症状:患者有无意识障碍,有无幻觉、妄想,病理性情感,意志活动情况,有无自杀、自伤、毁物、外走等病态行为,症状有无周期性变化,自知力如何等。

(3)躯体情况:患者的一般健康状况,如体温、脉搏、呼吸、血压等是否正常;有无躯体各系统(呼吸、循环、消化、内分泌)疾病或症状;有无外伤。

(4)治疗情况:患者对治疗的合作程度;治疗效果及药物的不良反应,有无药物过敏及其他不适感。

(5)心理状况:包括患者心理负担和心理需求,急需要解决的问题,以及心理护理的效果。

(6)社会功能:包括学习、工作、社会交往和日常生活能力。

2.观察的方法

精神疾病患者很多时候不会陈述病情或将自己的不适归为错误的认知,因此,护士一定要主动地、有意识地观察患者。如出现急腹症的患者,他可能会认为是吃了有毒的食物,或自己内脏烂掉了而出现的疼痛,也许不会告诉医务人员甚至回避接触;如焦虑的患者,护士要观察是疾病引起的还是药物引起的,要及时处理以免导致意外发生;有的患者常跟随护士,表情欲言又止,要考虑是否有难言之隐;不语不动、静卧于床的患者,除了要观察是否在进行病态体验外,还要观察是否发热或伴有其他身体不适。具体观察方法包括以下几点。

(1)直接观察:护士与患者直接接触,与其面对面地交谈或通过护理体检来了解患者的情况;护士从旁观察患者独处时、与人交往时、参加集体活动时的动态表现。护士通过直观患者的言语、表情、行为,从而获悉患者的心理需要、精神症状与躯体状况。

(2)间接观察:是从侧面观察患者独处或与人交往时的精神活动表现,如工娱治疗活动时,患者的注意力是否集中,平时与其他患者的接触以及探视与亲友、家属交往的态度和谈话内容。或借助患者所写的书面资料,如信件、日记、诗歌、绘画等了解患者的病情变化。对思维内容不肯暴露或不合作的患者,间接观察是十分重要手段。

护理观察时常用对比观察的方法。比如病情变化时,是疾病本身的变化还是药物不良反应导致患者的焦虑、抑郁。老年患者发生智能改变时,是痴呆的表现还是抑郁之表现。成功的观察还体现出科学的预见性,它包含着护理工作的重要含义,护理患者不等于照顾患者,一个护士经验丰富,多指此方面。例如,护士第二次巡视观察病室时发现原有的暗灯泡不见了,经查找知道患者是在两次巡视间隔期间将灯泡取了下来,用衣服包裹好放在床头柜内,并准备夜深时触电自杀。护士第二次巡视观察到环境的变化之后,经过推测分析,及时与患者沟通,预防一起自杀行为发生。

3.观察的要求

(1)观察要有客观性、计划性:护士在观察病情时,要将客观观察到的事实进行交班与记录,而不要随意加入自己的猜测,以免误导其他医务人员对患者病情的了解和掌握。护士工作繁忙,必须要有计划地进行观察,病区护士长在工作日程中,应选择最佳时间段(如患者进餐结束后)作为病房护士接触患者的时间,或每位护士依据自己工作的忙闲,有意识地安排时间去接触观察患者。执行治疗护理时也是很好的观察时机。

(2)观察要有针对性,分析可能发生的问题:对新入院患者及未确诊者要从一般情况、精神症状、心理状况、躯体情况等进行全面观察;开始治疗的患者要重点观察其治疗的效果和不良反应;疾病发展期的患者要重点观察其精神症状和心理状态;恢复期患者要重点观察症状消失的情况、自知力恢复的程度及对出院的态度。有心理问题者要重点观察其心理反应与需求;有行为问题者重点观察行为表现与心理状态。如消极患者症状突然好转,恢复期患者情绪突然低落,平时积极参加活动者突然不积极参加活动,平时爱说话者突然表现不爱说话,交谈中出现消极言语或在书写中出现消极内容的词句等,这些常常是情绪变化的重要线索,要严防自杀。

(3)观察要有整体性:一方面要对患者住院期间各方面的表现都进行观察(包括病态的、正常的),以便对患者情况有一个全面、整体、动态的掌握,及时制订或修订适合患者需要的护理措施。另一方面要对病区内所有患者进行全面观察,掌握每个患者的主要特点。

(4)观察要在患者不知不觉中进行:观察患者要使患者感到是在轻松地谈心、活动,此时患者所表达或表现的情况较为真实。交谈时不要在患者面前做记录,这样易使患者感到紧张或反感而拒绝交流。观察患者时还要注意技巧,如有自杀意念的患者上厕所时,为防意外,护士要入内察看。此时,护士要关切地问"需要帮忙吗""要手纸吗"等,让患者感到护士的关心,可避免让患者感到被监视、有不被信任的感觉。

护理观察病情时,还应分轻重缓急。一般情况下对新入院 3～7 天的患者,有自杀意图和行为,有伤人等暴力行为意图者,意识障碍者,严重生活不能自理或兴奋状态者,正在进行电休克、胰岛素休克等治疗或刚结束这些治疗的患者,老年及合并较严重躯体疾病和药物不良反应的患者,都为重点观察对象。从护理级别上,对一级护理患者的频度和深度也不同于二、三级护理患者。

精神科临床护理观察要适应上述范围的要求,应力图将观察工作转向主动性和能动性,不能是消极被动的或全凭感性认识的,时时将观察、思考和处理结合起来。充分发挥专科护理功能。在护理活动中每个护士都有同样的观察机遇,有些人善于将观察到的内容先行分解,用比较的方法,将已获得的知识结合个人或别人的经验,加以判断,并且慎重除外"可能……""考虑……"之后作出结论。这一思考分析过程做得如何,可以显示护理技术水平高低。

护士之间的差异是较大的。结论一确定,随之处理措施迎刃而解。处理的内容包括很多,包括通知报告医师,填写记录并交班。通过沟通或任何操作给予患者心理或身体需要的帮助。督导患者配合治疗或自理护理,以及提供患者治疗性或安全性环境等方面。观察是为了发现问题,以便及时给予患者所需处理,处理可以解决观察中发现的问题,通过正确的思考分析,将临床护理工作有机地联系起来。从而保证护理工作基本任务得以完成,还由于逐渐外延并丰富护理内容,将发挥更大的作用。

**(二)护理记录**

护理记录是护理人员在护理活动中,通过对患者的观察、护理,并将患者动态的病情变化、心理活动及所采取的护理措施等,以文字的形式客观地反映在病历中。他能及时反映患者的健康状况、病情及护理过程,是医疗文件的一部分,也可作为科研的资料,医患有纠纷时,还要作为法律和收费的依据,必须认真如实的记录。

1.记录的方式与内容

护理记录的种类、方式多种,临床上采用何种记录方式与所在医疗机构的相关规定、护理角色功能及患者的情况有关。主要有以下几种。

(1)入院护理评估单:记录方式可有叙述性书写或表格式填写。记录内容包括一般资料、简要病史、精神症状、心理社会情况、日常生活与自理程度、护理体检、主要护理问题等。一般在入院 24 小时内完成。

(2)入院后护理记录:临床上称交班报告,记录患者的生命体征、主诉、入院时间、主要病情、治疗及护理要点,由当班完成,向下一班交班。

(3)住院护理评估单:临床上以表格式居多。其记录格式按护理程序、护理评估(病情)、护理诊断(问题)、护理目标与护理计划(措施)、护理评价(效果)。护士根据患者不断变化的病情,对患者进行每班、每天、每周或阶段性护理评估,列出护理诊断,制订护理措施,组织实施,定期评价。按日期、时间的程序记录。

(4)护理记录单:分一般护理记录单和特护记录单。一般护理记录单即护士纵向记录患者的病情和护理要点,新入院患者日夜 3 班均记录,连续 3 天,然后改为每周两次直到出院。特护记录单记录患者的生命体征、出入水量、实施的治疗护理、简要病情和护理要点,根据医嘱记录,按小时、班次记录,以表格居多,如:电抽搐患者生命体征监测每 0.5 小时一次,连续 3 小时。

(5)护理观察量表:是以量表方式作为观察病情、评定病情的一种护理记录方法。即把精神科患者在日常中的情绪、言行或精神症状的表现列项制成表格,并对各项目症状订出轻重程度的标准,分别给予 0、1、2、3、4 等级分。应用时,护士把观察到的情况按量表内项目要求与轻重的标准填写分数,从中可观察病情的演变和发展过程,这是精神科护理记录方法的发展和补充。目前临床常用的有"护士用住院患者观察量表(NOSIE)""精神病患者护理观察量表(NORS)"。当然也可以依据实际情况制作更为详细的量表来记录患者的病情变化。

(6)出院护理评估单:一般采用表格填写与叙述法相结合的记录法。内容如下。①健康教育评估:指患者通过接受入院、住院、出院的健康教育后,对良好生活习惯,精神卫生知识,疾病知识以及对自身疾病的认识如何。②出院指导评估:对患者进行服药、饮食、作息、社会适应能力锻炼、定期复查等具体指导的情况。③护理小结与效果评价:主要对患者住院期间护理程序实施的效果与存在问题,做总结记录。最后经护士长全面了解后作出评价记录。

(7)其他:如新入院护理病例讨论记录,阶段护理记录,假出院记录,返院护理记录,转出院护理记录,死亡护理记录等。

2.记录的要求

客观、真实、准确、及时、完整。特别注重护士接触患者过程中观察到的一些客观病情及所采取的护理措施的描述。尽可能把患者原话记录下来。及时、准确、具体、简明地记录所见所闻的事实状况。了解病史要全面,除了直接与患者了解外,还应于其亲属处了解有关患者的病症。书写项目齐全,字体端正、字迹清晰,表述准确、语句通顺,使阅读者一目了然。不可用刮、粘、涂等方法掩盖或去除原来的字迹。签全名及时间。

## 三、精神科的基础护理

精神科基础护理主要包括患者的入院、住院、出院的护理、安全护理、个人卫生日常生活护理、饮食护理、睡眠护理、药物依从性护理、测体温护理及探视护理等。其中特别重要的是,精神病患者由于幻觉、妄想的存在,没有自知力,而躯体无障碍,能自由活动,常常出现异常的行为表现,最严重的是自杀、伤人、毁物、外走,因此安全护理特别重要;精神病患者意志缺乏,对生活无要求,不关注自己,懒散,不知料理个人卫生,有的患者不能述情,不能正确表达自己的感受和要求,所以日常生活护理是精神科护士的主要基础护理工作之一。

**(一)入院患者的护理**

1.入院常识

(1)做好对生命体征的检查,应测量体温、脉搏、呼吸、血压并观察患者的意识情况。

(2)入院时须经过卫生处置,包括理发、淋浴、剪指甲及更衣。给予灭虱,有疥疮和皮肤传染病者应给予相应处理。

(3)意识不清、精神异常、语言不清、智力低下,具有自杀、自伤行为者,应向家属询问病情,力求资料全面。如果资料不全,可嘱其尽快回去收集资料。

(4)患者换下来的衣服应当交给患者家属带回,如果不带回则代存,收存时需当面点清,开一个收条并签名。

(5)注意危险物品的收缴工作应登记、收存,或令护送人员带回;贵重物品应登记、收存,或令护送人员带回;日用品给患者贴上标签。

2.新入院患者护理常规

(1)按分级护理,安排适当的病室及病床,并做好新入院患者的护理。

(2)在患者进入病房后,应注意患者的皮肤有无伤痕、口腔是否清洁、骶部有无压疮、臀部有无硬结,再次检查有无危险物品。

(3)患者入病房后测量身高、体重、脉搏、呼吸、血压、体温,对于不合作患者测体温时应当手持体温表不放,直至测完为止。如果有异常情况及时向医师报告。

(4)除了意识障碍的患者,应向患者进行卫生宣教,介绍医院情况,住院制度及其他住院患者。在与患者进行交谈的过程中,态度应和蔼,不能简单粗暴及歧视患者。

(5)执行医嘱,建立病历表格,按医师的医嘱填医嘱单,并通知膳食科。

(6)如果患者病情危急,护士应协助医师抢救患者,然后再办理上述手续。

(7)将上述处理经过记入护理记录及交班报告,重点交班。

**(二)住院患者的护理**

1.住院规则

(1)住院患者应当遵守医院的各项规章制度,接受医护人员的指导,并与医护人员密切配合,服从治疗管理,安心住院、休养。

(2)患者在入院时,按规定带洗漱用品或鞋袜,其他物品则一律不允许带入病室。

(3)住院患者的饮食应由患者的病情决定,如果患者在饮食上有特殊的需要可随时向医护人员提出,家属送来的饮食须经医师及护士同意后方可食用。

(4)如果患者有事需要请假外出,应由家属向医师申请,医师同意且家属签字后方可离开病室,并应在规定的时间内返回医院。

(5)住院患者应爱护医院的公共财物。如果损坏了公共财物,应照价赔偿。

(6)住院患者可对病房工作提出意见,帮助医师护士来改进病房的工作。

2.住院患者的护理常规

(1)患者在入院后测量体温、脉搏。在住院期间如果患者的体温升高,则按高热患者护理。

(2)在患者入院3天内留尿、便标本送检,每天询问大小便情况。如果患者3天无大便要遵医嘱给予口服通便药物或灌肠;如果患者12小时没有小便则向医师报告给予及时处理。

(3)患者服药时应有两人在场,一人发药,一人检查患者服药情况。严格查对,应熟记患者面貌,防止发错药或别人冒领,并督促患者服药。服药后一定要注意检查患者是否服下,防止患者藏药。

(4)注意对患者进行生活护理。要求患者按时作息,根据天气变化,督促患者注意增减衣服及夜间的保暖,防止受凉。经常注意给患者进行心理护理,要了解患者的心理状况。住院患者一律不能请假单独外出。

(5)除了专护、一级护理患者及有身体疾病、脑器质性疾病者,因特殊治疗需卧床休息处,应鼓励及督促患者参加各种文娱活动和集体活动。不要让患者独处,防止衰退,尤其是对恢复期的患者应组织其参加有利于今后出院的各种文娱活动,使其逐步适应即将面临的社会生活。

(6)患者在住院期间的信件及各种文字材料需经医师同意后,护士方可帮助患者寄出,不能交给患者邮寄,不能寄出的信件及材料应妥善保存,待患者出院时处置。

(7)护士应协助患者料理个人卫生,督促患者晨、晚间洗漱,帮助及督促患者洗澡更衣、剪指甲,督促其饭前洗手。活动困难生活不能自理者则由护士协助。

(8)对于兴奋跳动、不知进食、暴饮暴食者应重点观察其进食情况,如果患者两餐未进食,则给予鼻饲饮食。

(9)密切观察患者的睡眠状况,因为精神患者如果睡眠不好可以导致病情恶化。患者入睡困难时应当遵医嘱给予催眠药物,并详细交班及记录。患者在睡眠时不能蒙头睡觉,以防止发生意外。

(10)注意患者病情变化,经常巡视病房。至少每15分钟巡视一次病房,巡视病房的时间不能刻板固定,防止患者掌握规律,有机可乘。注意患者安全护理,防止各种意外发生。如果患者病情发生变化,应记入交班及护理记录。

**(三)出院患者的护理**

出院患者的护理应包括以下内容。

(1)责任护士认真向患者进行出院指导,并了解出院前患者有哪些方面问题和顾虑需要帮助解决,帮助患者在出院前保持稳定情绪,克服返回工作岗位或复学前的种种顾虑。

(2)向患者及家属作健康教育指导。交代出院所带药物用法,告知患者及其家属在家必须按时、按量坚持服药,特别是精神药物一定要安全保管,不能有任何疏忽,防止患者一次性服药过多而引起药物中毒带来的不良后果。

(3)服药量一定要根据病情而定,并随时咨询医师,在医师的指导下进行。家属一定要督促患者把药服下,防止患者藏药、吐药。指导患者掌握药物的不良反应和预防措施,时常与医师保持联系,定期复查,不适随诊。

(4)依照患者的不同病情制订不同的适应性社会及家庭的训练,引导患者规律的生活、休息和工作等。

(5)协助患者整理好用物,检查床单位,收回公物,将保存的患者的一切私物交还家属清点签收。

(6)做好床单位终末处理并登记,整理住院病历,做好各项记录。

**(四)安全护理**

患者由于受精神症状的支配,可出现自杀、冲动伤人、毁物等破坏性行为;无自知力,否认有病而拒绝住院与治疗,表现出冲动、反抗或外走,工作人员的疏忽与处事不冷静也可导致意外情况的发生。精神科危急意外情况贯穿于整个疾病过程,特别是新入院1周内,危及患者及他人的生命,也使治疗护理难以进行,因此,护士要有高度的安全意识,随时警惕不安全因素,谨防意外。

1.掌握病情,有针对性防范

护士要熟悉病史,了解患者的精神症状、发病经过、诊断、治疗、护理要点、注意事项,密切观察,对有自伤、自杀、冲动伤人、出走企图或行为的患者随时注视其动态,严重者必须安置于重病室内由护士24小时重点监护,一旦有意外征兆及时采取有效措施予以防范。

(1)防自杀:自杀是一种直接威胁患者生命安全的危险的行为。由于精神科是一个相对封闭的环境,这种意外事件的发生时常引起医疗争议(纠纷),所以,防自杀成了精神科护理中的重中之重。①患者入院后要对他们的自杀风险进行评估。可通过了解病史、病情方式,也可进行量表评定。最好是两种方法结合起来,这样更全面。②在评估自杀风险的基础上,对自杀风险较高的患者实施密切的观察,必要时应进行24小时的隔离防护。与此同时,护理人员还应将情况告知患者家属,并向他们解释防范自杀的措施,以便于家属积极配合。③在实施严密观察与防范的同时,护理人员还应配合治疗,开展积极的心理护理,帮助患者从自杀的阴影中走出来。

还有一点应引起护理人员高度重视的是,精神障碍患者的自杀方式有时很奇特,防不胜防。例如,一男患者将头埋在盛满水的洗脸盆中"溺死"。因此,应加强病房的安全巡查,清理或收缴危险物品。在发现异常情况时要及时处理。

(2)防逃跑:由于自知力不全或完全丧失,一些患者不承认自己有病,拒绝住院;还有些患者因不习惯或不能适应封闭式的住院生活而不愿待在医院。这些患者可能会想方设法地逃离病房。所以,防外逃也就成为精神科护理工作的一项特殊任务。

在封闭式管理的病房,每天在交接班时一定要清点人数;带患者做检查或到室外活动时也要清点人数,并要严守各种通道,锁好门窗,保管好钥匙;患者在无家属陪伴时一定要有护理人员陪同。

(3)防冲动:精神障碍患者会因情绪或思维等方面的障碍而发生冲动言行,甚至伤人毁物。患者攻击的对象可能是其他患者、医务人员或其他人员。因此,护理人员应加强这方面的评估并做好预防措施,对有潜在暴力行为的患者给予重点防范,必要时实施约束或隔离。另外,应尽量避免与患者发生不必要的正面冲突,学会自我保护的策略和方法。对于患者之间存在的矛盾要及时发现、及时处理,制止冲突的升级。

2.与患者建立信赖关系,及时发现危险征兆

要尊重、关心、同情、理解患者,及时满足患者的合理需求,使患者感到护士可信赖。在此良

好的护患关系基础上患者会主动倾诉内心活动,亦易接受护士的劝慰。如流露出想自杀或有冲动伤人的征兆时,可及时制止,避免意外发生。

3.严格执行护理常规与工作制度

护士要严格执行各项护理常规和工作制度,如给药治疗护理、测体温护理、约束带应用护理、外出活动护理、患者洗澡时护理等常规以及交接班制度、岗位责任制度等。因为稍有疏忽将会给患者带来不良后果,甚至危及患者生命。

4.加强巡查严防意外

凡有患者活动的场所,都应安排护士看护,10～15分钟巡视一次,重点患者不离视线,以便及时发现病情变化,防患于未然。上约束带的患者要注意保护,防止被其他患者伤害。在夜间、凌晨、午睡、开饭前、交接班等时段,病房工作人员较少的情况下,护士要特别加强巡视。厕所、走廊尽头,暗角、僻静处都应仔细察看,临床实践提示,此时此地极易发生意外。

5.加强安全管理

(1)保证环境安全:病房设施要安全,门窗有损坏及时修理。病区、办公室、治疗室、配餐室等场所应随时上锁。

(2)严格病室内危险物品管理:病区内危险物品严加管理。如药品、器械、玻璃制品、锐利物品、绳带、易燃物等要定点放置,并加锁保管。交接班时,均要清点实物,一旦缺少及时追查。若患者借用指甲钳、缝针时,需在护理人员看护下进行,并及时收回。

(3)加强安全检查:凡患者入院、会客、假出院返回、外出活动返回均需做好安全检查,防止危险物品带入病室。每天整理床铺时,查看患者有无暗藏药物、绳带、锐利物品等。经常对整个病区环境、床单元,有些患者的鞋、袜、衣袋等一切可能存放危险物品地方,进行安全检查。

6.安全常识教育

重视对患者及其家属进行有关安全常识的宣传和教育,引导他们理解和配合安全管理。

7.隔离保护

一旦发现患者有强烈的自杀企图、严重的暴力倾向,要根据相关法律条文采取隔离保护措施,暂时将患者隔离开来,以确保患者与其他人员的安全。

**(五)日常生活护理**

精神病患者往往有生活懒散、不知清洁,个人生活自理能力下降甚至丧失。护士应鼓励和协助患者料理好日常生活,女患者还要注意其月经情况,为诊疗提供参考。

1.口腔和皮肤护理

(1)督促、协助患者养成早、晚刷牙、漱口的卫生习惯。对危重、木僵、生活不能自理者,予以口腔护理。

(2)新患者入院,做好卫生处置并检查有无外伤、皮肤病、头虱、体虱等,并及时作处理。

(3)督促患者饭前便后洗手,每天梳头、洗脸、洗脚,女患者清洗会阴。定期给患者洗澡、理发、洗发、剃须、修剪指甲。生活自理困难者,由护士协助或代为料理,包括女性患者经期的卫生护理,使患者整洁舒适。

(4)卧床患者予以床上沐浴,定时翻身、按摩骨突部位皮肤,帮助肢体功能活动,保持床褥干燥、平整,做好防压疮护理。

2.排泄护理

(1)由于患者服用精神科药物容易出现便秘、排尿困难甚至尿潴留的情况,因此,须每天观察患者的排泄情况。对 3 天无大便者,可给予适宜的缓泻剂(如番泻叶泡水服)或清洁灌肠,以及时解决便秘的痛苦,并预防肠梗阻、肠麻痹的发生。平时鼓励患者多饮水,多食蔬菜、水果,多活动,以预防便秘。对排尿困难或尿潴留者,先诱导排尿,无效时可按医嘱导尿。

(2)对大小便不能自理者,如痴呆、慢性衰退等患者,要摸索其大小便规律,定时督促,伴护如厕或给便器,并进行耐心训练。尿湿衣裤时,及时更换,保持床褥的干燥、清洁。

3.衣着卫生及日常仪态护理

关心患者衣着,随季节变化及时督促和帮助患者增减衣服,以免中暑、感冒、冻伤等。帮助患者整理服饰,保持衣着干净,定期更衣,随脏随换,衣扣脱落及时缝钉。关心和帮助患者修饰仪表仪容,鼓励患者适当打扮自己,尤其是病情缓解、康复待出院患者、神经症患者。有条件专为患者设美容室、理发室,以满足患者爱美的需要,有利于患者增强自尊、自信,提高生活情趣。

**(六)饮食护理**

精神病患者在饮食上可出现各种情况。有的认为食物有毒,拒绝进食;有的自称有罪,不肯进食;有的不知饥饱,暴饮暴食、抢食甚至吞食异物,木僵患者因处于精神运动性抑制而不能进食;药物不良反应所致的吞咽困难也影响患者进食。精神病以药物治疗为主,若患者饮食情况差,进食少或不能进食,就不能耐受药物作用,致使治疗难以维持。药物不良反应所致的吞咽困难,暴饮暴食、抢食,均可导致噎食的发生。因此,护士要认真做好饮食护理,协助患者正常有序地进食,保证治疗的正常进行。

1.进餐前的安排

(1)进餐形式:一般采用集体用餐(分食制)方式,有利于调动患者进食情绪,有利于患者消除对饭菜的疑虑,有利于护理人员全面观察患者进餐情况。

(2)进餐安排:安排患者于固定餐桌,定位入座,使患者进餐厅后,目标清楚,各就各位,有秩序,亦便于工作人员及时发觉缺席者,及时寻找,做到不遗漏。进餐时分别设普通桌、特别饮食桌、重点照顾桌。①普通桌居多,供大多数合作或被动合作的患者就餐,给予普通饮食。②特别饮食桌供少数有躯体疾病或宗教信仰不同对饮食有特别要求的患者就餐。如:少盐、低脂、高蛋白、忌猪肉、素食、糖尿病、半流质饮食等。由专人看护,按医嘱、按病情、按特殊要求,准确无误地给适宜的饮食。③重点照顾桌是安排老年、吞咽困难、拒食、藏食、生活自理困难需喂食者,由专人照顾。④重症患者于重症室内床边进餐。

2.进餐时的护理

(1)在进餐过程中,护士分组负责观察,关心患者进餐情况,如进餐时秩序、进食量、进食速度。防止患者倒食、藏食;防范患者用餐具伤人或自伤。巡查有无遗漏或逃避进餐的患者,并时时提醒患者,细嚼慢咽,谨防呛食、窒息。

(2)对年老或药物反应严重、吞咽动作迟缓的患者,要给予软食或无牙饮食,酌情为患者剔去骨头。进餐时切勿催促,给予充分时间,必要时予以每口小量喂食。并由专人照顾,严防意外。

(3)对抢食、暴食患者,安排单独进餐,劝其放慢进食速度,以免狼吞虎咽发生喉头梗阻,并适当限制进食量,以防过饱发生急性胃扩张等意外。对欲吞食异物的患者要重点观察,必要时予以隔离。外出活动需专人看护,以防进食脏物、危险物品等。

(4)对拒食患者的护理需针对不同原因,想法使之进食,必要时给予鼻饲或静脉补液,作进食记录,重点交班。①有被害妄想、疑心饭菜有毒者,可让其任意挑选饭菜,或由他人先试尝,或与他人交换食物。适当满足要求,以解除疑虑,促使进食。②有罪恶妄想者,自认罪大恶极、低人一等,不配吃好的而拒绝进食,可将饭菜拌杂,使患者误认为是他人的残汤剩饭而促使进食。③有疑病妄想、牵连观念者,忧郁不欢、消极自杀、否认有病而不肯进食,应耐心劝导、解释、鼓励,亦可邀请其他患者协同劝说,这往往能促使患者进食。④对被幻听吸引而不肯进食的患者,可在其耳旁以较大声音劝导提醒,以干扰幻听而促使进食。⑤对阵发性行为紊乱、躁动不安而不肯进食的患者,应视具体情况,不受进餐时间的限制,待其病情发作过后较合作时,劝说或喂之进食。⑥木僵、紧张综合征的拒食患者,试予喂食,以补鼻饲之不足,或将饭菜置于床旁,有时患者会自行进食。⑦对伴有发热、内外科疾病的患者,因食欲不佳而不愿进食的,应耐心劝说,并尽力设法烹饪患者喜爱的饮食,使之进食。亦可允许家属送饭菜。

### (七)睡眠护理

睡眠属于保护性抑制过程,睡眠的好坏预示着患者病情的好转、波动或加剧,有的患者伪装入睡,乘人不备寻隙自杀或外走。因此,要稳定患者情绪,巩固治疗效果,就要保证患者的睡眠。

1.创造良好的睡眠环境

(1)病室空气流通,温度适宜,光线柔和。床褥干燥、清洁、平整,使患者感觉舒适。

(2)保持环境安静,有兴奋躁动患者应安置于隔离室,并及时做安眠处理。工作人员做到说话轻、走路轻、操作轻,保持病室内安静。

(3)就寝时,可让患者听轻柔的催眠乐曲,有利安定情绪。

2.安排合理的作息制度

为患者制订合理的作息时间并督促执行,白天除了安排1~2小时午睡外,其他时间要组织患者参加适宜的工、娱、体活动,有利夜间正常睡眠。

3.促进患者养成有利睡眠的习惯

(1)睡前忌服引起兴奋的药物或饮料,餐后不过量饮茶水,临睡前要排尿,避免中途醒后,难以入睡。

(2)睡前避免参加激动、兴奋的娱乐活动和谈心活动。不看情节紧张的小说和影视片。

(3)睡前用暖水浸泡双脚或沐浴,以利减缓脑部血流量,促进睡眠。

(4)要取健康的睡眠姿势仰卧和侧卧,不蒙头盖面,不俯卧睡眠。

4.加强巡视严防意外

护士要深入病床边勤巡视,采取循序巡查与返回重复巡查相结合的方式进行,仔细观察患者睡眠情况,包括睡眠姿势、呼吸音、是否入睡等,要善于发现伪装入睡者,尤其对有自杀意念的患者做到心中有数,及时做好安眠处理,防止意外。

5.未入眠患者的护理

(1)体谅患者的痛苦与烦恼心情:对未入睡患者,护士要体谅其因失眠而痛苦与焦躁不安的心情,容忍由此引起的情绪波动和激惹,耐心听取其所述,予以精神安慰,帮助安定情绪,无效时按医嘱给予药物,帮助入眠。

(2)指导患者放松或转移注意力帮助入睡:放松法有甩手操、放松功、放松训练等,可使肌肉放松、精神放松、促进睡眠。转移方法,如有意识地翻阅无故事情节的理论书,引发疲倦。也可将头脑中思考的问题写在纸上,这会有一种心理放松感而有利入眠。

(3)分析失眠原因,对症处理:患者失眠的原因多种,如新入院者对医院环境陌生、不适应、害怕,也有患者对治疗反感或恐惧致失眠,要耐心劝慰、作保护性解释,使其有安全感;也有患者因病痛及身体各种不适而引起失眠,应及时帮助缓解疼痛,排除不适;也有因过多思考生活事件,如婚姻、工作、经济等导致焦虑、紧张而失眠,可让其倾诉烦恼,患者会感到轻松,同时进行心理辅导,鼓励其理智地搁一边,不再乱想;对主观性失眠者可在其入睡后用红笔在手臂上做记号,待醒后善意告知患者以证明确实睡着过,这可缓解患者对睡眠的焦虑担忧情绪。若睡前过分焦虑,也可用安慰剂暗示治疗;对抑郁症及幻觉、妄想症状严重的未入眠者,要及时按医嘱予以药物处理,加速帮助入睡,以免夜深人静,患者的抑郁情绪或幻觉、妄想症状加重而引发意外。

### (八)药物依从性护理

药物治疗是精神疾病治疗的主要途径,而且要维持数年,拒绝服药或自行停药可导致疾病复发。精神病患者多数拒绝服药,在住院期间因为要服从管理而常常表现为藏药。

**1.藏药的原因**

(1)疾病因素,不承认自己有病或受幻觉妄想指使。

(2)害怕药物反应,特别是严重反应,如静坐不能、四肢痉挛、吞咽困难等会使患者感到异常难受和恐惧而拒绝服药。

(3)社会心理因素,有的患者认为药物会使记忆力减退,体态增胖,影响生育等,会给今后的学习、就业、恋爱和婚姻带来障碍。

**2.藏药的护理**

患者藏药多表现在住院初期,但某些患者从入院到出院都存在藏药行为。藏药的方式多种多样,多数患者藏于口腔内舌下、两颊或唇齿之间;部分患者在假装服下之时巧妙地将药滑入指缝、衣袖或口袋内,然后丢掉或转移到他们认为安全的地方;少数人将药物服下后即躲到僻静处,用手指刺激咽部引吐吐出。

患者的藏药行为不仅影响临床诊治效果,给患者带来损失,而且有可能引起医患纠纷,必须十分重视,要根据当时的环境、患者的表情及动作仔细加以观察,采取有效措施,杜绝藏药行为。

(1)培育护士的专业技能和职业操守:不但要善于发现藏药行为,还要有对患者负责的态度和慎独的精神,要履行检查藏药的义务,不能图省事而忽略。

(2)根据不同情况,引导患者服药:对因疾病因素导致藏药的患者,要通过解释说理使其觉悟到自己有病,需要治疗,必要时将服药好的患者当镜子来进行启发诱导。对因害怕药物反应而藏药的患者,一方面要向他们说明药物反应是药物见效的表现,轻的反应对身体无影响,如果反应重医师会及时处理,另一方面要主动关心患者,为他们解决实际困难,如静坐不能的患者要根据其爱好多与其交谈,以分散其注意力,双手抖动厉害的患者要协助其料理个人生活,吞咽困难的患者要更换流汁饮食等。对因社会心理因素导致藏药的患者,要向他们指出药物有消退过程,不会永远留在体内,等到疾病康复药量也会逐渐减少,他们会渐渐恢复正常的,同时要帮助他们解除对今后生活的顾虑,树立自信心。

(3)所有患者服药时都要看服吞下:对有藏药企图或行为的要严格检查,用压舌板检查口腔内舌上下、两颊,同时检查患者手掌、衣袖及药杯;对有引吐行为的患者服药后要在护士视线之内停留 10～15 分钟,以防吐药。

### (九)测量体温护理

**1.目的**

观察监测患者生命体征,提供诊疗依据。

**2.操作准备**

患者处于安静清醒状态下,保持坐姿。测量前 30 分钟内不宜进食进水。

用物:体温测量盘内备消毒液容器(放置并消毒测温后的体温计用)和清洁干容器(放置清洁体温计)、容器内垫消毒纱布、带秒表的表、笔、记录本、消毒液、纱布。

3.操作要点

(1)检查体温计的完好性及水银柱是否在 35 ℃以下。

(2)测量方法:①口腔测量法。口表水银端斜放于舌下,闭口测量 3 分钟取出。由于精神科特殊的环境一般不用此方法测量。②腋下测量法。测量前应用干毛巾擦干腋下汗水,将体温计水银端置于腋窝深处紧贴皮肤,曲臂过胸,夹紧体温计,测量 10 分钟后取出。测量结果应加上 0.5 ℃。临床上多用此方法。③直肠测量法。将肛表用 20％肥皂液或油剂润滑后将水银端插入肛门 3～5 cm,测量 3 分钟取出。测量结果应减去 0.5 ℃。临床上很少用此法测量精神科患者。

(3)用浸有消毒液的纱布擦净使用过的体温计看度数。

4.安全护理要点

(1)测量前按患者实数清点体温计数目。

(2)测体温时,工作人员应集中注意力,发放和收集体温计时做到不遗漏患者。测量时患者均坐于自己的床位(或座位)上,每位被测量患者必须在工作人员视野之内,以防患者咬碎体温计吞服。

(3)测量后,立即清点体温计数目,发现缺少,及时追查同时报告护士长。

(4)新患者、严重消极患者、有吞食异物史的患者等需用腋表或电子体温计测量。

(5)有条件的最好先用电子体温计测量后再对疑似发热的患者用普通体温计复测,以减少意外的发生。

5.吞服体温计应急处理

请示医师,遵医嘱立即处理。

(1)可用奶或蛋清即刻服下,也可液状石蜡 60 mL,以阻止或减少水银吸收。

(2)给服大量韭菜等粗纤维食物,使水银被包裹,还能增加肠蠕动,促进水银排出。观察大便情况。

6.体温计的清洁消毒

(1)口表消毒法:先浸泡于 2 000 mg/L 有效氯溶液中,5 分钟后取出,用流水冲洗干净,甩下擦干后浸泡于第二道 2 000 mg/L 有效氯溶液中,3 分钟后取出,用冷开水冲洗干净用无菌纱布擦干备用(离心机每天用 2 000 mg/L 有效氯浸泡 50 分钟后取出,冲洗沥干。盛器、离心机每周总消毒一次)。

(2)肛表消毒法:将肛表用浸有 2 000 mg/L 有效氯纱布擦净,再按口表消毒法进行消毒。

**(十)探视护理**

重性精神病患者和急性发作型患者,一般收住在封闭式病房,与外界隔离。患者感到不自由,或不能接受精神病患者的角色,或思念亲人,牵挂工作等,常常表现出焦虑、抑郁、激越,影响患者安全和病室秩序,因此,要合理安排探视时间,以安定患者的情绪,巩固治疗效果。值得注意的是,有的患者借外出探视之机发生外走或外走后自杀。为防意外,探视工作中的护理应注意做到以下几点。

1.合理安排探视时间

新入院的患者因考虑到患者的疾病状态没有控制,对环境还不适应,以及身体对药物没有产生耐受,为防意外,最好入院一周后再行探视。其他患者可每天探视一次或隔天探视一次,视医院和患者情况而定。

2.专人负责

探视要有专职护士接待,有专项登记,登记内容包括患者姓名、探视者姓名及所属关系,登记本存留以便清点人数和备查。要将患者交给家属手上,家属不在身旁,不能放患者出去。态度要热情,尽量协助家属解决问题。

3.探视要求

探视要在规定的场所进行,未经医师许可,不可将患者放回家中;病情没有控制或有特殊企图的患者,要暂停探视;重症患者需到床旁探视者,接待人员应陪同在旁。患者探视结束时,需经安全检查方可进入病房。探视时间结束时,要认真清点人数并交班。

4.安全检查

探视者带给患者的物品须经仔细检查方可带入,凡影响患者安全的物品要拒绝收留,凡易变质腐败的食物应少收或不收,对拒收的物品要向家属作好解释,讲清道理。收留的物品应写上患者姓名交工娱护士保管。

5.健康教育

接待人员要根据患者情况利用探视的机会做好家属健康教育工作,其内容包括以下。

(1)向患者家属介绍患者住院情况,嘱咐他们在规定的探视时间里,要尽量来院探视,以减轻患者想家的焦虑情绪。

(2)探视时家属要照顾好患者,防止患者借机逃跑或伤人,探视完毕后,要将患者交给护士后方可离开。

(3)不要给患者带来精神刺激和创伤,患者家中发生的意外或重大事件,须经医师同意方可告诉患者,避免引起患者情绪波动。

(4)对迫切要求出院的患者要协助医护人员做好说服劝阻工作。

**(十一)精神科约束带的应用与护理**

保护性约束其实质就是限制患者的行为,以保障患者和他人的安全,防止公共财物受到损坏,保证治疗护理工作顺利进行。其作为行为治疗的一种方法,是精神科临床常用的护理手段。

1.适应证

(1)对新入院的患者有兴奋躁动、自伤、伤人及毁物的表现者。

(2)在治疗过程中突然出现兴奋躁动、伤人毁物、冲门外逃者。

(3)具有严重的自杀、自伤行为者。

(4)癫痫在发作的患者。

(5)拒绝治疗的如输液不合作者。

(6)其他特殊情况随时需要约束者。

2.约束带的使用规范

保护性约束是精神科治疗的辅助措施之一。使用约束带是为了暂时限制患者的活动,保护患者安全,防止发生意外,保证治疗顺利进行而采取的一项措施,但同时也存在一定风险性,故在认真执行保护性约束制度的基础上,进一步规范约束带使用。

(1)首先医师依据适应证开具临时医嘱——冲动行为干预治疗后方能执行对患者的约束。无医嘱情况下,护理人员不得擅自约束患者,如遇突发事件(冲动、自伤、伤人等)须采取紧急保护措施时,须在保护后的一小时内请医师按约束时间补开医嘱。

（2）约束患者要非常慎重,原则是要使用说服或药物控制兴奋。不管患者是否接受约束,都必须向患者耐心解释,说明约束的目的,以取得合作,消除患者的恐慌心理。

（3）约束患者采取的体位应四肢舒适平展、处于功能位。约束带的松紧度要适宜,约束带与皮肤之间容纳一指的间隙。

（4）被约束的患者必须安置在重症病室,重症病室护士须严密观察患者精神状况和约束部位皮肤的血运情况,调整松紧度,定时更换约束部位。

（5）患者被约束后要保证患者生理需要,进食、进水、大小便、生活护理要到位。

（6）每一次约束患者时间不超过 4 小时,及时解除约束并做好冲动行为干预治疗登记。若病情不稳定需要继续保护时,必须征求医师意见,医师开具医嘱后方能执行,并继续做好登记。

（7）保护性约束患者的交接班一定要在床边进行,包括保护带数量、松紧情况、皮肤情况、床单位情况及记录情况。

（8）护理人员执行保护后,必须认真、准确地填写"冲动行为干预治疗记录单"。

3.保护约束的实施

（1）保护性约束之前应做好患者及家属的解释工作。由于精神科的特殊性如铁窗的管理方式给患者及家属造成无形的压力,患者本身具有被害妄想等精神病性症状,入院时如果给予简单粗暴的约束就会加重患者的被害心理和敌意态度,患者家属对此也不理解和反感,以致给治疗和护理带来困难。因此在保护性约束之前与患者及家属的沟通工作显得尤为重要。作为医务工作者对患者实施保护性约束之前,就应该给患者及家属说明这不是一种惩罚,而是一种护理手段。通过保护性约束这一护理手段来保障患者及其他病友的安全,来保证更好的治疗。通过以上沟通后,能解除患者及家属心中的疑虑,并取得主动配合。

（2）保护性约束之中应加强巡视,做好生活护理。患者行保护性约束时应内放衬垫,松紧适宜,最少要有一个手指的空隙,并密切观察局部皮肤及血液循环情况,使肢体保持功能位置。对被约束的患者,精神科的注册护士需随时巡视视察,进行严格的床边交接班如约束的松紧情况、皮肤情况、保护带的数目及护理记录是否完整、正确等,防止脱落或被其他患者解开,造成患者冲动伤人、毁物或自缢等严重后果;对被约束患者要有专人负责,重点护理,定时为患者喂水、喂饭、喂药,保持口腔清洁、湿润,保持床铺及衣物清洁干燥,防止压疮发生;加强心理护理,满足患者的合理需求。

（3）解除保护性约束时必须遵医嘱执行。解除保护性约束时护理人员不能自作主张,必须经科主任或精神科医师同意后方可解除;解除时要仔细清点约束带的数目,以防遗漏。此时患者精神症状已有所好转,护理人员应针对保护性约束对患者两次进行必要的解释和沟通,强调保护性约束的原因,消除患者心中的疑虑,为下一步治疗护理打下良好的基础。

（4）注意事项上海和北京分别于 2002 年和 2007 年正式出台了《上海精神卫生条例》和《北京精神卫生条例》,它们是我国出台的地方性精神卫生法规。条例针对保护性约束指出:①一般情况下,应按精神科医师的医嘱实施保护性约束。②特殊情况下,应按精神科医师的口头医嘱实施保护性约束,精神科执业医师应在患者被约束以后的 6 小时之内,补充书面医嘱并在病程记录内记载和说明理由。③精神科执业医师每天至少要对被保护性约束的患者进行两次检查,并对是否要继续保护性约束进行一次评估。④精神科注册护士每 10 分钟至少应当巡查一次被保护性约束的患者。⑤患者被连续保护性约束达到 72 小时,应当由具有副主任医师以上职称的精神科执业医师对患者进行检查,并对是否继续采取保护性约束作出评估。⑥实施保护性约束的护理人员必须接受保护性约束技巧的专门训练。⑦老年患者住院期间为防止发生意外,可以不经医嘱,由病房护士长决定使用或解除保护性约束。

作为精神病专科医院,《上海精神卫生条例》和《北京精神卫生条例》给我们精神科临床实践提供了必要的法律依据,在现阶段可以参照实行。

保护性约束作为一种护理手段,是以保护患者、他人及公共财产的安全为目的。但是,在精神科临床实践中要持慎重态度,不要动辄用之。

(陈锦成)

# 第二节 一般护理

## 一、个人卫生护理

有些精神障碍患者受症状支配,常处于情感淡漠,活动减少或高度兴奋躁动、意识不清等状态,以至于表现为生活懒散、不修边幅,不知洁净,机体抵抗力降低等。护理人员要督促和协助患者搞好个人卫生。

(1)重视卫生宣教:经常向患者宣传保持个人卫生的重要性,帮助患者养成良好的卫生习惯。

(2)督促和协助患者做好晨间护理:督促患者按时起床、洗漱,对生活不能自理的患者应协助,必要时进行口腔护理。

(3)晚间入睡时做好晚间护理:督促或协助患者用温热水洗脸洗脚。

(4)新入院患者做好卫生处置:检查有无外伤,皮肤病、头虱、体虱等,及时做好对症处理。

(5)对女性月经期生活不能自理的患者,应协助或督促其更换卫生巾,每晚清洗会阴,保持清洁。

(6)定期安排患者洗澡、更衣、理发、剃须、修剪指(趾)甲,保持患者仪表仪容的清洁整齐。生活自理困难者,由护士帮助完成。

(7)主动关心患者衣着,随季节变化帮助患者增减衣服,防止着凉或中暑。

## 二、饮食护理

精神患者的饮食障碍多种多样,例如在精神科药物不良反应的影响下有的患者会出现吞咽困难、噎食、恶心、呕吐等。兴奋状态患者会因为体力消耗过大而导致衰竭的现象。受精神症状支配患者可能出现暴饮暴食、拒食、抢食等。因此,加强精神障碍患者的饮食护理至关重要。

(1)对生活能够自理的患者应采用集体进餐,有助于患者消除对饭菜的疑虑,便于全面观察进食量、速度情况。餐室要光线明快、清洁整齐、宽敞舒适,有利调动患者的进餐情绪。饭前督促患者用流动水洗手。安排固定的座位,及时查对,不要遗漏。

(2)开饭时要巡视病房,观察患者进餐情况。一般患者给普食,特殊病情按医嘱给流质、高蛋白、低盐、低脂、软食等。

(3)重点患者开饭时要有专人照顾,尽量劝导患者自行进食,必要时应做好喂饭。对不能自行进食的患者应给予输液或鼻饲,保证患者的营养和水分摄入。

(4)对吞咽动作迟缓的患者,应守在患者身边,劝慰患者细嚼慢咽,必要时进食软食或流食,谨防呛食窒息。

(5)对症状活跃期具有明显抢食、暴食的患者应安置单独进餐,适当限制进食量,对症处置,谨防意外。

(6)对食异物的患者要重点观察,外出活动时,需专人看护,严防吞服杂物、脏物等。

(7)探视时,向家属宣传饮食卫生知识,要关心家属所带食品是否卫生、适量,预防肠胃疾病。

## 三、睡眠护理

睡眠质量可预示精神障碍患者病情的好转、波动及恶化,严重失眠可使患者出现焦虑、烦躁、情绪低落,许多意外由此发生。因此注意观察患者睡眠情况,并给予适当的护理非常重要。

(1)创造良好的睡眠环境,保持病室整洁、空气流通、光线柔和,温湿度要适宜,周围环境要安静。

(2)患者要有规律的作息时间,白天除安排午睡外,要组织患者参加各类工、娱、体活动,减少卧床,以利夜间正常睡眠。

(3)睡前用温热水泡脚,忌服易引起兴奋的药物或饮料,避免参加激烈、兴奋的娱乐活动或谈心活动。

(4)对兴奋躁动的患者应安置于隔离室,在患者集体入睡前,给予安眠处理,以免影响他人睡眠。

(5)对心因因素引起的失眠患者,应详细了解情况,加强心理护理,诱导患者入眠。

(6)对环境陌生而情绪紧张的患者,护士应多加安慰,稳定患者的情绪,促进睡眠。

(7)对躯体不适引起的失眠患者,要查明原因,给予对症处理,患者可很快入睡。

(8)要深入病室,加强夜间巡视,观察患者睡眠的姿势、呼吸声、是否入睡等。对有消极意念的患者要及时做好安眠处理,防止意外发生。

(9)用药后要及时准确记录,并观察患者有无使用镇静催眠药或抗精神病药。

## 四、安全护理

(1)加强巡视,随时警惕潜在的不安全因素。重视患者主诉,密切观察患者动态,谨防意外。病情波动及时记录与交班。

(2)同情、关心、理解、尊重患者,做好心理护理。良好的护患关系常可避免意外事件发生。

(3)病房设施要定期检查,确保安全,门窗应随手关锁。

(4)病室内危险物品要严加管理,如药品、器械、玻璃制品、绳带、易燃物、锐利物品等。交接班时均要清点实物,一旦缺少及时追查。每天整理床铺时查看有无暗藏药品、绳带、锐利物品等。

(5)加强安全检查,凡患者入院、探视、出试返院,外出活动返回均需做好安全检查,严防危险品带进病室。

(6)对重症患者要安置在重症病房内,24 小时重点监护。以便及时发现不良预兆,严防意外发生。

(7)患者外出离开病房时,必须由工作人员陪护(全开放患者例外)。出试、出院时必须有家属陪伴。

(陈锦成)

# 第三节 康复治疗护理

## 一、工娱治疗的组织与护理

工娱治疗是工作和文娱治疗的简称,是通过工作、劳动、娱乐和文体活动,缓解精神症状,促使疾病康复,防止精神衰退,提高适应外界环境能力的治疗方法,是临床上一种辅助治疗手段。

**(一)目的**

(1)改变患者对病态体验的注意力;减少或消除精神症状;改善情绪,使幻觉、妄想产生的机会减少,焦虑抑郁情绪降低;使病态行为得以纠正;保持机体的完整统一,并与外界保持密切联系。

(2)提高对外界环境的适应能力,促进疾病的康复,防止衰退。

**(二)适应证**

适用于各种急、慢性精神疾病的间歇期或恢复期,尤其是慢性精神病患者、人格障碍、智能低下患者。

**(三)禁忌证**

凡意识障碍、极度兴奋躁动、高热或有其他严重的躯体疾病、严重潜逃、自杀、自伤、伤人及冲动行为等的患者。

**(四)评估**

身体状况、精神状况、社会功能和社会支持系统状况,重点评估当前患者的主要症状、爱好、特长等。

**(五)操作准备**

1.环境准备

工娱治疗室的环境宽敞、整洁、空气流通,光线充足。环境布置舒适,美观且有艺术感,室内的挂图,条幅等应以鼓舞患者的生活兴趣和治疗信心为目的,使患者感到愉快。

2.工娱治疗室的基本设备

有足够的桌椅及各式橱柜,工疗使用的刺绣、编织、绘图等各种设备。此外,应根据开展的项目增设必要的工具如电器类、乐器类、球类、棋牌类,阅览室内应备有各种杂志、图书及各类画报。

3.活动准备

根据患者病情和个人爱好,选择不同的活动项目,以便发挥患者各自的特长与爱好。工娱治疗由少到多、由简到繁、由易变难、循序渐进。

4.护士准备

着装整洁、情绪稳定,熟悉各种工娱治疗活动,熟悉各种设备的使用方法,有良好的职业素质和一定的组织管理能力,并具备一定的音乐、舞蹈等文体活动的表演及指导才能。

**(六)操作步骤**

(1)护士接到患者参加工娱治疗的医嘱后,到病房接触患者,进行一次访谈和评估。

要点:①通过访谈与患者建立关系,了解患者参与治疗的态度,解释工娱治疗的目的和意义。

②填写工娱治疗申请单,注明患者的年龄、性别、职业、兴趣爱好、特长,目前疾病情况,包括诊断、主要精神症状、躯体情况、治疗情况,有无冲动、自杀、自伤、出走等行为。

(2)根据评估情况,安排适当的工娱活动。

要点:①应结合病情、治疗需要和患者的特点选择治疗项目,切不可强求一律。②工娱治疗内容包括:文娱体育活动、工作疗法(镇静性工作、振奋性工作、一般性工疗)等。

(3)工娱治疗活动的组织和开展。

要点:①一般采取10～15人左右的集体活动,时间一般每次1～1.5小时。②一般采取开放式的同源小组或不同源小组形式。③在活动前,将活动内容、规则和要求告知每位患者,使患者能自觉遵守和自愿配合治疗活动。④注意活动内容的安全性,避免发生危险和意外。⑤活动中注意调动患者主动参与的积极性。

(4)工娱治疗时,注意观察患者的精神状态变化并做好妥善处理。

要点:①患者在活动中,如有突发紧张恐惧、冲动、情绪低落,无法坚持工娱治疗等情况,应立即安排患者休息,派人陪同回病房。②治疗过程中要随时注意患者动向,清楚患者的人数和去向。③认真清点和管理各种物品、器材,特别是一些可能作为危险物品的材料要严加管理,防止患者伤人或自伤。

(5)做好病情的观察记录,内容包括患者在治疗中的表现,如工娱治疗时的态度、主动性、持久性、精确性、创造性、速度、质量,以及与护士的合作程度和患者精神症状的变化等。

(6)工娱治疗结束后送患者返回病房,并及时向医师及家属反馈患者的治疗效果,确定是否改变下次治疗内容和目标。

## 二、社交技能训练的组织与护理

社交技能指社会上人与人的交际往来活动中,个人运用一定的工具传递信息、交流思想,以达到某种目的的能力。

社交技能训练(SST)包括了基本的相互交流训练、社交问题解决以及认知补救等核心内容。社交技能训练多以团体(8～12人)培训的方式,采用讲解、示范、角色扮演(场景模拟)、游戏、观看视频、讨论等多种形式,以训练对象的需求和问题为中心,强调主动性、积极性、参与性和操作性相结合。

**(一)目的**
改善社交技能和社会功能,提高生活质量;改善精神病性症状;预防复发。

**(二)适应证**
广泛用于精神分裂症、社交恐怖、儿童孤独症等患者。

**(三)禁忌证**
严重妄想状态、兴奋躁动、行为紊乱、有明显攻击行为患者。

**(四)评估**

1.当前主要精神症状

评估患者的整体精神状态,当患者的精神症状基本控制,处于恢复阶段,或存在部分精神症状,但无冲动行为时,适合参与训练。

2.社交情况

通过观察和访谈,了解患者社交功能状态和存在的主要问题。

3.社会支持系统

了解患者能够获得和利用的社会支持。

4.患者理解、接受能力和配合程度

了解患者是否有一定的理解力和愿意参与训练。

**(五)操作准备**

1.环境准备

活动室宽敞、整洁、空气流通、光线充足。环境布置舒适、美观且有艺术感。

2.用物准备

活动室有足够的椅子、游戏活动器材。

3.护士准备

着装整洁,平复自身情绪,熟悉社交训练方法,具有良好的职业素质、沟通能力和一定的组织管理能力。

**(六)操作步骤**

(1)确定适合社交训练的条件:护士在准备开展社交训练前需确定适合参加社交训练患者的条件。

要点:根据训练目标及形式确定参与小组社交训练的条件,即有一定的社交问题和一定的社交技巧障碍,但能与他人进行一般性的沟通,且有参与愿望和愿意配合训练。

(2)护士接到社交训练医嘱后,与将参与训练的患者会谈,评估患者的社交功能和主要问题、接受能力、目前的精神症状、参与训练的态度和配合程度。并根据评估情况将患者分组。

要点:①按照患者的性别、年龄、诊断和不同的生活背景,可分成同源性与异源性小组。另外,也可根据参加小组训练患者的流动性分成开放式与封闭式小组。②小组成员一般在8～12人,成员相对固定。

(3)确定小组活动内容:根据评估情况,确定小组活动的内容、次数、时间,并制定小组活动的原则。

要点:①训练活动注意共性化和个性化相互结合,既能保证训练的整体目标实现,又能满足患者的个别需求。②根据情况可安排家属参与训练的全过程,掌握训练的内容和正确的护理方法,以利于在家庭中对患者进行帮助与监督。

(4)开始训练活动前,护士向患者讲解小组训练的原则、活动时间安排、注意事项等,请大家相互遵守。

(5)引导患者相互认识,可通过游戏进行破冰,减轻患者的紧张和拘束。

要点:对比较紧张和焦虑的患者,应多给予鼓励。

(6)进行社交活动的主题训练,如何自我介绍、如何与人交流等来提高患者的社交能力。

要点:①主题活动可通过游戏或角色扮演等进行,活动方式应灵活、生动、有参与性和一定的娱乐性。②活动过程中注意对患者的支持、理解和鼓励。

(7)活动完成后,请患者相互分享游戏活动或训练的感受。

要点:关注患者的感受,注意对患者的鼓励、支持和理解,并对患者的进步及时给予赞赏。

(8)布置家庭训练作业,如写日记、自我反思、在现实生活中对训练内容进行练习等,并在下次训练时分享家庭作业。

要点:通过布置家庭作业和分享家庭作业,可达到强化学习内容、训练患者思维能力和增强患者自信心的目的。

（9）做好训练记录,内容包括患者在训练中的表现,如态度、主动性、持久性、精确性、创造性、速度、质量,以及与护士的合作程度和患者精神症状的变化等。

（10）收集患者、家属及其他相关人员对患者社交技能训练后效果的反馈,以帮助护士确定是否改变下次训练内容和目标。

**（七）社交技能训练的方案介绍**

1.语言表达与沟通

（1）目标:锻炼语言表达能力,了解正确的沟通方式。

（2）活动时间:60分钟。

（3）活动材料:画板、纸与笔、样板画各5份。

（4）参加人员:主持人1名、协助者1名,病房适合做社交训练的患者10名。

（5）活动过程:分为4个小节。

第一小节:开场白。①对成员的到来表示欢迎;②讲解此次小组活动的目的(学习社交技能);③说明活动主要所采用的方式如游戏;④说明主持人和病友在活动中各自的角色和作用,即在整个活动中病友是主角,而主持人只是起引导、协调的辅助角色;⑤引出活动内容。

第二小节:引导病友相互认识。让病友互相自我介绍,其目的是增进小组成员彼此的了解,也促进对自我的了解。同时对小组成员语言表达能力尤其是当众语言表达的能力进行训练。采用方法为小组成员轮流用"我是……"造句,要求在1分钟内尽量用多种不同内容造句。内容包括姓名、年龄、职业、家庭住址、家庭成员等。具体步骤:①首先主持人自我介绍并阐明该项训练的目的、要求,声明保密原则;②参与者依次自我介绍,下一位总结性地重复上一位的介绍内容后再自我介绍,以此类推;③再一次让对方认识自己,有不清楚的,请重复一遍;④对每一位病友均予以鼓励,特别注意对胆怯、表述不佳者给予鼓励并引导;⑤对本节活动予以总结,强调活动的重点和目的。

第三小节:画图。活动过程分两步。第1步:两人一组,以背对背的方式就座,一方对自己手中的图形进行描述,另一方尽量根据同伴的描述绘制图形,时间为2分钟,画完后将所画图与原图对照。画完后谈感受(太快,听不见,太吵,不能提问题等);第2步:两人面对面分开坐好,可以自由交谈,重复以上游戏。然后让参与者谈一谈在活动过程中的体会、感受。并讨论:面对面与背对背交流的不同(容易、困难程度);选择什么样的方式交流更易沟通?最后对画图给以含义指导:①背对背画图提示:沟通少,影响准确性;由于个人偏好,想怎么画就怎么画,提示注重个人偏好而不注重客观情况则影响沟通;理解错误,表达信息不准确也会影响沟通。②面对面画图提示:有疑问时,可及时澄清。③比较背对背与面对面交流的区别:从游戏引申到实际生活中。不能凭空想象,应遵从事实;应加强交流;不懂就问;正确理解别人的意思——直接的交流;面对面的交流。

第四小节:结束活动。对本次活动予以总结。强调活动的重点和目的,并鼓励个体将小组里学到的交流方式运用于日常生活中。欢迎下次继续参加。

2.如何寻找帮助

（1）目标:让学员知道人在社会心理等外界因素作用下,身心平衡可能会在一定程度上受到影响,并明确当困难发生时有哪些人能帮助自己,知道如何求助。在练习过程中进一步锻炼自己的交谈能力。

（2）活动时间：60分钟。

（3）参加人员：主持人1名、协助者1名,病房适合做社交训练的患者10名。

（4）活动过程：分为5个小节。

第一小节：回顾第一次学习的内容并写出人际交往中存在的问题,讨论通过上轮学习得到的收获。引出本次活动内容。

第二小节：做一个平衡游戏。目的是让个体了解在受到外界压力时,人会失去平衡,此时需要外界的帮助、支持。方法：一人站于中间先做一个平衡的姿势,再在一边加压,观察慢慢失去平衡直到倒下的过程,然后在另一边给予扶持力量直至平衡。讨论：在这个游戏中感受到了什么？

第三小节：画圆圈进行填图。要求：每个患者想象自己站在同心圆的中央,里面的圆代表对自己帮助比较大的人,外面的圆表示对自己帮助较小一点的人。解释完以后让患者填写。目的是让患者自己明白困难发生时有哪些人能够帮助自己,提高患者对社会支持的感知能力。讨论：想一想,当困难发生时有哪些人能帮助自己？依次交谈。以前想过没有,当时是怎么做的？

第四小节：如何求助。以两人一组的模拟交谈。如可选择打电话、聊天、写信、当面倾诉等方式进行练习。讨论在交谈过程中有何感受,存在什么困难。

第五小节：结束。强调本次活动的重点和目的,并鼓励个体将小组里学到的交流方式运用于日常生活中。布置家庭作业：记下1～3次遇到困难时自己的想法、感受、行为,是否寻求帮助,结果如何？

3.人际交往的基本技巧

（1）目标：指导患者学习人际交往的基本技巧,通过具体技巧训练,学习日常生活中与人交往的基本技巧,提高个体的交往能力。

（2）活动时间：60分钟。

（3）参加人员：主持人1名、协助者1名,病房适合做社交训练的患者10名。

（4）活动过程：分为5小节。

第一小节：回顾上一次内容,汇报各自的作业。谈一谈1个月来的生活体会并与大家分享。上一次的训练对自己的帮助,还存在哪些问题？引出本次训练的内容。

第二小节：体距训练。目的：让患者明白人际交往中需要保持恰当的人际距离。训练方法：先讲解人际距离及其意义,再两人一组训练各种距离的尺度,并谈感受。最后讨论每种不同的距离有什么感受,提示什么？指导人际距离的意义：人际间保持一定的距离是一种静态的无声交流。人际距离是人际关系亲密程度的一个尺码。美国西北大学人类学教授爱德华·T·赫尔把人际距离分为4种。①亲密距离：从皮肤接触到0.6 m。②个人距离：0.6～1.3 m。③社交距离：1.3～4.0 m。④公众距离：4.0 m以上。两人能轻松愉快交谈的最佳人际距离是不超过1.67 m。并且同坐在一边为宜；开会时大家围着圆桌周围坐,位置不分主次,彼此心理没有压力,就能随意交谈,人际关系必然亲密。

第三小节：目光接触。目的：让患者明白人际交往中应有正确的目光交流、接触。方法是讲解目光的正确接触方式并逐一训练。训练方法：小组成员分成两人一组,面对面坐好,各人用不同的目光盯住对面的伙伴,时间一两分钟,然后换一个人继续练习,直到将整个小组成员换完为止。讨论：不同的目光接触有什么样的感受？指导目光接触的要点：①目光接触的方式：平视、仰视、扫视、盯住不放、专注；亲密的目光、含情的目光、敌视的目光、不在意的目光、专注的目光。②交谈时正确的目光接触：目光专注、聆听、给予点头或适当的回应,让对方明白你正在听或是否听懂。③交谈时应注意的规则:聆听、端坐、当别人交谈时不插嘴,说话或示意时,要与人保持恰当的目光接触。

第四小节:体态技能的训练。训练方法:设置迎接客人的情景,两人一组,一人当客人,另一人当主人,交互练习。迎接客人:迎进、问好、请坐、端茶、交谈、送出、再见等技能一一练习,指导用点头、目光、面部表情、手势等。练习完毕进行讨论:练习过程中有什么感受?并给予指导:①重视体态技能的训练:包括头部、眉毛、脸色、口形手势等体语,如赞同地点头、传情的眼神、欢乐的脸色、微笑的口形、热情的握手、愉悦的笑声、惋惜的感叹、清香的茶水、礼貌的举动。②重视用辅助语和类语技能的训练:辅助语通过音色、音量、声调、速度等来表情达意。类语通过笑声、哭声、叹息声等在特定情境中代表发声人表情达意;谈话时突然停止,能发挥此时无声胜有声的作用。

第五小节:结束。强调活动的重点和目的,并鼓励个体将小组里学到的交流方式运用于日常生活中。同时布置家庭作业:在家人配合下每周练习1次,记录感受和效果。前3次培训结束后进行1次小结,使患者进一步巩固培训成果,并评选出优胜者,发放奖品以资鼓励。

4.如何与人打交道

(1)目标:将前面所学的技巧用于实际交往中,进一步提高个体的人际交往能力。

(2)活动时间:60分钟。

(3)参加人员:主持人1名、协助者1名,病房适合做社交训练的患者10名。

(4)活动过程:分4小节。

第一小节:回顾上次学习内容,汇报各自的作业。讨论前3次训练学习的收获,并举例与大家分享。引出第2小节身体游戏。

第二小节:增进成员间的身体距离。以锻炼在集体活动中的组织能力和协调性为目的。训练方法:先提出问题,然后大家完成。所提的问题是10个人9条腿,有多少种方法可以达到。最后讨论在游戏中的感受,你起到什么作用?

第三小节:找朋友。以增进成员间的心理距离,进一步锻炼个体的交谈能力、应变能力为目标。训练方法:将参与者以1,2报数分为2组,其中一组站于中间或台上,另一组在外圈或台下围着内圈的朋友转圈,每转一圈在自己的朋友面前打一个招呼,找话题与对方交谈,轮换进行。同时在你最喜欢的人身上贴上三角形。游戏结束进行讨论:在游戏中你感受到什么?你为什么喜欢他?领悟人际交往中的要点。指导人际交往中的3个要点:认真倾听、准确表达言语信息、关注对方信息并深入探讨。

第四小节:结束。强调活动的重点和目的,并鼓励个体将小组里学到的交流方式运用于日常生活中。布置作业:每个月主动找你的朋友交流1次,并记录过程及体会,下次来时带上。

5.合作

(1)目标:帮助成员,学会与他人分享,朝着一个共同的目标一起努力,等候轮到自己时才行动,并完成集体活动中自己应该做的部分。

(2)活动时间:60分钟。

(3)活动材料:气球若干个。

(4)参加人员:主持人1名、协助者1名,病房适合做社交训练的患者10名。

(5)活动过程:分3小节。

第一小节:总结前一次的家庭作业,并回顾上节内容。

第二小节:热身运动,如"夹球比赛"。目的是让组员从游戏的过程中初步体会合作的意义。具体操作为将组员分为两人一组,背对背夹住一个气球,不准用手帮忙,听组织者口令开始从活动室的后面跑到前面,比较哪组球不掉,用时最少。并评选出优胜者。最后组织讨论:①让冠军组的两个成员说说自己为什么会成功;②组员们在完成这个游戏后有什么心得体会,共同总结失败的原因。予以指导:向成员解释"合作"的含义是什么。在合作情境中,两个或多个组员的行为需要联合起来才能达到一个共同的目标。只有当所有参与者都达到目标时,其中的个人才能达到自己的目标。而在竞争性的活动中,一个或一些个体获得了成功,就意味着其余个体不能获得成功。人们时常感到,在成长过程中缺乏合作精神培训,更多地注重个人的成功与竞争能力。

第三小节:结束。总结本节活动发展的整个过程,帮助成员加深对本节主题的认识和对技能的把握。家庭作业:要求学员在 3 个月内,至少在 3 种不同的情况下向别人提供帮助,并且进行书面记录。

6.社交问题解决

(1)目标:让组员通过角色扮演来展现日常生活中与人相处时的冲突问题,以及在出现问题时组员们的具体反应,学会分析解决社交过程中出现的问题。

(2)活动时间:60 分钟。

(3)参加人员:主持人 1 名、协助者 1 名,病房适合做社交训练的患者 10 名。

(4)活动过程:分 4 小节。

第一小节:总结前一次的家庭作业,并回顾上节内容。

第二小节:进行情景讨论并选出适合本组成员的情景进行角色扮演。其中可供选择的情景有:①当你出去玩,玩过兴,未按时回家,结果母亲非常生气而骂了你……;②在公共汽车上,突然一个急刹车,旁边的人向前倒而踩上你的脚或碰及你的身体……;③你正与朋友兴致勃勃地散步,一个挑鸡蛋的农民突然闯过,不小心鸡蛋打烂,并弄脏了你的衣服或鞋子……;④与同学或同事相处过程中,因某些小事产生了误会,导致该同学或同事对你不满,而你非常生气、委屈……

第三小节:"角色扮演"。根据该组组员的情况,选择其中一种情景进行角色扮演,引导组员通过自己想象进行上述剧情结局的演练。最后组织参与不同角色的组员谈体会,提出问题并进行讨论。同时指导人际交往过程中出现问题时的正确解决方法。

第四小节:结束。学会赞美:将每一个成员的名字分别写在纸条上,将这些纸条混淆并放在一个盒子或袋子内,让每一个成员到盒子或袋子内分别摸取一张纸条。随后,要求成员依次用赞美的语言陈述纸条上的成员在整个学习的过程中的进步或是他(她)获益的表现。并评选出学习的优胜者,以资鼓励。

## 三、生活技能训练的组织与护理

生活技能一般是指使个人有效地应付日常生活中的需求和挑战,保持良好的精神状态,在他所处的社会环境中、在与他人的交往中表现出适当的和健康的行为。

生活技能训练(LST)包括了自我觉察、作出决定、解决问题、创造性或批判性思维、人际交流、通情、压力及情绪的应对等核心内容。生活技能训练多以团体(8~12 人)培训的方式,采用讲解、示范、角色扮演(场景模拟)、游戏、观看视频、讨论等多种形式,以训练对象的需求和问题为中心,强调主动性、积极性、参与性和操作性相结合,与其他心理社会干预措施相比有独到之处。

**(一)目的**

(1)预防有害健康的各种行为与生活方式。

(2)有助于改善人际交流,培养自信和自尊;矫正适应不良的行为,促进个人发展,发挥个人潜能。

(3)改善患者的社会功能和提高生活质量。

**(二)适应证**

适用于各种急、慢性精神疾病的间歇期或恢复期。

**(三)禁忌证**

意识障碍、高热、极度兴奋躁动、有明显冲动或攻击行为的患者,以及有躯体疾病不能承受训练活动者。

**(四)评估**

(1)身体状况:通过日常生活功能量表评估和观察,了解患者的日常生活活动能力,找出存在的主要问题;了解患者身体健康状况是否能够承受生活技能训练的活动强度。

(2)精神状况:精神症状处于缓解期,无明显兴奋躁动和攻击行为,并有一定的认知能力和理解能力的患者才适合参与生活技能训练。

(3)社会功能和社会支持系统状况:评估患者的社会功能,找出主要存在的问题。并评估可获得和利用的社会支持系统。

(4)评估患者对训练的认识、理解程度和配合程度等。

**(五)操作准备**

1.环境准备

环境宽敞、整洁、空气流通,光线充足。环境布置舒适,美观且有艺术感,室内的挂图、条幅等应以鼓舞患者的生活兴趣和治疗信心为目的,使患者感到愉快。

2.活动准备

应根据病情,因人而异,选择不同的项目,训练内容由少到多、由简到繁、由易变难,循序渐进。

3.护士准备

着装整洁、平复自身情绪;具备良好的职业素质,对待患者有高度的责任心;不但应具备精神病学专业基础知识,还应具有一定的组织管理能力,熟练掌握各种生活技能训练技术。

**(六)操作步骤**

(1)确定适合生活技能训练的条件:护士在准备开展生活技能训练前需确定适合参加生活技能训练患者的条件。

要点:护士根据训练目标确定参与小组生活技能训练的条件,即:参与训练的患者有一定的生活技能不足或缺乏的问题,但患者有一定的理解能力和与他人进行一般性的沟通的能力,且有参与愿望和愿意配合训练。

(2)护士接生活技能训练医嘱后,与将参与训练的患者会谈,评估患者的日常生活功能状态和确定主要的生活功能问题、接受能力、目前的精神症状、参与训练的态度和配合程度。并根据评估情况将患者分组。

要点:①按照患者的特点、年龄、诊断和不同的生活背景,可分成同源性与异源性小组。另外,也可根据参加小组训练患者的流动性分成开放式与封闭式小组。②小组成员一般在8～12人,成员相对固定。

(3)确定小组活动内容:护士根据患者评估情况,确定小组活动的内容、次数、时间,并制定小组活动的原则。

要点:①训练活动注意共性化和个性化相结合,既能保证训练的整体目标实现,又能满足患者的个别需求。②根据情况可安排家属参与训练的全过程,掌握训练的内容和正确的护理方法,以利于在家庭中对患者进行帮助与监督。

(4)训练时,注意观察患者的精神状态变化,认真清点和管理各种物品、器材和危险物品,防止患者伤人或自伤;随时注意患者的动向,对于无法坚持训练者,应立即作合理的安排、休息等,如要中途离开时应予以陪伴,以防患者走失。

(5)做好病情的观察记录,内容包括患者在训练中的表现,如态度、主动性、持久性、精确性、创造性、速度、质量,以及与护士的合作程度和患者精神症状的变化等。

(6)生活技能训练后及时向医师及家属反馈效果,确定是否改变下次训练内容和目标。

(7)每次训练后均有家庭训练作业,如写日记、做自我反思训练,可达到强化学习内容、训练患者思维能力和增强患者自信心的目的。下次训练时分享作业的内容。训练内容在每次训练中有交叉,以便强化。

**(七)生活技能训练的方案介绍**

1.生活能力训练

(1)内容:洗衣、做饭、整理内务等日常生活。

(2)由患者自己制订每天生活计划,护士和患者及监护人共同探讨计划的可行性及可操作性,由监护人监督执行。

(3)每月小组训练时进行自评和他评,对有进步者进行口头表扬和物质奖励。

(4)根据患者具体情况,每次训练时重新修订计划,逐步增加难度。

2.问题解决训练

(1)结构性解决问题方法。指导患者和家庭成员:①找出问题所在;②列出针对这一问题的可能的解决方法;③对各种方法可能产生的不同效果进行评估;④患者和家庭成员从可能的解决办法中找出一种被认为可行的最好办法;⑤按此法做出计划并付诸实践;⑥对实施结果进行回顾并表彰参与者的努力。

(2)"停-想-动"训练。在遇到事情时:①"停一停":告诉自己,暂停一下;把你的心理健康放在第一位,不要害怕自己的恼怒,放松一下;②"想一想":告诉自己不要太在乎,不要立即下结论,不要要求自己太严格,不要苛求别人,不要小题大做;幽默一下,一步一步地慢慢来;我可以处理这个事情;③"动一动":问一问自己:我想达到什么目的? 我有哪些不同的方法? 每一个方法有哪些好的或不好的后果? 我应该选择哪一个方法? 然后照着去做。训练采用角色扮演的方法,要求患者平时做练习,在遇到问题时采用,并用记日记的方法作训练反思。团体训练时分享体会,共同讨论进一步的改进措施。

(3)认识自我的训练:自我认识能力帮助人们对自己的个性、长处、弱点、喜好等做出客观的评价,是建立自信心和良好的人际关系的基础。采用小组训练的方法对自我进行分析,先让患者自己描述自己的性格、能力、优缺点、需求,然后进行小组讨论,互相讲述自己对他人的看法,使患者能正确认识和评价自己,并能学习正确地寻求社会支持。训练后继续采用写日记的方式,对自己每天的行为进行评价。

(4)同理能力的训练:同理能力是指能够站在他人的角度上考虑问题的能力,这种能力有助于人们学会理解、同情和帮助别人，解决在与他人相处时遇到的问题。训练时由训练者指定一个生活中常见的案例或者由患者自己讲述生活中曾经遇到的事件，通过角色扮演的方式再现情景。结合小组讨论的方法，让患者能够站在他人的角度考虑问题。

(5)自信心训练。①小组练习：让患者互相找优点。每人至少给他人找 3 条优点，内容涉及各个方面：仪表、言语表达、面部表情、人际交往、训练中的表现等；②自我练习：让患者在做任何事情时，均在心中默念"我是最棒的"。要求患者每天记日记，给自己找优点，每天最少 1 条；③展能训练：根据不同的角色身份，制定不同的方案。如：家庭主妇可以组织一次大型家宴；学生可以组织一次同学聚会；工作的患者可以在某次的单位聚会中展现自己的其他才华（唱歌、跳舞、乐器等）。方案应详细、具体，包括：自己的能力优势，活动的具体安排，实施中可能遇到的困难及如何应对。实施后应做反思日记。训练时共同分享成功的快乐、分析失败的原因、制定下一步的行动方案。

(6)职业训练：根据患者不同的角色身份，制定个性化的方案。对于学生，制订学习专业知识和心理益智知识的学习计划。对于待业的患者，鼓励患者积极求职：让患者评估、分析自己的性格特点，职业优势；评估求职中可能遇到的问题；制定求职计划书（内容包括职业类型、职业信息的来源、自荐书的书写、面试时的着装、面试中可能遇到的问题及应对方式等），具体实施；根据实施的情况进行反思（成功的地方、不足的方面、以后如何改进）。对于在职患者，根据工作情况，制定展现才能的方案。训练时采用角色扮演的方式，模拟求职情景或展能情景，共同分析、讨论存在的问题及改进措施。对实施后的效果进行评价，制订下一步行动计划。

(7)药物治疗的自我管理技能：训练前，了解患者在药物治疗中曾经遇到过的问题，如：药物剂量的变化、药物剂型的改变、曾经出现过的不适、忘记吃药、认为病已经好了，不想吃药等。训练采用讨论、讲解、示范的方法，让患者学会安全用药及避免忘记服药的技巧，每次用药查对标签，在梳洗台或卫生间贴上艺术化的提醒标志，如果忘记服药，应根据具体情况确定是否补服；治疗中如出现不适，不能随意自行停药，应到医院看医师；即使自我感觉良好，如果医师认为有必要继续服药，也应坚持用药；教患者学习识别常见的药物不良反应（如：便秘、口干、心慌），并能做简单的自我处置。

(8)求助医师的技能：采用角色扮演的方法，让患者模拟看医师的过程，然后采用讨论的方式，学习怎样向医师叙述自己所存在的问题和症状，怎样向医师正确地提出问题和要求，以及了解病情复发的一些早期症状，以便在需要时能及时得到医师的帮助。训练结束后，发放健康教育的相关资料，让患者能够复习和强化所学习的内容。

（陈锦成）

# 第四节　精神活性物质所致精神障碍的护理

## 一、护理评估

### (一)生理方面

1.营养状况

有无营养不良、极度消瘦等。

2.躯体戒断症状

打哈欠、流涕、发热、疼痛、恶心呕吐、腹泻、四肢粗大震颤、共济失调、睡眠障碍等。

3.患者的一般健康状况

体温、脉搏、呼吸、血压是否正常;有无躯体个系统(呼吸、循环、消化、内分泌)疾病或症状;有无性功能下降(如阳痿、闭经);有无感染;有无外伤等。

4.疾病史

有无类似症状及有无药物过敏史等。

**(二)心理方面**

1.认知活动

(1)有无知觉的改变,如震颤、谵妄时可出现幻觉(幻听、幻视)。

(2)有无思维内容障碍及思维过程方面的改变,如酒精中毒性嫉妒妄想。

(3)有无智力与记忆损害,如遗忘、错构、虚构。

(4)有无注意力和定向力障碍。

(5)对疾病的认识,即有无自知力。

2.情感活动

(1)物质戒断时有无恶劣情绪,如焦虑、抑郁、紧张、恐惧不安等。

(2)急性酒精中毒时,有无兴奋、吵闹、易激惹和情绪不稳。

(3)停止用药期间,有无对以往行为感到自责、悲伤、羞愧等。

3.意志行为活动

(1)用药动机:如好奇心重、追求快感、生活苦闷、烦恼事多、想借助药物逃避等。

(2)生活规律:是否改变了原有的生活方式,患者能否满足基本需求。

(3)在戒断中的防卫机制应用情况,有无抱怨、诉苦、争执、甚至继续寻觅等。

(4)觅药行为表现:有无在脱瘾治疗中不惜一切手段持续用药,如说谎、偷窃、收集、藏匿、攻击等行为。

**(三)社会文化方面**

1.有无社会功能受损

特别是人际交往与沟通的能力。如个人史中,有无留级、逃学、旷工、偷窃、赌博、出入拘留所等,或不负责任,不讲道德,甚至有严重影响社会安定的犯罪问题等。

2.与家庭成员的关系有无受损

有无子女受虐待、教养不良、婚姻破裂等问题。

3.有无人格不成熟或有缺陷

如经受不住失败与挫折,呈自暴自弃的态度。容易冲动,不经考虑便行动,反社会倾向。是否缺乏自信及决策能力,自卑感强烈而隐蔽,内心孤独、退缩、不合群、冷酷、仇恨、缺乏爱心等。

4.社会支持系统状况

患者的家庭成员(父母、妻子或丈夫)是否有药物滥用者和酒依赖者,家庭成员及亲友对患者的支持及关心状况如何。

**(四)其他**

1.用药史的评估

用药种类、用药方式、用药持续时间、目前用药量及间隔时间等;饮酒史、饮酒量、饮酒的种类、饮酒的模式等。

**2.治疗配合情况**

评估患者对治疗的合作程度,治疗效果及药物的不良反应等。

**3.实验室及其他辅助检查**

血、尿、便常规,血生化、心电图、脑电图检查结果。

## 二、常见护理诊断/问题

### (一)急性意识障碍

与酒瘾、药瘾、个体严重中毒和极度兴奋有关。

### (二)焦虑

与调适机制发生困难;需要未获满足;担心使用物质的后果有关。

### (三)睡眠形态紊乱

与中枢神经系统长期损害所致失眠、焦虑、戒断反应等有关。

### (四)营养失调

营养摄入低于机体需要量,与药物所致食欲下降、机体消耗增加有关。

### (五)知识缺乏

与缺乏学习的兴趣、低自尊、否认对信息的需要及对物质依赖所隐含的危险性以及不良的社会支持系统等有关。

## 三、其他护理诊断/问题

### (一)社会交往障碍

与物质依赖所致的病理生理变化、戒断反应所致震颤性谵妄(幻觉、定向力障碍)、物质依赖的社会行为不被社会价值接受、物质依赖所致的社交退缩、物质依赖行为使患者与重要关系人疏远且更增加患者的隔离感——低自尊有关。

### (二)有暴力行为的危险,对自己或对他人

与酒精或药物中毒、酒精或药物致戒断反应继发中枢神经系统兴奋(如定向障碍、痉挛、幻觉、谵妄、恐慌、焦虑)等有关。

### (三)个人调适能力失调

与不适当的调适方法、病态的认知、不适当的支持系统有关。

### (四)水和电解质平衡失调

与药物所致新陈代谢改变(吸食阿片类药物后出现大汗淋漓;吸食苯丙胺类中枢兴奋剂和致幻剂可出现拟交感神经样作用如大汗、脉搏增快等);与长期饮酒,以酒代饭,造成严重营养失调有关。

### (五)有摔伤的危险

与神经系统功能损害有关(表现走路不稳,四肢震颤,发生跌伤坠床等)。

### (六)自我概念紊乱,低自尊

与自我发展迟缓(与认知有关)、家庭系统功能不良(婚姻问题,不负责任、暴力行为、失业、赌博等对家人的压力)、缺乏正向反馈,常感受到失败、不良的社会支持系统等有关。

## （七）其他

如感知改变、家庭作用改变、生活自理能力缺陷、有暴力行为的危险、觅药行为、躁狂发作、幻觉、妄想、认知障碍等。

## 四、护理目标

（1）急性中毒者生命体征保持平稳，重要器官免受损害，不发生并发症，出院后能主动参加和认真执行戒酒或戒药计划，对社会生活有妥善的考虑与安排。

（2）焦虑者预期目标：个体能描述产生焦虑的原因；个体能正确适用健康的调适机制，而不用精神活性物质来处理压力及危机。

（3）睡眠形态紊乱的预期目标：停用或少用药物时，病人主诉睡眠时间延长，睡眠效果好，休息后精神面貌好。

（4）患者食欲增加，规律饮食，体重增加。

（5）知识缺乏个体能描述精神活性物质滥用对个人身心健康及对家庭、社会的影响和危害。觅取行为明显者能描述有关因素，有效处理和控制自己的情绪和行为，不发生因行为不当造成的躯体或物品损害，改善人际关系和行为方式。逐步主动行使社会功能和承担社会责任。

## 五、护理措施

### （一）生理功能方面

1.生活护理

（1）饮食护理：阿片类药物依赖患者戒断时可出现腹泻和呕吐；酒依赖患者急性中毒时也可出现呕吐，慢性中毒时可导致酒精性肝炎和肝硬化、慢性胃炎等躯体疾病，长期大量饮酒者突然断酒可出现震颤谵妄等症状；中枢神经兴奋剂滥用等其他药物滥用者也常常出现饮食无规律，大多食欲下降，厌食，戒断反应重时甚至拒绝饮食造成营养不良、抵抗力低下等情况。护士应创造良好的就餐环境，每天固定时间按时就餐，进餐过程中要观察患者进餐情况，提供高蛋白质、高维生素、高热量等易消化的食物常采用少量多餐的进食方法来减轻胃部的不适应感。对食欲不佳而不愿进食的患者，护士应耐心劝说，并根据患者的口味和营养需要合理安排膳食，尽力设法烹饪患者喜欢的饮食，或者允许患者家属送饭菜。对有躯体疾病需要特殊饮食的应注意提供不同的饮食如低盐、低脂、高蛋白、糖尿病饮食等。同时要向患者宣教摄取营养对恢复身体健康的重要性，克服和纠正其不良饮食习惯，必要时遵医嘱予以静脉营养或鼻饲。

（2）睡眠护理：精神活性物质戒断后往往存在顽固性失眠，如不及时纠正，患者的注意力就会集中在躯体的不适感上，易诱发复吸或对镇静催眠药物依赖的可能性。首先要为患者创造良好的睡眠环境，工作人员做到走路轻、说话轻、操作轻、关门轻，保持病室安静。督促患者按时睡觉，促进患者养成有利睡眠的习惯，如：睡前不要服用引起兴奋的药物或饮料，睡前避免参加造成激动、兴奋的娱乐活动和谈心活动，不看情节紧张的小说或影片，取健康的睡眠姿势等。指导患者放松心情或转移注意力。要根据个人的实际情况，合理用药，每种药物使用时间不易过长，最好是强弱间断用药，以充分发挥药效减少不良反应。

（3）日常生活护理：吸毒或酒精及药物成瘾者，个人生活料理差，不注意卫生，同时在戒断症状期间出现意识障碍、饮食及大小便不能自理现象，应督促或协助其料理个人卫生，养成良好的卫生习惯。服用美沙酮的患者常常会出现便秘的情况，对3天无大便的患者，可适当予以缓泻剂(番泻叶泡水服用)或予以开塞露润滑肠道。鼓励患者多饮水多食蔬菜、水果,多活动,防止便秘。

2.安全护理

(1)加强安全检查:凡患者入院、会客、请假出院返回、外出活动返回(在封闭式病房原则上不允许患者外出)等均需做好安全检查,防止患者将毒品、注射器、绳索、刀具等危险物品带入病房。大部分滥用者都曾有脱瘾史,因意志薄弱而未成功,因对发生戒断症所准备,为了减轻痛苦而千方百计地将毒品、酒、催眠镇静药带进病区,以至影响治疗效果及存在危险性,所以护理人员要严格检查患者随身所携带的物品,包括衣服、日用品、食品、香烟、书刊等及检查口腔、鼻腔、外耳道、头发等,杜绝一切可乘之机,以保证脱瘾治疗的效果和安全。

(2)保证环境安全:病房设施要安全,门窗有损坏应及时修理。病区、办公室、仓库、治疗室等场所应随时上锁,尤其是毒麻药品应放入保险柜内。

3.观察病情

观察的内容包括患者的一般情况、精神症状、躯体情况、治疗情况、心理状况等。应密切观察患者的生命体征及意识水平。吸食海洛因的患者应观察患者有无流泪、流涕、打哈欠、有无汗毛竖立、瞳孔扩大等戒断反应的同时,还应观察患者是否有海洛因中毒的症状和体征。酒依赖的患者应注意观察其四肢肌力、感觉运动功能及判断受损功能的发生程度,特别注意观察有无惊厥、震颤的发生。

4.对症护理

(1)过量中毒护理:首先判断患者的意识、瞳孔、肤色、分泌物、呕吐物等,初步判断所涉毒物的性质及种类。再根据涉毒种类进行洗胃或(和)给予拮抗剂,以及适当的处理。密切观察患者的生命体征变化、保持水电解质及能量代谢的平衡、保持呼吸道通畅、作好口腔护理及皮肤护理,预防并发症。在患者急性期过后,应评估其过量使用精神活性物质的外部环境及心理状态,给予进一步的健康教育和指导。

(2)戒断症状护理:密切观察戒断症状的出现,适时用药。停用鸦片类药物时,可出现血压升高、脉搏增加、体温升高、鸡皮疙瘩、瞳孔扩大、流涕、震颤、腹泻、呕吐、失眠等,患者主观可感觉到疼痛、恶心、不安、食欲差、无力、疲乏、发冷、发热、渴求药物等。护理时要密切观察,尽早准确发现症状,防止戒毒者夸大症状,以求最好的给药时间,减轻患者痛苦。

(3)药物不良反应护理:密切观察药物不良反应:服药要严格遵守服药制度,按时按需给药,静脉用药时注意及时调整液体的滴速,并观察心率、呼吸、血压、瞳孔、意识的变化,病房内备好抢救药品及器材。

(4)依赖的护理:传统上将依赖分为躯体依赖和心理依赖。躯体依赖是由于反复用药造成的一种病理性适应状态,主要表现为耐受性增加和戒断症状。心理依赖又称为依赖,它使吸毒者产生一种愉快满足的或欣快的感觉,驱使患者为寻求这种感觉而反复使用药物,表现为所谓的渴求状态,是物质滥用者的人格特质之一,此种依赖表现在个人的人际关系方面尤其显著。逃避责任是依赖行为的表现之一,也是此类患者很难改变的行为,所以护理人员必须小心,不要掉入为患者做决定的陷阱。

(5)再犯行为的护理:要改变物质滥用者的行为是相当困难的,他们有很高的再犯率,所以照顾这类患者的挫折感很大,对于再度滥用物质者常有此辩解:"你说得很对,我不值得照顾,既然没有人照顾我,为什么我要照顾我自己呢?"。护理人员可以传达对患者未能保持进步而失望,但重要的是必须重新开始,利用患者曾经戒除成功的事实去培养未来乐观的态度。

5.防止交叉感染

长期吸食海洛因的患者多伴有栓塞性静脉炎、肝炎、性病等。入院时,护士应注意全身检查情况,操作中严格无菌规程,实行一人一针一管,扫床时做到一人一巾。每个患者一份一次性生活用品,防止交叉感染。治疗室、诊疗室、病房每天用消毒液擦拭用物。发现各种传染病,及时隔离,及时报告,及时处理各种用物。出院或死亡患者床单位要做彻底的终末消毒。

**(二)心理功能方面**

在心理护理过程中,应与患者建立良好的关系,加强认知干预,让患者认识药物滥用的危害,自觉抵制毒品;指导患者建立正确的心理防御机制;正确处理患者的常见心理问题。

1.否认

大部分患者并不认为自己是吸毒成瘾者,即使问题已经相当严重的情况下。此种"否认"除了于毒品有关知识的缺乏之外还与社会对药物滥用的偏见有关。人们往往很深刻地认为吸毒是不光彩的事情而不愿意承认。对一个物质依赖患者而言,下决心停用已经成为生活重心的物质是相当困难的。而"承认"问题是改变行为的第一步。

2.低自尊

因为长期吸毒,患者大多已失去工作、朋友及家庭等,一旦借以建立自尊的人际关系或活动遭到破坏,患者常常处于低自尊的状态。他们就会利用药物产生的松弛、欣快感及压抑解除来暂时驱除个人的自卑感,甚至会产生冲动或自我伤害行为。护理人员应协助其认清自己的能力,提高其自尊,经常用肯定的语气或者态度对患者好的行为及能力予以肯定,增强患者的自尊感,还应注意在护理过程中不要使用压迫、侮辱或者其他伤害患者自尊的言行。

3.易激惹

当物质依赖者必须放弃赖以生存的物质,或被迫去承担其行为责任时,他们常会感到焦虑、愤怒。此时护理人员与患者沟通时应用平静、低沉的语气与患者交谈沟通,向患者说明工作人员关心理解其心情,给患者足够的个人空间,让其冷静的思考,教会患者人际沟通的方法和表达愤怒情绪的适宜方式,提高患者的自我控制能力。

要改变成瘾的行为是相当困难的,因为人格缺陷、情绪困扰等因素影响,他们有很高的再犯率。所以照顾这类患者的挫折感很大,也很难由一个护理人员独立帮助患者克服戒断症状,及重建他的生活而不再返回医疗机构。当患者再犯时,护理人员不要拒绝或批评患者,因为他们对此非常敏感。可以表达对患者未能保持进步的失望,但重要的是必须重新开始,与患者探讨再犯的动机及帮助其找出减轻这些心理痛苦的方法,利用患者曾经戒除成功的事实或其他成功实例来培养其对未来乐观的态度。

**(三)社会功能方面**

1.争取家庭、社会支持

对于物质依赖者来说,家庭成员的可靠的支持对其恢复非常重要。因为其长期滥用毒品,患者家人常常对其感到失望甚至是沮丧。对患者更多的是不信任和不理解。给毒品滥用者家庭成员做相应的心理辅导,减轻患者家属的心理负担,教给患者家属对于患者吸毒行为的应对方法,对患者家属的消极心理及时予以矫正,对给患者营造一个戒毒的良好的氛围是非常重要的。

2.自助团体

自助团体往往是有毒品滥用康复患者自愿组成,目的是为毒品滥用者提供相互支持的力量和信心。

3.过渡性安置机构过渡性安置措施

许多社区有暂时性的安置计划,例如酒瘾或药瘾的"中途之家"。这些机构提供患者在戒断期到完全康复返回社区的过渡期有个生活的地方。在这些机构中通常会提供个体的和团体的咨询,指导患者有关成瘾问题、匿名戒酒会的会议及职能康复,这种计划的活动可以帮助患者调整自己慢慢适应社区生活。

## 六、护理评价

(1)急性中毒患者是否保持生命体征的平稳,是否发生并发症。

(2)患者营养状况是否得到改善。

(3)患者戒药、戒酒是否有显著进步,能否按计划逐步完成每个阶段目标。

(4)患者是否可以与他人有效沟通,建立人际关系。

(5)患者在处理日常生活需求时,是否反应合适且不需使用药物。

(6)患者能否主动行使社会职能和承担社会责任。

(7)患者能否主动参与各种活动,利用社会支持资源。

## 七、健康指导

(1)严格执行药政管理法,加强药品管理和处方监管,加强这方面的法律宣传和检查工作,严格掌握这类药物的临床适应证。严格执行未成年人法,控制未成年人饮酒。

(2)加强精神活性物质如酒与成瘾药物的精神卫生宣传工作,提高对有成瘾性的精神药物如镇静催眠药物和抗焦虑药物成瘾的警惕性。要宣传文明饮酒、不酗酒、不空腹喝酒。避免以酒代药导致酒瘾。

(3)预防和控制对成瘾药的非法需求,打击非法种植和贩运毒品的违法行为。提倡生产低度酒、水果酒,减少生产烈性酒。

(4)加强心理咨询和健康教育,减少生活事件和家庭及环境不良影响导致的物质滥用。重点加强对高危人群的宣传和管理。

## 八、预后

一朝吸毒终身戒毒,一旦入伍,终身当"兵"的人不在少数。只要患者树立戒毒的决心,就能够完全摆脱毒品的魔爪,能够完全康复,重新做一个正常的人,过上正常人的生活。

## 九、预防

预防药瘾的发生,需要采取综合性措施,实行多部门(卫生、公安、司法、商业等)的协作,控制易成瘾药物的生产、销售、临床使用。要在医务人员中普及有关知识,提高对安眠药、抗焦虑药、吗啡类成瘾的警惕和早期识别,以减少成瘾的产生。在已形成瘾药流行的地区,则需要在群众中广泛宣传药物成瘾的危害性,以动员社会力量,协助有关部门,实施各项措施。

(陈锦成)

## 第五节　精神分裂症的护理

### 一、护理评估

在对精神分裂症患者进行护理评估时需注意:要关心和了解患者的需求,不必注重精神分裂症的分型,因为分型与护理计划的制定关系不大;要重视患者的家属、同事、朋友提供的资料,因为许多患者对本身所患疾病缺乏自知力,很难正确反映病史;对患者心理状况、社会功能评估时,可通过与患者的直接交谈从语言、表情、行为中获得直接的资料,或可从患者的书信、日记、绘画中了解情况,临床上还常借助一些评估量表来测定。

**(一)健康史**

(1)个人史:患者是否足月顺产,母亲在孕期及分娩期有无异常,患者的成长及智力情况如何,有无酗酒史,生活能否自理等。

(2)现病史:此次发病的时间、表现,发病有无诱因,对学习或工作的影响程度,患者的就医经过、饮食、睡眠,患者是否服用安眠剂等,有无自杀、自伤、冲动、出走。

(3)既往史:包括患者过去是否发病、第一次发病的时间和表现、治疗经过、效果如何、是否坚持服药、病后的社会交往能力等。

(4)家族史:家族成员中是否有精神疾病患者。

**(二)生理功能**

(1)患者的生命体征是否正常。

(2)患者的饮食、营养状况如何,有无营养失调。

(3)患者睡眠情况如何,有无入睡困难、早醒、多梦等情况。

(4)患者的大小便情况如何,有无便秘、尿潴留等情况。

(5)患者有无躯体外伤。

(6)患者个人卫生是否良好,衣着是否整洁。

(7)患者是否自理日常生活。

**(三)心理功能**

(1)病前个性特点:①患者病前性格特点如何,是内向型还是外向型。②患者的兴趣爱好有哪些,患者的学习、工作、生活能力如何。

(2)病前生活事件:患者在近期(6个月内)有无重大生活事件发生,如至亲的死亡、工作变化、失业、离婚,患者有什么样的反应。

(3)应付悲伤/压力:患者是如何应对挫折和压力的,具体的应付方式是什么,效果如何。

(4)对住院的态度:患者对住院、治疗的合作程度,是否配合治疗和检查,对护理人员的态度怎样。

**(四)社会功能**

(1)社会交往能力:①患者病前的社会交往能力如何,是否善于与人交往。②患者病前对于社会活动是否积极、回避等。

(2)人际关系:患者的人际关系如何,有无特别亲密或异常的关系,包括家属、男/女朋友、同事、同学等。

(3)支持系统:患者的社会支持系统怎样,患病后同事、同学、家属与患者的关系有无改变,家属对患者的关心程度、照顾的方式、婚姻状况有无改变等。

(4)经济状况:患者的经济收入如何,患者对医疗费用支出的态度如何。

**(五)精神状况**

(1)自知力:患者是否承认自己有病,是否有治疗的要求。

(2)思维:①患者有无思维联想障碍,如思维破裂、思维散漫、思维贫乏。②患者有无思维逻辑障碍,如词语新作、逻辑倒错。③患者有无思维内容障碍,如妄想及其内容、程度、频率、持续时间。

(3)情感情绪:患者的情感反应如何,有无情感淡漠、情感迟钝,情感反应与周围环境是否相符等。

(4)意志行为:①患者的意志是否减退,行为是否被动、退缩。②患者的行为与周围环境是否适宜,有无意向倒错。③患者是否出现违拗、空气枕头等现象。

(5)认知:患者有无幻觉、错觉,幻觉的表现形式、内容、程度、频率、持续时间等。

(6)人格的完整性:患者有无人格改变、人格衰退、人格解体等的表现。

**(六)药物不良反应**

患者有无锥体外系反应、自主神经系统反应、药物过敏史等。

## 二、护理诊断

(1)营养失调:营养低于机体需要量,与幻觉、妄想、极度兴奋、躁动、消耗量过大及摄入量不足有关。

(2)睡眠型态紊乱:如入睡困难、早醒、多梦,与妄想、幻听、兴奋、环境陌生、不适应、睡眠规律紊乱等有关。

(3)躯体移动障碍:与疾病症状及药物所致不良反应有关。

(4)感知改变:与疾病症状及药物所致不良反应有关。

(5)思维过程改变:与思维内容障碍(妄想)、思维逻辑障碍、思维联想障碍等有关。

(6)自我形象紊乱:与疾病症状有关。

(7)不合作:与幻听、妄想、自知力缺乏、对药物的不良反应产生恐惧、违拗等有关。

(8)角色紊乱:与疾病症状及药物不良反应有关。

(9)生活自理缺陷:与药物不良反应所致运动及行为障碍、精神障碍、精神衰退导致的生活懒散有关。

(10)有冲动、暴力行为的危险:对自己或对他人有冲动、暴力行为的危险,与命令性幻听、评论性幻听、被害妄想、嫉妒妄想、被控制妄想、精神运动性兴奋、缺乏自知力等有关。

## 三、护理问题

(1)语言沟通障碍:与精神障碍及药物不良反应有关。

(2)个人应对无效:与疾病症状及药物不良反应有关。

(3)功能障碍性悲哀:与精神疾病及药物不良反应有关。

(4)自我防护能力改变:与精神疾病及药物不良反应有关。

(5)社交孤立:与精神疾病及认知改变有关。

(6)医护合作问题:与药物不良反应(如急性肌张力障碍、直立性低血压)有关。

## 四、护理目标

(1)患者能用他人可以理解的语言或非语言方式与人沟通,并表达自己的感受。

(2)患者的精神症状逐步得到控制,日常生活不被精神症状所困扰,能最大限度地完成社会功能。

(3)患者在住院期间不发生冲动伤人、毁物的现象,能控制攻击行为。

(4)患者能学会控制自己情绪的方法,能用恰当的方法发泄自己的愤怒,适当表达自己的需要及欲望。

(5)患者按时按要求进食,患者体重不得低于标准体重的10%。

(6)患者能说出应对失眠的几种方法,患者的睡眠得到改善,能按时入睡,睡眠时间保持在每天7~8小时。

(7)患者的身体清洁无异味,患者在一定程度上生活自理。

(8)患者愿意配合治疗和护理,主动服药。患者能描述不配合治疗的不良后果。

(9)患者及其家属对疾病的知识有所了解。

## 五、护理措施

在护理措施的实施过程中,建立良好的护患关系,是极为重要且不容易实施的措施。因为多数患者对疾病没有自知力,不认为自己有病,所以拒绝治疗。甚至某些患者将护理人员涉入其精神症状之中,如被害妄想患者,可能认为护理人员也与他人串通加害他(她),因而对护理人员采取敌视态度甚至伤害护理人员。所以,护理人员应掌握与不同患者接触的技巧,与患者建立良好的护患关系。

**(一)生活护理**

患者受妄想幻觉内容的支配,拒绝进食;木僵、精神衰退的患者不能料理生活,营养失调;睡眠障碍是各型精神分裂症各阶段的常见症状;抗精神病药物的不良反应也可导致患者生活料理困难,因此做好分裂症患者的生活护理是非常必要的。

1.保证营养供给

精神分裂症患者因进食自理缺陷,往往有营养失调。所以保证患者正常进食,以纠正或防止营养失调,是护理工作面临的常见问题。护理人员应首先了解患者不进食的原因,针对不同原因采取不同的方法,保证患者正常进食。①被害妄想患者害怕食物中有毒而不敢进食,幻听的患者受命令性幻听的支配不愿进食,护理人员应耐心解释、说服,可让患者自己到配餐间参与备餐或现场示范食物无毒后督促其进食,或鼓励其与他病友集体进食。②对坚持不进食者应给予鼻饲或输液。③对兴奋、行为紊乱而不知进食的患者,护理人员宜让其单独进食或喂食,以免干扰其他患者进食。④对木僵患者及服用抗精神病药出现锥体外系反应者,护理人员宜准备半流质或容易消化的食物,协助患者进食,并密切观察,以防止吞咽困难导致噎食。⑤护理人员注意评估患者进食后的情况,有无腹胀等,记录患者的进食量,每周给患者称一次体重。

2.保证充足的睡眠

睡眠障碍是精神分裂症患者初发、复发早期常见的症状之一,护理人员应持续评估患者的睡眠情况,如入睡时间、睡眠质量、觉醒时间、醒后能否继续入睡,了解患者睡眠紊乱的原因。①提供良好的睡眠条件,保持环境安静,温度适宜,避免强光刺激。②新入院患者因环境陌生而入睡困难,护理人员应在病房多陪伴患者,直至其入睡。③防止睡眠规律倒置,鼓励患者白天尽量多参加集体活动,保证夜间的睡眠质量。④指导患者使用一些促进睡眠的方法,如深呼吸、放松术。⑤对严重的睡眠障碍患者,经诱导无效,可遵医嘱运用镇静催眠药物辅助睡眠,用药后注意患者睡眠的改善情况,做好记录与交班。

**3.卫生护理**

对生活懒散、木僵等生活不能自理或不完全自理的患者,护理人员应做好卫生护理、生活料理或督促其自理。①对木僵患者应做好口腔护理、二便护理、皮肤护理,做好女患者经期的护理。②保持患者的呼吸道通畅,把卧床患者的头偏向一侧。③对生活懒散者应教会其日常生活的技巧,训练其生活自理能力,如穿衣、叠被、洗脸、刷牙,应循序渐进地训练,不能操之过急,对患者的点滴进步应及时表扬、鼓励。

**4.躯体状况观察**

精神分裂症患者一般很少注意身体方面的疾病,即使有病也不求医,所以护理人员应该经常注意患者的身体状况,及时给予帮助。护理人员宜记录患者服抗精神病药的反应,预防可能出现藏药、拒绝服药的情况发生。在患者服药初期护理人员应特别注意患者是否有药物过敏或嗜睡反应,同时还应预防直立性低血压,告诉患者(或家属)改变体位宜缓慢。

**(二)心理护理**

**1.与患者建立良好的护患关系**

精神分裂症患者意识清晰,智能良好,无自知力,不安心住院,对护理人员有抵触情绪。护理人员只有与患者建立良好的护患关系,取得患者的信任,才能深入了解病情,顺利完成观察和护理工作。护理人员应主动接触、关心、尊重、接纳患者,温和、冷静、坦诚地对待患者,适当满足其合理要求。

**2.正确运用沟通技巧**

(1)护理人员应耐心倾听患者的诉说,鼓励患者说出对疾病和有关症状的认识及感受,鼓励其用语言而非冲动行为表达感受,并做出行为约定,承诺今后用其他方式表达愤怒和激动情绪。

(2)护理人员在倾听时应对每一条诉说做出适当限制,不要与患者争论有关妄想的内容,而是适当提出自己的不同感受,仅在适当时机(如幻觉减少或妄想动摇时),才对其病态体验提出合理解释,并随时注意其反应。

(3)与患者交谈时,态度要亲切、温和,语言具体、简单、明确,对思维贫乏的患者,护理人员不要提出过多要求,给患者足够的时间回答问题,不训斥、不责备、不讽刺患者。

(4)护理人员应避免一再追问妄想内容的细节,以免强化其病理联想,使症状更加顽固。

**(三)社会功能方面的护理**

患者由于意志减退、情感淡漠,多有社会功能缺损或衰退,包括角色紊乱,个人生活自理能力下降或丧失,生活懒散,人际交往能力受损,孤僻,退缩,处于社会隔离状态等。对此,护理人员应鼓励患者参加集体活动,减轻不良刺激因素对患者的影响;安排合理的文娱活动,转移其注意力,缓解其恶劣情绪;当患者情绪稳定后,可与患者共同制定生活技能训练和社交技巧训练计划,鼓励患者自理。对于极度懒散的患者,护理人员还可进行行为治疗,通过社会技能训练、工作康复、娱乐活动等手段,培养良好的生活习惯,促进生活、劳动技能的恢复,延缓精神衰退的进展。

**(四)特殊护理**

1.提供良好病房环境、合理安置患者

(1)护理人员要严格执行病区安全管理与检查制度,注意门窗、钥匙的安全管理。

(2)护理人员要将易激惹与兴奋躁动的患者分开居住与活动。

(3)护理人员要将妄想明显、症状活跃、情绪不稳等的患者与木僵、痴呆等行为迟缓的患者分开安置。

(4)护理人员应避免让有自杀、自伤行为的患者单独居住,可将其安置在重症病房,由专人看护,一旦有意外发生,应及时处理。

2.加强巡视、了解病情

(1)护理人员要及时发现自杀、自伤、冲动或出走行为的先兆。

(2)护理人员要掌握住院患者自杀、自伤、不合作、冲动、出走行为等发生的规律。

(3)护理人员要对有明显危险的患者应严加防范,将其活动应控制在工作人员视线范围内,并认真交接。

3.冲动行为的处理

(1)预防患者冲动行为的发生是非常重要的。护理人员要做好病房的安全管理工作,提供安静、舒适的环境。患者应在护理人员的视线下活动。

(2)护理人员对患者的过激言行不进行辩论,但不轻易迁就。

(3)护理人员在日常沟通、治疗、护理等需与患者发生身体接触时应谨慎,必要时应有他人陪同。

(4)患者一旦出现冲动行为,护理人员应保持冷静、沉着、敏捷,必要时患者信任的护理人员对患者口头限制,并配合药物控制。

(5)患者如有暴力行为,可酌情隔离或保护性约束患者,约束时要向患者说明,并注意约束部位的血液循环,保证患者基本的生理需要,执行保护性约束护理常规。

(6)病情缓解后及时解除隔离或约束,护理人员要向患者讲解冲动的危害性和进行隔离或约束的必要性。

(7)护理人员要对患者做好冲动后心理疏导,让患者讲述冲动原因和经过,和患者共同评价冲动前、后的感觉,让患者说出自己的感受,给予理解和帮助,以便进一步制定防范措施。

(8)护理人员要注意妥善处理遭受冲动损害者。

4.自杀自伤或受伤的处理

(1)患者因幻觉妄想、冲动或怪异行为等,易自杀、自伤或与他人起冲突,护理人员应注意保护患者的人身安全。

(2)对有严重自杀、自伤倾向的患者应禁止其单独活动与外出、在危险场所逗留、外出时应严格执行陪伴制度,必要时设专人护理。

(3)一旦患者发生自杀、自伤或受伤等意外,护理人员应立即隔离患者,与医师合作实施有效的抢救措施。

(4)对自杀、自伤后的患者,护理人员要做好自杀、自伤后心理护理,了解其心理变化,以便进一步制定针对性防范措施。

5.出走的护理

对有出走危险的患者,入院时护理人员就应注意热情接待,做好入院介绍。患者出走时,护理人员要立即报告,组织力量及时寻找并通知家属。对出走后回归的患者,护理人员要做好回归后心理护理,并了解出走经过,以便进一步制定防范措施,严禁其单独外出。

6.妄想与幻觉的护理

妄想与幻觉是精神分裂症的常见症状,可同时出现,也可单独出现。患者对妄想和幻觉的内容坚信不疑。妄想和幻觉可支配患者的思维、情感、行为,特别是"命令性幻听",患者认为这些"命令"无法抗拒而必须执行,因而产生出走及危害社会、伤害自己和他人的行为,给患者的安全和病区的管理带来很大的困难。护理人员必须根据妄想和幻觉的内容特点及疾病的不同阶段进行护理。

妄想是精神分裂症患者最常见的思维障碍。在妄想内容的影响下,患者出现自杀、伤人、毁物、拒食、拒药等情况,需根据妄想的内容,有针对性地护理。①对有被害妄想者,护理人员应耐心劝导,如其拒食可安排集体进餐;如其对同病房患者有伤害嫌疑,及时将患者安置在不同病房,如护理人员也被牵连进其妄想内容,护理人员不要过多地解释,注意安全,必要时进行调整。②对有关系妄想者,护理人员在与其接触时,语言应谨慎,避免在患者看不到却听得到的地方轻声细语、发出笑声或谈论其病情,以免加重病情。③疑病妄想的患者认为自己患了不治之症,并有许多身体不适的主诉,护理人员要耐心解释,必要时配合医师给予暗示治疗。④自罪妄想的患者认为自己罪大恶极,死有余辜,情绪低落,以致拒绝进食,或捡拾饭菜,或无休止地劳动以求赎罪。护理人员应根据这些特点进行护理,可劝其进食或将饭菜搅拌在一起,使患者误认为是剩饭剩菜,起到诱导进食的效果。对无休止地劳动的患者应限制其劳动强度和时间,督促其休息,避免过度劳累。注意规范患者的行为,对患者的怪异言行不辩论、不训斥,但也不轻易迁就。

对有幻觉的患者,护理人员首先要注意观察其表情、言语、情绪和行为;掌握患者幻觉出现的次数、规律性、内容和时间,根据患者对幻觉所持的态度合理安置病房。①对幻觉出现频繁,并受幻觉支配而产生冲动、伤人、毁物、自伤者,应将其安置在重症监护室,由专门的护理人员护理,以密切观察病情变化,防止意外发生。②护理人员对幻觉出现频繁,影响日常生活的患者,应给予帮助,保证其基本需求。如果患者愿意诉说幻觉的内容,护理人员应认真倾听,给予同情和安慰,使患者感受到理解、关心和信任。③护理人员对因幻觉造成焦虑不安的患者,应主动询问,提供帮助;根据幻觉的内容,改变环境,设法诱导,缓解症状。④护理人员对因幻嗅、幻味而拒食的患者,应耐心解释,并可采取集体进餐的方法,以消除患者的疑虑。⑤有幻触、幻嗅的患者可嗅到病房有异常气味,感到床铺、身上穿的衣服有虫子爬,护理人员可及时为其改善居住条件,更换衣服、被褥。⑥幻觉有时在安静状态或睡眠前出现,可根据患者的特长组织参加文娱治疗活动,以分散患者的注意力;为患者创造良好的睡眠环境,缩短其入睡过程,保证足够的睡眠时间。

当患者对妄想、幻觉的信念开始动摇时,要抓紧时间和患者谈话,分析病情,引导患者进一步认识病态表现,促进自知力的恢复。

7.不合作患者的护理

(1)护理人员要主动关心、体贴、照顾患者,使患者感到自己是被重视、被接纳的。

(2)护理人员要选择适当的时机向患者宣传有关知识,帮助患者了解自己的疾病,向患者说明不配合治疗会带来的严重后果。

(3)护理人员要严格执行操作规程,发药速度宜慢,注意力高度集中,发药到手,看服到口,服后检查口腔、舌下、颊部及水杯,确保药物到胃,但要注意采取适当的方式,要尊重患者。

（4）给服药的患者提供透明塑料杯、温开水,这样便于观察。

（5）护理人员一旦发现藏药患者要书面、口头交班,让全体护理人员在发药时重点观察这些患者。

（6）对一贯假服药者,每次服药提前或最后单独进行,便于仔细检查,同时可避免其他患者学习其假服药方式。

（7）护理人员要防止个别患者跑到洗手间用特殊催吐法将尚未溶解的药丸吐出,可观察患者10～20分钟。

（8）对拒绝服药的患者,护理人员应耐心劝导,必要时采取注射方式或使用长效制剂。

（9）对药物反应明显的患者护理人员要及时给予处置,以消除患者的不适,提高其对药物的依从性。

（10）护理人员应鼓励患者表达接受治疗时的感受和想法。

8.对意志减退、退缩淡漠的患者

（1）护理人员要教会患者日常生活的基本技巧,开展针对性行为治疗。

（2）护理人员对受到挑衅或攻击时不能采取有效措施保护自己的患者,应加以保护。

（3）护理人员帮助患者制定和实施提高生活自理能力的训练计划,循序渐进,鼓励其参与文娱治疗和体育锻炼。

9.对情感障碍的患者

淡漠是患者的主要情感特点,所以护理人员很难接近患者,与患者有情感上的沟通。护理人员必须坚持以真诚、友善的态度接纳患者,让患者感到他所处的环境是安全的和值得信赖的。护理人员可用语言的或非语言的方式来表达对患者的关注,如鼓励患者说出感受,或利用治疗性触摸,甚至静坐在患者身旁陪伴他。上述方法都有利于帮助患者走出自己的情感困境,改善情感障碍。

10.对木僵患者

护理人员对木僵患者要给予生活护理;维持水、电解质、能量代谢平衡,必要时给予鼻饲;做好预防并发症的护理,如保持呼吸道通畅,做好口腔护理,取头偏向一侧卧位,做好二便护理,预防压疮;必要时遵医嘱配合医师做ECT(发射型计算机断层成像),注意观察治疗作用与不良反应。

11.用药护理

护理人员遵医嘱给予各种药物,严格执行"三查八对"用药治疗制度,密切观察患者用药后的效果和不良反应,一旦出现异常情况,马上与医师联系并果断处理。

## 六、护理评价

（1）患者的精神症状缓解的情况,是否出现伤人、自伤、毁物等行为。

（2）患者的自知力恢复情况如何。

（3）患者有无意外事件和并发症的发生。

（4）患者最基本的生理需要是否得到满足。

（5）患者是否配合治疗护理,并参加文娱活动。

（6）患者的生活技能、语言沟通及其他社会交往技能的恢复情况如何。

（7）患者的个人应对能力与自我防护能力是否获得改善。

（8）患者对疾病的看法和对治疗的态度是否改变。

（9）患者及其家属对疾病的知识是否有所了解。

## 七、健康指导

精神分裂症是一种迁延性、预后大多不良的精神疾病,且有反复发作的倾向,复发次数越多,其功能损害和人格改变愈严重,最终导致精神衰退和人格瓦解,对患者及其家庭和社会造成很大的损失。精神分裂症患者在症状基本消失后,仍需较长时间的药物维持治疗和接受心理方面的治疗和训练。有效地控制症状复发,使其社会功能和行为得到最大限度的调整和恢复,是精神分裂症患者系统治疗的一个重要步骤。但患者及家属对维持治疗的依从性较差,可能不了解疾病的特点,不能耐受药物的不良反应,也可能对疾病的治疗失去信心,最终导致疾病加重。因此,对恢复期患者及其家属做好疾病知识的宣传和教育,是精神科护理人员的重要工作之一。

（1）护理人员要教会患者和家属有关精神分裂症的基本知识,让患者和家属知道精神分裂症是容易复发的精神疾病,使其认识到疾病复发的危害,认识药物维持治疗、心理治疗对预防疾病复发及防止疾病恶化的重要性。

（2）护理人员要让患者及家属知道有关精神药物的知识,对药物的作用、不良反应有所了解,告诉患者服用药物应维持的年限及服用中的注意事项;教育患者按时复诊,在医师指导下服药,不擅自增加或减少药量或停药;使患者及家属能识别药物不良反应的表现,并能采取适当的应急措施。

（3）护理人员要教育患者及家属能识别疾病复发的早期征兆,若出现睡眠障碍、情绪不稳、生活不自理、懒散、不能正常完成社会功能,应及时到医院就诊。

（4）护理人员要教育患者正确对待和处理生活中发生的各种事件,适应并正确处理与自己有关的社会矛盾,引导患者扩大接触面,克服自卑心理,树立坚强的意志,与外界保持良好的人际关系。

（5）护理人员要教育患者保持良好生活习惯,让其保持有规律的生活,保证充足的睡眠,进行适度的娱乐活动、适当的体力劳动,合理用脑。

（6）护理人员要教会患者和家属应对各种危机(如自杀、自伤、冲动)的方法。

（陈锦成）

# 第六节　双相情感障碍的护理

## 一、护理评估

对双相情感障碍患者进行评估时,除了从现病史、既往史、个人发育史、家族史等方面进行评估外,还应从生理功能、心理功能和社会功能等多方面去了解和评估患者的病前个性特点、病前生活事件、应对挫折和压力的行为方式和效果;了解患者所面临的困境和出现的问题,对治疗的态度;还应对患者的家庭、生活环境、可利用的社会支持系统等情况进行全面分析,特别是对患者的危险行为(如自杀、伤人)要重点评估。对患者的精神状况进行评估时,除了要进行详细的精神检查外,还可以使用心理测量工具来评估躁狂、抑郁、焦虑等情绪的严重程度,可使用汉密尔顿抑郁量表、汉密尔顿焦虑量表等。

### (一)躁狂发作的护理评估

**1.健康史**

(1)个人史:患者的母亲在孕期是否正常,患者是否足月顺产,患者的成长及发育情况、学习及智力状况等如何。

(2)既往史:患者以往健康状况如何,患者有无慢性病史,患病的经过、诊断及治疗效果如何。

(3)疾病史:患者以往精神障碍病史,患病的经过、诊断及治疗效果如何。

(4)家族史:患者家族中有无患精神疾病的亲属,与患者的密切程度、具体发病情况如何。

(5)生活习惯:患者的饮食量、进餐次数、进餐时间如何,有无特殊的饮食嗜好;患者生活自理能力如何,患者能否自行洗漱、进餐、整理个人卫生、按时起居等。

**2.生理功能方面**

了解患者的意识状态、生命体征;患者的睡眠情况,有无入睡困难、早醒、多梦、睡眠减少等情况;患者的二便情况,有无便秘、尿潴留等情况;患者的营养状况,有无营养失调、食欲旺盛等情况;患者有无躯体外伤;患者的个人卫生情况;患者是否有穿奇装异服的情况。

**3.心理功能方面**

(1)病前个性特点:患者病前个性特点如何,兴趣爱好有哪些,学习、工作、生活能力如何。

(2)病前生活事件:患者在近期(6个月内)有无重大生活事件发生,如至亲死亡、工作变化、离婚。

(3)应付悲伤/压力:患者是如何应对挫折和压力的,具体的应付方式是什么,效果如何。

(4)对住院的态度:患者对住院、治疗的合作程度,是否配合治疗和检查,对护理人员的态度怎样。

**4.社会功能方面**

(1)社会参与能力:患者病前的社会参与情况如何,如积极、独处、退缩。

(2)人际关系:患者的人际关系如何,有无特别亲密或异常的关系,包括家属、男/女朋友、同事、同学等。

(3)支持系统:患者的社会支持系统怎样,患病后同事、同学、家属与患者的关系有无改变,家属对患者的关心程度、照顾的方式,婚姻状况有无改变。

**5.精神状况**

对患者的情感、认知及行为反应等方面进行全面评估。

(1)情感情绪:患者有无情绪高涨、易激惹、兴奋、情绪不稳等表现。

(2)认知:患者有无幻觉、错觉、注意力随境转移,患者思维障碍的表现形式怎样。

(3)行为与活动:患者有无冲动;患者的行为与周围环境是否适切;患者的语言有无增多、夸大,患者是否好提意见;患者的活动有无增多,患者是否精力充沛、爱管闲事、行为鲁莽、有冒险性等情况;患者是否兴趣广泛而无定性。

(4)自知力:患者是否承认自己有病,是否有治疗的要求。

**6.药物不良反应**

患者有无手震颤、恶心、呕吐、运动失调等表现,有无药物过敏史。

### (二)抑郁发作的护理评估

**1.健康史**

与躁狂发作的护理评估相同。

**2.生理功能方面**

了解患者的意识状态、生命体征;患者的睡眠情况,有无入睡困难、早醒、多梦、醒后难于入睡等情况;患者的二便情况,有无便秘、尿潴留等情况;患者的营养状况,有无营养失调、食欲减退等情况;患者有无躯体外伤;患者的个人卫生情况,患者的衣着是否整洁,生活是否自理。

**3.心理功能方面**

与躁狂发作的护理评估相同。

**4.社会功能方面**

与躁狂发作的护理评估相同。

**5.精神状况**

对患者的情感、认知及行为反应等方面进行全面评估。

(1)情感的情绪:患者有无情绪不稳、情绪低落、焦虑、抑郁、无助感、无用感、罪恶感、沮丧,尤其是有无自杀意念。

(2)认知:患者有无认知范围变小,过分注意自己,忽视外界环境的情况;患者有无幻觉、错觉;患者思维障碍的表现形式怎样,如缓慢、自责、自罪。

(3)行为与活动:患者有无自伤、自杀、哭泣等行为反应;患者的行为与周围环境是否适切;患者有无语言活动减少、不食、不动、抑郁性木僵的表现。

(4)自知力:患者是否承认自己有病,是否有治疗的要求。

**6.药物不良反应**

患者有无直立性低血压、头晕、排尿困难及药物过敏史。

## 二、护理诊断/问题

### (一)常用护理诊断/问题

**1.躁狂发作的护理诊断**

(1)有暴力行为的危险:与情感控制力下降、激惹状态、挑衅滋事、意识障碍所致谵妄和错乱等有关。

(2)有外走的危险:与情绪控制力下降、缺乏自知力有关。

(3)营养失调:营养摄入低于机体需要量,与极度兴奋、活动过多、消耗增加、摄入不足等有关。

(4)睡眠型态紊乱:入睡困难、睡眠需求减少,与精神运动性兴奋有关。

(5)思维过程障碍:与躁狂所致的思维联想过程和思维内容障碍有关。

(6)个人应对不良:与好管闲事、情绪不稳定、易激惹有关。

(7)自知力不全或缺乏:与疾病所致精神症状有关。

**2.抑郁发作的护理诊断**

(1)有自伤(自杀)的危险:与抑郁、悲观情绪、自责和自罪观念、自我评价低、无价值感等有关。

(2)焦虑:与情绪抑郁、无价值感、罪恶感、内疚、自责、疑病等因素有关。

(3)营养失调:营养摄入低于机体需要量,与抑郁所致食欲下降,自罪、木僵状态等所致摄入量不足有关。

(4)睡眠型态紊乱:早醒、入睡困难,与情绪低落等因素有关。

(5)思维过程障碍:与认知障碍、思维联想受抑制有关。

(6)个人应对无效:与情绪抑郁、无助感、精力不足、疑病等因素有关。

(7)自知力不全或缺乏:与精神疾病症状有关。

(8)自我防护能力改变:与精神运动抑制、行为反应迟缓有关。

**(二)其他护理诊断/问题**

1.躁狂发作的护理诊断

(1)生活自理能力下降:与极度兴奋有关。

(2)便秘:与生活起居无规律、饮水量不足等有关。

(3)感知改变:与躁狂的感知改变有关。

(4)不合作:与自知力缺乏有关。

(5)社交障碍:与极度兴奋、易激惹有关。

(6)医护合作性问题。①药物不良反应:包括恶心、呕吐、疲乏、思睡、共济失调、震颤等。②电痉挛治疗的并发症:包括骨折、脱臼、误吸、呼吸暂停等。

2.抑郁发作的护理诊断

(1)生活自理能力下降(缺失):与精神运动迟滞、兴趣降低、无力照顾自己有关。

(2)便秘与尿潴留:与日常活动减少、胃肠蠕动减慢、药物不良反应有关。

(3)情境性自我贬低:与抑郁情绪、自我评价过低、无价值感等有关。

(4)不合作:与自知力缺乏有关。

(5)社交孤立:与抑郁和悲观情绪、社会行为不被接受、社会价值不被接受等有关。

(6)绝望:与严重的抑郁情绪、认知功能障碍等有关。

(7)医护合作性问题。①药物不良反应:包括口干、恶心、视物模糊、步态不稳、运动失调、震颤、体重增加等。②电痉挛治疗的并发症:包括骨折、脱臼、误吸、呼吸暂停等。

## 三、护理目标

**(一)躁狂发作的护理目标**

(1)患者的生活起居有规律,饮水充足,便秘缓解或消失,睡眠恢复正常。

(2)患者过多的活动量减少,机体消耗与营养供给达到基本平衡。

(3)患者的情绪高涨、思维奔逸等症状得到基本控制。

(4)在护理人员的帮助下,患者能控制自己的情绪,学会用恰当的方式表达愤怒,不发生伤害他人或自杀的行为。

(5)建立良好的护患关系并协助患者建立良好的人际关系。

(6)患者了解躁狂发作的相关知识,能恰当地表达自己的需求。

(7)在护理人员的协助下,患者的生活自理能力显著改善。

**(二)抑郁发作的护理目标**

(1)患者摄入营养均衡的食物,体重未下降。

(2)患者在不服用药物时,每晚有6~8小时的睡眠时间,对睡眠有自我满足。

(3)尽早发现便秘与尿潴留的征兆,患者对腹胀、粪便干结、排尿困难等不适能及时诉说。

(4)患者的抑郁情绪得到缓解,患者对治疗有信心。

(5)患者在住院期间不伤害自己。

(6)患者能用语言表达对于自我、过去和未来的正向观点,出院前自我评价增强。

(7)患者能自理个人日常生活,能保持床单位的清洁。

(8)患者愿意并适当与他人交往。

(9)患者能叙述与疾病相关的知识,用适当的方式宣泄内心的抑郁与愤怒,恰当地表达个人需要,有适当的应对方式。

## 四、护理措施

双相情感障碍患者都是独特的个体,尽管他们的医学诊断相同、护理诊断也可能相同,但是每一个患者的护理措施不尽相同。为了更有效地帮助患者,护理措施必须遵循个体化的原则。以下介绍的内容虽有普遍意义,但选用时应考虑患者的个体特点。

### (一)躁狂发作的护理措施

**1.生活护理**

躁狂患者因过度忙碌于自认为伟大的事情,而忽视了最基本的生理需要,因此补充水分和营养、加强个人卫生、保证充分休息是非常必要的。

(1)病房环境:护理人员应提供安静的病房环境,室内物品力求简单,注意室内物品颜色淡雅,可帮助患者安定情绪;让冲动或易激惹的患者分开活动与居住。

(2)维持足够的营养和水分:因为躁狂患者活动多、话多,体力消耗大,容易造成水分和营养的不足。所以护理人员应提供患者喜欢吃且高热量、高营养、易消化的食物,定时、定量地提供水分和水果,保证患者水、电解质的平衡。躁狂患者进餐时最好在单独房间,以防止周围环境、人群对患者的影响。患者如果处于极度兴奋状态,护理人员可在数人协助或保护下对患者耐心喂食。护理人员应选择合适的时机向患者讲解饮食无规律、无节制的危害,引导患者自行控制过度活动和正常进食、饮水。

(3)睡眠护理:护理人员应提供良好睡眠环境;减少患者日间卧床时间;在患者睡前为其提供热牛奶,让其用热水泡脚;教会患者2~3种应对失眠和早醒的方法,如深呼吸、听轻音乐;遵医嘱给予药物,在药物的帮助下,保证患者足够的睡眠。

(4)个人仪表与服饰:护理人员应指导患者料理个人卫生和保持服饰整洁,婉转地指正患者异常的打扮和修饰,耐心教育患者,使其服饰符合个人的身份和年龄。

**2.患者的特殊护理**

躁狂发作者往往有用不完的精力,加上活动增多,急躁不安,易出现破坏行为,不仅使自身体力衰竭,还可伤害到别人或周围的物品,因此做好安全的护理,引导患者朝建设性方向消耗过剩的精力是护理人员很重要的工作。

(1)护理人员应教育患者自觉遵守和执行安全管理和检查制度。门窗、门锁有损坏,需要及时修理。凡是有患者活动的场所都应有护理人员看护。护理人员要对患者及其家属进行安全知识的宣传和教育。

(2)护理人员态度和蔼,不用刺激性的语言,对患者的过激言论不辩论,但不轻易迁就,对其打抱不平的行为必须婉言谢绝。在沟通、治疗和护理中,护理人员与患者发生躯体接触时应谨慎,必要时要有他人陪同。

(3)护理人员应教给患者控制和发泄情绪的技巧,如焦虑时从1数到10,冲动时可做操、跑步、撕纸片等。

(4)护理人员可根据患者的病情及医院场地设施等,安排既需要体能又不需要竞争的活动项目,如健身运动、跑步;引导患者参与他喜爱的活动,如打球、唱歌、跳舞、小手工制作、参与病房卫生的打扫;也可鼓励患者把自己的生活经历写或画出来,这类静态活动既减少了活动量,又可表达感受。护理人员对患者完成的每一项活动应及时予以鼓励和肯定,以增强患者的自尊心和自信心,使过剩的精力得以释放,避免破坏性事件的发生。

(5)护理人员要预防患者的兴奋冲动行为。部分躁狂症患者以愤怒、易激惹、有敌意为特征,动辄暴跳如雷、怒不可遏,甚至可出现破坏和攻击行为。护理人员需及时了解每个患者既往发生兴奋冲动行为的原因,评估这些原因是否仍然存在;或是否有新的诱发因素出现,设法消除或减少这些因素。此外,护理人员还需善于早期发现冲动行为的先兆,如情绪激动、挑剔、质问、无理要求增多、有意违背正常秩序、出现辱骂性语言、动作多而快,以便及时采取预防措施,设法稳定患者的情绪,避免冲动行为的发生。对处在疾病急性阶段的患者,护理人员应尽可能地满足其大部分要求;对于不合理、无法满足的要求也应尽量避免采用简单、直接的方式拒绝,以避免激惹患者。护理人员应鼓励患者以可控制和可接受的方式表达与宣泄激动和愤怒的情绪。当确定患者有明显的冲动行为先兆时,护理人员应立刻按照冲动行为的防范措施处理。一旦患者出现兴奋冲动行为,护理人员应将患者安置在安静的隔离房间,加强巡视,做好交接,禁止单人活动,必要时将患者约束于床,认真执行保护性约束护理常规;对周围人群做好有针对性的防范措施,对于易受冲动行为损害的人(如抑郁、木僵、痴呆患者)加以保护;妥善处理受冲动损害的患者。

(6)解除隔离或约束后,护理人员应解释进行隔离或约束的必要性,鼓励患者评价约束前后的感觉,并做出行为约定,让其承诺用其他方式表达内心的冲动。

3.心理护理

护理人员应帮助患者正确认识自我,正确评价自己的能力,协助患者了解挑衅滋事、操纵行为、破坏行为给社会交往带来的不良影响。护理人员应为患者创造条件和机会,让其学习社交技巧,使患者建立新型的人际关系,学会关心其他患者,助人为乐。

4.药物疗效的观察及护理

护理人员应遵医嘱给予药物治疗,保证药物治疗的顺利实施。在用药的过程中,护理人员应密切观察患者的合作性、对药物的耐受性,注意观察药物的疗效与不良反应。护理人员应教育患者坚持服用药物,说明服药的重要性和必要性,强化其服药意识。护理人员应对药物不良反应密切观察,特别是对服用锂盐的患者,应注意血锂浓度的监测;早期发现不良反应,教会患者及家属识别不良反应的早期征象;鼓励患者多喝一些淡盐水,增加钠的摄入,这样有利于肾脏对锂的排泄。

**(二)抑郁发作的护理措施**

1.生活护理

护理人员应满足患者的生理需求。

(1)热情接待新患者:护理人员应主动向新患者介绍病房的护理人员和生活环境,消除其陌生感;以亲切、友善的态度关心患者,耐心帮助患者,使患者产生安全感和信任感。

(2)病房环境:病房光线明亮,空气流通,整洁舒适,色彩明快,可改善患者的情绪,增强生活信心。

（3）日常生活护理:护理人员应协助患者制定每天的生活作息表,鼓励患者在自己的能力范围内独立完成每天的洗漱及服饰整理等。抑郁患者经常诉说疲劳、无力,对最基本的穿衣、叠被也感到吃力,逐天卧床,生活懒散。护理人员应改变患者的消极态度,与患者共同制定计划并协助其完成,绝对不能包办代替。护理人员在患者取得进步时应及时给予肯定,如"你做得很好""你的进步真大",通过语言和表情给患者支持,帮助患者逐步树立起生活的信心。护理人员应对木僵患者必须做好基本的生活护理,包括皮肤护理、口腔护理、大小便护理等,防止出现并发症。

（4）保证营养的供给:抑郁常导致食欲缺乏,自责、自罪常导致拒食,因此患者常常营养不良及消瘦。护理人员必须了解患者不愿进食或拒绝进食的原因,可根据不同情况,制定出相应的对策,以保证患者的营养摄入。护理人员应选择患者平时较喜欢的食物,可陪伴患者用餐或让其少食多餐。若患者自罪,认为进食是浪费,护理人员可让患者从事一些为别人服务的活动,而后进餐,或将饭菜搅拌在一起,让其认为是剩饭以促进患者接受食物。若患者坚持不肯进食,则必须采取另外的措施,如喂食、鼻饲、静脉输液。

（5）解除便秘:食物应富含纤维素,护理人员应鼓励患者饮水,多活动,若患者仍便秘,可给予缓泻剂或灌肠。

（6）改善睡眠:抑郁患者最值得关注的睡眠障碍为早醒,比平时至少提前 1 小时醒来,提前 2 小时以上醒来称为严重早醒。早醒会加剧患者的情绪低落,早醒时患者的情绪为一天中最悲观、抑郁,此时自杀的发生率最高。因此保证患者的睡眠是非常重要的。护理人员应鼓励并陪伴患者白天参加多次、短暂的文娱活动;让患者晚上入睡前喝热牛奶、用热水泡脚、用热水洗澡、不会客、不谈病情等,创造安静的睡眠环境;对入睡困难和半夜醒来不能再入睡者,可报告医师,遵医嘱使用镇静催眠药物,帮助患者入睡,以减轻患者的紧张和焦虑;还可以教患者一些自我放松的方法,如深呼吸、肌肉的放松活动;清晨应加强护理巡视,对早醒者应予以安抚,使其延长睡眠时间,或者督促患者起床,并做一些活动,避免患者陷入极度悲观失望之中。

2.患者的特殊护理

自杀观念和行为是抑郁症患者最严重的情况,可出现在疾病的发展期,也可出现在早期和好转期。

（1）早期识别自杀的先兆:护理人员应通过患者的情感变化、行为、语言和书写的内容等,早期辨认自杀的意图及可能采取的方式,及时采取有效的措施,防止意外发生。

（2）病房设施安全:护理人员应加强安全检查,谨慎地安排患者生活的环境,使其不具有自伤的工具;严加管理危险品,要定位、加锁、做好交接班;患者入院后、会客后、出院返回后,均需做好安全检查,严防危险品进入病房;每天整理床铺时注意检查。

（3）重点防护:护理人员应把有自杀、自伤危险的患者安置于重点房间,加强巡视,禁止其单独活动,禁止其在危险场所停留,其外出一定有人陪同。

（4）一旦出现自杀、自伤等危险,护理人员应立即隔离患者,与医师合作进行抢救。

（5）对自杀后患者护理人员应做好心理护理,了解其心理变化,便于制定针对性防范措施。

（6）对有罪恶妄想等思维障碍的患者,护理人员应在适当时机,对其病态提出合理解释,并注意其反应。

3.心理护理

（1）护理人员相对固定:尽可能固定一位护理人员照顾患者,以建立信任感,从一对一的人际关系开始。避免竞争性活动。护理人员应为患者创造机会,改善患者被动、消极的交往方式,让患者掌握交往技巧,建立正常的人际关系,主动在病房与病友和工作人员相处。

(2)建立良好的护患关系:护理人员在照顾抑郁患者时,首先要具备温和、接受的态度,要有耐心和信心。抑郁患者往往情绪低落,对任何事物都失去兴趣,甚至有自责、自罪感,意志活动减退等症状,因此护理人员在与患者相处时会备感困难,甚至可能会为自己的无效交流而感到无能为力、沮丧、害怕、生气。护理人员要以平常心态接受患者,必须有耐心并相信患者有可能改变这些行为。

由于抑郁患者消极、被动,不愿意说话,沉默,呆坐,护理人员很难与其交流。护理人员应注意应用沟通技巧:①热情接待新患者,主动介绍病房的护理人员和生活环境,消除其陌生感。②以亲切、友善的态度关心患者,耐心帮助患者,使患者产生安全感和信任感。③加强心理疏导,每天同患者谈话不少于 2 次,每次不少于 10 分钟,即使患者不说话,也要陪他一会儿。④说话尽量用具体、形象的词语,但应避免使用生硬的语言,更要避免使用训斥性的语言,以免加重患者的自卑感。⑤鼓励患者抒发感受,专心倾听患者的述说。患者往往因思维迟钝而言语减少、语速缓慢,应允许患者有足够的反应和思考的时间,并耐心倾听,使患者感到护理人员在关心和理解他(她)。不要表现出不耐烦、不关心,甚至嫌弃的表情和行为。鼓励患者的情绪表达,分担患者的痛苦;也不要过分认同患者的悲观感受,避免强化患者的抑郁情绪。⑥交谈中应选择患者感兴趣的或较为关心的话题,鼓励和引导他们回忆以往愉快的经历和体验,用讨论的方式抒发和激励他们对美好生活的向往。对患者的生活自理或某些功能的恢复,给予肯定和支持,促进患者认识到"知足者常乐"的道理。⑦对缄默不语的患者,护理人员常只能静静地陪伴,以非语言的方式(如眼神、手势、轻轻地抚摸)或简单、缓慢的语言表达对患者的关怀和支持,通过这些活动慢慢引导患者注意外界,逐渐表达其感受。非语言沟通技巧可起到意想不到的安抚作用。

(3)增加正性的思考:抑郁症患者常不自觉地对自己或事物保持否定的看法(负性思考),认为"自己不如别人""生活没有希望"等,护理人员必须协助患者确认这些属于负性思考,然后设法打断这种负性循环,使患者从负性情绪中摆脱出来。护理人员可同患者共同回顾他的优点、长处和成就,取代其负性思考,增加患者对自身或外界的正向认识,培养正性的认知方式;根据患者的兴趣爱好,鼓励其参与有益的活动,使其从负性情绪中解脱出来,使其认识到自己存在的价值;教会患者放松的方法;引导患者多关注周围及外界的事物。对患者的进步及时表扬。

(4)建立新的应对技巧:护理人员要训练患者学习新的心理应对方式。在护理过程中,护理人员应积极地为患者营造人际交往机会,帮助患者改善以往消极、被动的交往方式,逐步建立积极、健康的人际交往方式,增强社交技巧,逐步建立交往能力。另外,护理人员还应改善患者处处需要别人关照和协助的心理,并通过学习和行为矫正训练的方式,改变患者的病态应对方式,让患者建立新的应对技巧,为患者今后重新融入社会、独立处理各种事务创造良好基础。

(5)运用正性的感染力:抑郁患者具有一定的"感染力",要防止抑郁患者之间的交往,护理人员应以饱满的精神去感染患者。

4.保证有效的药物治疗及观察药物不良反应

护理人员应确保患者每次将药物全部服下,对发现有藏药、吐药意图的患者,应用合适的方法检查其口腔和药杯,注意观察服药患者的行为。治疗药物的不良反应是患者不能坚持服药的原因,护理人员应将常见的不良反应告诉患者,让其有心理准备,应采取适当措施最大限度地降低药物的不良反应对患者造成的影响。

## 五、护理评价

对双相情感障碍患者的护理评价应从以下方面进行。

（1）患者的基本生理需要（如营养、水分、排泄和卫生）是否得到满足，患者是否能自行料理日常生活。

（2）患者的睡眠是否改善，是否能在30分钟内入睡。

（3）患者异常的情绪反应是否得到改善。

（4）患者是否发生了冲动、伤人、自伤、自杀等意外行为，是否造成自身、他人或周围物品的损害。

（5）患者是否学会控制和疏泄自己高涨或抑郁的情绪。

（6）患者的自知力恢复情况如何，是否能认识和分析自己的病态行为，对自己的行为负责。

（7）患者是否了解疾病的相关知识，能否正确面对今后的生活、学习和工作。

（8）患者能否正确评价自我，对新的应对方式的接受能力如何，人际交往方式、沟通交流能力是否得到改善。

（9）患者家属是否对疾病的相关知识及如何应对疾病有所了解，是否掌握一定的照顾患者的方法。

## 六、健康指导

指导应针对患者、配偶、其他亲密的家庭成员和其他照顾患者的人员，注意改善患者与家属的关系及减少家庭环境对疾病的影响，促进康复。

### （一）疾病知识教育

护理人员应简单介绍疾病的可能病因、临床表现及目前的主要诊疗方法，帮助患者及家属正确对待疾病，增强信心，配合治疗和护理。

### （二）自我病情监测

自我病情监测主要是各种情感症状、情绪变化和药物不良反应的监测。护理人员应对患者及家属进行相关知识的宣传教育，使他们了解疾病的表现、治疗药物、不良反应的观察及处理，教患者及家属如何识别疾病复发的早期征象。早期征象一旦出现，提示有病情复发的可能，患者应及时就医。

### （三）心理调适指导

护理人员应适时运用良好的治疗性护患关系与沟通技巧，帮助患者确认其异常的思维、情感和行为表现。随着病情的好转，护理人员应选择适当的时机让患者了解自己的病态，从主观上调整情感和行为，克服性格弱点，正确评价自我，保持乐观的心态、良好的情绪，正确面对未来。

### （四）用药与随访指导

护理人员应对患者强调坚持服药的重要性，一定在医师的指导下用药，不擅自增量或减药。对恢复期的患者，护理人员应明确告知维持用药对巩固疗效、减少复发的意义，并了解患者不能坚持服药的原因，与患者一起寻找解决的办法，讲解药物不良反应的表现及处理措施；叮嘱维持治疗期间的患者定期去门诊复查。

### (五)家属方面

护理人员应指导患者的家属学习疾病的有关知识和预防疾病复发的常识;教会家属为患者创造良好的家庭环境及锻炼患者的生活和工作能力;指导家属学会识别、判断疾病症状的方法;使家属督促和协助患者按时服药,了解定期复查的重要性;指导家属由专人负责帮助患者管理好药物。

### (六)预防疾病的复发

护理人员应对患者及其家属进行关于疾病症状、病程和治疗的教育;指导患者养成良好的生活习惯(如睡眠规律化);找出并避免复发的触发因素(如睡眠剥夺、物质滥用);明确复发早期的主观征象(如感到被驱使、睡眠差)及意外的行动计划;加强用药重要性的教育(依从性教育);指导患者对不良反应应保持警惕以及采取积极的措施。

(陈锦成)

# 第七节 抑郁障碍的护理

抑郁障碍的诊断并非依靠实验室及各项器械检查,主要依靠患者的临床症状表现,但很多情况下,患者的病情比较复杂,不是单靠医师的几次接触就可以完全掌握及明确诊断,而这时就要通过各方面全面的观察,才能做出明确的诊断,而护士与患者接触最多,可以通过日常的言语、行为、表情的观察及时发现病情的变化,掌握病情的演变,而同时将这些观察到的情况,以文字的形式客观的反映在病史中,就能为诊断提供重要的依据,也能作为法律依据。由此可见,密切观察病情,及时掌握病情变化,同时及时写好护理记录是护理工作中的重要内容。

## 一、护理观察的内容

### (一)一般情况

患者的仪表,个人卫生情况,生活自理能力,睡眠,进食,二便情况,女患者月经情况,与周围接触交谈的态度,参加病室的文娱活动的情况。

### (二)精神症状

患者的情绪低落的程度,有无焦虑,有无伴随躯体化症状,有无消极自杀倾向,症状有无波动,有无转躁倾向。

### (三)躯体情况

患者的生命体征是否正常,有无躯体疾病,意识情况、定向情况有否异常,有无外伤、骨折。

### (四)治疗情况

患者对治疗的合作情况,用药后有无各种不良反应,改良电抽搐治疗后的恢复情况等。

### (五)心理需求的情况

患者目前的心理负担,心理需求,急需解决的问题,以及心理护理的效果等。

### (六)对病房环境安全的观察

例如,患者的床单位、病室有无安全隐患等。

## 二、观察的方法

### (一)直接观察

从与患者的交流中了解患者的思维内容,直接与患者面对面的交流,通过患者的言语、表情、动作及行为了解患者的思维内容及心理状况,适合意识清晰合作的患者。

### (二)间接观察

从患者的表情、行为中观察病情,或是从侧面观察患者与其他人交往时的精神活动,与平时接触的家属交往时的谈话内容、表现态度,平时参加文娱活动时画的绘画,写的文字、信件、日记、绘画,都是间接观察法中可以参考的事物并刻意从中了解患者的病情变化。一般适合于思维内容不肯暴露或者不合作的患者。

### (三)躯体疾病的观察

抑郁障碍的患者如果处在严重抑郁,或者木僵状态,对各种反应都会很迟钝,敏感度下降,对自身不适,也很难准确描述,这时一些躯体疾病的体征和自身反应都会很不明显,所以更要认真观察,一旦患者有不适主诉,要给予足够的重视,不可将患者的不适主诉认为是精神症状的表现。

## 三、护理记录的内容

### (一)填写护理病历首页

新患者入院后要按照护理病历首页的要求,逐项填写,不得漏项。要写明入室时间、仪表、入室方式及住院次数等。

### (二)进行入院评估

患者入院 2 小时内进行入院评估,提出护理问题和护理诊断,24 小时完成护理病史及补充护理计划。

### (三)新患者住院前 3 天的记录

患者的精神状态、躯体情况、生活自理情况、饮食及睡眠情况,参加病室内集体活动的情况等。

### (四)护理措施

针对护理问题、医嘱和护理计划,正确、及时实施身心护理和健康教育。

### (五)病情变化记录

患者的症状可能会随时变化,均应随时记录。生命体征情况,每天大小便情况均需记录在体温单上,女患者的月经起止日期也需记录。突然出现的病情变化,如自伤、自杀、逃跑行为,抑郁突然转躁,木僵突然兴奋,均应详细记录过程及处理经过,以上内容还应选择重要的记入护士交班本。

### (六)假出院护理记录

记录患者目前精神状态,何人来院办理手续,假出院带药情况等。

### (七)假出院返院记录

包括返院时间,何人陪同,假出院在外的表现,返院时患者的接触情况。

### (八)转室和转院记录

记录转室和转院的原因,目前主要的病情,转往何处等。

### (九)转入记录

记录患者入室的时间,转入原因,入室时精神状态,入室方式等。

## (十)出院护理记录

包括出院小结、出院指导、效果评价,对患者在住院期间的护理全过程作全面总结,与预期目标相对照,找出存在的问题和成功经验。

## 四、护理记录的要求

护理记录要具体全面真实的进行记录,书写护理记录要求字迹清晰,工整,并保持表格整洁,应使用蓝黑或者碳素墨水书写,表达准确,语句通顺,标点正确,不漏项,必须逐条填写全眉栏项目,署名处要签全名,出现错别字时,不得采用刮、贴涂等方法掩盖,应用原色双线划在错别字上,将正确的写在右侧,并签名。计量资料要按照国家规定的统一标准,护理记录要求真实、准确、客观的反映患者的症状表现和病情变化,记录时要尽量引用患者的原话,避免使用医学术语,措辞简明、清楚,语句要通顺精炼。

## 五、抑郁障碍病房管理与分级护理

### (一)病房管理

抑郁障碍的患者,因为情绪低落,伴有自罪自责,容易出现自杀、自伤等意外情况,危及生命。因此,抑郁障碍病房的安全管理是病区管理工作中最重要的一环,不仅关系到患者的康复,而且与患者的生命安全直接相关,如何保证患者的安全并为之提供一个积极有效的治疗环境,促进其疾病的康复及社会功能的恢复,是一项重要的工作。

1.病房环境的安全管理

抑郁障碍病房的环境除了美观舒适,适合患者住院需要外安全性也是需要重点考虑的,患者周围的环境必须安全无害,使患者无可趁之机,比如病区内无钉子、拉绳等危险物品,门窗使用防爆玻璃,窗户使用特殊开法,病房的门上设有观察窗,以便随时观察患者情况。暖气应隐蔽式加防护罩,饮水机、洗澡水保持恒温,防止患者烫伤,病室设施如门窗、门锁、护栏等,要安全、牢固、实用,损坏要及时维修,修理工具不能遗留在病房内,各种医疗器械、餐具、清扫用具用毕应放在指定安放地点。

2.危险品的管理

危险品是指会损害患者健康、可被患者利用作为自杀、自伤的物品,如刀、剪、镜子、玻璃制品、绳带类、火柴、打火机等物品。

病房内的危险品必须严格统一管理,妥善放置,严防患者私自窃取,病房内必要的公用危险品,比如剪刀、指甲钳、体温计、保护带等,必须定量、定点放置,班班点清并交班。患者如要使用剪刀、针线等危险品,应在护士的监护下使用。

患者入院后,接诊护士应仔细检查危险品,如发现,应交还给家属或者登记保管。住院期间患者不能随便进入治疗室、办公室等,防止患者擅自取得危险品或者药品。住院期间患者请假外出或会客结束返回病房,应仔细检查危险品,防止流入。

Ⅰ级病室及Ⅰ级患者每天进行安全检查,Ⅱ级病室及Ⅱ级患者每周至少进行安全大检查1次。

3.患者的安全管理

对于Ⅰ级和Ⅱ级患者,要求他们在住院期间要遵守病区的规章制度和作息时间,配合医护人员的各项治疗和护理。患者外出检查时,需有护士陪伴,严密观察患者的行为。设法满足患者的合理要求,以利于患者安心住院。

4.患者家属的安全管理

对患者家属,尤其是初次住院患者的家属,要做好宣教工作,告知探望时不可带危险品入室,危险品不可交给患者,同时对家属带来的物品应该仔细检查,确认无危险品后才能交给患者保管。

**(二)病房分级护理**

1.Ⅰ级护理

(1)护理指征:严重抑郁的患者,伴有木僵、拒食、自伤、自杀等情况,或者伴有严重躯体疾病及生活不能自理的患者。

(2)护理要求:患者应安置于Ⅰ级病室内,24小时专人护理,密切观察,及时发现危机征兆,进行应急处理。严密观察病情,加强巡视,发现病情变化,及时汇报医师,采取有效措施。对随时会发生的自伤自杀行为者,可采取约束保护,必要时请家属陪护。督促、协助患者做好个人卫生料理,确保患者仪表整洁。对卧床患者,做好预防褥疮护理工作。做好患者的饮食、治疗及各种检查前的宣教工作和相应的护理。保持床单位的清洁、平整、干燥。日夜三班作病情记录及交班。

(3)管理与活动范围:实施封闭式管理,患者的一切物品由工作人员管理,患者以在一级病室内活动为主,外出必须工作人员陪伴。

2.Ⅱ级护理

(1)护理指征:凡抑郁症状不影响病区秩序,未见严重消极患者;伴有一般躯体疾病,生活能自理的患者;一级患者经过治疗,病情好转但仍需要观察。

(2)护理要求:安置在二级病室内,按二级患者巡视要求进行巡视并做好记录。密切观察病情及治疗后的反应,做好安全护理。保持床单位清洁、平整、干燥。视病情督促和协助生活料理,确保患者仪表整洁。做好检查、治疗、特殊饮食的指导工作。同情、关心、尊重、理解患者,对不同情况开展针对性心理护理和健康宣教。组织患者开展各项集体活动,鼓励患者参加各项工娱治疗活动。

(3)管理与活动范围:实施半开放管理为主,患者的个人生活用品可自行管理,可在病区内自由活动,患者在工作人员陪护下可参加各种户外活动,患者经医师同意可在家属陪护下,在规定时间内返家休假。

3.Ⅲ级护理

(1)护理指征:症状缓解、病情稳定、康复待出院的患者。

(2)护理要求:安置在一般病室内。注意观察病情,掌握患者的病情及心理活动。正确执行医嘱,落实各项护理措施。加强心理护理,康复指导及出院宣教。针对不同情况进行康复教育。鼓励患者参加各种有针对性的工娱治疗活动,促进社会功能的恢复。

(3)管理与活动范围:实施开放管理,一切物品可自行管理,在规定时间内,患者可独自外出病区散步、活动、购物、通电话等,在办理手续后,每周可自行回家探亲访友,进行社交活动。

## 六、抑郁障碍特殊症状护理

**(一)掌握病情,预防患者自杀、自伤**

情绪低落的患者常有自杀的意念及企图,护理人员必须了解病情,掌握既往有无自伤、自杀的行为、方式和程度,患者自杀行为往往在人少时,如节假日、夜班及厕所内,护理人员对此要特别注意观察、加强巡视,不允许患者蒙头睡觉,以便观察病情,另外抑郁症患者睡眠不好,清晨容易早醒,同时清晨又是抑郁情绪最严重的时候,故在清晨时最容易发生自杀行为,应当加强巡回护理。在抑郁障碍患者病情缓解时更不能放松警惕往往很多患者在疾病缓解期易出现症状波动,极易出现消极自杀行为。对于严重消极的患者,要做好对病室危险品的管理工作,杜绝不安全因素。在发药时,对消极严重患者要仔细检查口腔,防止患者私藏药物,并蓄积大量吞服,在给患者量体温时,也要严防患者咬、吞体温表。而抑郁障碍的患者在外出检查治疗时,也需有护理人员陪同以防意外。

### (二)创造良好的住院环境

抑郁障碍的患者的住院环境应该是明亮、阳光充足的,整个病区色彩宜明快鲜艳,患者不宜单独居住,应多人居住,患者的床位要安排在护士最容易观察到的位置上,而患者周围的环境,应该仔细检查布置,避免出现有危险品。对严重抑郁的患者,建议由专人陪护以防意外。

### (三)建立良好的治疗性关系

护理人员应该运用沟通技巧,以及疏导、倾听、支持、鼓励等方法,与抑郁障碍的患者建立良好的治疗性关系,诱导患者说出自己内心的痛苦,了解他们的内心想法,让患者体会到护理人员能感受他们的痛苦感受,觉得自己不是无法被人理解这对治疗也会起到积极效果,同时给以积极的鼓励,做好心理护理工作,帮助患者增强战胜疾病的信心和勇气。对言语较少,甚至不语的抑郁障碍患者,护理人员要以非语言或者简单中性、缓慢的语气表达对他们的关心支持,通过这些慢慢引导患者注意外界。对病情严重思维迟缓者应耐心运用治疗性沟通技巧,鼓励患者表达自己的思想、情感,允许哭泣,并注意尊重患者的隐私权。

### (四)加强基础护理

抑郁障碍患者因为情绪低落,会出现少言懒动,生活料理能力差,木僵患者更是生活完全不能自理,护理人员就要帮助和协助患者进行个人生活料理,定期理发、协助沐浴,督促料理个人卫生,对木僵的患者进行口腔护理。仪表清洁整齐,可以使患者精神振作,有助康复。很多抑郁障碍的患者都有进食及睡眠障碍,护理人员就需要加强饮食护理,督促患者饮水,以保证日常的饮水量,对食欲缺乏者,鼓励集体就餐,少量多餐,可变换饮食花样,选择患者平时喜欢吃的食品,或者富含营养含粗纤维易消化的食品,如果患者进食缓慢,不可催促,以免发生噎食,对于拒食的患者给予静脉补液或者鼻饲。对睡眠差的患者,教会患者应对失眠及早醒的方法,培养自行按时睡眠的习惯,可鼓励白天多参加活动,晚上入睡前热水泡脚,或者洗澡,喝些热牛奶,监督不要喝咖啡、浓茶、可乐等兴奋性饮料,如果仍长时间无法入睡,及时通知医师药物处理。

### (五)鼓励患者参加各项活动

适度的运动有益于抑郁障碍的恢复,应该了解患者的兴趣爱好,鼓励参与易完成、有趣味的活动,引导患者关注周围及外界的事情,帮助患者与病友交往,这样可以分散患者的注意力,解除苦闷情绪,更多的注意外界事物,对于他们的工作成果要给予肯定或者表扬,帮助他们恢复自信。

## 七、抑郁障碍意外事件的护理

### (一)自缢患者的护理

#### 1.及时解除呼吸道梗阻

发现患者自缢后,切记不要惊慌失措,应该马上帮助解脱自缢的绳套,及时解除呼吸道梗阻。如果患者是悬挂自缢,应立即用自己的头顶、背或双手向上抬举、脱套,解除其颈部受压状态,要注意保护患者,防止坠地摔伤,若患者在低处勒缢,应立即剪断绳索,脱开缢套。

2.就地抢救

将患者仰卧在地上或者硬板床上,松解领扣、腰带,颈部伸直,托起下颌,用舌钳拉出舌头,以防舌头后坠阻塞呼吸道,立即进行口对口人工呼吸,胸外心脏按压术,直至自主呼吸恢复再搬移患者。

3.及时报告医师

及时报告医师,同时及时给氧,备好各种抢救药品及抢救措施。按照医师医嘱快速执行。若心跳停止,立即给予静脉肾上腺素、利多卡因及呼吸中枢兴奋剂,如尼可刹米、洛贝林等。

4.及时测量生命体征

及时测量体温、脉搏、呼吸、血压等生命体征,密切观察患者的意识情况、瞳孔变化。

5.稳定患者情绪

患者复苏后,使其卧床休息,安慰患者,稳定其情绪。

6.防止继发感染

如果患者有感染迹象,可选用适当的抗生素,并进行细菌学检查和药敏试验,根据结果选择有效的抗生素。

7.详细记录

详细观察和记录现场情况及病情变化和抢救处理经过。

**(二)触电患者的护理**

1.迅速切断电源

发现患者触电后要迅速切断电源,使者脱离电源,若不能关闭电源,可穿上胶鞋,用绝缘体套住触电患者,牵拉患者脱离电源,也可用非导电体如木棍等挑开电源,切不可直接接触带电人体。

2.保持呼吸道通畅

脱离电源后,若患者意识清晰,生命体征正常,应让其就地平卧休息,松开衣服,抬起下颌,保持呼吸道通畅,之后卧床 12~24 小时,给予观察。

3.心肺复苏

呼吸心跳停止者,应立即给予心肺复苏,有条件的给予加压给氧,若患者出现室颤或者心搏停止,应同时不间断的口对口人工呼吸和胸外按压术,经胸外按压 1 分钟后心脏搏动仍未恢复的,应肾上腺素做心内注射。人工呼吸应至少进行 4 小时或直到恢复自主呼吸,人工呼吸、胸外按压应不间断进行,直至复苏有效指征出现或者医师宣布临床死亡。

4.维持血压稳定

复苏后必须维持血压稳定,及时观察血压的变化,纠正酸碱平衡失调,如有局部烧伤应予清创,严重者转烧伤科做进一步的处理。

5.脱水治疗

有颅内压增高表现或者复苏后有缺氧表现的,应给予脱水治疗,给予甘露醇、高渗葡萄糖等静脉快速滴注或者推注,给予吸氧、ATP、辅酶 A 等药物改善脑营养代谢。

6.严密观察病情变化

严密观察病情变化,防止苏醒后患者下床走动引起继发性休克或者心力衰竭。

**(三)服毒患者的护理**

1.在排除腐蚀性毒物中毒或者其他禁忌证之后,采取以下措施

(1)催吐:如患者服毒后意识清醒,可采用催吐法,患者先喝 300~500 mL 的清水,然后用筷

子、压舌板、手指刺激咽后壁或舌根诱发呕吐,直至确认毒物全部吐出为止。要向患者讲明利害关系,争取患者配合。中毒原因不明时,要尽量诱导患者说出服毒过程,以便确定抢救方案。

(2)洗胃:服毒者无论意识是否清晰,均应洗胃,要根据服毒种类、性质选择洗胃溶液。在不清楚何种液体之前,可用清水或者微温水,每次注入 300~500 mL 洗胃液,很快从胃内吸出,反复进行,直至洗出的液体澄清,嗅之无味为止。对服用大量精神病药物和镇静安眠药中毒者,可用1:5 000 高锰酸钾溶液洗胃,有条件者可用洗胃机洗胃,对精神病药物中毒者进行洗胃不要受 6 小时的限制,对超过 6 小时者也应给予洗胃。洗胃要彻底。

(3)导泻:洗胃后要使用泻药导泻,以使停留在肠内的毒物尽快排出,常用硫酸镁或者硫酸钠 20~30 g,稀释后由胃管灌入,以促进毒物排泄。

(4)其他:服用腐蚀性毒物者禁忌洗胃,可用牛奶、鸡蛋清等沉淀毒物,保护胃黏膜,并给予补液或者大量饮水利尿,加速排出毒物。

2.避免直立性低血压

嘱患者卧床休息,去枕平卧,尽量减少搬动头部,以避免直立性低血压,昏迷者按昏迷护理常规护理,有自杀企图者,应专人护理。

3.观察呼吸情况

氧气吸入并保持呼吸道通畅。

4.观察水、电解质平衡情况

按医嘱合理安排输液顺序及速度,注意观察心肺情况,及时测量生命体征。

5.及时吸痰及口腔分泌物,做好皮肤护理

口腔有分泌物或痰液时,随时抽吸,防止舌后坠,取下活动义齿,注意保温,做好皮肤及会阴的护理,定时翻身,预防褥疮。

6.及时给予镇静抗痉挛药物

烦躁不安或者痉挛者,按医嘱及时给予镇静抗惊厥药物并加床档防坠床,或适当保护性约束。

7.留取检验标本

及时留取大小便、呕吐物、分泌物送检。

8.记录出入量

记录患者 24 小时出入量。

9.密切观察病情变化

注意呼吸衰竭、循环衰竭、急性肺水肿、脑水肿,以及急性肾衰竭的发生。

10.低血压的处理

应先补充血容量,若补充足够血容量后血压仍不回升,可先用升压药,如多巴胺、间羟胺、去甲肾上腺素等静脉滴注,氯丙嗪中毒时禁用肾上腺素。

11.保肝

应用大量维生素 C 保护肝脏及解毒。

12.防止反跳现象

症状缓解后仍需密切观察 2~3 天,以防止反跳现象。

**(四)吞服异物患者的护理**

1.稳定患者情绪,及时报告医师

劝慰患者,稳定其情绪,争取患者的合作,同时报告医师,采取抢救措施。

2.服用多纤维食物

若吞服的锐利物品表面比较光滑,可让患者服用大量多纤维食物如韭菜、芹菜等,直至异物排出体外。

3.及时 X 线检查

对金属类异物,首先要进行 X 线检查,确定异物所在的位置,并反复进行追踪复查。

4.促进异物排出

给予缓泻剂,以促进异物排出,患者大便应接在便盆里,要认真检查每次的排泄物是否有异物排出,并保留异物标本,详细记录交班。

5.密切观察患者情况

包括生命体征、主诉及表情,检查有无内出血及黑便,患者是否有痉挛、疼痛,警惕异物可能损伤胃肠道黏膜,如发现内出血症状要及时报告医师并加强护理,给予相应的处理,必要时送外科手术取出异物。

(陈锦成)

# 第八节　药物治疗的自我管理能力训练

## 一、药物治疗的依从性

由于患者对治疗的依从性很差,有 80% 的出院患者不能按医嘱用药。这是门诊患者治疗的主要问题,是引起复发的主要因素。所谓依从性的问题不能仅通过口头告知或散发文字资料给患者及家属就能解决,即使医师经过耐心解释,在当时患者和家属表示已经充分理解维持治疗的重要性以后,患者的用药依从性仍然很差。因为,引起依从性差的问题极为复杂,具体如下。

**(一)患者因素**

害怕长期吃药,最常见的是害怕成瘾,对身体有害——增加体重、影响性功能和对胎儿有不良影响等;有的患者由于各种原因不能坚持用药,如怕别人知道自己长期用药而被歧视;由于缺乏自知力认为没有必要用药;患者常有认知损害,尤其是多次复发的患者认知功能损害更为明显,他们没有能力按医嘱用药或忘记用药,对用药的方法(如时间、用量)记不清、听不明白等,没有能力管理自己的药物,更不能按时正确用药;另外有的患者有吸毒问题,他们对毒品的渴望与追求远远高于对医师正确用药忠告的遵从。在中国,多数患者及其家属渴求获得疾病的"去根"治疗方法,并轻信不法游医夸大疗效的医疗广告宣传,在药物治疗精神症状消失以后,而停止有效的药物治疗,往往引起复发。

**(二)环境因素对依从性的影响**

1.家庭

患者的家庭成员对疾病的认识和对患者的态度,对疾病的疗效起着重要的作用,如果患者的家庭成员对患者关系融洽,对疾病有正确的认识,患者对药物治疗依从性会很好,复发的机会就会下降。

2.医务人员

医务人员主要包括为患者服务的医师、护士、康复师、社工员、工疗师和娱乐治疗师等。他们的学识水平、学术理念、工作态度以及与患者之间的关系,直接影响患者用药的依从性。不同医师的同样内容的一句话,同一位患者就会不相信,就会咨询另一位医师。因为,第一位医师在回答咨询时漫不经心,态度冷淡,而第二位医师,对同样的咨询回答是态度和蔼、认真倾听和回答认真。患者会满意,并且能够听从医师的建议。

3.药物本身的特点

药物疗效、起效的时间、耐受性、服药的次数和用药的途径对依从性可能有某种程度的影响。从目前看来,药物的特点对依从性不起决定作用。起决定性作用的是建立患者－家庭－医务人员的治疗联盟。精神药物长效剂,对长期用药有一定长处,但是只是能够确切知道患者是否按时用药。如果患者坚决不用药,长效剂的长处也无从发挥。

在常见的精神病于精神症状被控制以后,几乎所有的医师都告知患者和他们的家属,为了巩固疗效应当长期用药。可是,80％以上的患者和家属没有采纳医师的建议,而自行停药或减少用药剂量。只有在经过多次复发的痛苦历程以后,才有一部分患者坚持维持治疗。为了解决“依从性”问题,必须提高患者的药物治疗的自我管理的能力。

药物治疗的自我管理能力训练是对患者进行程式化的半定式技能训练的具体措施,目的在于指导患者能够主动正确用药,学会用药。这是有利于解决依从性不良的有效的方法。药物治疗的自我管理程式训练对提高治疗依从性、防止复发有显著疗效。

## 二、提高药物治疗依从性的措施,降低疾病的复发率

### (一)介绍药物治疗自我管理程式

治疗师要把训练目的告诉患者,并了解患者对服药的看法。自我管理程式包括以下内容。

1.获得抗精神病药物作用的有关知识

目的是提供给康复者有关精神药物如何起作用的知识,和为什么需要维持治疗及服这些药对他们身体有什么好处的知识,特别重要的是让康复者能理解为什么在相当长一段时间里,他们需要持续服用抗精神病药。

训练师可由医师、护士或其他受过培训的专业人员承担,训练师参考精神病学等专业书籍,编写讲稿,用通俗言语向患者介绍抗精神病药或抗抑郁药的基本知识,其目的在于,让患者认识到按医嘱服药的必要性。

2.学会正确地自我管理和评价药物疗效的方法

让患者学会如何正确地服用医师为他们开出的药物,也就是说,患者应当在适宜的时间,服用适宜药物和适宜的剂量。患者要学会如何评价他们每天所服药物的疗效,并且能够记录下来,还要及时告诉给医师。

3.识别药物的不良反应

让患者学会鉴别药物的不良反应以及如何处置它们。在训练中,训练师要向患者指出服药时最常出现的不良反应。对一些不太严重的问题,患者应该学会一些在家中自我处理的技术,然后及时向医师通报。另外,列出一些常见的药物严重不良反应,当严重不良反应出现时,应该立即汇报给医师,请求帮助。

4.与医务人员协商治疗问题

在最后一部分中,患者学习当他们在治疗上出现问题时寻求帮助的方法,在训练过程中,让患者练习如何给医院医师打电话?如何汇报症状进展情况?如何有效地交谈?

对患者进行用药方法的训练,不能用一般授课的方式,而使用反复强化的方法。训练师讲解用语要通俗,内容要简单。

**(二)教会患者一些具体的正确用药的技术**

1.准备药物

从医院或药房取来药物都有不同的包装,有瓶装、袋装或小板的泡眼装等。经常每次服用多种药物,因此在服药前要做一定的准备工作。

(1)按医嘱摆药物,摆药的用具:小勺、分装药物的小袋或小盒等,每个小袋或小盒只装一次用药的剂量,根据每人的习惯一次摆1～2周用的药。装药的用具由不同的颜色标记用药的时间。举例:红色(早晨),黄色(中午),棕色(下午)和蓝色(睡前)。

(2)摆药时要用勺子取药,不要用手直接取用,因为手上的汗液污染药物,可能使药物变质。

(3)有的药物是长效药,1周服用一次或2～3周注射一次,可在日历上标记,或请家庭成员按时提醒。

2.服药的步骤

(1)固定用药时间:按个人的具体情况,设计用药的时间,如每次餐后或餐前,睡前等。

(2)固定保存药物的地方:选在自己经常去的地方,如洗漱间、餐桌等,尽可能不要放在抽屉里,因为那样忘记服药的机会较多。

(3)每次服药前应该看标签:药物种类、数量是否和医嘱相符。用白开水或果汁就药送下。

(4)如果是忘了服药,不能在下次服药时加量服用:要想一想漏服的原因,以免再次发生。如果丢了一片药,不能用病友服的药补上一片。

**(三)学习有关抗精神病药物的知识**

1.让患者掌握抗精神病药物的一般常识

使其知道为什么在急性期要用抗精神病药物,症状被控制后为什么还要维持治疗,维持治疗对疾病有何益处等,使患者对抗精神病药物有大概了解。

2.学会识别药物不良反应

可发给患者自评量表,如是否口干,食欲好不好,是否有食欲亢进,发胖,恶心呕吐,疲乏无力,嗜睡、说话口齿不清,四肢僵硬,手足发抖,走路不稳,月经失调,性功能障碍,视物不清和皮疹等。按照不良反应的项目填写,表明严重的程度。教会患者出现不良反应后如何求助。

3.学习如何向医师求助的技能

在用药过程中经常会出现自己无法处理的问题,如在用药过程中出现不良反应,或者疗效不满意等。患者要学会在自己需要医师帮助时如何能找到医师。在学习训练过程中,教给患者如何就诊,告知医院的电话号码以及去医院的乘车路线;还要教会如何向医师提出问题,怎样有效地报告自己的病情和说清楚自己的问题,最好让患者学会如何与医务人员处好关系,设法获得更多的帮助和指导。最终目的是使患者能独立用好各种药品,收到最大疗效及最小不良反应。

## 三、患者药物治疗自我管理能力的评估

对药物知识的测验：可以按照训练的内容，出 5～10 道题目进行测验，如表 12-1 所示。

**表 12-1 药物知识测验**

| 问题 | 患者答案 |
| --- | --- |
| 抗精神病药有什么作用 | 能控制精神症状，使自己说话有条理，反应灵活，以后不再犯病 |
| 抗精神病药会出现什么不良反应 | 手发抖，走路不灵活，流口水，犯困，看不清东西，老想吃东西，发胖（每个患者的答案可能不一样，只要把自己的主要不良反应回答清楚就是合格） |
| 你怎么保证能按医嘱用药 | 我每一星期摆一次药，用不同颜色的小盒子分清吃药的时间。我把药放在餐桌上（刷牙杯旁或梳头用品旁边）。如果我去上班，放在我的书包里的乘车卡旁边 |
| 在用药治疗过程中你出现了不良反应，你怎么办，你是不是打算停药 | 我有了不良反应，我不会停药，我找医师帮助 |

（陈锦成）

# 第九节 症状自我监控技能训练

症状自我监控技能训练的目的是，让患者能提早知道疾病复发预兆，及早获得帮助而预防疾病复发。

## 一、复发的先兆症状

患者在出院后，因为各种原因会有复发的可能，但是在复发前会出现先兆症状，如果患者掌握复发的先兆症状，经过恰当的治疗，有可能避免一次复发。

## 二、症状自我监控技能训练的内容

(1)识别病情复发的先兆症状知识和技能。
(2)监控先兆症状的技能，使者掌握将先兆症状及早获得控制的技能。
(3)处置持续症状的技能训练。
(4)在日常交往过程中拒绝饮酒和吸毒的技能，康复者在出院后难免再和亲友交往，可能会遇到递烟、劝酒或引诱吸毒机会，应具备拒绝技能。

## 三、症状自我监控技能训练的步骤

### (一)基础技能——人际交流技能训练

进入症状监控技能训练前，需要更多的人际交往才能完成，在具体技能训练以前患者需要基本的人际交流技能，如表 12-2 所示。

表 12-2　基本的人际交流技能

| 技能 | 康复者的表现 |
| --- | --- |
| 眼神交流 | 频繁接触,有没有睁开眼 |
| | 偶尔接触,看上去有没有兴趣 |
| | 避免接触,有没有老向别处看 |
| 姿势/动作/手势 | 站着或笔直地坐着,有没有打手势 |
| | 有没有打手势或是把手臂抱在胸前 |
| | 是不是看上去很僵,转向别处,还是无手势 |
| 面部表情 | 看上去很有生气、感情外露、有没有点头微笑 |
| | 看上去是否令人愉快、适当地表露了感情 |
| | 是否表情冷淡、皱着眉、闭着嘴 |
| 声音大小 | 声音大小是否合适,有无声调高低变化 |
| | 声音很大,大小和高低变化是否自然 |
| | 语音单调,声音很低 |
| 技能 | 康复者的表现 |
| 语言的流利程度 | 句子结构有变化,选用了合适的词 |
| | 很少用描绘性的词和形容词,说很短的句子 |
| | 句子不连贯,说一些单独的词,让人难以理解 |
| 总体精神状态 | 有热情、充满活力 |
| | 表达出与场景合适的感情 |
| | 始终很平淡,没什么变化 |
| | 看上去昏昏欲睡、表情呆滞 |

经过训练以后,患者达到能够顺利交谈、交流内心体验的程度,为下一步训练打下基础。

**(二)认识先兆症状**

先兆症状是疾病复发前的表现,但是经常和其他情况同时出现,如持续症状、药物不良反应、情绪变化,与先兆症状统称为四种症状,应当予以区别。

下述为医师对患者进行分辨四种症状培训的内容:"以下四种情况与你们的病情有关,如果你对这四种情况有正确的认识能力,对处理症状是很重要的。当你会认识这种变化时,就会主动跟医师或康复师联系,一旦医师得到你的病情信息后,就会帮助你分析你的情况,做出病情判断,进而采取有效的治疗。①先兆症状:先兆症状可能出现在复发前几天或前几周。常有的先兆症状有:睡眠紊乱,睡得不好或者睡得太多;胃口变化,总感到饿,或者不想吃东西;敏感多疑,对原来不在意的事过于敏感或过于认真;行为变化,你可能变得不想与人联系或老想惹别人。②持续症状:即使及时服药也会偶尔出现的症状。这些症状跟你病情严重时很相似,但并不意味着病情会复发。可能出现的症状有:听力有问题;怀疑别人;情绪低落。上述情况应该让医师知道,医师会告诉你这些症状的意义,有时候你自己很难判断。③药物不良反应:由所服的药引起的症状,不良反应有时跟你的病很相似,比如说,胳膊和腿不由自主发抖,流口水,坐立不安,整天打瞌睡,便稀或便秘等。④情绪变化:情绪变化就是你遇到一些事情所产生相应的情感变化,比如你遇到为难的事或特别高兴的事,会引起情绪变化,可以出现沮丧、兴高采烈等情绪变化。每个人都会有情绪的变化,但是因为你患病之故,你在遇到一些事情的时候,你的情感可能会比其他人更脆弱一些,尤其当你处于苦闷或压力比较大的时候,你的情绪变化较为明显。如果你在饮酒或吸毒后,你的情感更脆弱、更敏感,情绪变化更突出。出院后的患者,常有以上情况,如果基层的医师难以鉴别是否为复发先兆症状,应当和精神科医师联系,帮助你分析。如果出现复发的先兆症状,应当及时调整用药剂量或药物种类。"

**(三)患者识别四种症状的技能训练**

**1.向患者讲解四种症状的表现**

(1)先兆症状:复发的先兆。

(2)持续症状:疾病残留的症状,用药治疗难以消除,不是复发的预警。

(3)药物不良反应:药物治疗过程中,医师和患者不希望出现的疗效以外的不良作用。

(4)情绪反应:和疾病无关而和生活内容、人际关系和环境有关的正常的情绪反应。

**2.识别的方法**

患者学习四种症状的内容,不一定要求患者能鉴别症状的性质,但是应该学会求助的技能——报告症状的技能。主要包括向基层医师或护士报告症状的途径、联系方式。

确定患者主要监护人(先兆症状报告者),指的是和患者经常相处有可能最早发现先兆症状的人员,最好是患者的近亲如父母、配偶、子女或其他监护人。因为,有的患者不认为自己出现先兆症状,而不向医护人员报告,错过阻止复发的时机,症状报告人的作用很重要。症状报告人由患者推荐,然后基层防治人员再通过各种途径进行联系,由患者、被推荐人和防治人员共同认定。以后,对症状报告者进行适当培训,培训内容也是对四种症状的识别内容、报告的方法以及建立联系途径。

**3.先兆症状的表现**

患者的精神状况主要和出院后或者经过治疗后的最佳状态进行比较,有哪些异常。但是这些异常尚不能构成精神症状。常见的先兆症状有以下几种。

(1)少语或话多:近来患者比出院后话少,或比以前话多,或乱插嘴。

(2)独处:比以前外出减少。

(3)睡眠减少或增多。

(4)不主动上班或上学。

(5)无故紧张害怕。

(6)容易发脾气。

(7)比以前懒惰。

(8)病情波动:不知何原因有时好几天,有时坏几天。

(9)患者或者监护人认为其他不正常的言语、表情和行为。

**4.先兆症状的处理**

(1)让患者学会以下技能:①患者或监护人向医师或其助手报告,可能出现先兆症状。②向医师或其助手报告用药的情况。③向医师或其助手描述自己的具体症状。④先兆症状记录表交给医师或其助手。⑤要向医师或其助手报告为什么会出现这些使自己担心的症状。⑥患者学会求助技能——及时找到监护人和医师。

(2)医师的任务。①鉴别报告的症状:根据患者或监护人的报告,对所报告的症状进行鉴别,哪些是先兆症状,哪些是药物不良反应,哪些是持续症状,哪些是正常的情感反应。②分析原因:

如果出现先兆症状,分析其出现的原因。常见的原因有:难以忍受药物不良反应,患者自行减药或停药;患者和监护人之间的关系发生摩擦(经常是家长对患者期望值过高,如催促患者上学提高学习成绩等引起焦虑或失眠等);用药剂量不足;病后认知功能下降难以应对环境的变化,产生抑郁或焦虑。有时,先兆症状和正常的情绪反应难以划清严格界限,一般来说,正常的情绪反应持续时间很短,一般几个小时不超过一天就会平稳。如果持续数天或一周以上,可能是先兆症状。③科学处理:改变用药剂量,换用药物种类,处理药物不良反应,或对症治疗。④会心理干预:和患者、监护人共同讨论设立合理的康复目标,提高患者的适应能力,调整家庭成员对患者的期望值。

(陈锦成)

# 第十节 回归社会技能程式化训练

鉴于精神疾病长期反复的特点,从急性期到稳定期精神卫生服务的连续性是非常必要的。但是,大部分患者都不能实施社区护理,70%的患者甚至不能制定他们出院后的第一次社区复诊。产生这种情况的原因是精神卫生服务设施和人员短缺。如果患者被送到他们愿意接受继续护理的场所和被介绍给负责任的员工,持续护理的评分就会增高。虽然完善的社区治疗团队,在连接疾病和康复的不同阶段是很成功的,但是,即使在像美国这样发达的国家也只在相对少数地方能够有效的实施。在我国,基于社区的卫生服务还欠完善,精神卫生专业人员的数量更加有限,尤其是在农村更是如此。在这种情况下就需要患者自身有责任参与到对自己护理之中。考虑到患者学习能力的下降,可以通过课程学习和方法训练教育患者积极地寻求和获得他们的后续服务。

## 一、回归社会技能训练模式

回归社会技能训练模式是 Liberman 与助手设计并在加州大学洛杉矶分校的精神疾病康复项目中实施,是为了教给患者回归社区所必需的知识和技能。回归社会技能训练模式的目标是让患者经过住院或过渡性治疗之后,教育患者合作制定和仔细理解他的治疗计划,也教育识别和解决用药问题的技能,教育独立生活的技能和知识,使患者可以脱离别人的监护而独立生活。回归社会技能训练是社会独立生活技能训练模式的组成部分,与药物自我处置技能模式、症状自我监控模式不可分割。

回归社会技能训练模式的目的主要包括以下几个方面。①了解致残性精神障碍(如精神分裂症、双相障碍和抑郁症)的症状,为了患者能够在社区顺利生活,帮助控制症状和预防复发。②为患者的出院做准备,那些症状和功能的改善能使患者更好地独立生活。③计划患者在社区生活,教会患者在哪儿居住,怎样获得养活自己的资金,以及从哪儿可以获得持续的精神科服务。④与社区保持联系,教会患者去何地、何时、见何人,并帮助其安排在社区卫生服务项目中持续治疗。⑤应对在社区中的应激,教会患者能采用什么技能处理应激和预防复发。⑥制订和保持约会,教会患者需要什么样的交流技巧和资源来安排精神卫生、社会及娱乐服务的约会。

回归社会技能训练模式是一短期教育性的训练模式,主要适用于以下康复者:在精神病医院经过短期治疗的患者;准备出院的患者;院外处于病情稳定阶段的患者。康复师不需要有精神病理学、心理学、护理学、社会工作或教育专业的学位,但他们必须具有热情、耐心、能敏感地观察每一个康复者需要的品质。他们在向严重持续的精神疾病康复者提供服务时应具有丰富的经验。

回归社会技能训练模式有 16 次培训课程(表 12-3)内容组成,前 8 次对康复者制订和遵从护理计划有帮助,后 8 次与提高康复者的药物依从性有关。每次可以进行 45 分钟,可以以小组的形式进行,一组可以有 6～8 个康复者。上课时间根据情况可以早、晚上各一次,一周至少培训三次。可以根据康复者的具体情况灵活地选择要训练的内容。

表 12-3 回归社会技能训练模式培训课程组成

| 制订和遵从护理计划的培训 | 与药物依从性有关的培训 |
| --- | --- |
| 对训练模式的介绍 | 了解药物是怎样预防复发的 |
| 了解精神疾病的症状反复出现的知识 | 评价药物的作用 |
| 确定出院前的准备 | 解决药物问题 |
| 社区回归计划 | 应付药物的不良反应问题 |
| 与社区进行联系 | 识别复发的先兆症状 |
| 制订和遵从护理计划的培训 | 与药物依从性有关的培训 |
| 应付在社区的应激 | 对先兆症状进行跟踪 |
| 制定日常计划 | 形成预防复发的应急方案 |
| 安排约会及参加约会 | 把应急方案带入社区 |

此模式训练要求的基本材料与前面两节类似。康复师手册详细说明了康复师进行训练时应该说什么、做什么。DVD 所放的训练光碟用来演示康复者进行独立生活、联系社会所需掌握的技能,以及学会控制病情和服用药物的技巧。康复者练习本用于记录康复课堂的笔记和要做的家庭作业。

## 二、回归社会技能训练模式的技能领域和学习活动

### (一)回归社会技能训练模式的技能领域及每个领域的 7 个学习活动(表 12-4)

表 12-4 回归社会技能训练模式的技能领域和学习活动

| 技能领域(A) | 学习活动(B) |
| --- | --- |
| 1.了解精神病症状<br>出院的准备 | 介绍:说明目的和动机<br>录像演示问题和回答:通过角色扮演的方式 |
| 2.社区回归计划<br>与社区的联系<br>应付在社区的应激 | 学习<br>角色扮演训练:通过康复师的指导、纠正和积极反馈进行 |
| 3.日常活动计划<br>安排约会及参加约会 | 资源管理:学会利用人、金钱和交通等资源,并应用于日常的生活 |
| 4.药物的益处和不良反应<br>评价药物的疗效和不良反应<br>与医师一起应对用药问题 | 问题解决:利用所学技能排除所遇到的障碍。<br>实际练习:康复师鼓励康复者在现实生活中使用所学技能 |

| 技能领域(A) | 学习活动(B) |
|---|---|
| 5.采用复发预防计划<br>识别复发的先兆症状<br>制定复发预防计划 | 家庭作业:康复者主动把所学技能用到日常生活中 |

注:A列指的是所包含的各个技能领域;B列指的是各个技能领域需要的学习活动过程。

在美国和其他一些国家的精神疾病患者经过该访谈和角色扮演方法的训练,其训练前后知识和技能平均成绩从训练前的不到50%提高到了训练后的80%以上。中国项玉涛等在北京的一项研究,将103个精神分裂症患者随机分配到回归社会技能训练模式组或心理教育组,进行两年的随访研究,发现回归社会技能训练模式组的患者在重新就业率方面明显高于心理教育组患者;在复发率和再住院率方面,回归社会技能训练模式组患者明显低于心理教育组患者。住院期间所学的技能,能在现实社区里安排他们的约会、可靠地使用药物、决定住所、在社区里能为自己制订日常活动计划吗?Kopelowicz等的一项研究,将精神科急性住院的患者随机分为回归社会技能训练模式组或同样治疗强度的职业治疗组,入、出院前后相比,对材料和技能学习成绩的提高,前者明显高于后者(54.5%与81.3%:50.4%与54.8%)。重要的是,前者85.2%的患者在出院后,能参加他们出院后的第一次复诊约会,而后者只有37%。

**(二)其他有助于社区回归模式的治疗**

**1.家庭教育**

精神分裂症患者在出院之后一般直接回到自己的家庭,所以家庭成员尽可能多了解精神分裂症疾病的特点,这对预防复发非常重要。患者家庭成员要会使用各种促进患者治疗依从性的项目,对管理患者要有一套应对策略及解决问题的技能。家庭成员要学会怎样为患者提供在训练模式中学到的行为和技能的机会,鼓励他们实施这些行为,对实施这些行为用积极的反馈奖励他们(如给他们一些物质奖励)。

**2.认知行为疗法**

认知行为疗法对坚持服药仍出现持续症状的患者是非常有用的。认知治疗师教会患者如何检验他们思维和知觉的真实性,怎样不去理会听到的声音,以及如何摆脱使他们不愿运动的淡漠症状。这种治疗对降低症状严重程度及减少复发危险性是有效的。

**3.自助小组**

患者组成家庭自助小组,即使没有专业治疗师的参与,小组成员之间进行相互支持和慰藉对治疗也有作用。自助小组的成员知道其他人也在面临同样的问题,他们就不再觉得因疾病而被孤立。自助小组之间形成网络也会起到一定的社会作用。家庭联系在一起可以为研究和医院及社区治疗项目提供更多的支持,作为一个团体的患者能引起公众对精神疾病歧视的关注。

药物自我处置技能训练模式、症状自我监控训练模式和社会回归训练模式,这三个训练模式是相互联系的,通过这些技能的学习,康复者能主动管理自己的疾病。一旦他们了解了精神疾病的特点和抗精神病药物治疗精神疾病的原理,他们就会对自己的治疗作出明智的决定。如果他们获得了监控复发前先兆症状及对这些症状作出正确处理的方法,就会知道怎样预防复发。社会回归训练模式除了融合以上两个模式所学的技能,更强调融入社会所需要的技巧。

在训练过程中应该注意,由于患者自知力缺乏,有的患者社会功能倾向于衰退,训练时合作程度差,这就要求康复师在训练中根据精神疾病的认知特点,循循善诱,多用支持性语言或行为,勿操之过急。各个模式技能的学习过程中,每一学习步骤都是以过去所学到的知识为基础,所以康复师要循序渐进、逐个解释、及时纠正,以不同的方法来帮助患者改善认知功能障碍。并主动关心、爱护患者,尽量满足其合理要求,要善于用自己的品质、才能、知识、情感来影响和改变患者的不良行为。在训练过程中康复者之间以及康复者和康复师之间可以共同对疾病、对日常生活中的各种困难进行探讨,以增强患者的自信心,鼓励其在现实生活中运用学到的技能,更好促进康复者在社区的生活。

(陈锦成)

# 参 考 文 献

［1］王玉红.精神科疾病诊断与治疗［M］.汕头：汕头大学出版社，2019.

［2］郑英君，宁玉萍.精神分裂症的疾病管理与康复技术［M］.北京：人民卫生出版社，2019.

［3］徐天朝.精神心理疾病临床诊疗思维［M］.北京：科学技术文献出版社，2019.

［4］王建芳.精神疾病诊断与护理管理［M］.北京：科学技术文献出版社，2020.

［5］霍大同.精神分析研究［M］.北京：商务印书馆出版社，2019.

［6］刘勉，王一博.精神分裂症［M］.北京：中国医药科技出版社，2019.

［7］赵娜，吴铮，王晓红.精神心理疾病临床诊治与康复护理［M］.北京：中国纺织出版社，2022.

［8］徐学兵.现代精神疾病与心理障碍［M］.北京：科学技术文献出版社，2020.

［9］王宏燕.实用精神疾病诊疗学［M］.天津：天津科学技术出版社，2020.

［10］王水轮，瞿胜，彭亮.精神疾病的诊断和治疗［M］.长春：吉林科学技术出版社，2019.

［11］刘显玲.精神疾病诊疗与药物应用［M］.汕头：汕头大学出版社，2019.

［12］田博.现代精神疾病诊疗与心理卫生［M］.北京：科学技术文献出版社，2019.

［13］孙烨.实用精神科疾病诊疗学［M］.长春：吉林科学技术出版社，2019.

［14］张伯全.精神疾病理论进展与临床实践［M］.哈尔滨：黑龙江科学技术出版社，2020.

［15］钟秋平.实用精神疾病健康教育手册［M］.长沙：湖南科学技术出版社，2020.

［16］李家磊.精神科疾病诊治思维与实践［M］.天津：天津科学技术出版社，2019.

［17］黄少南.精神疾病临床诊断与治疗策略［M］.哈尔滨：黑龙江科学技术出版社，2020.

［18］李丽华.精神疾病康复学［M］.杭州：浙江大学出版社，2021.

［19］郭争鸣，杨敏.心理与精神护理 第3版［M］.北京：高等教育出版社，2022.

［20］孟铂.现代精神疾病治疗进展［M］.长春：吉林科学技术出版社，2019.

［21］陈招娣.精神疾病临床诊治与进展［M］.北京：中国纺织出版社，2019.

［22］王金成.精神科疾病诊疗［M］.上海：上海交通大学出版社，2020.

［23］李晓青.常见精神科疾病治疗与康复［M］.哈尔滨：黑龙江科学技术出版社，2020.

［24］秦芳霞.现代精神疾病治疗新进展［M］.长春：吉林科学技术出版社，2019.

［25］蒋特成.实用精神疾病诊治新进展［M］.天津：天津科学技术出版社，2019.

［26］贺宽军，郭闯，汤定军.精神分裂症与抑郁症的遗传学进展与研究［M］.苏州：苏州大学出版社，2020.

[27] 胡艳,刘忠纯.抑郁症自我管理与康复策略[M].武汉:武汉大学出版社,2020.

[28] 李洁,梁笛.公共精神卫生 第 2 版 翻译版[M].北京:人民卫生出版社,2021.

[29] 李广智.精神分裂症 第 2 版[M].北京:中国医药科技出版社,2021.

[30] 屈建新.精神科疾病诊断与治疗策略[M].长春:吉林科学技术出版社,2019.

[31] 张骅.Ferri 临床诊疗指南精神疾病诊疗速查手册[M].北京:北京大学医学出版社,2021.

[32] 马庆.精神疾病诊疗与护理[M].长春:吉林大学出版社,2019.

[33] 谢鹏,高成阁,江涛.本科整合教材神经与精神疾病 第 2 版[M].北京:人民卫生出版社,2021.

[34] 熊杰.精神疾病与心理研究[M].天津:天津科学技术出版社,2019.

[35] 孙宝民.精神疾病与心理卫生[M].北京:科学技术文献出版社,2019.

[36] 张富松,陈延会.双相情感障碍患者认知功能与躁狂抑郁服药依从性及生活质量的相关性[J].临床心身疾病杂志,2022,28(1):133-135.

[37] 初亮.阿立哌唑与奥氮平治疗精神分裂症患者的效果[J].中国医药指南,2022,20(1):92-94.

[38] 李艳.艾司西酞普兰对抑郁症患者凝血指标的影响[J].血栓与止血学,2022,28(4):661-662.

[39] 阮莉莉,薛冰,付会威.对创伤后应激障碍医务人员实施心理干预措施的研究[J].山西医药杂志,2022,51(1):14-18.

[40] 栾英.心理护理干预对酒精所致精神障碍患者焦虑情绪的影响[J].中国医药指南,2022,20(3):139-141.